★国家示范性高等职业院校建设项目特色教材★

食品营养与卫生

刘玉兵 主编

SHIPIN YINGYANG YU WEISHENG

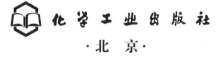
化学工业出版社

·北京·

本书是国家示范性高等职业院校建设项目特色教材之一。教材共分人体的能量需求分析、人体必须营养素与营养素代谢疾病的膳食治疗、不同食物的营养价值与加工存留、食品污染防治与安全性生产、中国居民膳食指南与食谱编制五大项目，设计了 20 个模块，每个模块设有能力目标、知识目标、知识准备、核心内容、内容小结、知识考核、深度链接七大板块，充分体现出结构合理、思路明晰、重点突出、简约实用的高职高专教材特色。本书在以往教材内容的基础上，在介绍完每种膳食营养素的基本性质、生理功能、食物来源、缺乏与过量的症状后，将由营养素代谢异常导致的相关疾病的成因、防治原则、膳食食谱设计等内容纳入其中，创新了内容体系，使其比一般的食品营养与卫生类教材的内容更丰富、全面，具有较强的应用性。

本书不仅可作为高职高专食品类专业（食品加工技术、食品分析与检测、农畜产品加工、农产品加工与贮藏等专业）教材，还可作为公共营养师的培训教材和临床营养师的辅助资料。

图书在版编目（CIP）数据

食品营养与卫生/刘玉兵主编. —北京：化学工业出版社，2013.8
国家示范性高等职业院校建设项目特色教材
ISBN 978-7-122-17986-9

Ⅰ. ①食… Ⅱ. ①刘… Ⅲ. ①食品营养-高等职业教育-教材②食品卫生-高等职业教育-教材 Ⅳ. ①R15

中国版本图书馆 CIP 数据核字（2013）第 165095 号

责任编辑：李植峰　　　　　　　　　　　　文字编辑：徐雪华
责任校对：边　涛　　　　　　　　　　　　装帧设计：史利平

出版发行：化学工业出版社（北京市东城区青年湖南街 13 号　邮政编码 100011）
印　　刷：北京云浩印刷有限责任公司
装　　订：三河市宇新装订厂
787mm×1092mm　1/16　印张 17　字数 436 千字　2013 年 10 月北京第 1 版第 1 次印刷

购书咨询：010-64518888（传真：010-64519686）　　售后服务：010-64518899
网　　址：http://www.cip.com.cn
凡购买本书，如有缺损质量问题，本社销售中心负责调换。

定　　价：32.00 元

黑龙江农业经济职业学院
国家示范性高等职业院校建设项目特色教材编审委员会

主　　任：孙绍年

副主任：张季中　姜桂娟

委　　员：孙绍年（黑龙江农业经济职业学院）

　　　　　张季中（黑龙江农业经济职业学院）

　　　　　姜桂娟（黑龙江农业经济职业学院）

　　　　　杜广平（黑龙江农业经济职业学院）

　　　　　李国政（黑龙江农业经济职业学院）

　　　　　冯永谦（黑龙江农业经济职业学院）

　　　　　王久田（北大荒集团海林农场）

　　　　　柴永山（黑龙江省农科院牡丹江分院）

　　　　　于桂萍（黑龙江农业经济职业学院）

　　　　　张春凤（黑龙江农业经济职业学院）

　　　　　徐　军（黑龙江农业经济职业学院）

　　　　　潘长胜（牡丹江市农业技术推广总站）

　　　　　栾居科（黑龙江九三油脂集团）

　　　　　胡宝珅（黑龙江农业经济职业学院）

　　　　　薛永三（黑龙江农业经济职业学院）

　　　　　计国胜（黑龙江省完达山乳业股份有限公司）

　　　　　闫瑞涛（黑龙江农业经济职业学院）

　　　　　韩瑞亭（黑龙江农业经济职业学院）

编写说明

黑龙江农业经济职业学院 2008 年被教育部、财政部确立为国家示范性高等职业院校立项建设单位。学院紧紧围绕黑龙江省农业强省和社会主义新农村建设需要，围绕农业生产（种植、养殖）→农产品加工→农产品销售链条，以作物生产技术、畜牧兽医、食品加工技术、农业经济管理 4 个重点建设专业为引领，着力打造种植、养殖、农产品加工、农业经济管理四大专业集群，从种子入土到餐桌消费、从生产者到消费者、从资本投入到资本增值，全程培养具有爱农情怀、吃苦耐劳、务实创新的农业生产和服务第一线高技能人才。

四个重点建设专业遵循"融入多方资源，实行合作办学，融入行业企业标准，对接前沿技术，融入岗位需求，突出能力培养，融入企业文化，强化素质教育"的人才培养模式改革思路和"携手农企（场）、瞄准一线、贴近前沿；基于过程、实战育人、服务三农"的专业建设思路，与农业企业、农业技术推广部门和农业科研院所实施联合共建：共同设计人才培养方案、共同确立课程体系、共同开发核心课程、共同培育农业高职人才；实行基地共建共享、开展师资员工交互培训、联合开展技术攻关、联合打造社会服务平台。

专业核心课程按照"针对职业岗位需要、切合区域特点、融入行业标准、源于生产活动、高于生产要求"的原则构建教学内容，选取典型产品、典型项目、典型任务和典型生产过程，采取"教师承担项目、项目对接课程、学生参与管理、生产实训同步"的管理模式，依托校内外生产性实训基地，实施项目教学、现场教学和任务驱动等行动导向的教学模式，让学生"带着任务去学习、按照标准去操作、履行职责去体验"，将"学、教、做"有机融于一体，有效培植学生的应职岗位职业能力和素质。

学院成立了示范院校建设项目特色教材编审委员会，编写《果树栽培技术》、《山特产品加工与检测技术》、《农村经济》、《猪生产与疾病防治》等 4 个系列 20 门核心课程特色教材，固化核心课程教学改革成果，与兄弟院校共同分享我们课程建设的收获。系列教材编写突出了以下三个特点：一是编写主线清晰，紧紧围绕职业能力和素质培养设计编写项目；二是内容有效整合，种植类教材融土壤肥料、植物保护、农业机械、栽培技术于一体，食品类教材融加工与检测于一体，养殖类教材融养、防、治于一体；三是编写体例创新，设计了能力目标、任务布置、知识准备、技能训练、学生自测等板块，便于任务驱动、现场教学模式的实施开展。

黑龙江农业经济职业学院

国家示范性高等职业院校建设项目特色教材编审委员会

2010 年 11 月

前　言

　　《食品营养与卫生》是食品加工技术专业及相关专业的专业基础课程，为专业核心课程的学习奠定扎实的食品原料营养学基础。本书由具有多年本课程教学经验的教师主持编写，从内容到体例上都做了较大的调整。

　　首先，将教材内容与公共营养师职业资格培训做了一定融合。随着社会经济的发展和人民生活水平的提高，膳食营养已经引起人们的广泛重视，科学饮食、合理营养、促进健康已成为社会的基本需求。但是，当前我国居民对营养知识了解较少，营养人才严重缺乏。正是基于这一需求，本书在以往教材内容的基础上，在介绍完每种膳食营养素的基本性质、生理功能、食物来源、缺乏与过量的症状后，将由营养素代谢异常导致的相关疾病的成因、防治原则、膳食食谱设计等内容纳入其中，创新了内容体系，使其比一般的食品营养与卫生类教材的内容更丰富、全面，具有较强的应用性。

　　其次，在教材体例上围绕项目教学为主导进行编写，每一部分编写内容皆下设能力目标、知识目标、知识准备、核心内容、内容小结、知识考核、深度链接等七大板块，充分体现出教材结构合理、思路明晰、重点突出、简约实用的高职高专教材特色。

　　教材共分五大项目20个模块，其中项目一由杨静编写；项目二中的模块一、模块二、模块三由徐显利编写，模块四由杨静编写，模块五、六、七由隋春光编写；项目三由藏小丹编写；项目四由田晓蕾编写；项目五、附录由刘玉兵编写。全书由刘玉兵统稿，张宇航设计、编排，姜桂娟教授担任主审。

　　本书不仅可作为高职高专食品类专业（食品加工技术、食品分析与检测、农畜产品加工、农产品加工与贮藏等专业）教材，还可作公共营养师的培训教材、临床营养师的辅助资料、对自我保健感兴趣的消费者的阅读参考书。

　　由于本书涉及内容广泛，尽管作者努力将食品营养与卫生的知识与公共人群的膳食营养疾病相关联，但基于编者水平有限，加之编写时间紧张，书中疏漏和不当之处在所难免，敬请诸位同仁和读者指正。

编者

2013 年 6 月

目　录

项目一　人体的能量需求分析

模块一　人体对食物的消化与吸收

知识准备

人体进行新陈代谢需要不断从外界摄取各种各样的物质。食物中的天然营养物（如碳水化合物、脂肪、蛋白质）一般都不能直接被人体利用，必须先在消化道内分解，变成小分子物质，才能通过消化道黏膜的上皮细胞进入血液循环系统，供人体组织利用。

消化：人体摄入的食物必须被分解成小分子物质后才能进入体内，这种将食物分解为小分子物质的过程称为消化。消化有两种方式：一种是通过机械作用，把食物由大块变成小块，称为机械消化；另一种是在消化酶的作用下，把大分子变成小分子，称为化学消化。通常食物的机械消化与化学消化是同时进行的。

吸收：食物经消化后，所形成的小分子物质通过消化道进入血液或淋巴，被机体细胞所利用的过程，称为吸收。消化和吸收是两个相辅相成、紧密联系的过程。不能被消化和吸收的食物残渣，最终排出体外。

核心内容

一、消化系统的组成与功能

1. 口腔

口腔位于消化道的最前端，是食物进入消化道的门户。口腔内参与消化的器官有：

（1）牙齿　牙齿是人体最坚硬的器官，通过牙齿的咀嚼，食物由大块变成小块。

（2）舌　在进食过程中，舌使食物与唾液混合，并将食物向咽喉部推进，用以帮助食物吞咽；同时舌是味觉的主要器官。

（3）唾液腺　人的口腔内有3对大的唾液腺：腮腺、舌下腺、颌下腺，还有无数散在的小唾液腺，唾液就是由这些唾液腺分泌的混合液。

唾液为无色、无味近于中性的低渗液体。唾液中的水分约占99.5%，有机物主要为黏蛋白，还有唾液淀粉酶、溶菌酶等，无机物主要有钠、钾、钙、硫、氯等。

唾液的作用：①唾液可润湿与溶解食物，以引起味觉；②唾液可清洁和保护口腔，当有害物质进入口腔后，唾液可起冲洗、稀释及中和作用，其中的溶菌酶可杀灭进入口腔内的微生物；③唾液中的细胞蛋白可使食物细胞合成团，便于吞咽；④唾液中的淀粉酶可对淀粉进行简单的分解，但这一作用很弱，且唾液淀粉酶仅在口腔中起作用，当进入胃后，pH 值下降，此酶迅速失活。食物在口腔内的消化过程是经咀嚼后与唾液细胞合成团，在舌的帮助下送到咽后壁，经咽与食道进入胃。食物在口腔内主要进行的是机械性消化，伴随少量的化学性消化，且能反射性地引起胃、肠、胰、肝、胆囊等器官的活动，为以后的消化做准备。

2. 咽与食道

咽位于鼻腔、口腔和喉的后方，其下端通过喉与气管和食道相连，是食物与空气的共同通道。

3. 胃

胃位于左上腹，是消化道最膨大的部分，其上端通过贲门与食道相连，下端通过幽门与十二指肠相连。胃的肌肉由纵状肌肉和环状肌肉组成，内衬黏膜层。肌肉的舒缩形成了胃的运动，黏膜层则具有分泌胃液的作用。

（1）胃的运动

① 胃的容受性舒张　胃在充盈的状态下体积可增大到 1000～1500mL，使胃可以很容易地接受食物而不引起胃内压力的增大。胃的容受性舒张的生理意义是使胃的容量适应于大量食物的涌入，以完成储存和预备消化食物的功能。

② 紧张性收缩　胃被充满后，就开始了它的持续较长时间的紧张性收缩。在消化过程中，紧张性收缩逐渐加强，使胃腔内有一定压力，这种压力有助于胃液渗入食物，并能协助推动食物向十二指肠移动。

③ 胃的蠕动　胃的蠕动由胃中部发生，向胃底部方向发展。蠕动的作用是使食物与胃液充分混合，以利胃液的消化作用；另一方面，则可搅拌和粉碎食物，并把食物以最适合小肠消化和吸收的速度向小肠排放。

④ 胃的排空　食物由胃排入十二指肠的过程称为胃的排空。一般在食物入胃后 5min 即有部分食糜被排入十二指肠。不同食物的排空速度不同，这和食物的物理性状和化学组成都有关系。对于混合食物，由胃完全排空通常需要 4～6h。

（2）胃液　胃液为透明、淡黄色的酸性液体，pH 值为 0.9～1.5。胃液主要由以下成分组成。

① 胃酸　胃酸由盐酸构成，由胃黏膜的壁细胞所分泌。胃酸可以激活胃蛋白酶原，使之转变为有活性的胃蛋白酶；可以维持胃内的酸性环境，为胃内的消化酶提供最合适的 pH 值，并使钙、铁等矿质元素处于游离状态，利于吸收；可以杀死随同食物进入胃内的微生物；可以造成蛋白质变性，使其更容易被消化酶所分解。

② 胃蛋白酶　胃蛋白酶是由胃黏膜的主细胞以不具活性的胃蛋白酶原的形式分泌的，胃蛋白酶原在胃酸的作用下转变为具有活性的胃蛋白酶。胃蛋白酶可对食物中的蛋白质进行简单分解，主要作用于含苯丙氨酸或酪氨酸的肽键，形成脲和胨，但很少形成游离氨基酸，当食糜被送入小肠后，随 pH 值升高，此酶迅速失活。

③ 黏液　黏液的主要成分为糖蛋白。细胞液覆盖在胃细胞膜的表面，形成一个厚约 500μm 的凝胶层，它具有润滑作用，使食物易于通过。黏液还能保护胃黏膜不受食物中粗糙成分的机械损伤；黏液为中性或偏碱性，可降低盐酸酸度，减弱胃蛋白酶活性，从而防止

酸和胃蛋白酶对胃细胞膜的消化作用。

④ 内因子　由壁细胞分泌，可以和维生素 B_{12} 结合成复合体，有促进回肠上皮细胞吸收维生素 B_{12} 的作用。

4. 小肠

小肠是食物消化的主要器官。在小肠，食物受胰液、胆汁及小肠液的化学性消化。绝大部分营养成分也在小肠吸收，未被消化的食物残渣，由小肠进入大肠。小肠位于胃的下端，长 $5\sim7m$，从上到下分为十二指肠、空肠和回肠。十二指肠长约 $25cm$，在中间偏下处的肠管稍粗，称为十二指肠壶腹，该处有胆总管的开口，胰液及胆汁经此开口进入小肠，开口处有环状平滑肌环绕，起括约肌的作用，称为 Oddi 括约肌，防止肠内容物返流入胆管。

（1）小肠的运动

① 紧张性收缩　小肠平滑肌的紧张性是其他运动形式有效进行的基础，当小肠紧张性降低时，肠腔扩张，肠内容物的混合和转运减慢；相反，当小肠紧张性增高时，食糜在小肠内的混合和转运过程就加快。

② 节律性分节运动　由环状肌的舒缩来完成，在食糜所在的一段肠管上，环状肌在许多点同时收缩，把食糜分割成许多节段；随后，原来收缩处舒张，而原来舒张处收缩，使原来的节段分为两半，相邻的两半则合拢为一个新的节段。如此反复进行，食糜得以不断地分开，又不断地混合。分节运动的向前推进作用很小，它的作用在于：使食糜与消化液充分混合，便于进行化学性消化；使食糜与肠壁紧密接触，为吸收创造条件；挤压肠壁，有助于血液和淋巴的回流。

③ 蠕动　蠕动是一种把食糜向着大肠方向推进的作用。蠕动由环状肌完成。由于小肠的蠕动很弱，通常只进行一段短距离后即消失，所以食糜在小肠内的推进速度很慢，为 $1\sim2cm/min$。

（2）进入小肠的消化液

① 胰液　胰液是由胰腺的外分泌腺部分所分泌的，分泌的胰液进入胰管，与胆管合并成总胆管后经位于十二指肠处的总胆管开口进入小肠。胰液为无色、无臭的弱碱性液体，pH 值为 $7.8\sim8.4$，含水量类似于唾液；无机物主要为碳酸氢盐，其作用是中和进入十二指肠的胃酸，使肠细胞膜免受强酸的侵蚀，同时也提供了小肠内多种消化酶活动的最适 pH 值；有机物则为由多种酶组成的蛋白质。主要包括胰淀粉酶、胰脂肪酶类、胰蛋白酶类。其中蛋白酶基本上分为两类，即内肽酶和外肽酶。胰蛋白酶、糜蛋白酶和弹性蛋白酶属于内肽酶，羧基肽酶 A 和羧基肽酶 B 属于外肽酶。胰腺细胞最初分泌的各种蛋白酶都是以无活性的酶原形式存在的，进入十二指肠后被肠致活酶所激活。

除上述 3 类主要的酶外，胰液中还含有核糖核酸酶和脱氧核糖核酸酶。胰液中的所有酶类的最适 pH 值为 7.0 左右。

② 胆汁　胆汁是由肝细胞合成的，储存于胆囊，经浓缩后由胆囊排出至十二指肠。胆汁是一种金黄色或橘棕色有苦味的浓稠液体，其中除含有水分、钠、钾、钙、碳酸氢盐等无机成分外，还含有胆盐、胆色素、脂肪酸、磷脂、胆固醇和细胞蛋白等有机成分。胆盐是由肝脏利用胆固醇合成的胆汁酸与甘氨酸或牛磺酸结合形成的钠盐或钾盐，是胆汁参与消化、吸收的主要成分。一般认为胆汁中不含消化酶。

胆汁的作用主要是胆盐的作用，胆盐可激活胰脂肪酶，使后者催化脂肪分解的作用加速。胆汁中的胆盐、胆固醇和卵磷脂等都可作为乳化剂，使脂肪乳化呈细小的微粒，增加了胰脂肪酶的作用面积，使其对脂肪的分解作用大大加速。胆盐与脂肪的分解产物如游离脂肪酸、甘油一酯等结合成水溶性复合物，促进了脂肪的吸收。通过促进脂肪的吸收，间接帮助了脂溶性维生素的吸收。此外，胆汁还是体内胆固醇排出体外的主要途径。

③ 肠液 小肠液是由十二指肠腺细胞和肠腺细胞分泌的一种弱碱性液体，pH 值约为7.6，渗透压与血浆相等。大量的小肠液可以稀释消化产物使其渗透压下降，有利于吸收。小肠液中含有氨基肽酶、α-糊精酶、麦芽糖酶、乳糖酶、蔗糖酶、磷酸酶等消化酶，以及碳酸氢盐等无机物。另外，小肠液中还含有肠致活酶，可激活胰蛋白酶原。

二、食物的消化

人体所需要的营养物质主要来自食物，其中的水、矿物质和维生素可以直接被吸收利用，而碳水化合物、脂肪、蛋白质一般都不能被人体直接利用，必须先在消化道内分解，变成小分子物质，进入血液循环系统，供人体组织利用。

（一）碳水化合物的消化

1. 口腔内消化

碳水化合物的消化自口腔开始。口腔分泌的唾液中含有 α-淀粉酶，又称唾液淀粉酶，唾液中还含此酶的激动剂氯离子，而且还具有此酶最合适 pH6～7 的环境。α-淀粉酶能催化直链淀粉、支链淀粉及糖原分子中 α-1,4-糖苷键的水解，但不能水解这些分子中分支点上的 α-1,6-糖苷键及紧邻的两个 α-1,4-糖苷键。水解后的产物为葡萄糖、麦芽糖、异麦芽糖、麦芽寡糖以及糊精等的混合物。

2. 胃内消化

由于食物在口腔停留时间短暂，以致唾液淀粉酶的消化作用不大。当口腔内含碳水化合物的食物被唾液所含的黏蛋白黏合成团，并被吞咽而进入胃后，其中所包藏的唾液淀粉酶仍可使淀粉短时继续水解，但当胃酸及胃蛋白酶渗入食团使食团散开后，pH 值下降至 1～2时，不再适合唾液淀粉酶的作用，同时该淀粉酶本身亦被胃蛋白酶水解破坏而完全失去活性。胃液不含任何能水解碳水化合物的酶，其所含的胃酸虽然很强，但对碳水化合物也只能进行微少或极局限的水解，故碳水化合物在胃中几乎不进行消化。

3. 肠内消化

碳水化合物的消化主要是在小肠中进行。小肠内消化分肠腔消化和小肠黏膜上皮细胞表面上的消化。极少部分非淀粉多糖可在结肠内通过发酵消化。

（1）肠腔内消化 肠腔中的主要水解酶是来自胰液的 α-淀粉酶，称胰淀粉酶，其作用和性质与唾液淀粉酶一样，最适 pH 值为 6.3～7.2，需要氯离子作激动剂。胰淀粉酶对末端 α-1,4-糖苷键和邻近 α-1,6-糖苷键的 α-1,4-糖苷键不起作用，但可随意水解淀粉分子内部的其他 α-1,4-糖苷键。消化结果可使淀粉变成麦芽糖、麦芽三糖（约占 65%）、异麦芽糖、α-临界糊精及少量葡萄糖等。α-临界糊精是由 4～9 个葡萄糖基构成。

（2）小肠黏膜上皮细胞表面上的消化 淀粉在口腔及肠腔中消化后的上述各种中间产物，可以在小肠黏膜上皮细胞表面进一步彻底消化。小肠黏膜上皮细胞刷状缘上含有丰富的 α-糊精酶、糖淀粉酶、麦芽糖酶、异麦芽糖酶、蔗糖酶及乳糖酶，它们彼此分工协作，最后把食物中可消化的多糖及寡糖完全消化成大量的葡萄糖及少量的果糖及半乳糖。生成的这些单糖分子均可被小肠黏膜上皮细胞吸收。

（3）结肠内消化 小肠内不被消化的碳水化合物到达结肠后，被结肠菌群分解，产生氢气、甲烷、二氧化碳和短链脂肪酸等，这一系列过程称为发酵。发酵也是消化的一种方式，所产生的气体经体循环转运经呼气和直肠排出体外，其他产物如短链脂肪酸被肠壁吸收并被机体代谢。碳水化合物在结肠发酵时，促进了肠道一些特定菌群的生长繁殖，如双歧杆菌、乳酸杆菌等。

（二）脂肪的消化

膳食中的脂类主要为甘油三酯、少量磷脂及胆固醇。胃液酸性强，含脂肪酶极少，所以脂肪在胃内几乎不能被消化。胃的蠕动能促使摄入的脂肪被磷脂乳化成分散在水相内的细小油珠而排入小肠腔内，即与肝脏分泌的磷脂胆固醇复合体结合成胆汁酸盐微团。小肠蠕动可使微团中的脂肪油珠乳化成脂肪小滴，增加了酶与脂肪分子的接触面，然后被激活的胰脂肪酶水解为甘油和脂肪酸。摄入的甘油三酯约 70% 被水解为单酰甘油和两分子的脂肪酸；其余约 20% 的甘油三酯被小肠黏膜细胞分泌的肠脂肪酶继续水解为脂肪酸及甘油，未被消化的少量脂肪则随胆汁酸盐由粪便排出。单酰甘油和脂肪酸均是表面活性剂，故能促进乳化作用。

（三）蛋白质的消化

蛋白质未经消化不易吸收，有时某些抗原、毒素蛋白可少量通过黏膜细胞进入体内，会产生过敏、毒性反应。一般情况下，食物蛋白质水解成氨基酸及小肽后方能被吸收。由于唾液中不含水解蛋白质的酶，所以食物蛋白质的消化从胃开始，但主要在小肠。

1. 胃内消化

胃内消化蛋白质的酶是胃蛋白酶。胃蛋白酶是由胃黏膜主细胞合成并分泌的胃蛋白酶原经胃酸激活而生成的；胃蛋白酶也能再激活胃蛋白酶原生成新的胃蛋白酶。胃蛋白酶的最适宜作用的 pH 值为 1.5～2.5，对蛋白质肽键作用的特异性较差，主要水解芳香族氨基酸、蛋氨酸或亮氨酸等残基组成的肽键。胃蛋白酶对乳中的酪蛋白有凝乳作用，这对婴儿较为重要，因为乳液凝成乳块后在胃中停留时间延长，有利于充分消化。

2. 小肠内消化

食物在胃内停留时间较短，蛋白质在胃内消化很不完全，消化产物及未被消化的蛋白质在小肠内经胰液及小肠黏膜细胞分泌的多种蛋白酶及肽酶的共同作用，进一步水解为氨基酸。所以，小肠是蛋白质消化的主要部位。蛋白质在小肠内消化主要依赖于胰腺分泌的各种蛋白酶，可分为两类：①内肽酶可以水解蛋白质分子内部的肽键，包括胰蛋白酶、糜蛋白酶和弹性蛋白酶；②外肽酶可将肽链末端的氨基酸逐个水解，包括氨基肽酶和羧基肽酶。肠黏膜细胞的刷状缘及细胞液中还存在一些寡肽酶，例如，氨基肽酶及二肽酶等。氨基肽酶从肽链的末端逐个水解释放出氨基酸，最后生成二肽。二肽再经二肽酶水解，最终生成氨基酸。

（四）维生素与矿物质的消化

1. 维生素的消化

人体消化道中没有维生素的酶，胃液的酸性、肠道的碱性等变换不定的环境条件、其他食品成分以及氧的存在都可能影响维生素的消化。水溶性维生素在动、植物性食品的细胞中以结合蛋白的形式存在，在细胞崩解过程中和蛋白质的消化过程中，这些结合物被分解，从而释放维生素。脂溶性维生素溶解于脂肪中，可随着脂肪的乳化与分散而同时被消化。维生素只有在一定的 pH 值范围内，而且往往是在无氧的条件下才具有稳定性，因此，易氧化的维生素在消化过程中也可能被破坏，供给充足的可作为抗氧化剂的维生素 E 可减少维生素 A 等氧化分解。

2. 矿物质的消化

矿物质在食品中有些已成为离子状态存在，即以溶解状态存在。例如多种饮料中的钾、钠、氯三种离子既不生成不溶性的盐，也不生成难分解的复合物，它们可直接被机体吸收。有些矿物质则相反，它们结合在食品的有机成分上，例如乳酪蛋白中的钙结合在磷酸根上；

铁则存在于血红蛋白之中；许多微量元素存在于酶内。胃肠道中没有能从这类化合物中分解出矿物质的酶。这些矿物质往往在上述食品有机成分的消化过程中被释放出来，其可利用性与食品的性质，以及它们与其他食品成分的相互作用密切相关。结合在蛋白质上的钙易在蛋白质消化过程中被分解下来，但可再次转化成不溶解的形式，来自某些蔬菜的草酸与钙、铁等离子可生成难溶解的草酸盐，来自谷类食品的植酸也可与之生成难溶性的盐，它们均不易被机体利用。

三、食物的吸收

吸收是指食物成分在消化道（主要）上皮细胞吸收进入血液或淋巴从而进入肝脏的过程。

（一）吸收部位

食物吸收的主要部位是小肠上段的十二指肠和空肠。回肠主要是吸收功能的储备，用于代偿时的需要，而大肠主要是吸收水分和盐类。在小肠内壁上布满了环状皱褶、绒毛和微绒毛。经过这些环状皱褶、绒毛和微绒毛的放大作用，使小肠的吸收面积可达 $200m^2$；且小肠的这种结构使其内径变细，增大了食糜流动时的摩擦力，延长了食物在小肠内的停留时间，为食物在小肠内的吸收创造了有利条件。

（二）吸收形式

小肠细胞膜的吸收作用主要依靠被动转运与主动转运来完成。

1. 被动转运

被动转运过程主要包括被动扩散、易化扩散、滤过、渗透等作用。

（1）被动扩散　通常物质透过细胞膜，总是和它在细胞膜内外的浓度有关。不借助载体，不消耗能量，物质从浓度高的一侧向浓度低的一侧透过称被动扩散。由于细胞膜的基质是类脂双分子层，脂溶性物质更易进入细胞。物质进入细胞的速度决定于它在脂质中的溶解度和分子大小，溶解度越大，透过越快；如果在脂质中的溶解度相等，则较小的分子透过较快。

（2）易化扩散　指非脂溶性物质或亲水物质如 Na^+、K^+、葡萄糖和氨基酸等，不能透过细胞膜的双层脂类，需在细胞膜蛋白质的帮助下，由膜的高浓度一侧向低浓度一侧扩散或转运的过程。与易化扩散有关的膜内转运系统和它们所转运的物质之间，具有高度的结构特异性，即每一种蛋白质只能转运具有某种特定化学结构的物质；易化扩散的另一个特点是所谓的饱和现象，即扩散通量一般与浓度梯度的大小成正比，当浓度梯度增加到一定限度时，扩散通量就不再增加。

（3）滤过作用　消化道上皮细胞可以看作是滤过器，如果胃肠腔内的压力超过毛细血管内的压力时，水分和其他物质就可以滤入血液。

（4）渗透　渗透可看作是特殊情况下的扩散。当膜两侧产生不相等的渗透压时，渗透压较高的一侧将从另一侧吸收一部分水过来，以求达到渗透压的平衡。

2. 主动转运

在许多情况下，某种营养成分必须要逆着浓度梯度（化学的或电荷的）的方向穿过细胞膜，这个过程称主动转运。营养物质的主动转运需要有细胞上载体的协助。所谓载体，是一种运输营养物质进出细胞膜的脂蛋白。营养物质转运时，先在细胞膜同载体结合成复合物，复合物通过细胞膜转运入上皮细胞时，营养物质与载体分离而释放到细胞中，而载体又转回到细胞膜的外表面。主动转运的特点是：载体在转运营养物质时，需有酶的催化和提供能量，能量来自三磷酸腺苷的分解；这一转运系统可以饱和，且最大转运量可被抑制；载体系统有特异性，即细胞膜上存在着几种不同的载体系统，每一系统只运载某些特定的营养物质。

（三）碳水化合物的吸收

碳水化合物经过消化变成单糖后才能被细胞吸收。糖吸收的主要部位是在小肠的空肠。单糖首先进入肠黏膜上皮细胞，再进入小肠壁的毛细血管，并汇合于门静脉而进入肝脏，最后进入大循环，运送到全身各个器官。在吸收过程中也可能有少量单糖经淋巴系统而进入大循环。单糖的吸收过程不单是被动扩散吸收，并且是一种耗能的主动吸收。目前普遍认为，在肠黏膜上皮细胞刷状缘上有一特异的运糖载体蛋白，不同的载体蛋白对各种单糖的结合能力不同，有的单糖甚至完全不能与之结合，故各种单糖的相对吸收速率也各异。

（四）脂类的吸收

通常食物中的油脂皆是由长链脂肪酸组成的甘油三酯，主要为含 C_{16} 和 C_{18} 的脂肪酸。C_{16} 和 C_{18} 以及其他长链脂肪酸代谢时必须在小肠黏膜细胞内重新合成甘油三酯，然后以乳糜微粒的形式，少量以极低密度脂蛋白的形式经淋巴从胸导管进入血循环。而中链脂肪酸（$C_6 \sim C_{12}$）组成的甘油三酯则可不经消化，不需胆盐即可完整地被吸收到小肠黏膜细胞的绒毛上皮或进入细胞内，催化其分解的是细胞内的脂酶，而不是分泌到肠腔的胰脂酶。最后，产生的中链脂肪酸不能重新酯化，亦不以乳糜微粒形式分泌进入淋巴，而是以脂肪酸形式直接扩散至门静脉，与血浆清蛋白呈物理性结合，并以脂肪酸形式由门脉循环直接输送到肝脏。

（五）蛋白质的吸收

1. 氨基酸和寡肽的吸收

经过小肠腔内的消化，蛋白质被水解为可被吸收的氨基酸和 2～3 个氨基酸的小肽。过去认为只有游离氨基酸才能被吸收，现在发现 2～3 个氨基酸的小肽也可以被吸收。

2. 整蛋白的吸收

在低等动物中，吞噬是摄入大分子的基本方式。而在高等动物中，只有胚胎动物仍保持这种低级的原始吸收机制。例如，母乳中的抗体可通过肠黏膜细胞的吞噬作用传递给婴儿。关于成年人对整蛋白吸收问题已有许多研究。有人将胰岛素和胰蛋白酶抑制剂同时注入大鼠的隔离肠袢，发现可引起血糖降低，说明有一部分胰岛素被吸收；人的血液中存在食物蛋白质的抗体，这说明食物蛋白质可进入血液而起抗原的作用。但一般认为，大分子蛋白质的吸收是微量的，无任何营养学意义，应当注意肠内细菌的毒素、食物抗原等可能会进入血液成为致病因子。

（六）维生素的吸收

1. 水溶性维生素的吸收

水溶性维生素一般以简单扩散方式被充分吸收，特别是分子量小的维生素更易吸收。维生素 B_{12} 虽为水溶性，但其相对分子质量较大，需与胃黏膜壁细胞分泌的内因子结合成一个大分子物质才能被吸收，吸收部位在回肠。

2. 脂溶性维生素的吸收

脂溶性维生素包括维生素 A、维生素 D、维生素 E、维生素 K，因其溶解性和脂类相似，所以仍需胆汁进行乳化后才能被小肠吸收。吸收机理可能与脂类相同，也属于被动转运的扩散作用，吸收部位在小肠上段。脂肪可促进脂溶性维生素吸收。

（七）矿物质的吸收

矿物质可经单纯扩散被动吸收，也可通过特殊转运途径主动吸收。食品中的钠、钾、氯等的吸收主要取决于肠内容物与血液之间的渗透压差，浓度差和 pH 值差。其他一些矿物质元素的吸收则与其化学形式、同食物中其他物质的作用、机体的机能作用等密切相关。

1. 钠和氯的吸收

钠和氯一般以氯化钠的形式摄入。人体每日由食物获得的氯化钠约为 $8\sim15g$。它们几乎全被吸收。钠和氯的摄入量和排除量一般大致相当，当食物中缺少钠和氯时，其排除量也相应减少。钾离子的净吸收可能随同水的吸收被动进行。正常人每日摄入钾约 $2\sim4g$，绝大部分可被吸收。

2. 钙的吸收

钙的吸收需要维生素 D。钙吸收的途径与机制在食物的消化过程中，钙通常由复合物中游离出来，被释放成为一种可溶性的和离子化状态，以便于吸收，但是低分子量的复合物，可被原样完整吸收。

钙的吸收有两种途径。吸收的机制因摄入量多少与需要量的高低而有所不同。

① 主动吸收　当机体对钙的需要量高，或摄入量较低时，肠道对钙的主动吸收机制最活跃。这是一个逆浓度梯度的运载过程，所以是一个需要能量的主动吸收过程。这一过程需要钙结合蛋白的参与，也需要 $1,25\text{-}(OH)_2D_3$ 作为调节剂。

② 被动吸收　当钙摄入量较高时，则大部分由被动的离子扩散方式吸收。这一过程可能也需要 $1,25\text{-}(OH)_2D_3$ 的作用，但更主要取决于肠腔与浆膜间钙浓度的梯度。

3. 铁的吸收

铁的吸收与其存在形式和机体的机能状态等密切相关。摄入食物中的铁在胃内，经胃酸的消化作用，溶解、离子化并还原成为亚铁状态，形成低分子的螯合物质。正常胃液含有一种未明的化学稳定因素，可能是内源性螯合物在小肠中碱性条件下，此种因素可使摄入的铁减慢沉降，而易为肠黏膜吸收。

铁的吸收主要在小肠的上段，且吸收效率最佳，但铁吸收在小肠的任何一段都可逆行。大部分被吸收入血液的铁以小分子的形式，很快通过黏膜细胞，与脱铁蛋白结合形成铁蛋白，一部分铁蛋白的铁可在以后解离，以便进入血液，但大部分却可能留在黏膜细胞内直至此种细胞破坏死亡而脱落。

小肠黏膜上皮细胞对铁的吸收代谢有以下特点：①对血红素铁和非血红素铁的吸出不同，血红素与肠黏膜上血红素受体结合，将血红素铁中的含铁卟啉复合物整个吸收并由血红素加氧酶裂解成卟啉和铁，随后铁与细胞内的脱铁蛋白结合成铁蛋白，再运转到身体其他部位而被利用。而非血红素铁则需先被还原成二价铁，才被吸收。②控制和调节铁的吸收，当人体内缺铁时，小肠黏膜上皮细胞就能多吸收铁，此时铁的吸收率就升高。肠内铁增高时，其吸收率则下降，但吸收量仍有增加。

● 内容小结 --

本模块内容主要围绕食物的消化和吸收进行展开，通过对人体消化系统的了解和消化系统的功能的介绍，重点掌握人体对各类营养物质的消化和吸收，掌握各类营养物质对人体的作用，明晰消化与吸收过程对人体的营养作用。

● 知识考核 --

一、判断题

（　　）1. 人体的消化系统是由长 $5\sim10m$ 的消化道和消化腺组成。

（　　）2. 消化腺是分泌消化液的腺体，有小消化腺和大消化腺两种。

（　　）3. 小肠是食物的主要消化器官。

（　　）4. 小肠液是一种弱酸性液体。

（　　）5. 碳水化合物吸收的主要形式是葡萄糖。

（　　）6. 食用脂肪均可以吸收、利用。

（　　）7. 人体通常每日摄取胆固醇 10g。

（　　）8. 水溶性维生素一般以简单扩散方式被充分吸收，特别是相对分子质量小的维生素更易吸收。

（　　）9. 水分的吸收部位主要是大肠。

二、不定项选择题

1. 人体的消化道是指由（　　）至肛门粗细不等的弯曲管道。

　　A. 口腔　　　　　　　B. 咽　　　　　　　C. 食道　　　　　　　D. 胃

2. 消化、水解淀粉的酶称为（　　）。

　　A. 蛋白酶　　　　　B. 淀粉酶　　　　　C. 脂肪酶　　　　　D. 胰蛋白酶

3. 食物中的淀粉的消化从（　　）开始。

　　A. 胃　　　　　　　B. 小肠　　　　　　C. 口腔　　　　　　D. 食道

4. 淀粉的消化主要在（　　）内进行。

　　A. 胃　　　　　　　B. 小肠　　　　　　C. 口腔　　　　　　D. 食道

5. 蛋白质的消化从（　　）开始。

　　A. 胃　　　　　　　B. 小肠　　　　　　C. 口腔　　　　　　D. 食道

6. 消化蛋白质的酶称为（　　）。

　　A. 蛋白酶　　　　　B. 淀粉酶　　　　　C. 脂肪酶　　　　　D. 胆汁

深度链接

人体构成

人体是以物质为基础的一个有机体。根据人们对机体认识的程度，可以从五个层次上来认识人体，即原子水平、分子水平、细胞水平、组织水平以及最后整体水平。

1. 原子水平

在原子水平上，目前已知的元素有一百三十余种，其中人体内含有的元素有六十多种，主要为氧、氢、碳、氮、钙及磷等，其中氧含量约为 65%，碳约为 18%，氢约为 10%，氮为 3.0%，钙为 2.0%，磷为 1.0%。氧、碳、氢、氮就占了人体总重量的 96%。其他元素虽然在人体内所占的比例很小，但并不代表着它们不重要，如血红蛋白是体内氧的携带者，而铁则是血红蛋白的重要组成成分。

2. 分子水平

在分子水平上，人体是由蛋白质、脂类、碳水化合物、水及矿物质等构成的。一名体重为 65kg 男性，其体内的水量约为 40kg，占体重的 60% 以上；脂类约为 9kg，占体重的 14%，其中估计有 1kg 为生命活动所必需，其余为能量储备，可以根据人体的活动状况而改变；蛋白质约为 11kg，占体重的 17%，大部分蛋白质在身体内作为基本构成成分而存在，损失超过 2kg 就会导致严重的生理功能失调。碳水化合物在体内主要是以糖原形式存在，可以用于消耗的储备不超过 200g。

3. 细胞水平

在细胞水平上，人体是由细胞、细胞外液及细胞外固体组成的。细胞是身体行使功能的主要组分。按照细胞存在的组织通常将其分为肌肉细胞、脂肪细胞、上皮细胞、神经细胞等类型。

4. 组织水平

在组织水平上，人体是由组织、器官及系统构成的，这样体重就等于脂肪组织、骨骼肌、骨、血及其他如内脏器官等的总和。脂肪组织包括脂肪细胞、血管及一些支撑性结构成分，是储存脂肪的主要地方。骨骼肌有 400 多块，占体重的比例因性别、年龄不同而有差异。成年男性约占 40%，成年女性约占 35%。四肢肌约占全身肌肉重量的 80%，其中下肢肌约 50%，上肢肌约占 30%。正常人的总血量占体重的 8%左右。一个 50kg 体重的人，约有血液 4000mL，而真正参与循环的血量只占全身血液的 70%～80%，其余的则储存在肝、脾等"人体血库"内，当人体出现少量失血时，储存在"人体血库"中的血液，便会立即释放出来，随时予以补充。骨骼是人体的支架系统。有 206 块骨头，成年人骨重约有 9kg。

5. 整体水平

需要说明的是，人体在各个水平上的构成是一个动态的过程。对一个个体来说，在胎儿、婴儿、幼儿、青春期、成年、老年等各个时期，身体成分会呈现一定的变化，在疾病、应激等状态下也会发生一定的改变。但通常情况下，在某一特定时间内，如以月或年为单位来衡量时，人体的构成在各个水平上都是相对稳定的，就是说，各组成部分间呈现稳定的定量关系。所以，可以通过在整体水平上的人体测量确定各个水平上身体的构成。这也是身高、体重、皮褶厚度、体质指数（BMI）等人体测量学指标在人体营养状况评价中得到普遍应用的理论基础之一。

模块二　不同人群的能量消耗与计算

【能力目标】
◆ 能够进行人体基础代谢的能量测量。
◆ 能够运用不同的方法进行人体的能量测定。
◆ 能够灵活运用参考摄入量及食物来源对不同人群进行膳食指导。
【知识目标】
◆ 掌握能量代谢、基础代谢、基础代谢率等基本概念。
◆ 牢记人体能量消耗的测定方法。
◆ 掌握影响基础代谢的因素。
◆ 掌握能量参考摄入量及食物来源。

知识准备

新陈代谢是一切生命活动的基本特征。人体在生命活动过程中不断从外界环境中摄取食物，从中获得人体必需的营养物质，其中包括碳水化合物、脂类和蛋白质，一般称之为三大营养素。三大营养素经消化转变成可吸收的小分子物质被吸收入血，这些小分子物质一方面经过合成代谢构成机体组成成分或更新衰老的组织；另一方面经过分解代谢释放出所蕴藏的化学能。这些化学能经过转化便成为生命活动过程中各种能量的来源，所以分解代谢是放能反应，而合成代谢则需要供给能量，因此是吸能反应。而机体在物质代谢过程中所伴随的能量释放、转移和利用则构成了整个能量代谢过程，是生命活动的基本特征之一。

1. 能量单位

为了计量上的方便，对各种不同存在形式的"能"需要制定一个统一的单位，即焦耳（J）或卡（cal）。营养学上所使用的能量单位，多年来一直用卡（cal）或千卡（kcal）。1kcal指1000g纯水的温度由15℃上升到16℃所需要的能量。国际通用的能量单位是焦耳（J）。1J指用1牛顿（N）力把1kg物体移动1m所需要的能量。1000J等于1"千焦耳"（kJ）；1000kJ等于1"兆焦耳"（MJ）。两种能量单位的换算如下：

$$1kcal=4.184kJ \qquad 1kJ=0.239kcal \qquad 1000kcal=4.184MJ \qquad 1MJ=239kcal$$

2. 能量来源

人体在生命活动过程中，一切生命活动都需要能量，如物质代谢的合成反应、肌肉收缩、腺体分泌等，而这些能量主要来源于食物。

人类通过摄取动、植物性食物获得所需的能量。动、植物性食物中所含的营养素可分为五大类：碳水化合物、脂类、蛋白质、矿物质和维生素，加上水则为六大类。其中，碳水化合物、脂类和蛋白质经体内氧化可释放能量。三者统称为"产能营养素"、"热源质"或能源物质。

核心内容

一、产能营养素

1. 碳水化合物

碳水化合物是机体的重要能量来源。我国人民所摄取食物中的营养素，以碳水化合物的比重最大。一般说来，机体所需能量的 50％以上是由食物中的碳水化合物提供的。食物中的碳水化合物经消化产生的葡萄糖被吸收后，有一部分以糖原的形式储存在肝脏和肌肉中。肌糖原是骨骼肌中随时可动用的储备能源，用来满足骨骼肌在工作的情况下的需要。肝糖原也是一种储备能源，储存量不大，主要用于维持血糖水平的相对稳定。

脑组织消耗的能量相对较多，在通常情况下，脑组织消耗的能量均来自碳水化合物的有氧氧化，因而脑组织对缺氧非常敏感。另外，脑组织细胞储存的糖原又极少，代谢消耗的碳水化合物主要来自血糖，所以脑功能对血糖水平有很大的依赖性，血糖水平过低可引起抽搐甚至昏迷。

2. 脂类

机体内的脂类分为组织脂质和储存脂质两部分。组织脂质主要包括胆固醇、磷脂等，是组织、细胞的组成成分，在人体饥饿时也不减少，但不能成为能源。储存脂质主要是脂肪，也称三酰甘油或中性脂肪。在全部储存脂质中，脂肪约占 98％。其中一部分是来自食物的外源性脂肪；另一部分是来自体内碳水化合物和氨基酸转化成的内源性脂肪。脂肪是体内各种能源物质的主要储存形式。

在正常情况下，人体所消耗的能源物质中有 40％～50％来自体内的脂肪，其中包括从食物中摄取的碳水化合物所转化成的脂肪。在短期饥饿情况下，则主要由体内的脂肪供给能量。脂肪酸可直接供给很多组织利用，也可在肝脏转化成丙酮酸再供给其他组织利用。不但骨骼肌、心肌等可利用脂肪酸和酮体，在饥饿时，脑组织也可利用酮体。所以，脂肪也是重要的能源物质，但它不能在机体缺氧条件下供给能量。

3. 蛋白质

蛋白质是由氨基酸构成的，在机体蛋白质代谢中，也主要是利用氨基酸进行合成和分解代谢。体内氨基酸有两个来源，一是来自食物蛋白质消化所产生的氨基酸，由小肠吸收入血液；二是在机体新陈代谢过程中，组织、细胞蛋白质分解所产生的氨基酸。这两部分氨基酸主要用于合成细胞成分以实现自我更新，也用于合成酶、激素等生物活性物质。氨基酸也可以作为能源物质，但这是它的次要功能。

氨基酸在体内经过脱氨基作用或氨基转换作用，分解为非氮成分和氨基。其中非氮成分（α-酮酸）可以氧化供能，氨基则经过处理后主要由肾脏排出体外。人体在一般情况下主要利用碳水化合物和脂肪氧化供能。但在某些特殊情况下，机体所需能源物质供能不足，如长期不能进食或消耗量过大时，体内的糖原和储存脂肪已大量消耗之后，将依靠组织蛋白质分解产生氨基酸来获得能量，以维持必要的生理功能。

二、食物的卡价

人体所需要的能量来源于动物性和植物性食物中的碳水化合物、脂类和蛋白质三种产能营养素。每克产能营养素在体内氧化所产生的能量值称为"食物的热价"或"食物的能量卡价"，亦称"能量系数"。

食物的燃烧热通常采用"弹式热量计"测定。"弹式热量计"的基本构造是两个中空形金属球（或带盖小钢罐），即钢弹，钢弹内安放能放电的电极及其引出的导线。操作时先将定量的食物或产能营养素样品置于钢弹内电极附近，然后紧闭钢弹，从气口充入纯氧至一定压力；置钢弹于定量的特制水箱内，水箱中置一精密温度计。导线通电后可使钢弹内食物或产能营养素样品在纯氧的环境中充分燃烧；燃烧所产生的热量经过钢弹传导给水箱中的水，使水温上升，再根据样品的重量、水箱中的水量和水温上升的度数推算出所产生的燃烧热。

1. 食物在体外的燃烧热

物质燃烧时所释放出的热，称为燃烧热。食物可在动物体内氧化，也可在动物体外燃烧。体外燃烧和体内氧化的化学本质是一致的，每克产能营养素在体外燃烧时所产生的能量值称为"物理卡价"。

2. 食物在体内的燃烧热

体内氧化是在酶的作用下缓慢进行的，比较温和；特别是最终产物不完全相同，所以产生的热量（即能量）也不完全相同。据用"弹式热量计"测定，1g 碳水化合物在体外燃烧时平均产生能量 4.1kcal；1g 脂肪平均产能 9.45kcal；1g 蛋白质平均产能 5.65kcal。但在体内氧化时，碳水化合物和脂肪与体外燃烧时的最终产物为二氧化碳和水，所产生的能量相同。蛋白质在体内氧化时的最终产物为二氧化碳、水、尿素、肌酐及其他含氮有机物；而在体外燃烧时的最终产物则为二氧化碳、水、氨和氮等，体内氧化不如体外燃烧完全。

体内氧化产生的能量值应为：1g 碳水化合物产生 4.1kcal，1g 脂肪产生 9.45kcal，1g 蛋白质则产生 23.64kJ－5.44kJ＝18.2kJ（4.35kcal）。

另外，食物中的营养素在消化道内并非全部吸收。一般混合膳食中碳水化合物的吸收率为98%、脂肪95%、蛋白质92%，所以，三种产能营养素在体内氧化实际产生能量则为：

1g 碳水化合物：17.15kJ×98%＝16.81kJ（4.0kcal）

1g 脂肪：39.54kJ×95%＝37.56kJ（9.0kcal）

1g 蛋白质：18.2kJ×92%＝16.74kJ（4.0kcal）

三、能量来源分配

三类产能营养素在体内都有其特殊的生理功能又能相互影响，三者在总能量供给中应有一个恰当的比例。根据我国的饮食特点，成人碳水化合物占总能量供给量的 55%～65%，脂肪占 20%～30%，蛋白质占 10%～15% 为宜。

年龄越小，蛋白质及脂肪供能占的比例适当增加。成人脂肪摄入量一般不宜超过总能量的 30%。

四、能量消耗

对于正常成年人，其能量消耗主要用于维持基础代谢、体力活动和食物生热效应。对于不同生理、病理时期的人群，其能量消耗有变化，如孕妇的能量消耗，除了基本的成人需求外，还包括子宫、乳房、胎盘、胎儿的生长及体脂储备。乳母则需要合成乳汁，儿童、青少年则应包括生长发育的能量需要，创伤病人康复期间等也需要增加能量。

（一）基础代谢

1. 基础代谢与基础代谢率

基础代谢（BM）是指人体在基础状态下的能量代谢。即在清晨而又极端安静状态下，不受精神紧张、肌肉活动、食物和环境温度等因素影响时的能量代谢。在这种基础状态下，各种生理活动都比较稳定。

单位时间内的基础代谢，称为基础代谢率（BMR）。一般是以每小时所发散的热量为指标。

2. 基础代谢的测量

测量前受试者不应做费力的劳动或运动，而且必须静卧半小时以上，测量时采取平卧姿势，并使全身肌肉尽量松弛，以排除肌肉活动的影响。测量时的室温应保持在 20～25℃ 之间，以排除环境温度的影响。

（1）气体代谢法　能量代谢始终伴随着氧的消耗和二氧化碳的产生。故可根据氧的消耗量推算能量消耗量。目前临床常用的是一种特制的代谢车。

（2）用体表面积计算　基础代谢一般以每小时、每平方米体表面积的产热量为单位。传统以 kcal/(m² · h) 表示，现按国际制单位则以 kJ/(m² · h) 表示。基础代谢消耗的能量常根据体表面积或体重和基础代谢率计算。

3. 影响基础代谢的因素

（1）体表面积　基础代谢率的高低与体重并不成比例关系，而与体表面积基本上成正比。因此，用每平方米体表面积为标准来衡量能量代谢率是比较合适的。

（2）年龄　在人的一生中，婴幼儿阶段是整个代谢最活跃的阶段，其中包括基础代谢率，以后到青春期又出现一个较高代谢的阶段。成年以后，随着年龄的增加代谢缓慢地降低，其中也有一定的个体差异。

（3）性别　实际测定表明，在同一年龄、同一体表面积的情况下，女性基础代谢率低于男性。

（4）激素　激素对细胞的代谢及调节都有较大影响。如甲状腺功能亢进可使基础代谢率明显升高；去甲肾上腺素可使其基础代谢率下降 25%。

（5）季节与劳动强度　基础代谢率在不同季节和不同劳动强度人群中存在一定差别，说明气候和劳动强度对基础代谢率有一定影响。例如，冬季基础代谢高于夏季；劳动强度高者高于劳动强度低者。

4. 静息代谢

静息代谢是一种与基础代谢很接近的代谢状态，是在测定中仅省略摄入食物的这个条件，测定过程要求全身处于休息状态，与测定基础代谢相同，但不是空腹而是在进食 3～4 小时后测量。

此时机体仍在进行着若干正常的消化活动，这种状态比较接近于人们正常生活中处于休息的状态，在这种条件下测出的代谢率，称为静息代谢率（RMR）。RMR 与 BMR 相差不超过 10%，故在实际工作中可以通用。RMR 一般占总能量消耗的 60%～75%。

（二）体力活动

除了基础代谢外，体力活动是影响人体能量消耗的主要因素。因为生理情况相近的人，基础代谢消耗的能量是相近的，而体力活动情况却相差很大。机体任何轻微活动都可提高代谢率，人在运动或劳动时耗氧量显著增加。这是因为运动或劳动等体力活动时肌肉需要消耗能量，而能量则来自营养物质的氧化，这就必然导致机体耗氧量增加。机体耗氧量的增加与肌肉活动的强度呈正比关系。耗氧量最多可达到安静时的 10～20 倍。通常各种体力活动所消耗的能量约占人体总能量消耗的 15%～30%。

人们每天的工作和生活包括多种活动，这些活动都需要肌肉做功来完成。在人体的整个能量消耗中，肌肉活动或体力活动占较大比例。因为一切活动都需要能量。

影响体力活动能量消耗的因素：①肌肉越发达者，活动能量消耗越多；②体重越重者，能量消耗越多；③劳动强度越大、持续时间越长，能量消耗越多；④与工作的熟练程度有关。其中劳动强度和持续时间是主要影响因素，而劳动强度主要涉及劳动时牵动的肌肉多少和负荷的大小。

（三）食物热效应

食物热效应是指由于进食而引起用餐能量消耗增加的现象。过去称为食物的特殊动力作用（SDA）。

例如，进食碳水化合物可使能量消耗增加 5%～6%，进食脂肪增加 4%～5%，进食蛋白质增加 30%～40%。一般混合膳食约增加基础代谢的 10%。

食物热效应只能增加体热的外散，而不能增加可利用的能量。换言之，食物热效应对于人体是一种损耗而不是一种收益。当只够维持基础代谢的食物摄入后，消耗的能量多于摄入的能量，外散的热多于食物摄入的热，而此项额外的能量却不是无中生有的，而是来源于体内的营养贮备。因此，为了保存体内的营养贮备，进食时必须考虑食物热效应额外消耗的能量，使摄入的能量与消耗的能量保持平衡。

（四）生长发育及影响能量消耗的其他因素

处在生长发育过程中的儿童，其一天的能量消耗还应包括生长发育所需要的能量。怀孕的妇女，由于子宫内胎儿的发育，孕妇间接地承担并提供其迅速发育所需的能量，加上自身器官及生殖系统的进一步发育需要特殊的能量，尤其在怀孕后半期。

除上述影响基础代谢的几种因素对机体能量消耗有影响之外，还受情绪和精神状态影响。脑的重量只占体重的 2%，但脑组织的代谢水平是很高的。例如，精神紧张地工作，可使大脑的活动加剧，能量代谢约增加 3%～4%。

五、能量消耗测定

（一）直接测热法

直接测热法是测定能量消耗最精确的方法，能直接测定人体在某一时间内向外散失的热量。

此法是将受试者关闭在直接量热器内。量热器是用铜板特制的小室，整个小室又用锌板及木板包围。铜板、锌板及木板中间各隔一层空气，使其不易传热。室顶装置铜管，借冷水在管内的流动以吸收受试者散出的热量并维持室内温度的恒定。受试者在室内呼出的二氧化碳和水，分别用氢氧化钾及浓硫酸吸收，所消耗的氧，则设法补充，并用压力调节器以调节室内压力的恒定。

受试者所放出的热，一部分用以蒸发排出的水使之变为水蒸气，随空气流出室外，所以即可根据空气中水蒸气含量及被浓硫酸吸收的水量计算水蒸发时所需的热量；另一部分则被室顶铜管内的冷水所吸收，所以测定水的循环量及流入和流出量热室的温度差，即可计算随水流出室外的热量。因为整个量热室温度恒定，受试者的体温亦无改变，所以水蒸发时所需的热量及随水流出室外的热量之和即为受试者的代谢量。

多年来，直接测热装置有不少改进。例如，用空气代替水来吸收受试者所散发的热量，即将调节到一定温度的空气送入隔热的受试者居室中，然后使这些空气通过热交换装置，以测算受试者在一定时间内散发的热量。这种测热装置适用于人和大动物，而且同早期的测热装置相比更为精确。由于这种测热装置设计、制造复杂，应用受到限制，目前主要用于肥胖病和内分泌系统功能障碍等研究工作。

（二）间接测热法

1. 气体代谢法

在化学反应中，反应物的量和生成物的量之间呈一定的比例关系，即定比关系。如氧化 1mol 葡萄糖，需要 6mol O_2，同时产生 6mol CO_2 和 6mol H_2O，并释放一定的能量。同一种化学反应，不论经过什么样的中间步骤，也不管反应条件差异有多大，这种定比关系不变。例如，在体内氧化 1mol 葡萄糖与体外燃烧 1mol 葡萄糖都要消耗 6mol O_2，产生 6mol CO_2 和 6mol H_2O，而且产生的能量也相等。故可根据生活劳动过程中氧的消耗量测定，推算能量消耗量。

2. 双标记水法

其基本方法是给实验对象喝少量双标记水（婴儿剂量 0.3g/kg），然后每 1～2d 收集一次尿样，用同位素质谱仪测定尿样 2h 和 ^{18}O 的丰度。根据 2h 和 ^{18}O 的消失率计算能量消耗量。

3. 生活观察法

即记录被测定对象一日生活和工作的各种动作及时间，然后查《能量消耗率表》，再经过计算，得一日能量消耗量。

4. 心率监测法

用心率监测器和气体代谢法同时测量各种活动的心率和能量消耗量，推算出心率与能量消耗关系的多元回归方程式。目前已有几种简便仪器用于监测个体自由活动的心率，这种方法误差较大，因为心理活动也可以影响心率。

六、需要量及膳食参考摄入量

人体能量代谢的最佳状态是达到能量消耗与能量摄入的平衡，能量缺乏或过剩都对身体健康不利。

1. 能量需要量的确定

迄今，直接测定成年人在自由活动情况下的能量消耗量仍十分困难。由于基础代谢约占总能量消耗的 60%～70%，所以它是估算成年人能量需要量的重要基础。WHO（1985）、美国（1989）、日本（1990）修订推荐摄入量时均采用了"要因加算法"估算成年人的能量需要量。即以 BMR 乘以体力活动水平（PAL）来计算人体的能量消耗量或需要量。

$$能量需要量＝BMR×PAL$$

对儿童、孕妇、乳母等特殊生理情况下尚需考虑其特殊需要。

Schofield 按体重推算 BMR 公式已被 WHO（1985）采纳，现已成为估算人群能量需要量的重要依据（表 1-2-1）。

表 1-2-1　按体重计算 BMR 的公式

年龄	男		女	
	kcal/d	MJ/d	kcal/d	MJ/d
0～	$60.9m-54$	$0.2550m-0.226$	$61.0m-51$	$0.2550m-0.214$
3～	$22.7m+495$	$0.0949m+2.07$	$22.5m+499$	$0.9410m+2.09$
10～	$17.5m+651$	$0.0732m+2.72$	$12.2m+746$	$0.0510m+3.12$
18～	$15.3m+679$	$0.0640m+2.84$	$14.7m+496$	$0.0615m+2.08$
30～	$11.6m+879$	$0.0485m+3.67$	$8.7m+820$	$0.0364m+3.47$

注：$m＝$体重，kg。

成年人的 PAL 受劳动强度的影响，不同劳动强度的 PAL 值见表 1-2-2。

表 1-2-2　不同活动强度 PAL 值

活动强度	PAL 值
轻	1.0～2.5
中	2.6～3.9
重	4.0～

2. 膳食能量推荐摄入量

根据上述 BMR 和 PAL 的计算方法，并按 BMR×PAL＝能量推荐摄入量计算公式，推算中国居民成年人膳食能量推荐摄入量（RNI），见表 1-2-3。

表 1-2-3　中国成年膳食能量推荐摄入量

年龄	RNI/(MJ/d)		RNI/(kcal/d)	
	男	女	男	女
18~				
轻体力活动	10.03	8.80	2400	2100
中体力活动	11.29	9.62	2700	2300
重体力活动	13.38	11.30	3200	2700
50~				
轻体力活动	9.62	8.00	2300	1900
中体力活动	10.87	8.36	2600	2000
重体力活动	13.00	9.20	3100	2200
60~				
轻体力活动	7.94	7.53	1900	1800
中体力活动	9.20	8.36	2200	2000
70~				
轻体力活动	7.94	7.10	1900	1800
中体力活动	8.80	8.00	2100	1900
80~	7.74	7.10	1900	1700

在一定的时间内，了解人的能量是否平衡，精确了解体重的变化，是一个可行的自我监测方法，测定时应先排便，除去衣物用可靠的称量工具来测定。

七、能量的食物来源

人体的能量来源是食物中的碳水化合物、脂类和蛋白质。这三类营养素普遍存在于各种食物中。粮谷类和薯类食物含碳水化合物较多，是膳食能量最经济的来源，油料作物富含脂肪，动物性食物一般比植物性食物含有更多的脂肪和蛋白质，但大豆和坚果类例外，它们含丰富的油脂和蛋白质，蔬菜和水果一般含能量较少。

内容小结

本模块内容主要围绕能量的来源、人体热能的需要、能量的食物来源及供给量进行展开，通过本任务的学习，重点掌握三大产能营养素、基础代谢、需要量及膳食参考摄入量、人体的能量消耗的测定。

通过对人体的每日能量消耗的了解，掌握基础代谢的影响因素，体力活动的能量消耗、生长发育及影响能量消耗的其他因素。

知识考核

一、判断题

（　　）1. 生物中的能量来源于太阳能的辐射能。

（　　）2. 机体所需的能量 55%～65% 都是用脂肪提供的。

（　　）3. 食物的热效应与进食的总热量无关，而与食物的种类有关。

（　　）4. 一般认为食物或营养素中所含的能量全部被机体利用。

（　　）5. 食物的热效应只能增加体热的外散，而不能增加可利用的能量。

二、不定项选择题

1. 脑组织所需要的能量的唯一来源是（　　）。

　　A. 脂肪　　　　　B. 碳水化合物　　　　　C. 蛋白质　　　　　D. 蛋白质和脂肪

2. 人体所需能量有（　　）是脂肪提供的。

　　A. 55%～65%　　　B. 20%～35%　　　　　C. 20%～30%　　　D. 35%～45%

3. 每克蛋白质、脂肪、碳水化合物在体内氧化所产生的热能值称为（　　）。

　　A. 能量系数　　　B. 产能系数　　　　　C. 氧化系数

4. 单位时间内的基础代谢称为（　　）。

　　A. 供给量　　　B. 食物热效应　　　　　C. 基础代谢率　　　D. 代谢率

5. 除了基础代谢外，（　　）是人体能量需要的主要因素。

　　A. 脑力活动　　　B. 体力劳动和脑力劳动　　　C. 体力活动

● 深度链接

常见食物（100g）能量值

食物名称	能量		食物名称	能量	
	kcal	kJ		kcal	kJ
小麦粉(标准粉)	344	1439	蚕豆	335	1402
粳米	343	1435	绿豆	316	1322
籼米	346	1448	赤小豆	309	1293
玉米(干)	335	1402	花生仁	563	2356
玉米面	341	1427	猪肉(肥瘦)	395	1653

项目二　人体必需营养素与营养素代谢疾病的膳食治疗

模块一　蛋白质与人体的消瘦、水肿疾病的膳食治疗

【能力目标】
- ◆ 能针对消瘦病、水肿疾病患者提出膳食建议。
- ◆ 能对消瘦病、水肿疾病的病因进行区分。
- ◆ 能对水肿疾病进行诊断。

【知识目标】
- ◆ 掌握蛋白质的生理功能及消化吸收代谢。
- ◆ 掌握氨基酸的分类和命名方法。
- ◆ 掌握蛋白质-能量营养不良的治疗方法。
- ◆ 掌握蛋白质-能量营养不良的类型。

知识准备

一、蛋白质的组成和分类

1. 蛋白质的组成

蛋白质是自然界中一大类有机物质，从各种动、植物组织中提取出的蛋白质，其元素组成为：碳（50%～55%）、氢（6.7%～7.3%）、氧（19%～24%）、氮（13%～19%）及硫（0～4%）；有些蛋白质还含有磷、铁、碘、锰及锌等其他元素。由于碳水化合物和脂肪中仅含碳、氢、氧，不含氮，所以蛋白质是人体氮的唯一来源，碳水化合物和脂肪不能代替。

大多数蛋白质的含氮量相当接近，平均约为16%。因此在任何生物样品中，每克氮相当于6.25g蛋白质（即100÷16），其折算系数为6.25。只要测定生物样品中的含氮量，就可以算出其中蛋白质的大致含量：

样品中蛋白质的质量分数（%）＝每克样品中含氮量（g）×6.25×100%

但不同蛋白质的含氮量是有差别的，故折算系数不尽相同，见表2-1-1。

表 2-1-1　氮折算蛋白质的折算系数

食物	折算系数	食物	折算系数
全小麦	5.83	芝麻、葵花子	5.30
小麦胚芽	6.31	杏仁	5.18
大米	5.95	花生	5.46
燕麦	5.83	大豆	5.71
大麦及黑麦	5.83	鸡蛋（全）	6.25
玉米	6.25	肉类和鱼类	6.25
小米	6.31	乳及乳制品	6.38

2. 蛋白质的分类

蛋白质的化学结构非常复杂，大多数蛋白质的化学结构尚未阐明，因此无法根据蛋白质的化学结构进行分类。目前只能依照蛋白质三方面性质：即化学组成、溶解度和形状进行分类。在营养学上也常按营养价值分类。

（1）按化学组成分类　首先根据蛋白质的化学组成的复杂程度，将蛋白质分为单纯蛋白质与结合蛋白质两大类；然后再按其形状和溶解度分成各类蛋白质。单纯蛋白质只由氨基酸组成，其水解的最终产物只是氨基酸；结合蛋白质是由单纯蛋白质与非蛋白质结合而成，其中非蛋白质称为结合蛋白质的辅基。因此，结合蛋白质在彻底水解后，除产生氨基酸外，尚有所含的辅基。

① 单纯蛋白质：单纯蛋白质又可按其溶解度、受热凝固性及盐析等物理性质的不同分为清蛋白、球蛋白、谷蛋白、醇溶谷蛋白、鱼精蛋白、组蛋白和硬蛋白等7类。

② 结合蛋白质：按辅基不同，结合蛋白质分为：核蛋白、糖蛋白、脂蛋白、磷蛋白和色蛋白5类。

（2）按蛋白质形状分类　按蛋白质形状，蛋白质分为纤维状蛋白和球状蛋白。纤维状蛋白多为结构蛋白，是组织结构不可缺少的蛋白质，由长的氨基酸肽链连接成为纤维状或蜷曲成盘状结构，成为各种组织的支柱，如皮肤、肌腱、软骨及骨组织中的胶原蛋白。球状蛋白的形状近似于球形或椭圆形。许多具有生理活性的蛋白质，如酶、转运蛋白、蛋白类激素与免疫球蛋白、补体等均属于球蛋白。

（3）按蛋白质的营养价值分类　食物蛋白质的营养价值取决于所含氨基酸的种类和数量，所以在营养上尚可根据食物蛋白质的氨基酸组成，分为完全蛋白质、半完全蛋白质和不完全蛋白质三类。

① 完全蛋白所含必需氨基酸种类齐全、数量充足、比例适当，不但能维持成人的健康，并能促进儿童生长发育，如乳类中的酪蛋白、乳白蛋白，蛋类中的卵白蛋白、卵磷蛋白，肉类中的白蛋白、肌蛋白，大豆中的大豆蛋白，小麦中的麦谷蛋白，玉米中的谷蛋白等。

② 半完全蛋白所含必需氨基酸种类齐全，但有的氨基酸数量不足，比例不适当，可以维持生命，但不能促进生长发育，如小麦中的麦胶蛋白等。

③ 不完全蛋白所含必需氨基酸种类不全，既不能维持生命，也不能促进生长发育，如玉米中的玉米胶蛋白，动物结缔组织和肉皮中的胶质蛋白，豌豆中的豆球蛋白等。

二、蛋白质的生理功能

1. 蛋白质构成和修复组织

蛋白质是构成机体组织、器官的重要成分，人体各组织、器官无一不含蛋白质。在人体的组织中，如肌肉组织和心、肝、肾等器官均含有大量蛋白质；骨骼、牙齿乃至指、趾也含有大量蛋白质；细胞中，除水分外，蛋白质约占细胞内物质的80%。因此，构成机体组织、器官的成分是蛋白质最重要的生理功能。身体的生长发育可视为蛋白质的不断积累过程。蛋白质对生长发育期的儿童尤为重要。

人体内各种组织细胞的蛋白质始终在不断更新。例如，人血浆蛋白质的半寿期约为10d，肝中大部分蛋白质的半寿期为1～8d，某些蛋白质的半寿期很短，只有数秒钟。只有摄入足够的蛋白质方能维持组织的更新。身体受伤后也需要蛋白质作为修复材料。

2. 调节生理功能

机体生命活动之所以能够有条不紊的进行，有赖于多种生理活性物质的调节。而蛋白质在体内是构成多种重要生理活性物质的成分，参与调节生理功能。如核蛋白构成细胞核并影响细胞功能；酶蛋白具有促进食物消化、吸收和利用的作用；免疫蛋白具有维持机体免疫功能的作用；收缩蛋白，如肌球蛋白具有调节肌肉收缩的功能；血液中的脂蛋白、运铁蛋白、视黄醇结合蛋白具有运送营养素的作用；血红蛋白具有携带、运送氧的功能；白蛋白具有调节渗透压、维持体液平衡的功能；由蛋白质或蛋白质衍生物构成的某些激素，如垂体激素、甲状腺素、胰岛素及肾上腺素等都是机体的重要调节物质。

3. 供给能量

蛋白质在体内降解成氨基酸后，经脱氨基作用生成的 α-酮酸，可以直接或间接经三羧酸循环氧化分解，同时释放能量，是人体能量来源之一。但是，蛋白质的这种功能可以由碳水化合物、脂肪所代替。因此，供给能量是蛋白质的次要功能。

三、氨基酸

氨基酸是组成蛋白质的基本单位，是分子中具有氨基和羧基的一类含有复合官能团的化合物，具有共同的基本结构。由于它是羧酸分子的 α 碳原子上的氢被一个氨基取代的化合物，故又称 α-氨基酸。

（一）氨基酸的分类和命名

组成蛋白质的氨基酸20多种，但绝大多数的蛋白质只由20种氨基酸组成。按化学结构式分为脂肪族氨基酸、芳香族氨基酸、杂环氨基酸。

1. 脂肪族氨基酸

这类氨基酸又可按其分子中含有的氨基或羧基的数目以及是否含有某些特殊元素或基团分成以下各类。

（1）一氨基一羧基酸　①不含其他基团的一氨基一羧基酸：甘氨酸、丙氨酸、缬氨酸、亮氨酸、异亮氨酸。②含羟基的一氨基一羧基酸：丝氨酸、苏氨酸。③含硫的一氨基一羧基酸：半胱氨酸、蛋氨酸。④含酰胺的一氨基一羧基酸：天冬酰胺、谷氨酰胺。

（2）一氨基二羧基酸：天冬氨酸、谷氨酸。

（3）二氨基一羧基酸：精氨酸、赖氨酸。

2. 芳香族氨基酸

苯丙氨酸、酪氨酸。

3. 杂环氨基酸

脯氨酸、组氨酸、色氨酸。

其中天冬氨酸和谷氨酸含有两个酸性的羧基，常称为酸性氨基酸；精氨酸和赖氨酸都含有两个碱性的氨基和一个酸性的羧基，组氨酸的含氮杂环具有微碱性，三者统称为碱性氨基酸；其他氨基酸通常都叫做中性氨基酸。

（二）必需氨基酸

在人体和食物蛋白质的20余种氨基酸中，只有一部分可以在体内合成，其余的则不能合成或合成速度不够快。不能合成或合成速度不够快的氨基酸，必须由食物供给，故称为必需氨基酸；能在体内合成的则称为非必需氨基酸。非必需氨基酸并非体内不需要，只是可在体内合成，食物中缺少了也无妨。迄今，已知人体的必需氨基酸有9种，见表2-1-2。

（三）条件必需氨基酸

氨基酸除了必需与非必需氨基酸之外还有第三类氨基酸，即"条件必需氨基酸"。这类氨基酸有两个特点：①在合成氨基酸中用其他氨基酸作为碳的前体，并且只限于某些特定器官，这是与非必需氨基酸在代谢上的重要区别。有些条件必需氨基酸（如酪氨酸）的前体是一种必需氨基酸（苯丙氨酸）；而其他条件必需氨基酸（如精氨酸、脯氨酸和甘氨酸）的前体则是一种非必需氨基酸；还有一些其他条件必需氨基酸（如半胱氨酸）需要必需氨基酸

表 2-1-2　人体的必需氨基酸

必需氨基酸	非必需氨基酸	条件必需氨基酸
异亮氨酸	天冬氨酸	半胱氨酸
亮氨酸	天冬酰胺	酪氨酸
赖氨酸	谷氨酸	
蛋氨酸	谷氨酰胺	
苯丙氨酸	甘氨酸	
苏氨酸	脯氨酸	
色氨酸	丝氨酸	
缬氨酸	精氨酸	
组氨酸	胱氨酸	
	丙氨酸	

（蛋氨酸作为硫的前体）和非必需氨基酸（丝氨酸）两者作为前体。在代谢水平上，机体合成条件必需氨基酸的能力受适宜氨基酸前体的可利用性所限制；②条件必需氨基酸合成最高速度可能是有限的，并可能受发育和病理生理因素所限制。出生体重非常低的婴儿不仅不能合成半胱氨酸，并可能缺乏合成足够量甘氨酸的能力。后者是一种很重要的氨基酸，因为人乳蛋白质的甘氨酸含量很低。

半胱氨酸和酪氨酸在体内可分别由蛋氨酸和苯丙氨酸转变而成，如果膳食中能直接提供这两种氨基酸，则人体对蛋氨酸和苯丙氨酸的需要量可分别减少 30％和 50％。所以半胱氨酸和酪氨酸称为条件必需氨基酸或半必需氨基酸。在计算食物必需氨基酸组成时，常将蛋氨酸和半胱氨酸、苯丙氨酸和酪氨酸合并计算。

（四）氨基酸模式及限制氨基酸

1. 氨基酸模式

氨基酸模式是指某种蛋白质中各种必需氨基酸的构成比例。即根据蛋白质中必需氨基酸含量，以含量最少的色氨酸为 1 计算出的其他氨基酸的相应比值。几种食物蛋白质和人体蛋白质氨基酸模式，见表 2-1-3。

表 2-1-3　几种食物蛋白质和人体蛋白质氨基酸模式

氨基酸	全鸡蛋	牛奶	牛肉	大豆	面粉	大米	人体
异亮氨酸	3.2	3.4	4.4	4.3	3.8	4.0	4.0
亮氨酸	5.1	6.8	6.8	5.7	6.4	6.3	7.0
赖氨酸	4.1	5.6	7.2	4.9	1.8	2.3	5.5
蛋氨酸＋半胱氨酸	3.4	2.4	3.2	1.2	2.8	2.8	2.3
苯丙氨酸＋酪氨酸	5.5	7.3	6.2	3.2	7.2	7.2	3.8
苏氨酸	2.8	3.1	3.6	2.8	2.5	2.5	2.9
缬氨酸	3.9	4.6	4.6	3.2	3.8	3.8	4.8
色氨酸	1.0	1.0	1.0	1.0	1.0	1.0	1.0

2. 限制氨基酸

人体所需蛋白质来源于多种食物，凡蛋白质氨基酸模式与人体蛋白质氨基酸模式接近的食物，其必需氨基酸在体内的利用率就高，反之则低。例如，动物蛋白质中的蛋、奶、肉、鱼等以及大豆蛋白质的氨基酸模式与人体蛋白质氨基酸模式较接近，从而所含的必需氨基酸在体内的利用率就较高，因此被称为优质蛋白质。其中鸡蛋蛋白质的氨基酸模式与人体蛋白质氨基酸模式最为接近，在比较食物蛋白质营养价值时常作为参考蛋白质。而食物蛋白质中一种或几种必需氨基酸含量相对较低，导致其他必需氨基酸在体内不能被充分利用而使蛋白质营养价值降低，这些含量相对较低的氨基酸称为限制氨基酸。即由于这些氨基酸的不足，限制了其他氨基酸的利用。其中，含量最低的称第一限制氨基酸，余者类推。植物蛋白质中，赖氨酸、蛋氨酸、苏氨酸和色氨酸含量相对较低，所以营养价值也相对较低。

（五）肽键与肽链

将氨基酸连接起来的键，称为肽键。肽键（—CO—NH—）是由氨基酸的一分子羧基与相邻氨基酸的另一分子氨基脱水缩合而成。蛋白质就是氨基酸以肽键连接在一起，并形成一定空间结构的大分子。由两个以上氨基酸以肽键相连接成的化合物称肽。例如由甘氨酸和丙氨酸组成的肽，称二肽；由 3 个氨基酸组成的肽，称三肽；通常将 10 个以下氨基酸组成的肽叫寡肽；11 个以上氨基酸组成的肽称多肽。

多肽和蛋白质之间没有严格区别，它们都是氨基酸的多聚物。多肽是指含氨基酸数目较少的多聚物，蛋白质则是含氨基酸数目较多的多聚物。

四、蛋白质的消化吸收及代谢

（一）蛋白质的消化吸收

有关蛋白质消化吸收的内容前文已述。

（二）蛋白质的代谢

1. 蛋白质的分解与合成

（1）蛋白质的分解 进食正常膳食的正常人每日从尿中排出的氮约 12g。若摄入的膳食蛋白质增多，随尿排出的氮也增多；若减少，则随尿排出的氮也减少。完全不摄入蛋白质或禁食一切食物时，每日仍随尿排出氮 2～4g。这些事实证明，蛋白质不断在体内分解成为含氮废物，随尿排出体外。

（2）蛋白质的合成 蛋白质在分解的同时也不断在体内合成，以补偿分解。蛋白质合成经两个步骤完成。第一步为转录，即生物体合成 RNA 的过程，亦即将 DNA 的碱基序列抄录成 RNA 碱基序列的过程；第二步为翻译，是生物体合成 mRNA 后，mRNA 中的遗传信息（DNA 碱基顺序）转变成蛋白质中氨基酸排列顺序的过程，是蛋白质获得遗传信息进行生物合成的过程。翻译在细胞内进行。成熟的 mRNA 穿过核膜进入胞质，在核糖体及 tRNA 等参与下，以各种氨基酸为原料完成蛋白质的生物合成。

2. 氨基酸的分解代谢

氨基酸分解代谢的最主要反应是脱氨基作用。脱氨基方式有：氧化脱氨基、转氨基、联合脱氨基和非氧化脱氨基等，其中，以联合脱氨基最为重要。氨基酸脱氨基后生成的 α-酮酸进一步代谢：①经氨基化生成非必需氨基酸；②转变成碳水化合物及脂类；③氧化供给能量。

氨基酸脱氨基作用产生的氨，在正常情况下主要在肝脏合成尿素而解毒；只有少部分氨在肾脏以铵盐的形式由尿排出。

体内氨基酸的主要功用是合成蛋白质和多肽。此外，也可以转变成某些生理活性物质，如嘌呤、嘧啶、肾上腺素等。正常人尿中排出的氨基酸极少。各种氨基酸在结构上具有共同特点，所以也有共同的代谢途径；但不同的氨基酸由于结构的差异，也各有其特殊的代谢方式。

（1）个别氨基酸代谢 氨基酸代谢除了一般代谢过程，有些氨基酸还有特殊代谢途径。例如，氨基酸的脱羧基作用和一碳单位的代谢、含硫氨基酸、芳香氨基酸及支链氨基酸的代谢等。

脱羧基作用：氨基酸分解代谢的主要途径是脱氨基作用。但是，部分氨基酸也可以进行脱羧基作用生成相应的胺。生成的胺类含量虽然不高，但具有重要生理意义。例如，谷氨酸脱羧基生成的 γ-氨基丁酸（GABA），在脑组织中含量较多，是抑制性神经递质，对中枢神经有抑制作用；半胱氨酸脱羧基生成的牛磺酸在脑组织中含量也颇高，对脑发育和脑功能有重要作用；组氨酸脱羧基生成的组胺在体内分布广泛，在乳腺、肺、肝、肌肉及胃黏膜中含量较高，组胺是一种强烈的血管舒张剂，并能增加毛细血管的通透性；色氨酸脱羧基生成的5-羟色胺（5-HT）广泛分布体内各组织，除神经组织外，还存在于胃肠道、血小板及乳腺细胞中，脑中的5-羟色胺作为神经递质，具有抑制作用，在外周组织中的5-羟色胺有收缩血管的作用等。

一碳单位的代谢：某些氨基酸在分解代谢过程中可以产生含有一碳原子的基团，称一碳单位。体内重要的一碳单位有：甲基（—CH_3）、甲烯基（—CH_2）、甲炔基（—$CH=$）、甲酰基（—CHO）、亚甲氨基（—$CH=NH$）等。一碳单位不能游离存在，常与四氢叶酸（FH_4）结合而转运和参加代谢。一碳单位主要来源于丝氨酸、甘氨酸、组氨酸及色氨酸的代谢。一碳单位的主要生理功能是作为合成嘌呤及嘧啶的原料，故在核酸的生物合成中占有重要地位。

含硫氨基酸的代谢：体内的含硫氨基酸有三种：蛋氨酸、半胱氨酸及胱氨酸。这三种氨基酸的代谢是相互联系的，蛋氨酸可以转变为半胱氨酸和胱氨酸，半胱氨酸和胱氨酸也可以互变，但半胱氨酸及胱氨酸不能转变为蛋氨酸，所以半胱氨酸及胱氨酸是非必需氨基酸或条件必需氨基酸，而蛋氨酸则是必需氨基酸。

芳香氨基酸的代谢：芳香氨基酸包括苯丙氨酸、酪氨酸和色氨酸。苯丙氨酸和酪氨酸在结构上相似，在正常情况下苯丙氨酸的主要代谢途径是经苯丙氨酸羟化酶的作用生成酪氨酸；当苯丙氨酸羟化酶先天性缺乏时，苯丙氨酸不能正常转变成酪氨酸，体内的苯丙氨酸蓄积，并可经转氨基作用生成苯丙酮酸，后者进一步转变成苯乙酸等衍生物，尿中出现大量苯丙酮酸等代谢产物，称为苯丙酮尿症（PKU），是一种先天性代谢性疾病。苯丙酮酸的堆积对中枢神经系统有毒性，故患儿的智力发育障碍。对此种患儿的治疗原则是早期发现，并适当控制膳食苯丙氨酸含量。

酪氨酸经酪氨酸羟化酶的作用，生成多巴3,4-二羟苯丙氨酸；再经多巴脱羧酶的作用生成多巴胺。多巴胺是脑中的一种神经递质，帕金森病患者多巴胺生成减少。多巴胺在肾上腺髓质中可再被羟化，生成去甲肾上腺素，再经 N-基转移酶催化，由活性甲硫氨酸提供甲基，转变成肾上腺素。多巴胺、去甲肾上腺素、肾上腺素统称为儿茶酚胺。

酪氨酸的另一条代谢途径是经酪氨酸酶合成黑色素，当人体缺乏酪氨酸酶时，黑色素合成障碍，皮肤、毛发等发白，称白化病。酪氨酸还可经酪氨酸转移酶的作用生成对羟苯丙酮酸，再经尿黑酸等中间产物进一步变成延胡索酸和乙酰乙酸，二者分别参加碳水化合物和脂肪代谢。当体内尿黑酸酶先天性缺乏时，尿黑酸分解受阻，可出现尿黑酸尿症。

色氨酸除经代谢转变成5-羟色胺外，本身还可分解代谢生成犬尿酸、丙氨酸与乙酰辅酶 A。此外，色氨酸分解还可以产生烟酸，这是体内合成维生素的特例。

支链氨基酸的代谢：支链氨基酸（BCAA）包括亮氨酸、异亮氨酸和缬氨酸，它们都是必需氨基酸。这三种氨基酸在开始阶段经转氨基作用生成各自相应的 α-酸；然后再经过若干代谢步骤，缬氨酸分解生成琥珀酸辅酶 A；亮氨酸和异亮氨酸生成乙酰辅酶 A。所以，这三种氨基酸分别是生糖氨基酸、生酮氨基酸及生糖兼生酮氨基酸。支链氨基酸的分解代谢主要在骨骼肌中进行，而其他氨基酸多在肝脏代谢，这对外科手术、创伤应激等状态下肌肉蛋白质的合成与分解具有特殊重要作用。支链氨基酸可以作为合成肌肉蛋白质的原料；可被肌肉用作能源物质氧化供能；还发现亮氨酸可以刺激蛋白质合成，并抑制分解，在临床营养中有重要意义。

（2）氨基酸代谢的调节　必需氨基酸的分解代谢主要受下列四种因素的影响。

膳食中蛋白质的氨基酸模式与机体氨基酸需要相符的程度：这直接反映某种蛋白质在生长过程（如生长、哺乳）中的利用率，并且是造成膳食蛋白质生物价不同的主要因素。对这种因素变异的适应，要求机体单独调节个别必需氨基酸的分解代谢。

个体总氮摄入量与总氮需要量的接近程度：此因素一般影响氨基酸的代谢，并反映对尿素合成的适应性。

必需和非必需氨基酸之间的平衡：膳食必需氨基酸占蛋白质储存所需氨基酸总量的45%，以及占维持所需氨基酸总量的30%，其他则由非必需氨基酸组成。虽然非必需氨基酸在膳食中可有可无，但机体对这些氨基酸仍有代谢上的需要，如果膳食不提供这些非必需氨基酸，则必须由内源合成来提供。如果食物中必需氨基酸与非必需氨基酸之间不平衡，则需要分解必需氨基酸提供氮，来合成非必需氨基酸。

能量摄入要与能量需要匹配：机体最终必须维持ATP的合成，氨基酸的分解也是机体能量供应的一部分。最明显的例子是禁食时的氮平衡［约为150mg/（kg·d）］和膳食中蛋白质为零时的氮平衡［约为50mg/（kg·d）］差别。此外，非蛋白质能量摄入量的变化对总的氨基酸分解代谢有迅速和显著的影响。同样，在营养上的变异会影响全面的氨基酸分解代谢。

（3）氨基酸代谢的器官特异性　氨基酸代谢的主要部位是小肠、肝、肌肉和肾。全身的谷氨酰胺和肠道（膳食）中的谷氨酸主要在小肠中代谢。肝脏对调节来自门静脉血的氨基酸并将其分配到身体其他部位的量和比例起重要作用。肝脏是唯一能够分解所有氨基酸的器官，尽管肝分解支链氨基酸比分解其他必需氨基酸慢，但仍有部分支链氨基酸在肝脏分解代谢。

核心内容 _____

一、食物蛋白质的营养评价

食物蛋白质由于氨基酸组成的差别，营养价值不完全相同，一般来说动物蛋白质的营养价值优于植物蛋白质。评价食物蛋白质营养价值主要从"量"和"质"两个方面。总的评价方法，可概括为生物学法和化学分析法。

（一）食物蛋白质含量

食物蛋白质含量是评价食物蛋白质营养价值的一个重要方面。蛋白质含氮量比较恒定，故测定食物中的总氮乘以蛋白质折算系数6.25，即得蛋白质含量。

（二）食物蛋白质消化率

食物蛋白质消化率是反映食物蛋白质在消化道内被分解和吸收程度的一项指标；是指在消化道内被吸收的蛋白质占摄入蛋白质的百分数；是评价食物蛋白质营养价值的生物学方法之一。一般采用动物或人体实验测定，根据是否考虑内源粪代谢氮因素，可分为表观消化率和真消化率两种方法。

1. 蛋白质（N）表观消化率

即不计内源粪氮的蛋白质消化率。通常以动物或人体为实验对象，在实验期内，测定实验对象摄入的食物氮（摄入氮）和从粪便中排出的氮（粪氮），然后按下式计算：

$$蛋白质（N）表观消化率 = (I - F)/I \times 100\%$$

式中，I 代表摄入氮；F 代表粪氮。

2. 蛋白质（N）真消化率

考虑粪代谢时的消化率。粪中排出的氮实际上有两个来源。一是来自未被消化吸收的食物蛋白质；二是来自脱落的肠黏膜细胞以及肠道细菌等所含的氮。通常以动物或人体为实验对象，首先设置无氮膳食期，即在实验期内给予无氮膳食，并收集无氮膳食期内的粪便，测定氮含量，无氮膳食期内的粪氮即粪代谢氮。成人 24h 内粪代谢氮一般为 0.9~1.2g；然后再设置被测食物蛋白质实验期，实验期内摄取被测食物，再分别测定摄入氮和粪氮。从被测食物蛋白质实验期的粪氮中减去无氮膳食期的粪代谢氮，才是摄入食物蛋白质中真正未被消化吸收的部分，故称蛋白质（N）真消化率。计算公式如下：

$$蛋白质(N)真消化率 = [I - (F - F_k)/I] \times 100\%$$

式中，I 代表摄入氮；F 代表粪氮；F_k 代表粪代谢氮。

由于粪代谢氮测定十分烦琐，且难以准确测定，故在实际工作中常不考虑粪代谢氮，特别是当膳食中的膳食纤维含量很少时，可不必计算 F_k；当膳食中含有多量膳食纤维时，成年男子的 F_k 值，可按每天 12mg N/kg 体重计算。

食物蛋白质消化率受到蛋白质性质、膳食纤维、多酚类物质和酶反应等因素影响。一般来说，动物性食物的消化率高于植物性食物。如鸡蛋、牛奶蛋白质的消化率分别为 97%、95%，而玉米和大米蛋白质的消化率分别为 85% 和 88%。

（三）食物蛋白质的利用率

指食物蛋白质被消化吸收后在体内被利用的程度，是食物蛋白质营养评价常用的生物学方法。

1. 蛋白质功效比值

蛋白质功效比值（PER）是以体重增加为基础的方法；是指实验期内，动物平均每摄入 1g 蛋白质时所增加的体重克数。例如，常作为参考蛋白质的酪蛋白的 PER 2.5，即指每摄入 1g 酪蛋白，可使动物体重增加 2.5g。一般选择初断乳的雄性大鼠，用含 10% 被测蛋白质饲料喂养 28 天，逐日记录进食量，每周称量体重，然后按下式计算蛋白质功效比值。

$$PER = \frac{实验期内动物体重增加量(g)}{实验期内蛋白质摄入量(g)}$$

由于同一种食物蛋白质，在不同实验室所测得的 PER 值重复性常不佳，故通常设酪蛋白（参考蛋白质）对照组，并将酪蛋白对照组 PER 值换算为 2.5，然后校正被测蛋白质（实验组）PER。

几种常见食物蛋白质 PER：全鸡蛋 3.92、牛奶 3.09、鱼 4.55、牛肉 2.30、大豆 2.32、精制面粉 0.60、大米 2.16。

2. 生物价

生物价（BV）是反映食物蛋白质消化吸收后，被机体利用程度的一项指标；生物价越高，说明蛋白质被机体利用率越高，即蛋白质的营养价值越高，最高值为 100。通常采用动物或人体实验。实验期内动物食用含被测蛋白质的合成饲料，收集实验期内动物饲料和粪、尿样品，测定氮含量；另在实验前给实验动物无氮饲料，收集无氮饲料期粪、尿样品，测定氮含量，得粪代谢氮和尿内源氮数据（人体实验时可按成人全日尿内源氮 2~2.5g，粪代谢氮 0.9~1.2g 计）；然后按下式计算被测食物蛋白质的生物价。

生物价(BV) = 保留氮量/吸收氮量 × 100

保留氮量 = 摄取氮量 - （粪便氮量 - 代谢性氮量） - （尿氮 - 内因性氮）

　　吸收氮量＝摄取氮量－（粪便氮量－代谢性氮量）

　　生物价是评价食物蛋白质营养价值较常用的方法。常见食物蛋白质生物价，见表2-1-4。

表 2-1-4　常见食物蛋白质的生物价

蛋白质	生物价	蛋白质	生物价	蛋白质	生物价
鸡蛋蛋白质	94	大米	77	小米	57
鸡蛋白	83	小麦	67	玉米	60
鸡蛋黄	96	生大豆	57	白菜	76
脱脂牛乳	85	熟大豆	64	红薯	72
鱼	83	扁豆	72	马铃薯	67
牛肉	76	蚕豆	58	花生	59
猪肉	74	白面粉	52		

二、蛋白质的互补作用

　　两种或两种以上食物蛋白质混合食用，其中所含有的必需氨基酸取长补短，相互补充，达到较好的比例，从而提高蛋白质利用率的作用，称为蛋白质互补作用。例如，玉米、小米、大豆单独食用时，其生物价分别为60、57、64，如按23％、25％、52％的比例混合食用，生物价可提高到73；如将玉米、面粉、干豆混合食用，蛋白质的生物价也会提高。这是因为玉米、面粉、小米、大米蛋白质中赖氨酸含量较低，蛋氨酸相对较高；而大豆中的蛋白质恰恰相反，混合食用时赖氨酸和蛋氨酸两者可相互补充；若在植物性食物的基础上再添加少量动物性食物，蛋白质的生物价还会提高，如面粉、小米、大豆、牛肉单独食用时，其蛋白质的生物价分别为67、57、64、76，若按39％、13％、22％、26％的比例混合食用，其蛋白质的生物价可提高到89，可见动、植物性混合食用比单纯植物混合还要好。若以氨基酸分为指标，亦明显可见蛋白质的互补作用。例如，谷类、豆类氨基酸分为44、68，若按谷类67％、豆类22％、乳粉11％的比例混合评分，氨基酸分可达88。

　　我国北方居民许多食物的传统食用方法，从理论和实践上都证明是合理和科学的。为充分发挥食物蛋白质的互补作用，在调配膳食时，应遵循三个原则：①食物的生物学种属愈远愈好，如动物性和植物性食物之间的混合比单纯植物性食物之间的混合要好；②搭配的种类愈多愈好；③食用时间愈近愈好，同时食用最好，因为单个氨基酸在血液中的停留时间约4h，然后到达组织器官，再合成组织器官的蛋白质，而合成组织器官蛋白质的氨基酸必须同时到达才能发挥互补作用，合成组织器官蛋白质。

三、蛋白质的营养状况评价

　　1.膳食蛋白质摄入量

　　膳食蛋白质摄入量是评价机体蛋白质营养状况的背景材料或参考材料，与机体蛋白质营养状况评价指标结合起来，有助于正确判断机体蛋白质营养状况。

　　2.身体测量

　　身体测量是鉴定机体蛋白质营养状况的重要依据，评定生长发育状况所采用的身体测量指标主要包括体重、身高、上臂围、上臂肌围、上臂肌面积、胸围以及生长发育指数等。

　　3.生化检验

　　（1）血液蛋白质　见表2-1-5。

　　（2）尿液指标　常用指标有尿肌酐、尿三甲基组氨酸、尿羟脯氨酸。

四、蛋白质的食物来源

　　蛋白质的食物来源可分为植物性蛋白质和动物性蛋白质两大类。植物蛋白质中，谷类含

表 2-1-5　血液蛋白质评价指标及正常参考值

血液蛋白质	正常参考值
血清白蛋白	35～55g/L
前白蛋白	200～500mg/L
血清运铁蛋白	2～4g/L
纤维结合蛋白	200～280mg/L
视黄醇结合蛋白	40～70μg/L

蛋白质10％左右，蛋白质含量不算高，但由于是人们的主食，所以仍然是膳食蛋白质的主要来源。豆类含有丰富的蛋白质，特别是大豆含蛋白质高达36％～40％，氨基酸组成也比较合理，在体内的利用率较高，是植物蛋白质中非常好的蛋白质来源。

　　蛋类含蛋白质11％～14％，是优质蛋白质的重要来源。奶类（牛奶）一般含蛋白质3.0％～3.5％，是婴幼儿蛋白质的最佳来源。

　　肉类包括禽、畜和鱼的肌肉。新鲜肌肉含蛋白质15％～22％，肌肉蛋白质营养价值优于植物蛋白质，是人体蛋白质的重要来源。

　　为改善膳食蛋白质质量，在膳食中应保证有一定数量的优质蛋白质。一般要求动物性蛋白质和大豆蛋白质应占膳食蛋白质总量的30％～50％。常见食物蛋白质含量见表2-1-6。

表 2-1-6　常见食物蛋白质含量　　　　　　　单位：g/100g

食物	蛋白质	食物	蛋白质	食物	蛋白质
小麦粉(标准粉)	11.2	甘薯	0.2	牛肉(肥瘦)	19.9
粳米(标一)	7.7	蘑菇(干)	21.1	羊肉(肥瘦)	19.0
籼米(标一)	7.7	紫菜(干)	26.7	鸡	19.3
玉米(干)	8.7	黄豆	35.0	鸡蛋	13.3
玉米面	8.1	绿豆	21.6	草鱼	16.6
小米	9.0	赤小豆	20.2	牛乳	3.0
高粱米	10.4	花生仁	24.8		
马铃薯	2.0	猪肉(肥瘦)	13.2		

五、蛋白质-能量营养不良症

蛋白质和（或）能量的供给不能满足机体维持正常生理功能的需要，就会发生蛋白质-能量营养不良症（PEM）。重度营养不良可分为3型：①水肿型营养不良：以蛋白质缺乏为主而能量供给尚能适应机体需要，以全身浮肿为特征。②消瘦型营养不良：以能量不足为主，表现为皮下脂肪和骨骼肌显著消耗和内脏器官萎缩。③混合型：蛋白质和能量均有不同程度的缺乏，常同时伴有维生素和其他营养素缺乏。

　　1. 病因

　　（1）饮食不当　例如母乳不足未及时添加适当食物；骤然断奶后添加辅食不能为婴儿适应；人工喂养时代乳品调配过稀或量过少；长期偏食、摄入不足诱发营养不良。

　　（2）疾病引起　常见迁延性腹泻，急慢性传染病等，反复呼吸道感染，寄生虫病及先天性畸形等，使摄入、消化、吸收功能紊乱或消耗过多。

　　（3）先天不足　早产、双胎、多胎需要营养相对多，因吸吮、吞咽、消化功能差导致营养不良。

　　2. 临床表现

　　营养不良同时缺乏总热量及蛋白质，二者缺乏的程度可不平行，因而临床表现亦有差异。

营养不良分为消瘦型及水肿型两类，消瘦型以总热量缺乏为主，兼有蛋白质缺乏，又称为能量营养不良；水肿型以蛋白质严重缺乏为主，而总热量接近需要量，又称蛋白质营养不良，多发生于单纯谷粉喂养的小儿，轻者表现虚肿，重者出现营养不良性水肿；夸希奥科综合征，泥膏样体质是营养不良性水肿的一种特殊类型。

营养不良早期表现为体重不增或减轻，皮下脂肪减少，以后逐渐消瘦、体格生长发育减慢、甚至停顿。皮肤干燥、苍白、松弛、多皱、弹性减低。头发枯黄易折断、脱落。肌肉松弛或萎缩，肌张力低下，可出现腹胀或舟状腹。常伴贫血，可为营养性混合性贫血，多种维生素缺乏，最常见维生素 A 缺乏，亦可见微量元素铁、锌等缺乏表现。严重者全身皮下脂肪消失呈皮包骨样，貌似老人。

由于机体反应性差，重症合并感染时，反而无明显反应，如发热、中性粒细胞升高等，易于漏诊。腹泻时，因血容量不足，易出现循环衰竭及休克。

皮下脂肪消减先自腹部开始，以后依次为躯干、四肢、臀部，最后为面部。我们常以腹部脂肪层的厚度判定皮下脂肪消失的程度，其测量方法是在腹部脐旁乳线上，以拇指和食指相距 3cm 处与皮肤表面垂直成 90°角，将皮肤捏起，量其上缘厚度。

婴幼儿营养不良按病情的程度传统儿科学上分为三度：Ⅰ度与Ⅱ度营养不良主要表现为消瘦及体重减轻，Ⅲ度营养不良尚伴有重要脏器功能紊乱。Ⅰ度（轻度）体重低于正常均值的 15%～25%，腹部皮下脂肪 8～4mm。Ⅱ度（中度）体重低于正常均值的 25%～40%，腹部皮下脂肪 4mm 以下。Ⅲ度（重度）体重低于正常均值＞40%，腹部皮下脂肪消失。

蛋白质严重缺乏者，临床主要特点为水肿，大多自下肢开始，呈凹陷性，渐及外阴部、腹壁、上肢及面部，严重者全身水肿，出现胸腔、腹腔积液。

将 3 岁以上营养不良分为轻度及重度。轻度：3～7 岁体重低于正常平均值 15%～30%，7～14 岁体重低于正常平均值 20%～30%，皮肤苍白、皮下脂肪减少，肌肉轻度松弛，精神无明显萎靡。重度：体重低于正常平均值 30% 以上，皮肤明显苍白，皮下脂肪明显减少或消失，皮肤弹性很差，肌肉严重松弛，并有明显精神萎靡、呆滞或不安。

3. 治疗

（1）加强护理和消除病因　良好的护理可减少继发感染的机会。做好食具、皮肤及口腔清洁卫生。保证充分睡眠，安排户外活动，定期进行生长监测。积极治疗原发疾病，如感冒、肺炎、腹泻、尿路感染及并发症，矫治贫血与各种维生素、微量元素缺乏症。及时纠正水、电解质紊乱，注意补液总量及速度，防止心力衰竭。还要防止突然发生的自发性低血糖和低体温。

（2）调整饮食、改进喂养和热量供给　应根据患儿病情程度、消化功能强弱及对食物耐受能力，及时改进不当喂养方法，逐步调整饮食。4～6 月前强调纯母乳喂养，2 岁前强调母乳喂养为主。营养不良儿需要的热能和蛋白质一般应大于同年龄或同身高的正常小儿，以供给赶上正常应有水平的生长发育所需要的热量。

婴幼儿发生Ⅰ度营养不良时，消化功能及对食物耐受能力接近正常小儿，仅需适当调整饮食，供给足够热量，即可达到疗效。Ⅱ度和Ⅲ度营养不良患儿因消化功能与对食物耐受力均差，常并发消化道功能紊乱，因此在原有膳食基础上从小量开始，逐步调整饮食。

浮肿型多补充蛋白质，消瘦型多补充热量。按患儿实际体重计算，从每日 167～251kJ/kg（40～60kcal/kg）开始，以满足基础代谢需要。若消化吸收功能较好，可逐渐增加至每日 502～627kJ/kg（120～150kcal/kg），待体重接近正常时，再调整恢复到正常生理需要量。

　　饮食应选择易消化、高热量与高蛋白质（每日 2～3g/kg 或更多）的食物，并补充适量的各种维生素与矿物质。食物应从流质、半流质到半固体、固体饮食，从少量开始。喂养进食困难者，必要时可用鼻饲管喂养，待病情好转后，改用滴管或直接母乳喂养。

　　（3）促进消化及代谢功能　可口服各种消化酶如胃蛋白酶等以助消化；肌内注射蛋白同化类固醇如苯丙酸诺龙，以促进蛋白质合成及增进食欲，每周 1～2 次，每次 10～25mg，连用 2～3 周，用药期间应供给足够蛋白质；食欲过差可皮下注射胰岛素，每日 1～2 次，每次 2～3IU，注射前先服 20～30g 葡萄糖或静脉注射 25％葡萄糖 40～60mL，以防发生低血糖，可持续应用 1～2 周。亦可采用理疗和体疗，配合中药捏脊、推拿等，以帮助消化，促进吸收。

　　（4）支持疗法　食欲差者可鼻饲要素饮食，即为不必经消化即可吸收的营养物质，如葡萄糖、氨基酸、维生素及矿物质等，或静脉滴注高营养液如 15％脂肪乳，5％水解蛋白或等渗氨基酸溶液等，亦可少量多次静脉输注全血或血浆。

六、营养不良性水肿

　　营养不良性水肿又称低蛋白血症，是一种营养缺乏的特殊表现，由于长时间的负氮平衡，以致血浆蛋白减少，胶体渗透压降低，出现全身性水肿为其特征。

　　1. 原因

　　（1）蛋白质吸收障碍　长期腹泻、慢性痢疾以及肠结核等在起病原因中占重要地位。这些疾患既影响食欲，又妨碍蛋白质的吸收。个别婴儿由于幽门痉挛或梗阻而致长期呕吐，或由于缺乏胰蛋白酶而不能利用食物中的蛋白质，也可发生水肿。

　　（2）蛋白质的消耗过多　脓胸、肺脓肿、腹水、大量失血、外科伤口引流及严重灼伤等可使体内蛋白质大量丢失。慢性传染病如结核、疟疾等使体内蛋白质过度分解，都可致营养不良性水肿。

　　（3）蛋白质合成障碍　肝脏能合成各种血浆蛋白，如：白蛋白、纤维蛋白原、凝血酶原，亦能合成部分球蛋白。肝脏疾病如肝硬变、肝炎都使肝功能减退，虽然蛋白质的供给和吸收正常，但合成蛋白质的功能降低，因而血浆蛋白低下，遂发生水肿及腹水等症状。

　　2. 临床表现

　　水肿出现前小儿已有营养不良症状，如生长发育落后，肌肉消瘦、松弛，苍白无力，怕冷，精神不振或易激动，先贪食，后厌食。如果食物中长期缺乏蛋白质，则逐渐出现水肿，但泻痢患儿亦可短期内出现水肿，最短者仅十余日。

　　水肿是本病主征，两侧对称，先见于下肢，尤以足背为显著。病程较久者股部、腰骶部、外生殖器，甚至手背及臂，均见显著的凹陷性水肿。严重病例可于腹壁、颜面、眼睑以及结膜等处发生水肿。面部水肿大都为浮肿而不见凹陷现象。下肢的水肿显著，与胸背及上肢的瘦削相比，适成对照。腹水及胸腔积液仅偶见于极重病例。

　　婴儿时期的轻度水肿，往往因皮肤弹力很好，不易认识，须注意体重的突然增加，在一天增长几百克，是水肿的可靠标志。

　　其他症状常表现一般虚弱和精神抑郁，并缺乏抗感染的能力。皮肤干燥发凉，有鳞屑，或呈鸡皮状，失去弹性，易生褥疮，伤口愈合也缓慢。毛发干燥变黄，并易脱落。指甲生长迟缓。尿量减少。脉搏与血压减低，心电图各波的电压都低下。

　　3. 化验检验

　　（1）血浆蛋白降低　尤以血浆白蛋白的降低最有诊断价值。水肿严重时，血浆总蛋白量大都在 45g/L 以下，血浆白蛋白大都在 20g/L 以下。至水肿完全消失时，则血浆总蛋白大都达 55g/L，血浆白蛋白大都在 25g/L 左右，可称为水肿的"临界水平"。血浆球蛋白的变化甚大，有时正常，有时增加或减少。球蛋白增加时，若仅测验血浆总蛋白是不可靠的。此时血浆总蛋白可能正常，而血浆白蛋白已低于临界水平。

（2）尿检查正常　蛋白质阴性。水肿加剧时，尿内钠盐量减少。

（3）贫血　由于体内缺乏蛋白质，血红蛋白与红细胞均可降低，且患儿多同时缺乏其他造血物质，更使贫血加重。

4. 治疗

饮食方面，供给蛋白质食品时，可依年龄、食欲与并发症的性质而决定其用量，如未患胃肠疾患，则可迅速地加量，于数日内达到蛋白质 2～4g/(kg·d)；如兼患痢疾或腹泻，则应缓慢增加，使消化能力逐渐适应。对于严重的营养不良患者，切忌骤加大量蛋白质，以免引起消化不良。采用蛋白质食品，在婴儿时期常用牛乳、鸡蛋、豆制代乳粉；较大的儿童可加豆腐、肉类、肝类与血类；若遇腹泻，可给鱼粉、脱脂牛乳及蛋白乳等。饮食的总热量要高。还需各种维生素及铁质，使并发的营养缺乏症同时治愈，或防止其发生。纯粹属于饮食不足的病例，在摄取大量蛋白质后 2～3 日以至 2～3 周内，尿量显著增加，体重顿减，水肿全消。若用蛋白质饮食而仍不见好转，则应寻找原发性疾病。对严重水肿病例应暂时限制食盐，待水肿消退后，应及时恢复食盐量，以免食欲减退而不能摄入足够的蛋白质。

因呕吐而不能进食或病情危重者须静脉输液。一般状态稍改善后可少量多次输入血浆，婴儿每次 25～50mL，儿童每次 100mL。对严重病人，开始治疗时切忌大量输液、输血浆或输血，以防心脏负担过重而致急性心力衰竭。有氨基酸混合液供应的地区，可静滴此种制剂。患者如不能经口大量进食，可同时口服水解蛋白质，取其量小而营养价值高，而且可由肠壁直接吸收，不需消化。但口味很差，患者不易接受。如以 10～20g 溶于少量水或果汁中，加糖适量，较易接受，每日饮用 2～3 次，很有帮助。必要时可以静脉点滴新鲜配制的等渗（5%）氨基酸溶液。

事实上，单纯缺乏蛋白质而致水肿者，并不常见。多数病例，伴有其他营养素缺乏或（和）其他疾病。因之，治疗方针以参考营养不良情节缓步进行为妥。

中医对水肿的主要治法以补气、健脾、利水为主。成药用人参健脾丸（人参、茯苓、山药、黄芪、白术、陈皮、酸枣仁、当归），每次 1/2～1 丸，日服 2～3 次，或启脾丸（人参、白术、茯苓、甘草、山药、莲肉、陈皮、泽泻、山楂）每次 1/2～1 丸，日服 2～3 次。

同时须及早治疗原发疾病如消化道疾病、肝脏病及肾脏病等。如原发疾病继续存在，虽经高蛋白治疗，仍难根治。

内容小结

本模块内容主要围绕蛋白质的生理功能和消化吸收代谢及蛋白质-能量营养不良所引起的消瘦病、水肿疾病的膳食治疗进行展开，重点掌握蛋白质的生理功能和消化吸收代谢方式，以及消瘦病和水肿疾病的产生原因、流行病学、危害因素及膳食治疗，并能对不同的病人进行膳食指导。

知识考核

一、判断题

（　　）1. 蛋类含蛋白质 5%～9%，是优质蛋白质的重要来源。

（　　）2. 大多数蛋白质的含氮量相当接近，平均约为 16%。

（　　）3. 单纯蛋白质只由氨基酸组成，其水解的最终产物只是氨基酸。

（　　）4. 按蛋白质形状，蛋白质分为纤维状蛋白和球状蛋白。纤维状蛋白多为结构蛋白。

（　　）5. 细胞中，除水分外，蛋白质约占细胞内物质的 50％。

（　　）6. 在人体和食物蛋白质的 20 余种氨基酸中，全部都是可以在体内合成的。

（　　）7. 蛋白质的分解：进食正常膳食的正常人每日从尿中排出的氮约 8g。

（　　）8. 测定食物中的总氮乘以蛋白质折算系数 6.25，即得蛋白质含量。

（　　）9. 鸡蛋、牛乳蛋白质的消化率分别为 97％、95％。

（　　）10. 组氨酸，只是婴幼儿的必需氨基酸，而非成人的必需氨基酸。

二、填空题

1. 蛋白质是自然界中一大类有机物质，从各种动、植物组织中提取出的蛋白质，其元素组成为：（　　　）、（　　　）、（　　　）、（　　　）及（　　　）。

2. 根据蛋白质的化学组成的复杂程度，将蛋白质分为（　　　）蛋白质与（　　　）蛋白质两大类。

3.（　　　）是组成蛋白质的基本单位，是分子中具有（　　　）和（　　　）的一类含有复合官能团的化合物，具有共同的基本结构。

4. 将氨基酸连接起来的键，称为（　　　）。肽键是由氨基酸的（　　　　）与相邻氨基酸的（　　　　）脱水缩合而成。

5. 蛋白质的消化有（　　　）消化和（　　　　）消化，食物蛋白质的消化从（　　　）开始，但主要在（　　　）。

6. 天冬氨酸和谷氨酸含有两个酸性的羧基，常称为（　　　）氨基酸。

7. 蛋白质合成经两个步骤完成，第一步为（　　　　），即生物体合成 RNA 的过程，第二步为（　　　）。

8. 蛋白质功效比值是以（　　　）增加为基础的方法。

9. 蛋白质-能量营养不良症的重度营养不良可分为 3 型（　　　）、（　　　）和（　　　）。

10. 支链氨基酸包括（　　　）、（　　　）和（　　　），它们都是必需氨基酸。

●深度链接

造成人体瘦弱的原因

造成人体瘦弱的原因有许多种，从医学角度而言，人体消瘦分为脾胃性消瘦，因脾胃吸收功能低下，营养不能充分吸收，导致身体瘦弱。病理性消瘦（由疾病引发所致），导致消瘦的常见疾病有肠道寄生虫、长期活动性结核病、贫血、糖尿病、甲亢、恶性肿瘤、垂体功能减弱症和某些代谢性疾病等。复合型消瘦是脾胃性与病理性消瘦合并所致。

精神因素，由于情绪因素，精神焦虑，生活不规律，过度劳累，睡眠不足，身体消耗多于摄入，也是造成瘦弱的直接原因之一。

饮食因素，饮食不调，缺乏体育锻炼，缺乏营养，尤其是缺乏蛋白质成分。

遗传和内分泌因素，在遗传、内分泌等因素影响下，其家庭成员都比较瘦，但是没有器质性疾患，精力也很充沛，完全能胜任学习或工作，但易患各种慢性病。

根据人体消瘦病因，科学增肥应有较强的针对性。病理性消瘦必须找出原因，积极消除原发疾病，脾胃性消瘦则应从"培补脾胃"着手，服用一些健脾开胃的中药制剂，通过增强食欲、帮助吸收从而达到增加体重的目的。精神因素和饮食因素就要调整情绪，舒缓压力，改变自己不良的生活习惯，补充充足的营养成分。只有摄入的能量大于消耗的能量，人才能变胖。因此，消瘦者的膳食调配一定要合理、多样，不可偏食。平时除食用富含动物性蛋白质的肉、蛋、禽类外，宜多进食一些含脂肪、碳水化合物（即淀粉、糖类等）较丰富的食物。这样，多余的能量就可以转化为脂肪储存于皮下，使瘦弱者丰满起来。当然，还要适当多吃一些豆制品及赤豆、百合、蔬菜、瓜果等。只有饮食营养全面，才能利于消化吸收。

还应保持充足而良好的睡眠。睡眠若比较充足，胃口就比较好，而且也有利于对食物的消化和吸收。

适当运动。特别是对于那些长期坐办公室的人来说，每天应抽出一定的时间来锻炼，这不仅有利于改善食欲，也能使肌肉更强壮、体魄更健美，人体的肌肉如果长期得不到锻炼，就会"用进废退"，肌纤维相对萎缩，变得薄弱无力，人也就显得瘦弱。

模块二　脂肪与肥胖病的膳食治疗

【能力目标】
- ◆ 能针对肥胖病患者提出膳食建议。
- ◆ 能对磷脂和胆固醇的合成进行区分。
- ◆ 能对肥胖病症状进行有效判断。

【知识目标】
- ◆ 掌握脂类的生理功能。
- ◆ 掌握运动在肥胖治疗中的作用。
- ◆ 掌握常用油脂中脂肪酸的组成。

知识准备

一、脂类的概述及分类

营养学上重要的脂类主要有甘油三酯、磷脂和固醇类物质。食物中的脂类95％是甘油三酯，5％是其他脂类。人体储存的脂类中甘油三酯高达99％。脂类是人体必需的一类营养素，是人体的重要成分，包括脂肪和类脂。通常所说的脂肪包括脂和油，常温情况下呈固体状态的称"脂"；呈液体状态的叫做"油"。脂和油都是由碳、氢、氧三种元素组成的，先组成甘油和脂肪酸，再由甘油和脂肪酸组成甘油三酯，也称"中性脂肪"。日常食用的动、植物油，如猪油、菜油、豆油、芝麻油等均属于脂肪和油，也就是说，日常的食用油就是脂肪。类脂是与脂和油很类似的物质，种类很多，主要有：卵磷脂、神经磷脂、胆固醇和脂蛋白等。

二、脂类的分类

脂类包括脂肪和类脂。

（一）脂肪

脂肪又称甘油三酯，是由1分子甘油和3分子脂肪酸结合而成。膳食脂肪主要为甘油三酯。组成天然脂肪的脂肪酸种类很多，所以由不同脂肪酸组成的脂肪对人体的作用也有所不同。通常4～12碳的脂肪酸都是饱和脂肪酸，碳链更长时可出现1个甚至多个双键，称为不饱和脂肪酸。

不饱和脂肪酸中由于双键的存在可出现顺式及反式的立体异构体。天然的不饱和脂肪酸几乎都是以不稳定的顺式异构体形式存在。脂肪酸中顺反构型对熔点有一定的影响，如顺式油酸熔点为14℃，而反式则为44℃。

人体组织中的脂肪皆以软脂酸和油酸为其主要组成成分，其他动物也类似，但牛、羊脂肪中则硬脂酸含量高，而油酸和亚油酸含量少。

（二）类脂

类脂包括磷脂和固醇类。

1. 磷脂

磷脂按其组成结构可以分为两类：一类是磷酸甘油酯，包括：磷脂酸、磷脂酰胆碱（卵磷脂）、磷脂酰乙醇胺（脑磷脂）、磷脂酰丝氨酸和磷脂酰肌醇；另一类是神经鞘脂。机体主要的神经鞘脂是神经鞘磷脂，其分子结构中不含甘油，但含有脂肪酰基、磷酸胆碱和神经鞘氨醇。

2. 固醇类

固醇类为一些类固醇激素的前体，如 7-脱氢胆固醇即为维生素 D_3 的前体。胆固醇是人体中主要的固醇类化合物。人体内的胆固醇有些已酯化，即形成胆固醇酯。动物性食物所含的胆固醇，有些也是以胆固醇酯的形式存在的，所以，膳食中的总胆固醇是胆固醇和胆固醇酯的混合物。

胆固醇酯中的脂肪酸通常含有 16～20 个碳原子，且多属单烯酸或多烯酸。人体组织内最常见的胆固醇酯为胆固醇的油酸酯和胆固醇的亚油酸酯。这些酯类在血浆脂蛋白、肾上腺皮质和肝中都大量存在。低密度脂蛋白中约有 80% 的总胆固醇是以胆固醇酯的形式存在；高密度脂蛋白中则含 90%。在动脉粥样硬化病灶中，堆积在动脉壁的脂类以胆固醇酯最多。胆固醇酯作为体内固醇类物质的一种储存形式，也是人体组织中非极性最大的脂类。胆固醇酯在细胞膜和血浆脂蛋白之间，或在各种血浆脂蛋白之间，都不容易交换，与游离的胆固醇不同。

植物中不含胆固醇，所含有的其他固醇类物质统称为植物固醇，其固醇的环状结构和胆固醇完全一样，仅侧链有所不同。

三、脂类的生理功能

脂类是人体必需营养素之一，它与蛋白质、碳水化合物是产能的三大营养素，在供给人体能量方面起着重要作用；脂类也是构成人体细胞的重要成分，如细胞膜、神经髓鞘膜都必须有脂类参与构成。其主要生理功能如下。

1. 供给能量

一般合理膳食的总能量有 20%～30% 由脂肪提供。储存脂肪常处于分解（供能）与合成（储能）的动态平衡中。哺乳类动物一般含有两种脂肪组织，一种是含储存脂肪较多的白色脂肪组织，另一种是含线粒体、细胞色素较多的褐色脂肪组织，后者较前者更容易分解供能。初生婴儿上躯干和颈部含褐色脂肪组织较多，故呈褐色。由于婴儿体表面积与体脂之比值较高，体温散失较快，褐色脂肪组织即可及时分解生热以补偿体温的散失。在体脂逐渐增加后，白色脂肪组织也随之增多。1g 脂肪在体内氧化可产能 37.56kJ，相当于 9kcal 的能量。

2. 构成身体成分

正常人按体重计算含脂类约 14%～19%，胖人约含 32%，过胖人可高达 60% 左右。绝大部分是以甘油三酯形式储存于脂肪组织内。脂肪组织所含脂肪细胞，多分布于腹腔、皮下、肌纤维间。这一部分脂肪常称为储存脂肪，因受营养状况和机体活动的影响而增减，故又称之为可变脂。一般储脂在正常体温下多为液态或半液态。皮下脂肪因含不饱和脂肪酸较多，故熔点低而流动度大，有利于在较冷的体表温度下仍能保持液态，从而进行各种代谢。机体深处储脂的熔点较高，常处于半固体状态，有利于保护内脏器官，防止体温丧失。类脂包括磷脂和固醇类物质，是组织结构的组成成分，约占总脂的 5%，这类脂类比较稳定不太受营养和机体活动状况影响故称为定脂。类脂的组成因组织不同而有差异。

人体脂类的分布受年龄和性别影响较显著。例如，中枢神经系统的脂类含量，由胚胎时期到成年时期可增加一倍以上。又如，女性的皮下脂类高于男性，而男性皮肤的总胆固醇含量则高于女性。

细胞膜、内质网膜、线粒体膜、核膜、神经髓鞘膜以及红细胞膜是机体主要的生物膜。

脂类，特别是磷脂和胆固醇，是所有生物膜的重要组成成分。生物膜按重量计，一般含蛋白质约20％，含磷脂50％～70％，含胆固醇20％～30％，糖脂和甘油三酯的含量甚低或无。由于功能不同，各种膜的脂类含量也有显著差异。亚细胞结构的膜含磷脂较高，因而胆固醇与磷脂之比值较低，细胞膜及红细胞膜含胆固醇较高，故比值较高。神经髓鞘膜除含较多的胆固醇、磷脂和脑苷脂外，尚含一定量的糖脂。磷脂中的不饱和脂肪酸有利于膜的流动性，饱和脂肪酸和胆固醇则有利于膜的坚固性。所有生物膜的结构和功能与所含脂类成分有密切关系，膜上许多酶蛋白均与脂类结合而存在并发挥作用。

3. 供给必需脂肪酸

必需脂肪酸是磷脂的重要成分，而磷脂又是细胞膜的主要结构成分，故必需脂肪酸与细胞的结构和功能密切相关；亚油酸是合成前列腺素的前体，前列腺素在体内有多种生理功能；必需脂肪酸还与胆固醇代谢有密切关系。必需脂肪酸缺乏，可引起生长迟缓、生殖障碍、皮肤受损（出现皮疹）等；另外，还可引起肝脏、肾脏、神经和视觉等多种疾病。

此外，脂肪还可提供脂溶性维生素并促进脂溶性维生素的吸收；保护脏器和维持体温；节约蛋白质；脂肪还可增加膳食的美味和增加饱腹感；脂肪具有内分泌作用，构成参与某些内分泌激素。

四、脂肪酸

1. 必需脂肪酸

人体除了从食物得到脂肪酸外，还能自身合成多种脂肪酸，包括饱和脂肪酸、单不饱和脂肪酸和多不饱和脂肪酸。有些脂肪酸是人体不能自身合成的，如亚油酸（$C_{18:2}$，$n-6$）和 α-亚麻酸（$C_{18:3}$，$n-3$），而植物能合成。亚油酸是维持人体健康所必需，它的衍生物是某些前列腺素的前体，而且只要能供给足够量的亚油酸，人体就能合成所需要的其他 $n-6$ 类脂肪酸，但亚油酸必需通过食物供给人体，因此称为"必需脂肪酸"；α-亚麻酸也属必需脂肪酸，其可衍生为二十碳五烯酸（EPA，$C_{20:5}$，$n-3$）和二十二碳六烯酸（DHA，$C_{22:6}$，$n-3$）；花生四烯酸（AAC$_{20:4}$，$n-6$）是由亚油酸衍生而来，但在合成数量不足时，也必须由食物供给，故花生四烯酸也曾被称为必需脂肪酸。

2. 不饱和脂肪酸

$n-3$、$n-6$ 和 $n-9$ 系统都有多不饱和脂肪酸，但有重要生物学意义的是 $n-3$ PUEA 和 $n-6$ PUFA。其中的亚油酸和 α-亚麻酸是人类必需脂肪酸，它们分别是 $n-3$ 和 $n-6$ 高不饱和脂肪酸的前体。20世纪30年代以来对亚油酸降血脂等生物学功能研究甚多，直至20世纪80年代始对 $n-3$ PUFA 引起重视，研究进展飞速。20世纪90年代对 PUFA 在体内平衡的重要生理意义研究进展很快并用于实践。

多不饱和脂肪酸的另一重要生理作用即形成类二十烷酸。20:3，$n-6$；20:4，$n-6$ 和 20:5，$n-3$ 脂肪酸经环氧化酶和脂氧合酶的酶代谢作用可生成一系列的类二十烷酸。这些类二十烷酸为很多生化过程的重要调节剂，在协调细胞间生理的相互作用中起着重要作用。

不饱和脂肪酸对人体健康虽然有很多益处，但易产生脂质过氧化反应，因而产生自由基和活性氧等物质，对细胞和组织可造成一定的损伤；此外，$n-3$ 多不饱和脂肪酸还有抑制免疫功能的作用。因此在考虑脂肪需要量时，必须同时考虑饱和脂肪酸、多不饱和脂肪酸和单不饱和脂肪三者间的合适比例。

3. 单不饱和脂肪酸

Keys 等在七国心血管病的流行病学调查中发现，在地中海地区的一些国家居民，其冠心病发病率和血胆固醇水平皆远低于欧美国家，但其每日摄入的脂肪量很高，供热比40％。

究其原因，主要是该地区居民以橄榄油为主要食用油脂，而橄榄油富含单不饱和脂肪酸（MUFA），由此引起了人们对单不饱和脂肪酸的重视。食用油脂中所含单不饱和脂肪酸主要为油酸（$C_{18:1}$），茶油和橄榄油油酸含量达 80% 以上，棕榈油中含量也较高，约 40% 以上。

据多数研究报道，单不饱和脂肪酸降低血胆固醇、甘油三酯和低密度脂蛋白胆固醇（LDL-C）的作用与多不饱和脂肪酸相近，但大量摄入亚油酸在降低 LDL-C 的同时，高密度脂蛋白胆固醇（HDL-C）也降低，而大量摄入油酸则无此种情况。同时单不饱和脂肪酸不具有多不饱和脂肪酸潜在的不良作用，如促进机体脂质过氧化、促进化学致癌作用和抑制机体的免疫功能等。所以在膳食中降低饱和脂肪酸的前提下，以单不饱和脂肪酸取代部分饱和脂肪酸有重要意义。

4. 食物中的脂肪酸

天然食物中含有各种脂肪酸，多以甘油三酯的形式存在。一般来说，动物性脂肪如牛油、奶油和猪油比植物性脂肪含饱和脂肪酸多。但椰子油主要由含 ^{12}C 和 ^{14}C 的饱和脂肪酸组成，仅含有 5% 的单不饱和脂肪酸和 1%～2% 的多不饱和脂肪酸，但这种情况较少。总的来说，动物性脂肪一般约含 40%～60% 的饱和脂肪酸，30%～50% 的单不饱和脂肪酸，多不饱和脂肪酸含量极少。相反，植物性脂肪约含 10%～20% 的饱和脂肪酸和 80%～90% 的不饱和脂肪酸，而多数含多不饱和脂肪酸较多，也有少数含单不饱和脂肪酸较多，如茶油和橄榄油中油酸含量达 79%～83%，红花油含亚油酸 75%，葵花子油、豆油、玉米油中的亚油酸含量也达 50% 以上。但一般食用油中亚麻酸的含量很少。常用食用油脂中主要脂肪酸组成见表 2-2-1。

表 2-2-1　常用食用油脂中主要脂肪酸的组成（食物中脂肪总量的质量分数）　单位：%

食用油脂	饱和脂肪酸	不饱和脂肪酸			其他脂肪酸
		油酸（$C_{18:1}$）	亚油酸（$C_{18:2}$）	亚麻酸（$C_{18:3}$）	
可可油	93	6	1		
椰子油	92	0	6	2	
橄榄油	10	83	7		
菜子油	13	20	16	9	42
花生油	19	41	38	0.4	1
茶油	10	79	10	1	1
葵花子油	14	19	63	5	
豆油	16	22	52	7	3
棉子油	24	25	44	0.4	3
大麻油	15	39	45	0.5	1
芝麻油	15	38	46	0.3	1
玉米油	15	27	56	0.6	1
牛油	62	29	2	1	7
羊油	57	33	3	2	3
黄油	56	32	4	1.3	4

$n-3$ 系多不饱和脂肪酸，由寒冷地区的水生植物合成，以这些食物为生的鱼类组织中含有大量的 $n-3$ 系多不饱和脂肪酸，如鲱鱼油和鲑鱼油富含二十碳五烯酸（$C_{20:5}$，$n-3$）和二十二碳六烯酸（$C_{22:6}$，$n-3$）。$n-3$ 系多不饱和脂肪酸具有降低血脂和预防血栓形成的作用。

反式脂肪酸：按空间结构，即 H 在不饱和键的同侧或两侧，脂肪酸又可分为顺式脂肪酸和反式脂肪酸，H 在不饱和键两侧的脂肪酸为反式脂肪酸。反式脂肪酸不是天然产物，通常食用西餐的人其组织中有反式脂肪酸。反式脂肪酸是氢化脂肪产生的，如人造黄油，在氢化过程中某些天然存在的顺式双键转变为反式构型。人体摄入这些食物后，其中的反式脂肪酸或被氧化掉，或掺合到结构脂类中去。近期有报道，反式脂肪酸摄入量多时可使血浆LDL-C 上升，HDL-C 下降，增加了冠心病的危险性。

五、磷脂及胆固醇

（一）磷脂

磷脂不仅是生物膜的重要组成成分，而且对脂肪的吸收和运转以及储存脂肪酸，特别是不饱和脂肪酸起着重要作用。磷脂主要含于蛋黄、瘦肉、脑、肝和肾中，机体自身也能合成所需要的磷脂。磷脂按其组成结构可以分为两类：磷酸甘油酯和神经鞘磷脂。前者以甘油为基础，后者以神经鞘氨醇为基础。

1. 磷酸甘油酯

红细胞膜的脂类约 40％为磷脂，线粒体膜的脂类约 95％为磷脂。磷酸甘油酯通过磷脂酶水解为甘油、脂肪酸、磷酸及含 N 碱物质。磷酸甘油酯的合成有两条途径：一为全程合成途径，是从葡萄糖起始经磷脂酸合成磷脂的整个途径。卵磷脂和脑磷脂主要经全程途径合成。另一个合成磷脂的途径称为磷脂酸途径或半程途径，这一途径是从糖代谢的中间产物磷脂酸开始的。磷脂酸途径主要是生成心磷脂和磷脂酰肌醇。

必需脂肪酸是合成磷脂的必要组分，缺乏时会引起肝细胞脂肪浸润。在大量进食胆固醇的情况下，由于胆固醇竞争性地与必需脂肪酸结合成胆固醇酯，从而影响了磷脂的合成，是诱发脂肪肝的原因之一。食物中缺乏卵磷脂、胆碱，或是甲基供体如蛋氨酸等，皆可引起脂肪肝。这是由于胆碱缺乏影响了肝细胞对卵磷脂的合成，而增加了甘油三酯的合成，因此促进了肝细胞的脂肪浸润。

2. 神经鞘磷脂

神经鞘磷脂的分子结构中含有脂肪酰基、磷酸胆碱和神经鞘氨醇，但不含甘油。神经鞘氨醇是由软脂酰 CoA 和丝氨酸合成。神经鞘磷脂是膜结构的重要磷脂，它与卵磷脂并存于细胞膜外侧。神经髓鞘含脂类约为干重的 97％，其中 11％为卵磷脂，5％为神经鞘磷脂。人红细胞膜的磷脂中约 20％～30％为神经鞘磷脂。

3. 食物中的磷脂

人体除自身能合成磷脂外，每天从食物中也可以得到一定量的磷脂，含磷脂丰富的食物有蛋黄、瘦肉、脑、肝、肾等动物内脏，尤其蛋黄含卵磷脂最多，达 9.4％。除动物性食物外，植物性食物以大豆含量最丰富，磷脂含量可达 1.5％～3％，其他植物种子如向日葵子、亚麻子、芝麻子等也含有一定量。大豆磷脂在保护细胞膜、延缓衰老、降血脂、防治脂肪肝等方面具有良好效果。

（二）胆固醇

人体各组织中皆含有胆固醇，在细胞内除线粒体膜及内质网膜中含量较少外，它是许多生物膜的重要组成成分。

1. 胆固醇的消化吸收

胆固醇是机体内主要的固醇物质。它既是细胞膜的重要组分，又是类固醇激素、维生素D 及胆汁酸的前体。人体每千克体重含胆固醇 2g。人们从每天膳食中可摄入约 300～500mg的外源性胆固醇，主要来自肉类、肝、内脏、脑、蛋黄和奶油等。食物中胆固醇酯不溶于水，不易与胆汁酸形成微胶粒，不利于吸收，必须经胰液分泌的胆固醇酯酶将其水解为游离胆固醇后，方能吸收。未被吸收的胆固醇在小肠下段被细菌转化为粪固醇，由粪便排出。

　　影响胆固醇吸收的因素：①胆汁酸是促进胆固醇吸收的重要因素，胆汁酸缺乏时，明显降低胆固醇的吸收。食物中脂肪不足时，也会影响胆固醇的吸收；因为高脂肪膳食不仅具有促进胆汁分泌的作用，脂肪水解产物还有利于形成混合微胶粒，并能促进胆固醇在黏膜细胞中进一步参与形成乳糜微粒，转运入血，所以高脂肪膳食易于导致血胆固醇升高；②胆固醇在肠道中的吸收率随食物胆固醇含量增加而下降；③膳食中含饱和脂肪酸过高，可使血浆胆固醇升高，摄入较多不饱和脂肪酸，如亚油酸，血浆胆固醇即降低，这是由于不饱和脂肪酸能促进卵磷脂的合成和提高卵磷脂胆固醇脂肪酰转移酶（LCAT）活性，生成较多胆固醇酯，由高密度脂蛋白转运至肝，再经肠道排出体外；④植物食物中的谷固醇和膳食纤维可减少胆固醇的吸收，从而可降低血胆固醇；⑤年龄、性别的影响：随着年龄的增长，血浆胆固醇有所增加。50岁以前，男女之间差别不太明显，60岁后，女性显著升高，超过男性，在65岁左右达到高峰，此与妇女绝经有关。血浆胆固醇的变化主要取决于LDL，而脂蛋白代谢受性激素的影响。在男性和缺乏雌激素的女性中，给予雌激素则血中HDL和VLDL水平增高，LDL浓度下降，女性绝经后雌性激素水平下降，致使血胆固醇升高。

　　2. 胆固醇的合成

　　胆固醇除来自食物外，还可由人体组织合成。人体组织合成胆固醇主要部位是肝脏和小肠。此外，产生类固醇激素的内分泌腺体，如肾上腺皮质、睾丸和卵巢，也能合成胆固醇。胆固醇合成的全部反应都在胞浆内进行，而所需的酶大多数是定位于内质网。

　　肝脏是胆固醇代谢的中心，合成胆固醇的能力很强，同时还有使胆固醇转化为胆汁酸的特殊作用，而且血浆胆固醇和多种脂蛋白所含的胆固醇的代谢，皆与肝脏有密切的关系。人体每天约可合成胆固醇$1 \sim 1.2g$，而肝脏占合成量的80%。

六、部分食物脂肪含量

　　1. 膳食参考摄入量

　　中国营养学会在参考各国不同人群脂肪RDA的基础上，结合我国膳食结构的实际情况，提出成人脂类适宜摄入量（AI），见表2-2-2。

表 2-2-2　　中国成人膳食脂类适宜摄入量（AI）（脂肪能量占总能量的百分比，%）

脂类	脂肪	SFA	MUFA	PUFA	$(n-6):(n-3)$	胆固醇/mg
AI	$20 \sim 30$	<10	10	10	$(4 \sim 6):1$	<300

　　注：SFA为饱和脂肪酸，MUFA为单不饱和脂肪酸，PUFA为多不饱和脂肪酸。

　　2. 食物来源

　　除食用油脂含约100%的脂肪外，含脂肪丰富的食品为动物性食物和坚果类。动物性食物以畜肉类含脂肪最丰富，且多为饱和脂肪酸，猪肉含脂肪量在$30\% \sim 90\%$之间，仅腿肉和瘦猪肉脂肪含量在10%左右；牛、羊肉含脂肪量比猪肉低很多，如瘦牛肉脂肪含量仅为$2\% \sim 5\%$，瘦羊肉多数为$2\% \sim 4\%$。一般动物内脏除大肠外含脂肪量皆较低，但蛋白质的含量较高。禽肉一般含脂肪量较低，多数在10%以下，但北京烤鸭和肉鸡例外，其含量分别为38.4%和35.4%。鱼类脂肪含量基本在10%以下，多数在5%左右，且其脂肪含不饱和脂肪酸多，所以老年人宜多吃鱼少吃肉。蛋类以蛋黄含脂肪量高，约为30%，但全蛋仅为10%左右，其组成以单不饱和脂肪酸为多。

　　除动物性食物外，植物性食物中以坚果类（如花生、核桃、瓜子、榛子、葵花子等）含脂肪量较高，最高可达50%以上，不过其脂肪组成多以亚油酸为主，所以是多不饱和脂肪酸的重要来源。

部分食物的脂肪含量见表 2-2-3。

表 2-2-3　部分食物的脂肪含量　　　　　单位：g/100g

食物名称	脂肪含量	食物名称	脂肪含量	食物名称	脂肪含量
猪肉(脖子)	60.5	牛肝	3.9	大黄鱼	2.5
猪肉(肥)	90.4	羊肉(瘦)	3.9	海鳗	5.0
猪肉(肥瘦)	37.0	羊肉(肥瘦)	14.1	鲤鱼	4.1
猪肉(后臀尖)	30.8	羊肉(冻,山羊)	24.5	鸡蛋	11.1
猪肉(后蹄膀)	28.0	鹌鹑	9.4	鸡蛋黄	28.2
猪肉(里脊)	7.9	鸡	2.3	鸭蛋	18.0
猪肉(肋条肉)	59.0	鸡腿	13.0	核桃	58.8
猪肉(奶脯)	35.3	鸭	19.7	花生(炒)	48.0
猪肉(瘦)	6.2	鸭(北京填鸭)	41.3	葵花子(炒)	52.8
猪蹄爪尖	20.0	鲅鱼	3.1	南瓜子仁	48.1
猪肝	3.5	鳊鱼	6.3	松子(炒)	58.5
猪大肠	18.7	草鱼	5.2	西瓜子仁	45.9
牛肉(瘦)	2.3	带鱼	4.9		
牛肉(肥瘦)	13.4	大马哈鱼	8.6		

● 核心内容 --

一、肥胖病

肥胖病是能量摄入超过能量消耗而导致体内脂肪积聚过多达到危害程度的一种慢性代谢性疾病。肥胖目前在全球范围内广泛流行，在欧洲、美国和澳大利亚等发达地区中，肥胖的患病率高，在我国，肥胖人数也日益增多，肥胖已经成为不可忽视的严重威胁国民健康的危险因素。

二、临床评价肥胖病的常用指标

1. 体质指数（BMI）

计算公式：体质指数(BMI)＝现在体重/身高^2＝kg/m^2

该指标考虑了身高和体重两个因素，常用来对成人体重过低、体重超重和肥胖进行分类，且不受性别影响，并且简便、实用，但是对于某些特殊人群如运动员等，BMI就不能准确反映超重和肥胖的程度。

2. 腰围（WC）

腰围用来测定腹部脂肪的分布。测量方法是：双脚分开 25～30cm，取髂前上嵴和第十二肋下缘连线的中点，水平位绕腹一周，皮尺应紧贴软组织，但不压迫，测量值精确到0.1cm。腰围与身高无关，但与 BMI 和腰臀比紧密相关，是腹内脂肪量和总体脂的一个近似指标。

3. 腰臀比（WHR）

（1）测量方法　臀部最隆起的部位测得的身体水平周径为臀围，腰围与臀围之比称腰臀比。

（2）评价标准　男性＞0.9 或女性＞0.8 可诊断为向心性肥胖，但其分界值随年龄、性别、人种不同而不同。目前有用腰围代替腰臀比来预测向心性肥胖的倾向。

4. 标准体重

计算公式：标准体重(kg)＝身高(cm)－105

5. 皮肤皱褶厚度

对均匀性肥胖者来说，以皮下脂肪厚度判断的肥胖程度与用 BMI 判断的肥胖程度大致相同。测量皮下脂肪厚度可在一定程度上反映身体内的脂肪含量。

6. 其他指标

其他指标的测定需要专门的设备。如密度测量法（多采用水下称重法）是多年来测定体脂量的"金标准"，需要特殊设备，结果还受到肺残气量、腹腔内气体及体液总量的影响。双能量吸收测量法则包括双能量 X 射线吸收测量法及双光子吸收测量法，其价值与密度测量法相似甚至更好。还有稀释法、体钾测量法、阻抗测量法、传导法、中子激活法等，均可以较精确地推算出体脂量，但这些方法更适用于科研。此外，目前评估内脏脂肪组织较准确的方法还有影像技术，如计算机 X 线断层摄影术（CT）可进行全身脂肪定量，磁共振显像（MRI）则类似于 CT，但 CT 和 MRI 均为非常规方法。

7. 肥胖的判定标准

（1）现在体重与标准体重比　可对肥胖程度进行粗略估计。

判断标准：体重超过标准体重 10% 为超重，超过 20% 以上即认为是肥胖，其中超过 20%～30% 为轻度肥胖，超过 30%～50% 为中度肥胖，超过 50% 以上为重度肥胖，超过 100% 为病态肥胖。

（2）体质指数（BMI）　是目前应用较普遍的指标。中国成人判断超重和肥胖的界限值如下。

BMI：18.5～23.9 为正常。

BMI：≥24 为超重。

BMI：>28 为肥胖。

（3）腰围　WHO 建议标准：男性>94cm、女性>80cm 作为肥胖的标准。

（4）腰臀比　超过 0.9（男）或 0.8（女）可视为向心性肥胖。

（5）脂肪含量　按体内脂肪的质量分数计算男性>25%、女性>30% 则可诊断为肥胖病。

三、肥胖的原因

1. 内在因素

（1）遗传因素　动物实验和人类流行病学研究表明，单纯性肥胖可呈一定的家族倾向。肥胖的父母常有肥胖的子女；父母体重正常者，其子女肥胖的概率约为 10%，而父母中 1 人或 2 人均肥胖者，其子女肥胖概率分别增至 50% 和 80%，但未确定遗传方式。对肥胖者收养子女患病情况有类似家庭聚集情况。单卵孪生子女生后分开抚养，成年后肥胖发生率是双卵生肥胖率的 2 倍。遗传因素是肥胖的易发因素，肥胖是多基因遗传、多后天因素的疾病。

（2）瘦素　又称脂肪抑制素，是肥胖基因所编码的蛋白质，由脂肪细胞合成和分泌的一种激素。瘦素对机体能量代谢和肥胖的发生有重要作用。瘦素一方面作用于下丘脑的摄食中枢，产生饱食感而抑制摄食行为；另一方面瘦素广泛作用于肝脏、肾脏、脑组织、脂肪组织等的瘦素受体，使其活跃，增加能量消耗。在肥胖人中有 95% 以上的人存在内源性瘦素缺乏和瘦素抵抗。

（3）胰岛素抵抗　表现为高胰岛素血症，使食欲旺盛，进食量大，促进脂肪的合成和积蓄。

（4）脂肪组织的变化　一般认为脂肪细胞数目的逐渐增多与年龄增长及脂肪堆积程度有关，很多从儿童时期开始肥胖的人，成年后体内脂肪细胞的数目就会明显增多；而缓慢持续的肥胖则既有脂肪细胞的肥大又有脂肪细胞数量的增多,一个肥胖者的全身脂肪细胞可比正常人体脂肪细胞增加3倍以上。

人体脂肪组织有白色脂肪组织和褐色脂肪组织之分。白色脂肪组织是一种储能组织,将过剩的能量转化为甘油三酯储存在脂肪细胞,可以无限储存,白色脂肪细胞的大小随储存的脂肪量而变化;褐色脂肪组织是一种产能器官,当摄食和寒冷环境下,褐色脂肪细胞中的脂肪具燃烧功能。肥胖人的褐色脂肪组织功能低下。

2. 饮食因素

(1) 摄食过多 摄食过多又称过食。由于摄取的食物过多,即摄入的能量过剩。在体内,多余的能量则以脂肪的形式储存于脂肪组织,导致体内脂肪的增加。

(2) 不良的进食习惯

① 进食能量密度较高食物 食物的能量密度是近年来推出的、用于评价食物供能多少的一个新概念,指平均每克食物摄入后可供能的热卡数。食物的能量密度与食物中各种产能营养素的关系十分密切,脂肪是重要的产能营养素之一,因此脂肪含量较高的食物往往具有较高的能量密度。

② 不良的进食行为 饮食行为在肥胖病因中的作用近年来已备受关注。肥胖样进食几乎见于绝大多数肥胖患者,其主要特征是:进食时所选择的食物块大,咀嚼少、整个进食速度较快,以及在单位时间内吃的块数明显较多等。在这种方式下不仅进食快而且进食量也大大超过了非肥胖者。影响肥胖者进食的其他行为因素还有:吃甜食频率过多、非饥饿状况下看见食物或看见别人进食也易诱发进食动机、以进食缓解心情压抑或情绪紧张、边看电视边进食以及睡前进食等,这些进食行为的异常均可大大加速肥胖的发生发展。

③ 进餐频繁 国内外调查研究发现,在一天之中进餐2~6次的人,无论是男性还是女性,进餐次数较少的人发生肥胖的机会和程度高于进餐次数稍多的人。另一个容易致人肥胖的不良习惯是晚上进食,有人称之为“夜食综合征”。在夜间,人的生理节律是副交感神经兴奋性增强,摄入的食物比较容易以脂肪的形式而储存起来。

3. 其他因素

(1) 妊娠期营养因素 妊娠期营养对胎儿的影响主要集中在两个方面:一是对出生体重的影响,一是肥胖母亲与子女肥胖的关系。

有报道表明,妊娠最后三个月和产后第一个月营养较差的母亲,其子女发生肥胖者较少,而妊娠前六个月营养较差的母亲其子女肥胖的发生则较高,提示胚胎生长发育早期孕母食物摄入量对胎儿生后的营养状态存在较大影响。

(2) 人工喂养及其辅食添加 研究发现在生后四周内就喂以固体食物结果将造成儿童27.71%超重、16.7%肥胖。过食、人工喂养、过早添加固体食物的喂养模式均是引起肥胖病的高危因素。

奶中能量较高直接影响着儿童的增重速度,尤其是产后头六周内喂以高能量奶方将使儿童体重急速增加,为日后肥胖发生打下基础。而高渗奶方则不但可诱发渴感增加水的摄入,而且还会造成儿童在发育早期便养成进食高渗饮食的习惯。

四、脂肪、碳水化合物与肥胖的关系

在各种膳食因素中,高脂、高碳水化合物膳食是肥胖的直接致病因素。越来越多的研究已经相当肯定它们对肥胖形成的作用。

1. 脂肪与肥胖

大量的流行病研究提示膳食脂肪与肥胖关系密切。无论是发达国家还是发展中国家,随着其国民膳食中脂肪占总能量的产热百分比的增加，其国民的体重和肥胖发生率明显升高。

在饥饿时进食高脂肪膳食会导致进食量尤其是脂肪量的增加。与碳水化合物、蛋白质相比，进食后脂肪的氧化分解要慢得多，而且脂肪还抑制葡萄糖的氧化。高脂肪膳食还有良好的色、香、味以及热能密度高的特点，这些因素往往导致进食过多的高脂肪膳食。

2. 蔗糖与肥胖

高蔗糖膳食可引起高胰岛素血症。胰岛素的作用之一是促进脂肪的合成，胰岛素水平升高可导致体内脂肪积累，包括皮下脂肪和腹腔内脂肪。

五、临床表现

肥胖病本身的症状多为非特异性症状，多数症状与肥胖病的严重程度和年龄有关，主要由机械性压力和代谢性紊乱两方面所引起，并导致了许多并发症。

1. 一般表现

（1）气喘　气喘是超重者的常见症状，由于肥胖常导致呼吸道机械性压迫，患者往往感觉呼吸困难，同时代谢率升高也使患者需要吸入更多的氧气，排出更多的二氧化碳，因此就像负重行走一样。另外肥胖易导致原有呼吸系统疾病加重、呼吸道感染，特别是手术后感染机会明显增多。

（2）关节痛　这是肥胖患者最多见的症状。主要是机械性损伤、进行性关节损害及其症状加重引起疼痛。但也有代谢的原因，如脂肪增加所引起的代谢改变。双手的骨关节病多见于超重患者，痛风也多见于肥胖患者。

2. 内分泌代谢紊乱

近期研究表明，脂肪细胞不仅仅是脂肪库，而且还可作为内分泌细胞，生成某些激素，也可作为许多激素的靶细胞。肥胖患者的激素作用模式有所改变，尤其是腹内脂肪过多积聚者。

（1）高胰岛素血症　胰岛素抵抗与肥胖者有关，尤其是腹部脂肪量增加明显的患者，表现为高胰岛素血症。特定器官或组织的抗胰岛素性不同，可能是造成局部脂肪堆积和向心性脂肪堆积的原因。

（2）对生殖激素分泌的影响　体脂过多尤其是腹部肥胖与排卵功能障碍、雄性激素过多有关。中度肥胖与多囊卵巢综合征的发生亦有关，肥胖者常伴有月经紊乱。

3. 消化系统的表现

反流性食管炎、脂肪肝、胆囊炎、胆结石是肥胖人群中的高发病。

六、膳食与肥胖的治疗

膳食疗法是肥胖治疗的最基本的方法之一，无论采取其他哪种治疗方法，都必须辅助以膳食疗法；同样地，在实施膳食治疗的同时也必须辅助以运动疗法、行为疗法等其他治疗方法。一般来说，在膳食疗法开始后的 1～2 月，可减重 3～4kg，此后可与运动疗法并用，保持每月减重 1～2kg，这样可获得比较理想的治疗效果。

膳食疗法可分为三种类型。

（一）节食疗法

每天摄入的能量大约在 5020～7530kJ（1200～1800kcal），其中脂肪占总能量 20%、蛋白质 20%～25%、碳水化合物 55%。

　（二）低能量疗法

　　每天摄入的能量大约在 2510～4150kJ（600～1000kcal），脂肪＜20％，蛋白质 20％。两种疗法主要适用于轻、中度肥胖者。肥胖者可根据自己的情况选择其中任何一种治疗方法，但是，最好在医生的指导下进行。

　1. 控制能量的摄入量

　　1kg 人体脂肪大约含有 29290kJ（7000kcal）的能量，因此，减轻体重（脂肪）1kg，必须大约减少 29290kJ（7000kcal）的能量摄入。如果每天减少能量摄入 2092～2929kJ（500～700kcal），则大约需要 14～10 天时间，才能实现减掉 1kg 脂肪的目标。一般来说，以在实际操作过程中，一般规定年轻男性每天能量的摄入低限为 6690kJ（1600kcal），年轻女性为 5860kJ（1400kcal）。

　　全天能量的分配：一日三餐，早餐 30％，午餐 40％，晚餐 30％。开始减肥阶段，为解决饥饿问题，可在午餐或早餐中留相当于 5％能量的食物，约折合主食 25g，在下午加餐。

　2. 适当的营养素分配比例

　　（1）供能营养素的能量分配比例　由于限制了能量的摄入，所以要保证必需的营养素供给，才能保证人体正常的生理功能。在减肥过程中，三大供能营养素的分配是至关重要的。正常平衡膳食的三大营养素分配比例是蛋白质占总热能的 12％～15％，脂肪为 25％～28％，碳水化合物为 60％，而肥胖治疗膳食的三大营养素分配原则是蛋白质占总热能的 25％，脂肪占 15％，碳水化合物占 60％。在蛋白质的选择中，动物性蛋白质可占总蛋白质的 50％左右。烹调油应选择橄榄油、茶油、葵花子油、玉米油、花生油、豆油等。

　　（2）保证维生素和无机盐的供给　因为受摄入的能量限制，所以在膳食减肥时，常常会出现维生素和无机盐摄入不足的问题。容易缺乏的维生素主要有维生素 B_1、维生素 B_2、烟酸等，容易缺乏的无机盐有钙、铁等。为了防止维生素和无机盐缺乏病，在进行膳食治疗的过程中，必须注意合理的食物选择和搭配。新鲜蔬菜、水果、豆类、动物内脏（如肝脏、牛奶）等是维生素和无机盐的主要来源。另外，在医生的指导下，可以适当服用多种维生素和无机盐制剂。

　　（3）增加膳食纤维的供给　肥胖患者常有便秘的问题，适当增加膳食纤维的摄入不仅有助于缓解便秘，还可以减少脂肪和糖的吸收。所以提倡食用富含膳食纤维的食物，最好能保证每天的膳食纤维摄入量为 30g 左右，相当于 500～750g 绿叶蔬菜和 100g 粗杂粮中含的膳食纤维。

　　（4）戒酒　在进行膳食治疗时，最好不要饮酒，酒类主要含有乙醇，而不含其他营养素，1mL 乙醇可提供能量 7kcal，因此饮酒常常导致摄入的能量过高而使减肥失败。

　3. 膳食习惯和行为的改变

　　纠正不良的膳食习惯是减肥成功的关键之一。肥胖者常见的不良膳食习惯有不吃早餐，而午餐和晚餐特别是晚餐进食过量；爱吃零食、甜食；进餐速度过快等。肥胖者应针对自己的这些不良习惯，提出相应的纠正方法对于减肥具有事半功倍的作用。

　（三）肥胖的极低能量疗法

　　极低能量疗法主要适用于重度和恶性肥胖患者。实施极低能量疗法时，通常患者需要住院，在医生的密切观察下进行治疗。如果因治疗的需要，每天摄入的能量控制在 2510kJ（600kcal）以下则称为极低热量疗法，也称为半饥饿疗法。极低能量疗法不是肥胖膳食治疗的首选方法，而仅仅适用于节食疗法治疗不能奏效的肥胖患者或顽固性肥胖患者，而不适用于生长发育期的儿童、孕妇以及患有重要器官功能障碍的患者。

极低能量疗法的治疗时间通常为 4 周，最长不超过 8 周。严格地说，使用极低能量疗法治疗的患者必须住院，在医生的密切观察下接受治疗，不可在门诊或患者自己在家进行。在实施极低能量疗法之前，需要进行 2～4 周的临床观察，在这期间内确认使用极低能量疗法的必要性、可行性以及健康检查，然后转入极低能量疗法。

根据以往的研究结果，极低能量疗法在一周内男性可减重 1.5～2.0kg，女性可减 1.0～1.5kg，一个月可减 7～10kg。在开始治疗的前 2 周，减重效果比较明显，此后减重的速度逐渐减慢。在治疗的前 2 周，主要丢失的是水分和瘦体组织，出现负氮平衡；在 3～4 周以后，负氮平衡逐渐恢复。如果在治疗开始后 4 周，氮平衡为负氮平衡，并且前白蛋白、视黄醇结合蛋白在正常值的下限以下，则应考虑停止极低能量疗法。另外如果在治疗过程中，出现进行性的贫血、肝功能异常、严重的电解质紊乱特别是低钙血症、心律不齐等症状，应及早停止极低能量疗法。

极低能量疗法的不良反应有较重的饥饿感、头痛、乏力、恶心、呕吐、腹痛、腹泻、注意力不集中，但是这些症状在治疗开始 1 周以后便逐渐缓解。在极低能量疗法停止以后，不可直接恢复到正常膳食，因为这样会突然加重肾脏负担，造成肾功能损害，另一方面为保证减轻体重以后不迅速反弹，可采用节食疗法继续进行减肥治疗，节食疗法可进行 6～8 周，在此期间体重可有反弹，但不会超过极低能量疗法之前的体重。如果有必要，可再度实施极低能量疗法。极低能量疗法在短期内的减肥效果是很明显的，但是在治疗后的 1～2 年，半数以上的患者出现体重大幅度的反弹，这是极低能量疗法的最大缺点。

七、运动在肥胖治疗中的作用

1. 运动调节能量平衡

肥胖是长期摄入能量大于消耗能量的结果，肥胖发生是机体强大的调节机制经调节打破体重原来的稳定水平，又达到一个新的稳定状态。仅仅靠调节食物中的营养成分去破坏现在的稳定变化小而且慢。只有减少脂肪储存量，才能激起能量平衡的重新调整，运动的作用就是增加脂肪的氧化和燃烧。

2. 运动调节机体脂肪

运动增加能量消耗，活跃骨骼肌增加对脂肪酸的摄取和氧化。快步行走 1h 相当于静坐1h 能量消耗的几十倍，在不增加能量摄入的前提下，运动减少体内脂肪既快又安全。

🔘 内容小结 --

本模块内容主要围绕脂类的生理功能及肥胖病的膳食治疗进行展开，重点掌握脂肪的生理功能，肥胖病的流行病学、危害因素、并发症、膳食治疗及运动在肥胖中的治疗作用，并能针对不同的肥胖病人进行膳食指导。

🔘 知识考核 --

一、判断题

（　）1. 食物中的脂类 5% 是甘油三酯，95% 是其他脂类。

（　）2. 过重者减体重和避免肥胖是防治高血压的关键策略。

（　）3. 人体每千克体重含胆固醇 2g。

（　）4. 脂肪又称甘油三酯，是由一分子甘油和二分子脂肪酸结合而成。

（　）5. 脂肪酸命名规则中 △ 编号系统从羧基碳原子算起；n 或 ω 编号系统则从离羧基最远的碳原子算起。

（　　　）6. 高血脂是最常见的心血管病，是全球范围内的重大公共卫生问题。

（　　　）7. 冠心病的一级预防是确诊冠心病后，应尽量保持心态平和，避免情绪激动。

（　　　）8. 通常 4～12 碳的脂肪酸都是饱和脂肪酸，碳链更长时可出现 1 个甚至多个双键，称为不饱和脂肪酸。

二、填空题

1. 脂类包括（　　　　）和（　　　　）。

2. 碳原子数（　　　　）为短链脂肪酸；（　　　　）为中链脂肪酸；（　　　　）以上为长链脂肪酸。

3. （　　　　　　）是合成前列腺素的主要成分。

4. 红细胞膜的脂类约（　　　　）为磷脂，线粒体膜的脂类约（　　　　）为磷脂。

5. 肥胖病是能量摄入超过能量消耗而导致体内脂肪积聚过多达到危害程度的一种（　　　　　　）疾病。

6. 肥胖治疗的膳食疗法可分为三种类型，分别为（　　　　）、（　　　　）和（　　　　）。

7. 高血压是指体循环动脉收缩期和（或）舒张期血压持续增高，当收缩压≥（　　　　　）mmHg 和（或）舒张压≥（　　　　　）mmHg，即可诊断为高血压。

8. 冠心病的临床类型包括（　　　）、（　　　）、（　　　）、（　　　）、（　　　）等 5 型。

9. 人体除了从食物得到脂肪酸外，还能自身合成多种脂肪酸，包括（　　　　　）、（　　　　　）和（　　　　　）。

深度链接

肥胖并发症

1. 肥胖性心肺功能不全综合征

肥胖还可损伤肺功能和致心脏结构的改变。由于腹部与胸部脂肪过度堆积，腹腔内压力增加，横膈抬高，膈肌活动幅度降低，腹式呼吸受阻，胸式呼吸也受到一定限制，造成呼吸效率降低，成为低换气状态。使肺内气体交换减少，血氧浓度降低，二氧化碳浓度增加。呼吸中枢长期处于高二氧化碳分压状态下，对二氧化碳反应性降低。这些因素均造成肺泡通气不良，换气受阻，二氧化碳潴留，血氧饱和度下降，出现呼吸性酸中毒、发绀、红细胞增多、意识不清、嗜睡及昏睡等。重度肥胖病人呼吸功能不全，使呼吸耗氧增加，加重了缺氧。同时由于胸腔阻力增加，静脉回流受阻，静脉压升高，而出现右心功能不全综合征，如颈静脉怒张、肺动脉高压、肝肿大、浮肿等。加之肥胖者血液循环量增加、心输出量与心搏量增加，也会加重左心负荷，造成高搏出量心力衰竭，而导致肥胖性心肺功能不全综合征（匹克威克综合征）。

2. 睡眠呼吸暂停综合征

该综合征与肥胖病的气喘有关，发病隐匿，有时可能危及生命。该综合征的特点为睡眠中阵发性呼吸暂停，往往由其他人首先发现。下列症状提示可能患该综合征：打鼾、睡眠质量差或出现低氧血症，醒后不能恢复精神。严重时，由于较易发生低氧性心律失常，常可导致患者死亡。也会发生低氧性痉挛。

3. 心血管疾病

肥胖者易患高血压、胆固醇升高和糖耐量降低等，而这些都是心血管病的危险因素。长期的前瞻性研究结果提示，肥胖是心血管疾病发病和死亡的一个重要的独立危险因素，BMI 与心血管疾病发生呈正相关。

4. 糖尿病

许多调查已观察到肥胖与 2 型糖尿病的危险呈正相关。对 30～55 岁的妇女观察研究了

14 年，结果发现，肥胖妇女发生糖尿病的危险是正常妇女的 40 多倍。发生糖尿病的危险随 BMI 增加而增加，随体重减轻而下降。

5. 胆囊疾病

肥胖病是胆石症的一个危险因素，肥胖者发生胆石症的危险是非肥胖者的 3～4 倍，而腹部脂肪过多者发生胆石症的危险则更大。发生胆石症的相对危险随 BMI 增加而增加。肥胖者胆汁内胆固醇过饱和、胆囊收缩功能下降是胆石症形成的因素。此外，由于胆石症常合并胆囊炎，所以急慢性胆囊炎也在肥胖者中多见。急性胰腺炎是可能的并发症。

模块三 碳水化合物与糖尿病的膳食治疗

【能力目标】
◆ 能针对不同的糖尿病患者编制食谱，并能对糖尿病患者提出膳食建议。
◆ 能对比碳水化合物不同代谢类型的特点。
◆ 能判定不同体力劳动强度的能量需要量。
◆ 能对特殊情况下糖尿病人的膳食进行指导设计。

【知识目标】
◆ 掌握碳水化合物的主要生理功能。
◆ 掌握糖尿病的诊断标准及 2 型糖尿病的发病机制。
◆ 掌握糖尿病的主要临床表现。
◆ 掌握糖尿病患者允许食用和不宜食用的食物类型。

● 知识准备 --

一、碳水化合物介绍及膳食参考摄入量

（一）碳水化合物介绍

碳水化合物亦称糖类化合物，是自然界存在最多、分布最广的一类重要的有机化合物。主要由碳、氢、氧所组成。葡萄糖、蔗糖、淀粉和纤维素等都属于糖类化合物。

碳水化合物是由碳、氢和氧三种元素组成，由于它所含的氢氧的比例为二比一，和水一样，故称为碳水化合物。它是为人体提供热能的三种主要的营养素中最廉价的营养素。食物中的碳水化合物分成两类：人可以吸收利用的有效碳水化合物如单糖、双糖、多糖和人不能消化的无效碳水化合物如纤维素，是人体必需的物质。

人体在生命活动过程中，一切生命活动都需要能量，如物质代谢的合成反应、肌肉收缩、腺体分泌等等。而这些能量主要来源于食物。人体对碳水化合物的需要量，常以可提供能量的百分比来表示。由于体内其他营养素可转变为碳水化合物，因此其需要量尚难确定。

碳水化合物是机体的重要能量来源。我国人民所摄取食物中的营养素，以碳水化合物的比重最大。

脑组织消耗的能量相对较多，在通常情况下，脑组织消耗的能量均来自碳水化合物的有氧氧化，因而脑组织对缺氧非常敏感。另外，脑组织细胞储存的糖原又极少，代谢消耗的碳水化合物主要来自血糖，所以脑功能对血糖水平有很大的依赖性，血糖水平过低可引起抽搐甚至昏迷。

（二）碳水化合物的膳食参考摄入量

人体对碳水化合物的需求量，常以其占总供能量的百分比来表示。中国营养学会根据目前我国膳食碳水化合物的实际摄入量和 FAO/WHO 对碳水化合物摄入量的建议，明确中国居民膳食营养素参考摄入量中的碳水化合物适宜摄入量（AI）为占总能量 55%～65%。对碳水化合物的来源也作出要求，即应包括复合碳水化合物淀粉、不消化的抗性淀粉、非淀粉多糖和低聚糖等碳水化合物；限制纯能量食物如糖的摄入量，提倡摄入营养素/能量密度高的食物，以保障人体能量和营养素的需要及改善胃肠道环境和预防龋齿的需要。

膳食中淀粉的来源主要是粮谷类和薯类食物。粮谷类一般含碳水化合物 $60\%\sim80\%$，薯类中含量为 $15\%\sim29\%$，豆类中为 $40\%\sim60\%$。单糖和双糖的来源主要是蔗糖、糖果、甜食、糕点、甜味水果、含糖饮料和蜂蜜等。表 2-3-1 为常见食物碳水化合物含量。

表 2-3-1　常见食物碳水化合物含量　　　　　单位：g/100g

食物名称	含量	食物名称	含量	食物名称	含量	食物名称	含量
粉条	83.6	木耳	35.7	葡萄	9.9	番茄	3.5
粳米(标二)	77.7	鲜枣	28.6	酸奶	9.3	牛乳	3.4
籼米(标一)	77.3	甘薯	23.1	西瓜	7.9	芹菜	3.3
挂面(标准粉)	74.4	香蕉	20.8	杏	7.8	带鱼	3.1
小米	73.5	黄豆	18.6	梨	7.3	白菜	3.1
小麦粉(标粉)	71.5	柿	17.1	花生仁	5.5	鲜贝	2.5
莜麦面	67.8	马铃薯	16.5	南瓜	4.5	猪肉	2.4
玉米	66.7	苹果	12.3	萝卜	4.0	黄瓜	2.4
方便面	60.9	辣椒	11.0	鲫鱼	3.8	冬瓜	1.9
小豆	55.7	桃	10.9	豆腐	3.8	鸡蛋	1.5
绿豆	55.6	橙	10.5	茄子	3.6	鸡肉	1.3

二、碳水化合物的分类

碳水化合物可分为糖、寡糖和多糖三类，如表 2-3-2 所示。

表 2-3-2　碳水化合物分类

分类(糖分子 DP)	亚组	组成
糖(1～2)	单糖	葡萄糖、半乳糖、果糖
	双糖	蔗糖、乳糖、麦芽糖、海藻糖
	糖醇	山梨醇、甘露糖醇
寡糖(3～9)	异麦芽低聚寡糖	麦芽糊精
	其他寡糖	棉子糖、水苏糖、低聚果糖
多糖(≥10)	淀粉	直链淀粉、支链淀粉、变性淀粉
	非淀粉多糖	纤维素、半纤维素、果胶、亲水胶质物

注：引自 FAO/WHO，1998。

（一）糖

包括单糖、双糖和糖醇。

1. 单糖

单糖是最简单的糖，通常条件下不能再被直接水解为分子更小的糖。具有醛基或酮基。有醛基者称为醛糖，有酮基者称为酮糖。常见单糖有以下几种。

① D-葡萄糖即通常所说的葡萄糖，又名右旋糖。D-葡萄糖不仅是最常见的糖，也是世界上最丰富的有机物。在血液、脑脊液、淋巴液、水果、蜂蜜以及多种植物液中都以游离形式存在，是构成多种寡糖和多糖的基本单位。

② D-半乳糖，又名脑糖。此糖几乎全部以结合形式存在。它是乳糖、蜜二糖、水苏糖、棉子糖等的组成成分之一。某些植物多糖例如琼脂、阿拉伯树胶、牧豆树树胶、落叶松树胶以及其他多种植物的树胶及黏浆液水解后都可得到 D-半乳糖。

③ D-果糖又称左旋糖，它是一种己酮糖。D-果糖通常与蔗糖共存于水果汁及蜂蜜中，苹果及番茄中含量亦较多。D-果糖是天然碳水化合物中甜味最高的糖。如以蔗糖甜度为100，D-果糖的相对甜度可达110。

2. 双糖

双糖是由两个相同或不相同的单糖分子上的羟基脱水生成的糖苷。自然界最常见的双糖是蔗糖及乳糖。此外还有麦芽糖、海藻糖、异麦芽糖、纤维二糖、壳二糖等。

① 蔗糖俗称白糖、砂糖或红糖。它是由一分子 D-葡萄糖的半缩醛羟基与一分子 D-果糖的半缩醛羟基彼此缩合脱水而成。蔗糖几乎普遍存在于植物界的叶、花、根、茎、种子及果实中。在甘蔗、甜菜及槭树汁中含量尤为丰富。

② 乳糖由一分子 D-葡萄糖与一分子 D-半乳糖以 β-1,4-糖苷键相连而成。乳糖只存在于各种哺乳动物的乳汁中，其含量约为 5%。人体消化液中乳糖酶可将乳糖水解为其相应的单糖。

③ 麦芽糖由二分子葡萄糖借 α-1,4-糖苷键相连而成，大量存在于发芽的谷粒，特别是麦芽中。麦芽糖是淀粉和糖原的结构成分。

3. 糖醇

糖醇是单糖的重要衍生物，常见有山梨醇、甘露醇、木糖醇、麦芽糖醇等。

① 山梨醇和甘露醇二者互为同分异构体。山梨醇存在于许多植物的果实中，甘露醇在海藻、蘑菇中含量丰富。山梨醇可氢化葡萄糖制得，由于它含有多个醇羟基，亲水性强，所以临床上常用 20% 或 25% 的山梨醇溶液作脱水剂，使周围组织及脑实质脱水，从而降低颅内压，消除水肿。

② 木糖醇是存在于多种水果、蔬菜中的五碳醇，其甜度与蔗糖相等。其代谢不受胰岛素调节，故木糖醇常作为甜味剂用于糖尿病人的专用食品及许多药品中。

③ 麦芽糖醇由麦芽糖氢化制得，可作为功能性甜味剂用于心血管病、糖尿病等患者的保健食品中。不能被微生物利用，有防龋齿作用。

（二）寡糖

寡糖又称低聚糖。FAO 根据专家建议，定义糖单位≥3 和＜10 聚合度为寡糖和糖的分界点。目前已知的几种重要寡糖有棉子糖、水苏糖、异麦芽低聚糖、低聚果糖、低聚甘露糖、大豆低聚糖等。其甜度通常只有蔗糖的 30%～60%。

1. 低聚果糖

低聚果糖又称寡果糖或蔗果三糖族低聚糖，是由蔗糖分子的果糖残基上结合 1～3 个果糖而组成。低聚果糖主要存在于日常食用的水果、蔬菜中，如洋葱、大蒜、香蕉等。低聚果糖的甜度约为蔗糖的 30%～60%，难以被人体消化吸收，被认为是一种水溶性膳食纤维，但易被大肠双歧杆菌利用，是双歧杆菌的增殖因子。

2. 大豆低聚糖

大豆低聚糖是存在于大豆中的可溶性糖的总称，主要成分是水苏糖、棉子糖和蔗糖。大豆低聚糖也是肠道双歧杆菌的增殖因子，可作为功能性食品的基料，能部分代替蔗糖应用于清凉饮料、酸奶、乳酸菌饮料、冰淇淋、面包、糕点、糖果和巧克力等食品中。

（三）多糖

多糖是由≥10 个单糖分子脱水缩合并借糖苷键彼此连接而成的高分子聚合物。多糖在性质上与单糖和低聚糖不同，一般不溶于水，无甜味，不形成结晶，无还原性。在酶或酸的作用下，水解成单糖残基不等的片段，最后成为单糖。根据营养学上新的分类方法，多糖可分为淀粉和非淀粉多糖。

1. 淀粉

淀粉是人类的主要食物，存在于谷类、根茎类等植物中。淀粉由葡萄糖聚合而成，因聚合方式不同分为直链淀粉和支链淀粉。为了增加淀粉的用途，淀粉经改性处理后获得了各种各样的变性淀粉。

①　直链淀粉又称糖淀粉，由几十个至几百个葡萄糖分子残基以 α-1,4-糖苷键相连而成的一条直链，并卷曲成螺旋状二级结构，相对分子质量为 1 万～10 万。直链淀粉在热水中可以溶解，与碘产生蓝色反应，一般不显还原性。天然食品中，直链淀粉含量较少，一般仅占淀粉成分的 19%～35%。

②　支链淀粉又称胶淀粉，分子相对较大，一般由几千个葡萄糖残基组成，其中每 25～30 个葡萄糖残基以 α-1,4-糖苷键相连而形成许多个短链，每两个短链之间又以 α-1,6-糖苷键连接，如此则使整个支链淀粉分子形成许多分支再分支的树冠样的复杂结构。支链淀粉难溶于水，其分子中有许多个非还原性末端，但只有一个还原性末端，故不显现还原性。支链淀粉遇碘产生棕色反应。在食物淀粉中，支链淀粉含量较高，一般占 65%～81%。

③　糖原是多聚 D-葡萄糖，几乎全部存在于动物组织，故又称动物淀粉。糖原结构与支链淀粉相似，分子中各葡萄糖残基间通过 α-1,4-糖苷键相连，链与链之间以 α-1,6-糖苷键连接。糖原的分支多，支链比较短。每个支链平均长度相当于 12～18 个葡萄糖分子。糖原的分子很大，一般由几千个至几万个葡萄糖残基组成。

2. 非淀粉多糖

80%～90%的非淀粉多糖由植物细胞壁成分组成，包括纤维素、半纤维素、果胶等，即以前概念中的膳食纤维。其他是非细胞壁物质如植物胶质、海藻胶类等。

①　纤维素一般由一千个至一万个葡萄糖残基借 β-1,4-糖苷键相连，形成一条线状长链。相对分子质量约为 20 万～200 万。纤维素在植物界无处不在，是各种植物细胞壁的主要成分。人体缺乏能水解纤维素的酶，故纤维素不能被人体消化吸收，但它可刺激和促进胃肠道的蠕动，有利用于其他食物的消化吸收及粪便的排泄。

②　绝大多数的半纤维素都是由 2～4 种不同的单糖或衍生单糖构成的杂多糖。半纤维素也是组成植物细胞壁的主要成分，一般与纤维素共存。半纤维素既不是纤维素的前体或衍生物，也不是其生物合成的中间产物。

③　果胶类亦称果胶物质。一般指 D-半乳糖醛酸为主要成分的复合多糖之总称。果胶类普遍存在于陆地植物的原始细胞壁和细胞间质层，在一些植物的软组织中含量特别丰富，例如在柑橘类水果的皮中约含 30%，甜菜中约含 25%，苹果中约含 15%。

果胶物质均溶于水，与糖、酸在适当的条件下能形成凝冻，一般用作果酱、果冻及果胶糖果等的凝冻剂，也可用作果汁、饮料、冰淇淋等食品的稳定剂。

④　其他多糖：动物和植物中含有多种类型的多糖，有些多糖具有调节生理功能的活性，如香菇多糖、茶多糖、银耳多糖、壳聚糖等。

🔵 核心内容 --

一、碳水化合物的生理功能

碳水化合物是生命细胞结构的主要成分及主要供能物质，并且有调节细胞活动的重要功能。

1. 供给和储存能量

膳食碳水化合物是人类获取能量的最经济和最主要的来源。每克葡萄糖在体内氧化可以产生 16.7kJ（4kcal）的能量。维持人体健康所需要的能量中，55%～65%由碳水化合物提供。糖原是肌肉和肝脏碳水化合物的储存形式，肝脏约储存机体内 1/3 的糖原。一旦机体需要，肝脏中的糖原即将分解为葡萄糖以提供能量。碳水化合物在体内释放能量较快，供能也快，是神经系统和心肌的主要能源，也是肌肉活动时的主要燃料，对维持神经系统和心脏的正常供能，增强耐力，提高工作效率都有重要意义。

2. 构成组织及重要生命物质

碳水化合物是构成机体组织的重要物质，并参与细胞的组成和多种活动。每个细胞都有碳水化合物，其含量约为 $2\% \sim 10\%$，主要以糖脂、糖蛋白和蛋白多糖的形式存在。核糖核酸和脱氧核糖核酸两种重要生命物质均含有 D-核糖，即 5 碳醛糖；一些具有重要生理功能的物质，如抗体、酶和激素的组成成分，也需碳水化合物参与。

3. 节约蛋白质的作用

机体需要的能量，主要由碳水化合物提供，当膳食中碳水化合物供应不足时，机体为了满足自身对葡萄糖的需要，则通过糖原异生作用动用蛋白质以产生葡萄糖，供给能量；而当摄入足够量的碳水化合物时则能预防体内或膳食蛋白质消耗，不需要动用蛋白质来供能，即碳水化合物具有节约蛋白质作用。

4. 抗生酮作用

脂肪酸被分解所产生的乙酰基需要与草酰乙酸结合进入三羧酸循环，而最终被彻底氧化和分解产生能量。当膳食中碳水化合物供应不足时，草酰乙酸供应相应减少；而体内脂肪或食物脂肪被动员并加速分解为脂肪酸来供应能量。这一代谢过程中，由于草酰乙酸不足，脂肪酸不能彻底氧化而产生过多的酮体，酮体不能及时被氧化而在体内蓄积，以致产生酮血症和酮尿症。膳食中充足的碳水化合物可以防止上述现象的发生，因此称为碳水化合物的抗生酮作用。

5. 解毒作用

经糖醛酸途径生成的葡萄糖醛酸，是体内一种重要的结合解毒剂，在肝脏中能与许多有害物质如细菌毒素、酒精、砷等结合，以消除或减轻这些物质的毒性或生物活性，从而起到解毒作用。

6. 增强肠道功能

非淀粉多糖类如纤维素和果胶、抗性淀粉、功能性低聚糖等抗消化的碳水化合物，虽不能在小肠消化吸收，但刺激肠道蠕动，增加了结肠内的发酵，发酵产生的短链脂肪酸和肠道菌群增殖，有助于正常消化和增加排便量。

二、糖尿病的定义、分型及诊断标准

1. 定义

糖尿病是一组由于胰岛素分泌和作用缺陷所导致的碳水化合物、脂肪、蛋白质等代谢紊乱，而以长期高血糖为主要表现的综合征。

2. 分型

1985 年 WHO 将糖尿病分为 1 型和 2 型。1997 年美国糖尿病协会（ADA）公布了新的诊断标准和分型的建议，1999 年 WHO 也对此作了认可，目前已被普遍采用。

（1）1 型糖尿病　原来称作胰岛素依赖型糖尿病，胰腺分泌胰岛素的 T 细胞自身免疫性损伤引起胰岛素绝对分泌不足。在我国糖尿病患者中约占 5%。起病较急，多饮、多尿、多食、消瘦等"三多一少"症状明显，有遗传倾向，儿童发病较多，其他年龄也可发病。

（2）2 型糖尿病　多发于中老年，约占我国糖尿病患者的 $90\% \sim 95\%$，起病缓慢、隐匿，体态常肥胖，尤以腹型肥胖或超重多见，可询及其生活方式的不合理，如饮食为高脂、高碳水化合物、高能量及少活动等。遗传因素在本型中较 1 型更为明显重要。2 型糖尿病基本病理变化是胰岛β细胞功能缺陷和胰岛素抵抗。

（3）妊娠糖尿病　一般在妊娠后期发生，占妊娠妇女的 2%～3%。发病与妊娠期进食过多，以及胎盘分泌的激素抵抗胰岛素的作用有关，大部分病人分娩后可恢复正常，但成为今后发生糖尿病的高危人群。

（4）其他类型糖尿病　是指某些内分泌疾病、化学物品、感染及其他少见的遗传、免疫综合症所致的糖尿病，国内非常少见。

3. 糖尿病诊断标准

糖尿病诊断标准见表 2-3-3。

表 2-3-3　糖尿病、糖耐量减退和空腹血糖调节受损的诊断标准

项　目	静脉血糖/(mmol/L)	
	空腹	（口服葡萄糖 75g）餐后 2h
正常人	<6.1	<7.8
糖尿病	≥7.0	≥11.1(或随机血糖)
糖耐量减退(IGT)	<7.0	7.8～11.1
空腹血糖调节受损(IFG)	6.1～7.0	<7.8

（1）糖尿病高危人群诊断标准

① 年龄≥45 岁；体重指数（BMI）≥24 者；以往有 IGT 或 IFG 者；或糖化血红蛋白 Alc 位于 5.7%～6.5% 之间。

② 有糖尿病家族史者。

③ 有高密度脂蛋白胆固醇（HDL）低（<0.9mmol/L）和/或甘油三酯（>2.8mmol/L）者。

④ 有高血压（成人血压≥140/90mmHg）和/或心脑血管病变者。

⑤ 年龄≥30 岁的妊娠妇女有妊娠糖尿病史者；曾有分娩大婴儿（≥4kg）；有不能解释的滞产者；有多囊卵巢综合征的妇女。

⑥ 常年不参加体力活动。

⑦ 使用如糖皮质激素、利尿剂等。

（2）儿童糖尿病的诊断标准　儿童糖尿病的诊断标准要比成人严格。

儿童的正常血糖水平：空腹血糖<7.2mmol/L（130mg/100mL），口服葡萄糖后 2h<7.8mmol/L（140mg/100mL）。有典型糖尿病症状，并且在一天中的任何时候，查血糖都≥11.1mmol/L（200mg/100mL），或者不仅一次空腹血糖≥7.8mmol/L（140mg/100mL），服糖后 2h 及空腹至 2h 血糖均为≥11.1mmol/L（200mg/100mL）者，才可作出诊断。

儿童糖耐量减低（IGT）诊断标准：空腹血糖≤7.8mmol/L（140mg/100mL），服糖后 2h 血糖>7.8mmol/L（140mg/100mL），甚至服糖后 2h 及空腹至 2h 间的血糖>11.1mmol/L（200mg/100mL）时，均属糖耐量减低。

三、2 型糖尿病的发病机制与有关因素

1. 胰腺与胰岛素的功能

胰腺中的胰岛具有外分泌功能和内分泌功能，胰岛中的β细胞分泌胰岛素，α细胞分泌胰高血糖素，其他细胞承担分泌与消化有关的几种激素。胰岛素是机体内唯一降低血糖的激素，也是唯一同时促进糖原、脂肪、蛋白质合成的激素。作用机理属于受体酪氨酸激酶机制。同时胰岛素也是体内合成代谢的关键激素，在机体新陈代谢中有极其重要的作用。

（1）调节糖代谢　胰岛素能促进全身组织对葡萄糖的摄取和利用，并抑制糖原的分解和

糖原异生，因此，胰岛素有降低血糖的作用。胰岛素分泌过多时，血糖下降迅速，脑组织受影响最大，可出现惊厥、昏迷，甚至引起胰岛素休克。相反，胰岛素分泌不足或胰岛素受体缺乏常导致血糖升高；若超过肾阈，则糖从尿中排出，引起糖尿；同时由于血液成分改变（含有过量的葡萄糖），亦导致高血压、冠心病和视网膜血管病等病变。胰岛素降血糖是多方面作用的结果：

① 促进肌肉、脂肪组织等处的靶细胞细胞膜载体将血液中的葡萄糖转运入细胞。

② 通过共价修饰增强磷酸二酯酶活性、降低 cAMP 水平、升高 cGMP 浓度，从而使糖原合成酶活性增加、磷酸化酶活性降低，加速糖原合成、抑制糖原分解。

③ 通过激活丙酮酸脱氢酶磷酸酶而使丙酮酸脱氢酶激活，加速丙酮酸氧化为乙酰辅酶A，加快糖的有氧氧化。

④ 通过抑制 PEP 羧激酶的合成以及减少糖异生的原料，抑制糖异生。

⑤ 抑制脂肪组织内的激素敏感性脂肪酶，减缓脂肪动员，使组织利用葡萄糖增加。

（2）调节脂肪代谢 胰岛素能促进脂肪的合成与储存，使血中游离脂肪酸减少，同时抑制脂肪的分解氧化。胰岛素缺乏可造成脂肪代谢紊乱，脂肪储存减少，分解加强，血脂升高，久之可引起动脉硬化，进而导致心脑血管的严重疾患；与此同时，由于脂肪分解加强，生成大量酮体，出现酮症酸中毒。

（3）调节蛋白质代谢 胰岛素一方面促进细胞对氨基酸的摄取和蛋白质的合成，一方面抑制蛋白质的分解，因而有利于生长。腺垂体生长激素的促蛋白质合成作用，必须有胰岛素的存在才能表现出来。因此，对于生长来说，胰岛素也是不可缺少的激素之一。

2. 发病机制

2 型糖尿病主要是由于胰岛素分泌不足（即胰岛功能障碍）和胰岛素抵抗（即胰岛素效应减低）所致。胰岛素抵抗是指肌肉、脂肪组织摄取及利用糖有障碍；肝摄取糖减弱，餐后对肝糖输出不能有效地抑制。当胰腺功能尚可时，胰岛需分泌大量的胰岛素以克服胰岛素抵抗，因而在糖尿病发病前几年可有高胰岛素血症，以维持血糖于正常范围，但胰岛素过多对机体其他组织造成不利影响。这种胰岛素抵抗贯穿糖尿病患者的终身。

大量研究已显示，人体在高血糖和高游离脂肪酸（FFA）的刺激下，自由基大量生成，进而启动氧化应激。氧化应激信号通路的激活会导致胰岛素抵抗（IR）、胰岛素分泌受损和糖尿病血管病变。由此可见，氧化应激不仅参与了 2 型糖尿病的发病过程，也构成糖尿病晚期并发症的发病机制。氧化应激与糖尿病相互促进，形成一个难以打破的怪圈。

胰岛素抵抗可以先于糖尿病发生，在其作用下，疾病早期胰岛素代偿性分泌增加以保持正常糖耐量。当胰岛素抵抗增强、胰岛素代偿性分泌减少或二者共同出现时，疾病逐渐向糖耐量减退和糖尿病进展，血糖开始升高。高血糖和高 FFA 共同导致 ROS 大量生成和氧化应激，也激活应激敏感信号途径，从而又加重胰岛素抵抗，临床上表现为糖尿病持续进展与恶化。体外研究显示，ROS 和氧化应激可引起多种丝氨酸激酶激活的级联反应。最近的抗氧化剂改善血糖控制试验也证实，ROS 和氧化应激会引起胰岛素抵抗。

β 细胞也是氧化应激的重要靶点，β 细胞内抗氧化酶水平较低，故对 ROS 较为敏感。ROS 可直接损伤胰岛 β 细胞，促进 β 细胞凋亡，还可通过影响胰岛素信号转导通路间接抑制 β 细胞功能。β 细胞受损，胰岛素分泌水平降低、分泌高峰延迟，血糖波动加剧，因而难以控制餐后血糖的迅速上升，对细胞造成更为显著的损害。

引起胰岛素抵抗的原因除遗传因素外，环境因素亦非常重要，如激素紊乱、药物影响等。

3. 与 2 型糖尿病有关的因素

① 遗传因素：和 1 型糖尿病类似，2 型糖尿病也有家族发病的特点。因此很可能与基因遗传有关。这种遗传特性 2 型糖尿病比 1 型糖尿病更为明显。例如：双胞胎中的一个患了 1 型糖尿病，另一个有 40％的机会患上此病；但如果是 2 型糖尿病，则另一个就有 70％的机会患上 2 型糖尿病。

② 肥胖：2 型糖尿病的一个重要因素可能就是肥胖症。遗传原因可引起肥胖，同样也可引起 2 型糖尿病。身体向心性肥胖病人的多余脂肪集中在腹部，他们比那些脂肪集中在臀部与大腿上的人更容易发生 2 型糖尿病。

③ 年龄：年龄也是 2 型糖尿病的发病因素。有一半的 2 型糖尿患者多在 55 岁以后发病。高龄患者容易出现糖尿病也与年纪大的人容易超重有关。

④ 现代的生活方式：吃高热量的食物和运动量的减少也能引起糖尿病，有人认为这也是由于肥胖而引起的。肥胖症和 2 型糖尿病一样，在那些饮食和活动习惯均已"西化"的美籍亚裔和拉丁美裔人中更为普遍。

四、临床表现与并发症

1. 临床表现

（1）糖尿病人的早期症状

① 眼睛疲劳、视力下降：眼睛容易疲劳，视力急剧下降。当感到眼睛很容易疲劳，看不清东西，站起来时眼前发黑，眼皮下垂，视界变窄，看东西模糊不清，眼睛突然从远视变为近视或以前没有的老花眼现象等，要立即进行眼科检查。

② 饥饿和多食：因体内的糖分作为尿糖排泄出去，吸收不到足够的热量维持身体的基本需求，会常常感到异常的饥饿，食量大增，但依旧饥饿如故。

③ 手脚麻痹、发抖：糖尿病人会有顽固性手脚麻痹、手脚发抖、手指活动不灵及阵痛感、剧烈的神经炎性脚痛，下肢麻痹、腰痛，不想走路，夜间小腿抽筋、眼运动神经麻痹，重视和两眼不一样清楚，还有自律神经障碍等症状，一经发现就要去医院检查，不得拖延。

（2）糖尿病人的典型症状　糖尿病的典型症状为多饮、多尿、多食、体重下降及疲乏。总尿量可达 2～3L 以上，甚至多达 10L，主要因为血糖增高超过肾糖阈，故糖从尿中排除，从而带出水分，造成体内脱水，刺激口渴中枢引起多饮。由于胰岛素绝对或相对不足，能量不能很好地被利用，体内细胞处于饥饿状态而致多食，患者饥饿难忍后者又加重高血糖，加剧多尿、多饮，体重下降可达 10kg 以上，劳动力锐减，精神不振，1 型糖尿病常有此典型症状。

但是半数以上 2 型糖尿病患者症状不明显，尤见于中年超重或肥胖者，多为轻型患者，多以某种并发症或伴随症状就诊，或在健康体检中被检出，所以对这些轻型病例若不随时警惕有本症的可能性，极易漏诊。

2. 并发症或伴随状况

（1）感染皮肤　感染以疖痈多见，严重时可酿成全身性败血症，糖尿病患者易并发结核，以肺结核最多见。

（2）糖尿病急性并发症

① 糖尿病性酮症酸中毒　由于糖尿病患者体内没有足够的胰岛素来利用葡萄糖，血糖会大幅度上升，使尿糖排出增加。此时机体动用脂肪组织来产生能量，脂肪分解中产生的酮体不能很好地被利用，会在血中积聚，造成酮症酸中毒，水分、电解质排出也会增加。患者表现为高血糖、脱水，呼吸深而快，呼出气体带有烂苹果味，血压降低，严重者会昏迷，危

及生命，1 型糖尿病患者容易发生。

② 糖尿病非酮症性高渗性昏迷　多发生于年老的 2 型糖尿病患者，机体内尚有胰岛素分泌，可抑制脂肪的分解但利用葡萄糖不够。有些患者甚至未知自己患糖尿病或病情较轻。发病多有诱因，常见的为感染、暴饮（尤以高糖饮料及酒）暴食、应激（外伤、手术、心脑血管意外），多种药物如肾上腺皮质激素，使血糖升高的利尿剂或输注葡萄糖过多，同时伴有的内分泌疾病如甲亢、皮质醇增多症及嗜铬细胞瘤等。其他能引起失水、脱水的因素（由于年老、脑动脉硬化、口渴中枢不敏感、失水多、补少量水即无渴感）或肾功能不全等均可引起高渗状态。本并发症早期症状不明显，以后"三多"症状渐加重，并表现为表情淡漠迟钝；后期症状明显，表现为严重脱水、癫痫样发作，神志不清，嗜睡直至昏迷。糖尿病非酮症性高渗性昏迷病死率高，应高度重视。

③ 糖尿病乳酸性酸中毒　因血乳酸升高（＞5mmol/L）血 pH 值下降所致，少见，但病死率高。

④ 低血糖　糖尿病患者在治疗期间可发生低血糖，原因为降糖药物（胰岛素或口服降糖药剂量过大），用药时间及量与进餐时间不配合，活动量过大及空腹饮酒等。典型症状为：出冷汗、乏力、饥饿感、头晕、心悸、心跳快、手颤抖、手足和嘴唇麻木或刺痛、视力模糊、面色苍白、四肢冷、血压下降、昏睡、神志不清甚至昏迷。治疗为迅速口服或注射葡萄糖、胰高血糖素、口服含糖食品（用 α-糖苷酶抑制剂者必须用葡萄糖）。若未发现，后果严重。

（3）心血管病变

① 心脏病变　包括冠心病（心肌梗死、心绞痛）和糖尿病心肌病，后者亦可由微血管病变引起。

② 脑血管意外　包括脑梗死（缺血性）及脑出血，可出现偏瘫。糖尿病患者脑出血发生率与非糖尿病患者相近，而脑梗死发生率为非糖尿病患者的 4 倍。

③ 下肢血管病变　糖尿病的大血管病变也表现为周围血管病变，好发于下肢，当同时合并有神经病变时，易引起感染，导致下肢坏疽或发生溃疡（糖尿病足），是非创伤性截肢的主要原因。

（4）微血管病变

① 糖尿病肾病。

② 糖尿病眼病　包括：a. 糖尿病视网膜病变，主要改变为微动脉瘤、出血点、渗出，进而形成眼底新生血管，玻璃体出血，最后导致纤维增殖，收缩后会引起视网膜剥离。b. 白内障，由于晶体浑浊所致，一方面糖尿病患者老年性白内障发病率高，发病提前；另一方面各年龄阶段患者也可能发生真性糖尿病性白内障，后者发展迅速。糖尿病视网膜病变与白内障是非创伤性致盲的最主要原因之一。

（5）神经病变　神经病变可累及周围神经和中枢神经，会影响运动、感觉及自主神经，表现出相应的症状。

（6）糖尿病伴随症状　糖尿病伴随情况包括高血压、血脂异常、皮肤病变、骨关节病及性功能障碍等，这些情况与糖尿病的代谢紊乱、血管病变及神经病变紧密相关。

五、营养预防

1. 1 型糖尿病

（1）避免摄入对胰岛 β 细胞有毒性的药物和化学物质，这些物质中有的会抑制胰岛素的合成与分泌，有的会更进一步导致 β 细胞的破坏。这些物质包括噻嗪类利尿剂、四氧嘧啶或戊双咪及链脲霉素等。

（2）提倡母乳喂养，给婴儿以母乳喂养，尽量避免早期添加牛奶，似可作为初级预防的一项措施。

2. 2 型糖尿病

（1）对葡萄糖耐量减低（IGT）进行干预　IGT 是指空腹血糖正常而餐后血糖水平介于正常人与糖尿病患者之间的一种特殊的代谢状态，其诊断标准为在口服 75g 葡萄糖的糖耐量试验中，2h 血浆糖在 7.8～11.0mmol/L 之间，目前一般认为 IGT 是糖尿病的前期表现，它是发展成糖尿病的一个过渡阶段，故对 IGT 进行干预治疗是预防 2 型糖尿病的关键所在。对 IGT 的干预包括生活方式的强化干预和药物的干预。前者包括饮食干预，制定合理健康的平衡饮食及持之以恒的合适运动量的锻炼，后者则用 α-糖苷酶抑制剂、二甲双胍、噻唑烷二酮及减肥药（如奥利司他）等治疗。

（2）防治肥胖是饮食干预 IGT 的主要目标，对超重或肥胖的 IGT 者应该推荐限制能量的饮食，要按体力活动、年龄、体重计算每日需要的能量减低 2092～3350kJ/d（500～800kcal/d），使之适当减肥。实际上不论初始体重如何，只要用低能量饮食就可增加胰岛素的敏感性，同时降低血糖和血压，纠正轻度的血脂异常。

六、糖尿病治疗方法

1. 原则总则

长期坚持规范治疗是最重要的，包括：控制饮食，坚持适量运动锻炼，合理用药。当前医学专家则提倡高碳水化合物量，降低脂肪比例，控制蛋白质摄入的饮食结构，对改善血糖耐量有较好的效果。

2. 免疫治疗

在目前医学领域中治疗方法有很多种，最新的治疗糖尿病方法增加了免疫治疗方法，以提升人体免疫系统来增强胰岛素的分泌功能。

3. 营养治疗

（1）计算总热量　按照性别、年龄、身高查表或者简易公式获得理想体重［理想体重（kg）=身高（cm）-105］，然后根据理想体重和工作性质，参照原来生活习惯等计算总热量。休息状态成年人每日每千克理想体重给予热量 25～30kcal，根据体力劳动程度做适当调整，孕妇、乳母、儿童、营养不良者或伴有消耗性疾病者酌情增加。肥胖者恢复体重应酌情减少，逐渐恢复体重。

（2）营养物质含量　糖类约占总热量的 50%～60%，提倡用粗粮、面和一定量杂粮，忌葡萄糖、蔗糖、蜜糖及其制品。蛋白质含量一般不超过 15%，伴有肾功能不全者，蛋白摄入减量（遵医嘱），脂肪约 30%，控制胆固醇摄入量，不超过 300mg/d。

（3）合理分配　将糖、蛋白质、脂肪的热量换算成食品后制定食谱，根据生活习惯、病情和药物治疗进行安排。早中晚食物量可以按照 1:2:2 或 1:1:1 分配。

（4）随访　以上仅是原则估算，肥胖者在措施适当的前提下，体重不下降应该进一步减少饮食；消瘦的患者如果体重有所增加，其饮食方案也应该调整，避免体重继续增加。

4. 体育锻炼

运动和饮食控制、药物治疗同样重要。适量的体育锻炼可以降低体重，提高胰岛素敏感性（即单位量的胰岛素可以降低更多的血糖）。心、脑系统疾病患者或严重微血管病变者，根据情况安排运动。因此糖尿病人锻炼是不可缺少的方法。早晨大声唱歌吐纳也是很好的手段。

5. 病情监测

每位病人都应有自己的血糖自我监测日记，并养成每天记录的良好习惯，血糖自我监测的日记内容包括：

① 测血糖、尿糖或 HbAlc 的日期、时间。

② 与吃饭的关系，即饭前还是饭后。

③ 血糖或尿糖的结果。

④ 注射胰岛素或服口服降糖药的时间和种类、剂量。

⑤ 任何影响血糖的因素，如进食的食物种类及数量、运动量、生病情况等。

⑥ 低血糖症状出现的时间，与药物、进食或运动的关系，症状的体验等。

每次去医院看病时应带好自己的血糖监测日记，与医生讨论如何调整治疗。

6. 口服药物治疗

常用的有：化学类有促胰岛素分泌剂、双胍类、AGI 等。

其中以下糖尿病患者不能服用化学类药：

① 1 型糖尿病人（胰岛素依赖型）。

② 怀孕妇女。

③ 明显肝、肾功能不良患者。

④ 服用大量降血糖药仍无法良好控制血糖。

⑤ 严重者全身或局部感染症。

⑥ 重大压力情况，如重大手术、严重外伤、长期禁食。

⑦ 对口服药过敏或不能忍受其副作用患者。

请在专业指导下使用，避免副作用，禁忌症等。

7. 胰岛素治疗

① 1 型糖尿病患者，由于自身胰岛 β 细胞功能受损，胰岛素分泌绝对不足，在发病时就需要胰岛素治疗，而且需终生胰岛素替代治疗以维持生命和生活。约占糖尿病总人数 5％。

② 2 型糖尿病患者在生活方式和口服降糖药联合治疗的基础上，如果血糖仍然未达到控制目标，即可开始口服药物和胰岛素的联合治疗。一般经过较大剂量多种口服药物联合治疗后 HbAlc 仍大于 7.0％时，就可以考虑启动胰岛素治疗。

七、饮食治疗

1. 一般原则

饮食治疗是糖尿病治疗五项治疗方法（饮食、运动、药物、自我监测与教育）中最基本的治疗方法。

2. 饮食疗法应用要点

① 饮食治疗是治疗糖尿病的基础疗法，是一切治疗方法的前提，适用于各型糖尿病病人。轻型病例以食疗为主即可收到好的效果，中、重型病人，也必须在饮食疗法的基础上，合理应用体疗和药物疗法。只有饮食控制得好，口服降糖药或胰岛胰才能发挥好疗效。否则，一味依赖所谓新药良药而忽略食疗，临床很难取得好的效果。

② 饮食疗法应根据病情随时调整、灵活掌握。消瘦病人可适当放宽，保证总热量。肥胖病人必须严格控制饮食，以低热量脂肪饮食为主，减轻体重。对于用胰岛素治疗者，应注意酌情在上午 9～10 点，下午 3～4 点或睡前加餐，防止发生低血糖。体力劳动或活动多时也应注意适当增加主食或加餐。

③ 饮食疗法应科学合理，不可太过与不及。即不能主观随意，也不能限制过严，一点

碳水化合物也不敢吃，反而加重病情，甚至出现酮症。应根据自己的病情、体重、身高，严格地进行计算，在控制总热量的前提下科学地、合理地安排好饮食，达到既满足人体最低需要，又能控制总热量的目的。

④ 科学地安排好主食与副食，不可只注意主食而轻视副食。虽然主食是血糖的主要来源，应予以控制，但是副食中的蛋白质、脂肪进入体内照样有一部分也可变成血糖，成为血糖的来源。蛋白质和脂肪在代谢中分别有58%和10%变成葡萄糖。这类副食过多，也可使体重增加，对病情不利，因此，除合理控制主食外，副食也应合理搭配，否则照样不能取得预期效果。

⑤ 选择好适宜糖尿病病人的食物，对糖尿病的控制也是非常重要的。应注意控制不宜吃的食物和易使血脂升高的食物，多吃大豆及其制品。

⑥ 糖尿病人应少吃或不吃水果。因水果中含有较多的碳水化合物，并且主要是葡萄糖、蔗糖、淀粉。食后消化吸收的速度快，可迅速导致血糖升高，对糖尿病病人不利。所以糖尿病一般不宜多吃水果。但是由于水果中含有较多的果胶，果胶有延缓葡萄糖吸收的作用，因此，在病情稳定时可以少吃一些水果。

吃水果时，要以含糖量低为选择原则。同时，还要根据其含糖量，计算其热能。换算成主食，减少或扣除主食的量，以保持总热量不变。不宜每餐都吃水果，一般认为在两餐之间（血糖下降时）少量食用较为合适。参考营养成分表，根据病情酌情选用。

⑦ 糖尿病病人还应限制饮食中胆固醇的含量。因糖尿病病人病情控制不好时，易使血清胆固醇升高，造成糖尿病血管并发症等。所以糖尿病病人饮食中要限制胆固醇的进量，一般主张胆固醇的限量为每日低于300mg。故临床应不用或少用肥肉和动物内脏，如心、肝、肾、脑等，因这类食物都富含较高的胆固醇，而多吃瘦肉和鱼虾等，此属高蛋白低脂肪食物。

3. 每日需要能量的估算

① 标准体重计算每日总能量是以维持标准体重计算。

② 根据不同的体力劳动强度确定每日每千克标准体重所需能量（表2-3-4）。

表2-3-4 不同体力劳动强度的能量需要量

劳动强度分类	举例	所需能量/[kcal/(kg·d)]		
		消瘦	正常	超重
轻	办公室职员、教师、售货员、钟表修理工	35	30	20~25
中	学生、司机、电工、外科医生	40	35	30
重	农民、建筑工、搬运工、伐木工、舞蹈演员	45~50	40	35

4. 三大营养素的分配和选择的食品

（1）碳水化合物

① 每人摄入的碳水化合物转化的能量应占总能量的55%~65%。

② 要考虑每一种含碳水化合物食品的血糖生成指数（GI）。GI是衡量食物摄入后引起血糖反应的一项有生理意义的指标，提示含有50g有价值的碳水化合物的食物与相等量的葡萄糖和面包相比，在一定时间内体内血糖应答水平的百分比值。

食物血糖生成指数（GI）反映一个食物能够引起人体血糖升高多少的能力，因为血糖生成指数是由人体试验而来的，而多数评价食物的方法是化学方法，所以也常说食物血糖生成指数是一种生理学参数。

高 GI 的食物，进入胃肠后消化快、吸收率高，葡萄糖释放快，葡萄糖进入血液后峰值高，也就是血糖升的高。低 GI 食物，在胃肠中停留时间长，吸收率低，葡萄糖释放缓慢，葡萄糖进入血液后的峰值低、下降速度也慢，简单说就是血糖比较低。因此，用食物血糖生成指数，合理安排膳食，对于调节和控制人体血糖大有好处。一般来说，只要一半的食物从高血糖生成指数替换成低血糖生成指数，就能获得显著改善血糖的效果。

当血糖生成指数在 55 以下时，可认为该食物为低 GI 食物；

当血糖生成指数在 55～75 之间时，该食物为中等 GI 食物；

当血糖生成指数在 75 以上时，该食物为高 GI 食物。

（2）蛋白质　糖尿病患者每日蛋白质的需要量为 1.0g/kg，约占总能量的 15%，其中动物性蛋白质应占总蛋白质摄入量的 40%～50%。对处于生长发育的儿童或有特殊需要或消耗者如妊娠、哺乳、消耗性疾病、消瘦患者，蛋白质的比例可适当增加。

（3）脂肪　糖尿病患者的脂肪摄入占总能量的比例为 20%～25% 最适合。

（4）膳食纤维　糖尿病患者每日的膳食纤维摄入量以 30g 左右为宜。

（5）微量营养素　推荐糖尿病患者摄入维生素 C、维生素 E、β-胡萝卜素等抗氧化的维生素，以及锌、铬、硒、钒等微量元素。

5. 糖尿病患者饮食设计的一般方法

① 确定糖尿病患者食谱。首先应根据病人身高、体重、劳动强度等算好每日所需总热量。

每日需要的总热量＝标准体重×每 kg 体重所需热量

标准体重＝［身高(cm)－100］×0.9(男性)

标准体重＝［身高(cm)－100］×0.85(女性)

每 kg 所需热量根据劳动强度分为：

休息状态 83.7～104.1kJ

轻体力劳动 104.1～125.5kJ

中等体力劳动 125.5～146.4kJ

重体力劳动 167.7～187.7kJ

② 将食谱内的每一项换算成热量，以确定是否合理。饮食分配和餐次安排一日至少保证三餐，早、中、晚餐能量按 25%、40%、35% 的比例分配。在体力活动量稳定的情况下，饮食要做到定时、定量。注射胰岛素或易发生低血糖者，要求在三餐之间加餐，加餐量应从正餐的总量中扣除，做到加餐不加量。不用胰岛素治疗的患者也可酌情用少食多餐、分散进食的方法，以降低单次餐后血糖。

③ 食物的多样化与烹饪方法。在烹调方法上多采用蒸、煮、烧、烤、凉拌的方法，避免食用油炸的食物。

④ 低盐。每日盐的摄入量应控制在 6g 以下。

⑤ 宜用植物油，如菜油、豆油、葵花子油、玉米油、橄榄油、芝麻油、色拉油，忌食动物油、猪皮、鸡皮、鸭皮、奶油。植物油也应该限量。

⑥ 糖尿病患者应多食食用表中所列食品，在食品的选择上，最好选择升血糖较慢且较少者，如熟土豆比米饭升高血糖明显，那就应少吃土豆。粗粮、细粮应搭配起来吃。粗粮含纤维素多，糖吸收慢，有利于餐后血糖控制，但糖尿病是终身疾病，长期吃粗粮也会影响生活质量。一日三餐，应和正常人一样多样化。总之，只要实现合理调配，病人既可以吃得好也可以吃得饱。

八、糖尿病膳食

1. 特点

饮食治疗是糖尿病最基本的治疗措施，是临床治疗的基础治疗。通过饮食控制和调节，可减轻胰腺负担，利于受损的胰岛细胞修复；控制血糖、血脂使之达到正常或接近正常；预防和延缓并发症的发生；提高患者生活质量。

2. 适用对象

各种类型的糖尿病患者。

3. 膳食原则

（1）能量　应根据年龄、性别、身高、体重、血糖，及有无并发症等病理生理情况和其劳动强度、活动量大小等因素计算总能量的供给量，其总能量应以能维持理想体重低限为宜。参考表2-3-5。

表 2-3-5　成年糖尿病病人的能量供给参考量　　　　单位：kJ（kcal）/kg

体型	卧床休息	轻体力劳动	中体力劳动	重体力劳动
正常	63～84（15～20）	426（30）	146（35）	167（40）
消瘦	84～105（20～25）	146（35）	167（40）	167～251（40～60）
肥胖	63（15）	84～105（20～25）	126（30）	146（35）

低于正常体重20％为消瘦；大于正常体重20％为肥胖。

（2）碳水化合物　供给量宜占总能量的50％～60％，以复合碳水化合物为主。

（3）脂肪　占总能量的20％～25％，其中多不饱和脂肪酸、单不饱和脂肪酸与饱和脂肪酸比值为1∶1∶0.8。胆固醇每天小于300mg。

（4）蛋白质　宜占总能量的12％～20％，成人按1g/（kg·d），凡病情控制不满意，出现负氮平衡者按1.2～1.5g/（kg·d）供给。动物蛋白质应不低于30％，并应补充一定量的豆类制品。

（5）增加含膳食纤维丰富的食物　特别是可溶性膳食纤维，有助于调节血糖。每日膳食纤维的总摄入量应在20g以上。

（6）供给充足的维生素和无机盐　适量补充含B族维生素、维生素A和维生素C，钙、硒、铬、锌等无机盐和微量元素等丰富的食物，食盐不宜高于6g。

（7）合理安排餐次　每日至少三餐，定时、定量。三餐的分配比例可参考饮食习惯、血糖情况。餐后血糖过高的可以在总量不变的前提下分成4餐或者5餐，注射胰岛素或口服降糖药来预防低血糖，应根据患者情况调整饮食，可在两餐之间加点心或睡前加餐。

九、糖尿病病人食谱

1. 一般糖尿病病人一周食谱

［星期一］糖尿病病人食谱

早餐：窝头1个（50g），牛乳1杯（250mL），鸡蛋1个，凉拌豆芽1小碟。

午餐：米饭1碗（100g），雪菜豆腐，肉丝炒芹菜。

晚餐：馒头1个（100g），盐水大虾，鸡片炒油菜。

［星期二］糖尿病病人食谱

早餐：全麦面包片（50g），豆浆1杯（400mL），茶鸡蛋1个，凉拌苦瓜1小碟。

午餐：烙饼2块（100g），口蘑冬瓜，牛肉丝炒胡萝卜。

晚餐：米饭1碗（100g），鸡汤豆腐小白菜，清炒虾仁黄瓜。

［星期三］糖尿病病人食谱

早餐：蔬菜包子 1 个（50g），米粥 1 碗，鸡蛋 1 个，拌白菜心 1 小碟。

午餐：荞麦面条 1 碗（100g），西红柿炒鸡蛋，素鸡菠菜。

晚餐：紫米馒头 1 个（100g），香菇菜心，砂锅小排骨。

［星期四］糖尿病病人食谱

早餐：豆包 1 个（50g），荷叶绿豆粥 1 碗，鸡蛋 1 个，凉拌三丝 1 小碟。

午餐：玉米面馒头 1 个（100g），炒鱿鱼卷芹菜，素烧茄子。

晚餐：米饭 1 碗（100g），葱花烧豆腐，椒油圆白菜。

［星期五］糖尿病病人食谱

早餐：牛奶燕麦粥（牛乳 250mL，燕麦 25g），鸡蛋羹（鸡蛋 1 个），海米拌芹菜 1 小碟。

午餐：荞麦大米饭 1 碗（100g），青椒肉丝，香菇豆腐汤。

晚餐：花卷 1 个（100g），醋椒鱼，西红柿炒扁豆。

［星期六］糖尿病病人食谱

早餐：全麦小馒头 1 个（50g），薏苡仁粥 1 碗，鸡蛋 1 个，拌莴笋丝 1 小碟。

午餐：茭白鳝丝面（含面条 100g），醋熘大白菜。

晚餐：葱油饼（含面粉 100g），芹菜香干，紫菜冬瓜汤。

［星期日］糖尿病病人食谱

早餐：牛乳 240mL，鸡蛋 1 个，馒头 50g

午餐：烙饼 150g，酱牛肉 80g，醋烹豆芽菜

晚餐：米饭 150g，肉末烧豆腐，蒜茸菠菜

2. 饮食原则

① 避免肥胖，维持理想且合适的体重。打破"多吃降糖药可以多吃饭"的错误观念。

② 定时定量，每餐饮食按照计划份量进食，不可任意增减。少吃多餐。既保证了热量和营养的供给，又可避免餐后血糖高峰。碳水化合物食物要按规定吃，不能少吃也不能多吃，要均匀地吃（碳水化合物是指粮食、蔬菜、乳、水果、豆制品、硬果类食物中的糖分）。

③ 少吃油煎、炸、油酥及猪皮、鸡皮、鸭皮等含油脂高的食物。

④ 烹调多采用清蒸、水煮、凉拌、涮、烤、烧、炖、卤等方式。不可太咸，食盐摄入量 6g 以下为宜。

⑤ 饮食不可太咸，少吃胆固醇含量高的食物，例如腰花、肝、肾等动物内脏类食物。

⑥ 烹调宜用植物性油脂。

⑦ 配合长期性且适当的运动、药物、饮食的控制。

⑧ 经常选用含纤维素高的食物，如未加工的蔬果等。

⑨ 含淀粉高的食物及中西式点心均应按计划的份量食用，不可随意吃，以免过量吸取。以淀粉为主要成分的蔬菜应算在主食的量中。这些蔬菜为土豆、白薯、藕、山药、菱角、芋头、百合、荸荠、慈姑等。除黄豆以外的豆类，如红小豆、绿豆、蚕豆、芸豆、豌豆，它们的主要成分也是淀粉，所以也要算作主食的量。

⑩ 少吃精制糖类的食物，如炼乳、蜜饯。吃甜点心和咸点心没有区别，均会引起血糖升高。

⑪ 吃"糖尿病食品"的量与吃普通食品的量要相等。"糖尿病食品"是指用高膳食纤维的粮食做的，如：荞麦、燕麦。尽管这些食物消化吸收的时间较长，但最终还是会变成葡

萄糖。

⑫ 所谓"无糖食品"实质上是未加蔗糖的食品，某些食品是用甜味剂代替蔗糖，仍然不能随便吃。

⑬ 不能用花生米、瓜子、核桃、杏仁、松子等硬果类食物充饥。

⑭ 关于吃水果的问题。血糖控制较好的病人，可以吃含糖量低的水果，如苹果、梨子、橘子、橙子、草莓等，但量不宜多。吃水果的时间应在两餐之间血糖低的时候。如果后吃水果就等于加餐了，血糖会马上高起来。另外，西瓜吃了以后，糖吸收很快，故尽量不吃。香蕉中淀粉含量很高，应算主食的量。

⑮ 甜味剂不会转化为葡萄糖，不会影响血糖的变化，不能作为低血糖症的自救食品。

⑯ 糖尿病人千万不要限制喝水。

内容小结

本模块内容主要围绕碳水化合物的消化吸收代谢及糖尿病病人的膳食营养进行展开，重点掌握碳水化合物的消化吸收代谢方式特点，及一般糖尿病病人与妊娠糖尿病病人、儿童糖尿病病人的膳食需求特点，能对其膳食情况进行指导，并能根据不同的糖尿病病人实际情况进行其相应食谱的编制，对为糖尿病人提供膳食治疗有重要的作用。

知识考核

一、判断题

（　　）1. 自然界最常见的双糖是蔗糖及乳糖。

（　　）2. 我国人民所摄取食物中的营养素，以碳水化合物的比重最大。

（　　）3. 碳水化合物可以不经过消化转变就能被细胞吸收。

（　　）4. 儿童糖尿病膳食的特点是通过饮食治疗使患儿血糖、血脂达到或接近正常水平；又能保证患儿正常生长发育的营养需要。

（　　）5. 葡萄糖的有氧氧化反应过程可归纳为 5 个阶段。

（　　）6. 糖尿病是一组由于胰岛素分泌和作用缺陷所导致的碳水化合物、脂肪、蛋白质等代谢紊乱，而以长期高血糖为主要表现的综合征。

（　　）7. 胰腺中的胰岛只具有外分泌功能，无内分泌功能。

（　　）8. 妊娠糖尿病妊娠期蛋白质在原供给量的基础上，孕早期、孕中期和孕后期每天分别增加10g、20g、30g。

（　　）9. 糖尿病患者可基本随意选用的食物是绿叶蔬菜、瓜茄类、不含脂肪的清汤、茶、饮用水。

（　　）10. 人的肥胖与 1 型糖尿病之间有密切的关系。

二、不定项选择题

1. 儿童糖尿病膳食的原则包括（　　）。

　　A. 可在主食中搭配一些粗粮　　　　　　　B. 在总能量保持不变的情况下，用多餐次方法

　　C. 正确掌握进餐与用药的时间　　　　　　D. 患儿和家长要正确调换食物

2. 多糖是由≥（　　）个单糖分子脱水缩合并借糖苷键彼此连接而成的高分子聚合物。

　　A. 10　　　　　　　　B. 6　　　　　　　　C. 4　　　　　　　　D. 12

3. 碳水化合物的生理功能包括（　　）。

　　A. 供给和储存能量　　　　　　　　　　　　B 构成组织及重要生命物质

　　C. 节约蛋白质作用　　　　　　　　　　　　D. 抗生酮作用

　　E. 解毒作用　　　　　　　　　　　　　　　F. 增强肠道功能

4. 糖酵解整个过程中一分子葡萄糖可净生成（　　）分子 ATP。

A. 4   B. 2   C. 6   D. 1

5. 糖异生的主要场所是（　　　）。

A. 胃   B. 小肠   C. 口腔   D. 肝脏

6. 糖有氧氧化中的1分子葡萄糖彻底氧化可净生成（　　　）个ATP。

A. 30～32   B. 36～38   C. 32～34   D. 26～28

7. （　　　）年WHO将糖尿病分为1型和2型。

A. 1987   B. 1992   C. 1986   D. 1985

8. 妊娠糖尿病一般在妊娠后期发生，占妊娠妇女的（　　　）。

A. 1%～2%   B. 2%～3%   C. 3%～4%   D. 4%～6%

9. 妊娠糖尿病妊娠期前（　　　）个月营养素供给量与正常人相似。

A. 4   B. 3   C. 5   D. 6

10. 粮谷类一般含碳水化合物（　　　），薯类中含量为（　　　），豆类中为（　　　）。

A. 40%～60%   B. 5%～9%   C. 15%～29%   D. 60%～80%

三、填空题

1. 碳水化合物可分为（　　　）、（　　　）和（　　　）三类，糖包括（　　　）、（　　　）和（　　　）。

2. （　　　）是糖尿病治疗五项治疗方法（饮食、运动、药物、自我监测与教育）中最基本的治疗方法。

3. 中医养生学认为"（　　　），（　　　），（　　　），才能长寿"，所以说糖尿病人在合理饮食的基础上，每天的（　　　）要喝够，不要等渴了才暴饮。

4. （　　　）是糖尿病最基本的治疗措施，是临床的基础治疗。

5. 碳水化合物的消化包括（　　　）、（　　　）及（　　　）三种形式，碳水化合物的消化自（　　　）开始，而碳水化合物的消化主要是在（　　　）中进行。

6. 2型糖尿病发病机制主要是由于（　　　）和（　　　）所致。

7. 糖尿病患者易并发结核，以（　　　）最多见。

8. 淀粉是人类的主要食物，存在于谷类、根茎类等植物中。淀粉由（　　　）聚合而成，因聚合方式不同分为（　　　）淀粉和（　　　）淀粉。

9. （　　　）是最简单的糖，通常条件下不能再被直接水解为分子更小的糖，具有（　　　）基或（　　　）基。

10. 糖尿病患者应合理安排每日三餐，每餐都应含有（　　　）、（　　　）和（　　　），以有利于减缓葡萄糖的吸收。

● 深度链接

糖尿病的三道防线

糖尿病高危人群至少每年2次查胰岛功能（C肽分泌试验），早诊早治。

糖尿病的预防，应构筑三道"防线"，在医学上称之为三级预防。如果"防线"布设、构筑得及时、合理和牢固，大部分糖尿病是有可能预防或控制的。

1. 一级预防

树立正确的进食观并采取合理的生活方式，可以最大限度地降低糖尿病的发生率。糖尿病是一种非传染性疾病，其发生虽有一定的遗传因素，但起关键作用的还是后天的生活和环境因素。现已知道，热量过度摄入、肥胖、缺少运动是发病的重要因素。低糖、低盐、低脂、高纤维、高维生素，是预防糖尿病的最佳饮食配伍。对体重进行定期监测，将体重长期维持在正常水平是至关重要的。体重增加时，应及时限制饮食，增加运动量，使其尽早回落至正常。要使运动成为生命的一个重要组成部分、终生的习惯。运动不但可消耗多余的热量和维持肌肉量，而且能提高充实感和欣快感。当然运动要讲究科学和艺术，要循序渐进、量力而行、照顾兴趣、结伴进行，以易于获得效果和便于坚持。要戒烟和少饮酒，并杜绝一切不良生活习惯。双亲中患有糖尿病而本人又肥胖多食、血糖偏高、缺乏运动的高危人群，尤其要注意预防。

2. 二级预防

定期检测血糖，以尽早发现无症状性糖尿病。应该将血糖测定列为中老年人常规的体检项目，即使是健康者，仍要定期测定。凡有糖尿病的蛛丝马迹，如皮肤感觉异常、性功能减退、视力不佳、多尿、白内障等，更要及时去测定血糖，以尽早诊断，争取早期治疗的宝贵时间。要综合调动饮食、运动、药物等手段，将血糖长期平稳地控制在正常或接近正常的水平。空腹血糖宜在每升 6.11mmol/L 以下，餐后 2h 血糖宜在每升 7.8mmol/L 以下，反映慢性长期血糖水平的指标——糖化血红蛋白应在 6.5% 以下。还要定期测定血脂、血压、心电图，这些都是血糖控制的间接指标。

3. 三级预防

目的是预防或延缓糖尿病慢性合并症的发生和发展，减少伤残和死亡率。糖尿病病人很容易并发其他慢性病，且易因并发症而危及生命。因此，要对糖尿病慢性合并症加强监测，做到早期发现。早期诊断和早期治疗糖尿病，常可预防并发症的发生，使病人能长期过接近正常人的生活。

糖尿病目前还是一种终生性疾病，尚无根治办法。因此应积极行动起来，规范自己的生活。生活方式科学，这是最重要、也是最牢固的一条防线。如果你已经是一个糖尿病病人，也不必悲观。只要长期有效控制，是可以防止和延缓糖尿病慢性合并症的发生或发展的。当然，如果进入了慢性并发症期，那就需要百倍警惕，延缓慢性并发症的恶化。

模块四　维生素的生理功能与合理摄入

知识准备

维生素是维持机体生命活动过程所必需的一类微量的低分子有机化合物。维生素的种类很多，化学结构各不相同，但在体内调节物质代谢和能量代谢起着十分重要的作用。

一、维生素的共同特点

① 均以维生素本身，或可被机体利用的前体化合物（维生素原）的形式，存在于天然食物中。

② 非机体结构成分，不提供能量，但担负着特殊的代谢功能。

③ 一般不能在体内合成（维生素 D 例外），或合成量太少，必须由食物提供。

④ 人体只需少量即可满足，但绝不能缺少，否则缺乏至一定程度，可引起维生素缺乏病。

维生素摄入过多时，水溶性维生素常以原形从尿中排出体外，几乎无毒性，但摄入过大（非生理）剂量时，常干扰其他营养素的代谢；脂溶性维生素大量摄入时，由于排出较少，可致体内积存超负荷而造成中毒。为此，必须遵循合理原则，不宜盲目加大剂量。

目前所发现维生素的化学结构不同，生理功能各异，根据维生素的溶解性可将其分为两大类，即脂溶性维生素和水溶性维生素。随着对维生素的广泛、深入的研究，已发现维生素还有许多新的功能作用，特别是对某些慢性非传染性疾病，有很多实验研究与人群流行病学调查研究的明确结果。维生素的这些作用的揭示，对人类维护健康，远离慢性疾病的困扰无疑是有利的。

二、维生素的缺乏

1. 维生素缺乏原因

①各种原因使食物供应严重不足，如由于营养知识缺乏选择食物不当，也可由于食物运输、加工、烹调、储藏不当使维生素遭受破坏和丢失；②吸收利用降低，如老人胃肠道功能降低，对营养素（包括维生素）的吸收利用降低，肝、胆疾病患者由于胆汁分泌减少会影响脂溶性维生素的吸收；③维生素需要量相对增高，由于维生素的需要量增多或丢失增加，使体内维生素需要量相对增高，如妊娠、哺乳期妇女，生长发育期儿童，特殊生活及工作环境

的人群，疾病恢复期病人等，对维生素的需要量都相对增高；④长期用营养素补充剂者对维生素的需要量增加，一旦摄入量减少，也很容易出现维生素缺乏的症状。

2. 维生素缺乏的分类

维生素缺乏按照缺乏的原因可分为原发性缺乏和继发性缺乏两种。原发性维生素缺乏是指由于膳食中维生素供给不足或其生物利用率过低引起；继发性维生素缺乏是指由于生理或病理原因妨碍了维生素的消化、吸收、利用，或因需要量增加、排泄或破坏增多而引起的条件性维生素缺乏。按缺乏程度又可分为临床和亚临床维生素缺乏两种。人体维生素不足或缺乏是一个渐进的过程。当膳食中长期缺乏某种维生素时，最初表现为组织中维生素的储存降低，继而出现生化指标和生理功能异常，进一步发展则引起组织的病理改变并出现临床体征。当维生素缺乏出现临床症状时称为维生素的临床缺乏。维生素的轻度缺乏常不出现临床症状，但一般有劳动效率降低和对疾病抵抗力的降低，这称为亚临床维生素缺乏或不足，也称维生素边缘缺乏。维生素临床缺乏类疾病已基本得到控制，而维生素的亚临床缺乏则是营养缺乏中的一个主要问题。维生素的亚临床缺乏引起的临床症状不明显、不特异，往往被人们忽略，故应对此有高度警惕。

● 核心内容

一、脂溶性维生素

脂溶性维生素是指不溶于水而溶于脂肪及有机溶剂（如苯、乙醚及氯仿等）中的维生素，包括维生素A、维生素D、维生素E、维生素K。在食物中它们常与脂类共存，其吸收与肠道中的脂类密切相关，易储存于体内（主要在肝脏）而不易排出体外（除维生素K外）。摄取过多易在体内蓄积而导致毒性作用，如长期摄入大剂量维生素A和维生素D（超出人体需要量3倍）易出现中毒症状，若摄入过少可缓慢地出现缺乏症状。

（一）维生素A——抗干眼病维生素

维生素A的化学名为视黄醇。维生素A末端的—CH_2OH在体内氧化后成为—CHO，称为视黄醛，或进一步氧化成—COOH，即视黄酸。视黄酸是维生素A在体内吸收代谢后最具有生物活性的产物，维生素A的许多生理功能实际上是通过视黄酸的形式发生作用的。植物来源的胡萝卜素是人类维生素A的重要来源。胡萝卜素中最具有维生素A生物活性的是β-胡萝卜素，在人类肠道中的吸收利用率大约为维生素A的1/6，其他胡萝卜素的吸收率更低。

1. 理化性质

维生素A又叫视黄醇，属脂溶性维生素，是人类最早发现的维生素，是指含有视黄醇结构，并具有生物活性的一类物质。在高温和碱性的环境中比较稳定，一般烹调和加工过程中不致被破坏。但是维生素A极易氧化，特别在高温条件下，紫外线照射可以加快这种氧化破坏。因此，维生素A或含有维生素A的食物应避光在低温下保存，如能在保存的容器中充氮以隔绝氧气，则保存效果更好。当脂肪酸败时，其中所含的维生素A和胡萝卜素将受到严重的破坏，食物中所含的磷脂、维生素E和维生素C或其他抗氧化物质，均有助于维生素A与胡萝卜素稳定性。

2. 生理功能

（1）维持皮肤黏膜层的完整性　维生素A对上皮细胞的细胞膜起稳定作用，维持上皮细胞的形态完整和功能健全，增强抵抗力。维生素A营养良好时，人体的上皮细胞组织黏膜细胞中的糖蛋白的生物合成正常，分泌黏液正常，而缺乏的初期是有上皮组织的干燥，继而使正常的柱状上皮细胞转变为角状的复层鳞状上皮，形成过度角化变性和腺体分泌减少，累及全身上皮组织。

（2）构成视觉细胞内的感光物质　视网膜上对暗光敏感的杆状细胞含有感光物质视紫红质，是11-顺式视黄醛与视蛋白结合而成的，为暗视觉的必需物质。经光照漂白后，11-顺式视黄醛转变为全反式视黄醛并与视蛋白分离。此过程产生电能，刺激视神经形成视觉。全反式视黄醛经还原为全反式视黄醇，再经过酶的作用重新转化为11-顺式视黄醛，在暗光下11-顺式视黄醛与视蛋白结合，再次形成视紫红质，因而维持着视觉功能。在此过程中，有部分视黄醛变成视黄醇被排泄，所以必须不断地补充维生素A，才能维持视紫红质的合成和整个暗光视觉过程。

（3）促进生长发育和维护生殖功能　维生素A参与细胞的RNA、DNA的合成，对细胞的分化、组织更新有一定影响。维生素A参与调节机体多种组织细胞的生长和分化，包括神经系统、心血管系统、眼睛、四肢和上皮组织等。

（4）维持和促进免疫功能　维生素A通过调节细胞免疫和体液免疫来提高免疫功能，对许多细胞功能活动的维持和促进作用是通过其在细胞核内的特异性受体——视黄酸受体实现的。对基因的调控结果可以促进免疫细胞产生抗体的能力，也可以促进细胞免疫的功能，以及促进T淋巴细胞产生某些淋巴因子。

3. 缺乏与过量症状

维生素A缺乏的主要临床表现：

① 最早受影响的是眼睛的结膜和角膜，表现为结膜或角膜干燥、软化甚至穿孔，以及泪腺分泌减少。缺乏维生素A时可降低眼暗适应能力，严重时可致夜盲。

② 皮肤改变则为毛囊角化，皮脂腺、汗腺萎缩。

③ 消化道表现为舌味蕾上皮角化，肠道黏膜分泌减少，食欲减退等。

④ 呼吸道黏膜上皮萎缩、干燥，纤毛减少，抗病能力减退。维生素A缺乏时，免疫细胞内视黄酸受体的表达相应下降，因此影响机体的免疫功能。

⑤ 泌尿和生殖系统的上皮细胞也同样改变，影响其功能。维生素A缺乏时还会导致男性睾丸萎缩，精子数量减少、活力下降，也可影响胎盘发育。

维生素A过量的临床表现：

过量摄入维生素A可引起急性中毒、慢性中毒及致畸毒性。急性毒性产生于一次或多次连续摄入大量的维生素A，如成人大于RDA的100倍或儿童大于RDA的20倍可发生急性中毒，其早期症状为恶心、呕吐、头疼、眩晕、视觉模糊、肌肉失调、婴儿囟门突起。当剂量极大时可出现嗜睡、厌食、少动、反复呕吐，一旦停止服用症状会消失。然而，极大剂量（12g，RDA的13000倍）的维生素A可以致命。

慢性中毒比急性中毒常见，维生素A使用剂量为其RDA的10倍以上时可发生，常见症状是头痛、食欲降低、脱发、肝大、长骨末端外周部分疼痛、肌肉疼痛和僵硬、皮肤干燥瘙痒、复视、出血、呕吐和昏迷等。过量的维生素A可引起细胞膜的不稳定和某些基因的不适当表达。动物试验证明，维生素A摄入过量可导致胚胎吸收、流产、出生缺陷。孕妇在妊娠早期每天大剂量摄入维生素A，娩出畸形儿的相对危险度为25.6。摄入普通食物一般不会引起维生素A过多，绝大多数系过多摄入维生素A浓缩制剂引起，也有食用狗肝、熊肝或鲨鱼肝引起中毒的报道。

大量摄入类胡萝卜素一般不会引起毒性作用，其原因是类胡萝卜素在体内向视黄醇转变的速率慢；另外，随着类胡萝卜素摄入增加，其吸收减少。大剂量的类胡萝卜素摄入可出现高胡萝卜素血症，皮肤可出现类似黄疸改变，但停止使用类胡萝卜素后症状会慢慢消失，未发现其他毒性。

4. 食物来源

维生素 A（按每 100g 计算）在动物性食物，如动物内脏（猪肝 4972μg、鸡肝 10414μg）、蛋类（鸡蛋 310μg）、乳类（牛奶 24μg）中含量丰富，但在不发达地区人群往往主要依靠植物来源的胡萝卜素。胡萝卜素在深色蔬菜中含量（按每 100g 计算）较高，如西兰花（7210μg）、胡萝卜（4010μg）、菠菜（2920μg）、苋菜（2110μg）、生菜（1790μg）、油菜（620μg）、荷兰豆（480μg）等，水果中以芒果（8050μg）、橘子（1660μg）、枇杷（700μg）等含量比较丰富。

5. 需要量与膳食参考摄入量

推荐（中国营养学会 2000 年），我国居民维生素 A 膳食参考摄入量（RNI）成人每日为 800μg RE。维生素 A 的可耐受最高摄入量（UL）为每日 3000μg RE。

视黄醇当量（retinol equivalent，RE）换算：

1μg RE＝1μg 视黄醇＝6μg β-胡萝卜素＝12μg 其他类胡萝卜素＝3.33 IU 来自视黄醇的维生素 A 活性＝10 IU 来自 β-胡萝卜素的维生素 A 活性。

（二）维生素 D——抗佝偻病维生素

维生素 D 是一组来源于类固醇的环戊氢烯菲环结构相同，但侧链不同的复合物的总称。目前已知的维生素 D 至少有 10 种，但最重要的是维生素 D_2（麦角骨化醇）和维生素 D_3（胆钙化醇）。$25\text{-}(OH)D_3$ 和 $1,25\text{-}(OH)_2D_3$ 是其在体内的代谢物，其中 $1,25\text{-}(OH)_2D_3$ 被认为具有类固醇激素的作用。维生素 D_2 是由紫外线照射植物中的麦角固醇产生，但在自然界的存量很少。维生素 D_3 则由人体表皮和真皮内含有的 7-脱氢胆固醇经日光中紫外线照射转变而成。维生素 D_2 和 D_3 的生理功能和作用机制完全相同的，二者都具有维生素 D 的生理活性，哺乳动物和人类对两者的利用亦无区别，常被统称为维生素 D。

1. 理化性质

维生素 D 为白色晶体，溶于脂肪及脂溶剂，对热、碱较稳定。在 130℃加热 90min，其活性仍然保存，故通常的烹调加工不会造成维生素 D 的损失，维生素 D 溶液中加入抗氧化剂后更稳定。对光及酸不稳定，维生素 D 在酸性环境中易分解，故脂肪酸败可引起维生素 D 的破坏。过量辐射线照射可形成少量具有毒性的化合物。

2. 生理功能

维生素 D 的最主要功能是提高血浆钙和磷的水平到超饱和的程度，以适应骨骼矿物化的需要，主要通过以下的机制：

（1）促进肠道对钙、磷的吸收　维生素 D 作用的最原始点是在肠细胞的刷状缘表面，能使钙在肠腔中进入细胞内。此外 $1,25\text{-}(OH)_2D_3$ 可与肠黏膜细胞中的特异受体结合，促进肠黏膜上皮细胞合成钙结合蛋白，对肠腔中的钙离子有较强的亲和力，对钙通过肠黏膜的运转有利。维生素 D 也能激发肠道对磷的转运过程，这种运转是独立的，与钙的转运不相互影响。

（2）对骨骼钙的动员　与甲状旁腺协同使未成熟的破骨细胞前体转变为成熟的破骨细胞，促进骨质吸收。一方面使旧骨中的骨盐溶解，钙、磷转运到血内，以提高血钙和血磷的浓度；另一方面刺激成骨细胞促进骨样组织成熟和骨盐沉着。

（3）促进肾脏重吸收钙、磷　促进肾近曲小管对钙、磷的重吸收，提高血钙、血磷的浓度。

3. 缺乏与过量症状

（1）缺乏症状　维生素 D 缺乏导致肠道吸收钙和磷减少，肾小管对钙和磷的重吸收减少，影响骨钙化，造成骨骼和牙齿的矿物化异常。缺乏维生素 D 对婴儿将引起佝偻病；对成人，尤其是孕妇、乳母和老人，可使已成熟的骨骼脱钙而发生骨质软化症和骨质疏松症。

① 佝偻病　维生素 D 缺乏时骨骼不能正常钙化，易引起骨骼变软和弯曲变形，如幼儿刚学会走路时身体重量使下肢骨弯曲，形成"X"或"O"形腿；胸骨外凸呈"鸡胸"，肋骨与肋软骨连接处形成"肋骨串珠"；囟门闭合延迟、骨盆变窄和脊柱弯曲；由于腹部肌肉发育不良，易使腹部膨出；牙齿萌出推迟，恒齿稀疏、凹陷、容易发生龋齿。

② 骨质软化症　成人，尤其是孕妇、乳母和老人，在缺乏维生素 D 和钙、磷时容易发生骨质软化症，主要表现骨质软化，容易变形，孕妇骨盆变形可致难产。

③ 骨质疏松症　老年人由于肝肾功能降低、胃肠吸收欠佳、户外活动减少，故体内维生素 D 水平常常低于年轻人。骨质疏松症及其引起的骨折是威胁老年人健康的主要疾病之一。

④ 手足痉挛症　缺乏维生素 D、钙吸收不足、甲状旁腺功能失调或其他原因造成血清钙水平降低时可引起，表现为肌肉痉挛、小腿抽筋、惊厥等。

（2）过量症状　通过膳食来源的维生素 D 一般认为不会引起中毒，但过量摄入维生素 D 也可引起维生素 D 过多症。维生素 D 的中毒剂量虽然尚未确定，但摄入过量的维生素 D 可能会产生副作用。维生素 D 的中毒症状包括：食欲不振、体重减轻、恶心、呕吐、腹泻、头痛、多尿、烦渴、发热；血清钙磷增高，以至发展成动脉、心肌、肺、肾、气管等软组织转移性钙化和肾结石，严重的维生素 D 中毒可导致死亡。预防过量的维生素 D 中毒最有效的方法是避免滥用。通过膳食来源的维生素 D 一般认为不会引起中毒，但摄入过量维生素 D 补充剂或强化维生素 D 的奶制品，有发生维生素 D 过量和中毒的可能。准确的中毒剂量还不清楚，一些学者认为长期摄入 $25\mu g/d$ 维生素 D 可引起中毒，这其中可能包含一些对维生素 D 较敏感的人，但长期摄入 $125\mu g/d$ 维生素 D 则肯定会引起中毒。目前普遍接受维生素 D 的每日摄入量不宜超过 $25\mu g$。维生素 D 中毒时可出现厌食、呕吐、头痛、嗜睡、腹泻、多尿、关节疼痛和弥漫性骨质脱矿化。随着血钙和血磷水平长期升高，最终导致钙、磷在软组织的沉积，特别是心脏和肾脏，其次为血管、呼吸系统和其他组织，引起功能障碍。高维生素 D 摄入的危险也和钙、磷摄入有关。

4. 维生素 D 的来源

维生素 D 有两个来源，一为外源性，依靠食物来源；另一为内源性，通过阳光（紫外线）照射由人体皮肤产生。

（1）食物来源　维生素 D 无论是维生素 D_2 或维生素 D_3，在天然食物中存在并不广泛，植物性食物如蘑菇、蕈类含有维生素 D_2，动物性食物中则含有维生素 D_3，以鱼肝和鱼油含量最丰富，其次在鸡蛋、小牛肉、黄油和咸水鱼如鲱鱼、鲑鱼和沙丁鱼中含量相对较高，牛乳和人乳的维生素 D 量较低（牛乳为 41IU/100g）；蔬菜、谷物和水果中几乎不含维生素 D。

由于食物中的维生素 D 来源不足，许多国家均在常用的食物中进行维生素 D 的强化，如焙烤食品、奶和奶制品和婴儿食品等，以预防佝偻病和骨软化症。

（2）内源性来源　人体的表皮和真皮内含有 7-脱氢胆固醇，经阳光或紫外线照射后形成前维生素 D_3，然后再转变为维生素 D_3，产生量的多少与季节、纬度、紫外线强度、年龄、暴露皮肤的面积和时间长短有关。有报道健康个体全身在阳光中晒到最轻的皮肤发红时，维生素 D 在血循环中的浓度，可以和摄入 $250\sim625\mu g$ 的维生素 D 相等。按照我国婴儿衣着习惯，仅暴露面部和前手臂，每天户外活动 2h 即可维持血中 25-(OH)D₃ 在正常范围内，可预防佝偻病的发生。

5. 供给量和膳食参考量

维生素 D 既来源于膳食，又可由皮肤合成，因而较难估计膳食维生素 D 的摄入量。在钙、磷供给量充足的条件下，儿童、少年、孕妇、乳母、老人维生素 D 的 RNI 为 $10\mu g/d$，16 岁以上成人为 $5\mu g/d$。维生素 D 的 UL 为 $20\mu g/d$。

维生素 D 的量可用 IU 或 μg 表示，它们的换算关系是：

1IU 维生素 $D_3 = 0.025\mu g$ 维生素 D_3，即 $1\mu g$ 维生素 $D_3 = 40IU$ 维生素 D_3

经常晒太阳是人体廉价获得充足有效的维生素 D_3 的最好来源，在阳光不足或空气污染严重的地区，也可采用紫外线灯作预防性照射。成年人只要经常接触阳光，一般不会发生维生素 D 缺乏病。

（三）维生素 E——生育因子

维生素 E 又名生育酚，是所具有生育酚生物活性化合物的总称，是 6-羟基苯并二氢吡喃环的异戊二烯衍生物，包括生育酚和三烯生育酚两类共 8 种化合物。虽然维生素 E 的 8 种异构体化学结构极为相似，但其生物学活性却相差甚远。α-生育酚是自然界中分布最广泛、含量最丰富、活性最高的维生素 E 的形式，β-生育酚、γ-生育酚和 δ-生育酚的活性分别为 α-生育酚的 50%、10% 和 2%。α-三烯生育酚活性大约为 α-生育酚的 30%。前四者之间的不同之处是环状结构上的甲基数目和位置不同，三烯生育酚与生育酚之间的区别是前者侧链上有三个双键，而生育酚的侧链上无双键。

1. 理化性质

维生素 E 为油状液体，橙黄色或淡黄色，溶于脂肪及脂溶剂。各种生育酚都可被氧化成生育酚自由基、生育醌及生育氢醌。这种氧化可因光照射、热、碱以及一些微量元素如铁和铜的存在而加速。各种生育酚在酸性环境比碱性环境下稳定。在无氧的条件下，它们对热与光以及对碱性环境相对较稳定。有氧条件下，游离酚羟基的酯是稳定的。

膳食中天然的维生素 E 仅有一个异构体，其三个旋光异构位的构型均为 R 型（用 RRR 表示），RRR 异构体是 α-生育酚的天然形式（又称 d-α-生育酚）。机体组织和食物中维生素 E 的含量以 RRR-α-生育酚当量表示。估计混合膳食中维生素 E 的总 α-TE，应按下列公式折算：

膳食中总 α-TE 当量(mg)＝[1×α-生育酚(mg)]＋[0.5×β-生育酚(mg)]＋[0.1×γ-生育酚(mg)]＋[0.02×δ-生育酚(mg)]＋[0.3×α-三烯生育酚(mg)]。

2. 生理功能

大多数维生素的功能通常是从缺乏产生的后果体现出来的。人体维生素 E 缺乏仅发生在早产儿身上，或者幼儿和成人在脂肪吸收不良时，以及囊状纤维症等病人。对维生素 E 作用的认识大部分都是从动物实验中间接获得。

（1）抗氧化　维生素 E 是非酶抗氧化系统中重要的抗氧化剂，能清除体内的自由基并阻断其引发的链反应，防止生物膜（包括细胞膜、细胞器膜）和脂蛋白中多不饱和脂肪酸、细胞骨架及其他蛋白质的巯基受自由基和氧化剂的攻击。

维生素 E 与维生素 C、β-胡萝卜素，有抗氧化的协同互补作用。在氧分压较低时，β-胡萝卜素可以使与自由基结合的维生素 E 得到恢复。在氧分压较高时，生育酚自由基在生物膜表面与维生素 C 接触进行反应，使生育酚自由基可还原为生育酚。维生素 E 主要定位在细胞膜。硒与维生素 E 也有相互配合进行协同的抗氧化作用。

（2）抗动脉粥样硬化　　充足的维生素 E 可抑制细胞膜脂质的过氧化反应，增加 LDL-C 的抗氧化能力，减少 Ox-LDL 的产生，保护 LDL-C 免受氧化。维生素 E 还有抑制血小板在血管表面凝集和保护血管内皮的作用，因而被认为有预防动脉粥样硬化和心血管疾病的作用。

（3）对免疫功能的作用　　维生素 E 对维持正常的免疫机能，特别是对 T 淋巴细胞的功能很重要。老年人群补充维生素 E，可以使迟发型变态反应皮肤试验阳性率提高，淋巴细胞转化试验活性增强。

（4）对胚胎发育和生殖的作用　　目前尚未找到维生素 E 对人类生殖作用的证据。但妇女妊娠期间，维生素 E 的需要量随妊娠月份而增加，而当妊娠出现异常时，发现其相应妊娠月份时的血浆 α-生育酚浓度比正常孕妇低。因此孕妇可以补充小剂量（50mg/d）维生素 E。

（5）对神经系统和骨骼肌的保护作用　　维生素 E 有保护神经系统、骨骼肌、视网膜免受氧化损伤的作用。人体神经肌肉系统的正常发育和视网膜的功能需要充足的维生素 E。维生素 E 在防止线粒体和神经系统的轴突膜受自由基损伤方面是必需的。

3. 缺乏与过量

维生素 E 缺乏在人类较为少见，但可出现在低体重的早产儿、血 β-脂蛋白缺乏症和脂肪吸收障碍的患者。缺乏维生素 E 时可出现视网膜退变、蜡样质色素积聚、溶血性贫血、肌无力、神经退行性病变、小脑共济失调和震动感觉丧失等。维生素 E 缺乏引起神经-肌肉退行性变化的机制目前仍不清楚，一种可能的解释是维生素 E 缺乏引起神经-肌肉组织抗氧化能力减弱，无法抵抗自由基对其造成的损伤。

在脂溶性维生素中，维生素 E 的毒性相对较小。大剂量维生素 E（每天摄入 800mg～3.2g）有可能出现中毒症状，如肌无力、视觉模糊、复视、恶心、腹泻以及维生素 K 的吸收和利用障碍。目前不少人自行补充维生素 E，但每天摄入量以不超过 400mg 为宜。

4. 食物来源

维生素 E 只能在植物中合成。植物的叶子和其他绿色部分均含有维生素 E。绿色植物中的维生素 E 含量高于黄色植物。维生素 E 存在于各种油料种子及植物油中，麦胚、向日葵及其油富含 RRR-α-生育酚，而玉米和大豆中主要含 γ-生育酚。莴苣叶及柑橘皮中含量也较多，在坚果类及绿叶菜中也含有一定数量。维生素 E 还存在于肉、禽蛋、乳及鱼肝油中，维生素 E 性质不稳定，容易被氧化，在储存与烹调过程中都有损失，加热时损失更大。

5. 需要量与膳食参考摄入量

中国营养学会建议，成人维生素 E 的适宜摄入量（AI）为 14mg/d，可耐受最高摄入量（UL）为 800mg α-TE/d（1200IU）。

（四）维生素 K——凝血因子

维生素 K 也称凝血维生素，是肝脏中凝血酶原和其他凝血因子合成必不可少的。植物来源的维生素 K 为维生素 K_1（叶绿醌）。维生素 K_2 指的是一族 2-甲基-1,4 萘醌的同系物，这些称为甲萘醌，其后缀（-n）表示侧链上异戊二烯单位的数目，从甲萘醌 1 到甲萘醌 13。甲萘醌在肠道内由细菌合成，能供应部分维生素 K 的需要。

1. 理化性质

天然存在的维生素 K 是黄色油状物。人工合成的则是黄色结晶粉末。所有的 K 类维生素都抗热和水，但易遭酸、碱、氧化剂和光（特别是紫外线）的破坏。由于天然食物中维生素 K 对热稳定，并且不是水溶性的，在正常的烹调过程中只损失很少部分。

2. 生理功能

有 4 种凝血因子是维生素 K 依赖的：凝血因子 2（凝血酶原），因子 7（转变加速因子前体），因子 9（血浆促凝血酶原激酶成分）和因子 10。其他依赖维生素 K 的凝血因子是蛋白质 C，S，Z 和 M。4 种经典的凝血因子（2、7、9、10）能够防止出血，并参与一系列连续不断的蛋白水解激活作用，最终使可溶性纤维蛋白原转化为不溶性纤维蛋白，再与血小板交联形成血凝块，从而促进血液的凝固。

3. 缺乏与过量

维生素 K 缺乏时，上述凝血因子的合成、激活受到显著抑制，可发生凝血障碍，引起各种出血。维生素 K 水平与骨矿物质密度值呈正相关，维生素 K 还参与细胞的氧化-还原过程，并可增加肠道蠕动，促进消化腺分泌，增强总胆管括约肌的张力。

维生素 K 缺乏不常见，主要见于新生儿、慢性胃肠疾病、长期控制饮食和使用抗生素的患者。由于人乳维生素 K 含量低，新生儿胃肠功能差，据此认为维生素 K 缺乏可能造成小儿颅内出血的重要原因。天然形式的维生素 K_1 和维生素 K_2 不产生毒性，甚至大量服用也无毒。

4. 食物来源

叶绿醌广泛分布于动物性和植物性食物中，柑橘类水果含量少于 $0.1\mu g/100g$，牛奶含量为 $1\mu g/100mL$，菠菜、甘蓝菜、芜菁绿叶菜含量为 $400\mu g/100g$。在肝中含量为 $13\mu g/100g$，某些干酪含 $2.8\mu g/100g$。因为对维生素 K 的膳食需要量低，大多数食物基本可以满足需要。但母乳是个例外，其中维生素 K 含量低，甚至不能满足 6 个月以内的婴儿的需要。

5. 需要量与膳食参考摄入量

维生素 K 的适宜摄入量（AI），男女分别为 $120\mu g/d$ 和 $106\mu g/d$。维生素 K 的来源有两方面：一方面由肠道细菌合成，占 $50\%\sim60\%$。另一方面来自于食物，占 $40\%\sim50\%$。

二、水溶性维生素

水溶性维生素是指可溶于水的维生素，包括 B 族维生素（维生素 B_1、维生素 B_2、维生素 PP、维生素 B_6、叶酸、维生素 B_{12}、泛酸、生物素等）和维生素 C。水溶性维生素在体内仅有少量储存，较易自尿中排出，但维生素 B_{12} 是个例外，它甚至比维生素 K 更易储存于体内。大多的水溶性维生素常以辅酶的形式参与机体的物质代谢，水溶性维生素在体内没有非功能性的单纯的储存形式，当机体饱和后摄入的维生素从尿中排出。反之，若组织中的维生素耗竭，则给予的维生素将大量被组织取用，故从尿中排出量减少，因此可利用负荷试验对水溶性维生素的营养水平进行鉴定。水溶性维生素一般无毒性，但极大量摄入时也能出现毒性，如摄入维生素 C、维生素 B_6 或烟酸达正常人体需要量的 $15\sim100$ 倍时，可出现毒性作用；若摄入过少，可较快地出现缺乏症状。

（一）维生素 B_1——抗脚气因子

维生素 B_1 是由一个含氨基的嘧啶环和一个含硫的噻唑环组成的化合物。B_1 因其分子中含有硫和胺，又称硫胺素，也称抗脚气病因子、抗神经炎因子等，是维生素中最早发现的一种。

1. 理化性质

维生素 B_1 也称硫胺素，常以其盐酸盐的形式出现，为白色结晶，极易溶于水。1g 盐酸硫胺素可溶于 1mL 水中，但仅 1% 溶于乙醇，不溶于其他有机溶剂。维生素 B_1 固态形式比较稳定，在 100℃ 时也很少破坏。水溶液呈酸性时稳定，在 pH<5 时，加热至 120℃ 仍可保持其生理活性，在 pH=3 时，即使高压蒸煮至 140℃，1h 破坏也很少。在碱性环境中易于

被氧化失活，且不耐热；在 pH＞7 的情况下煮沸，可使其大部分或全部破坏，甚至在室温下储存，亦可逐渐破坏。亚硫酸盐在中性及碱性介质中能加速硫胺素的破坏，故在保存含硫胺素较多的谷物、豆类时，不宜用亚硫酸盐作为防腐剂，或以二氧化硫熏蒸谷仓。

硫胺素磷酸盐为白色结晶，溶于水，微溶于乙醇，气味似酵母，在酸性溶液中比较稳定，加热不易分解。但在碱性溶液中极不稳定，紫外线可使硫胺素降解而失活，铜离子可加快它的破坏。硫胺素盐酸盐易溶于水，呈酸性，应用广泛。亚硫酸盐在中性或碱性媒质中能加速硫胺素的分解破坏，故在保存含硫胺素较多的食物时，不宜用亚硫酸盐作为防腐剂或以二氧化硫熏蒸食物。软体动物、鱼类的肝脏中含硫胺素酶，它能分解破坏硫胺素，但此酶一经加热即被破坏。含有多羟基酚（如单宁、咖啡酸、绿原酸）的食物也会通过氧化-还原反应使硫胺素失活。

2. 生理功能

（1）构成辅酶，维持体内正常代谢　维生素 B_1 在硫胺素焦磷酸激酶在作用下，与三磷酸腺苷（ATP）结合形成 TPP。TPP 是维生素 B_1 的活性形式，在体内构成 α-酮酸脱氢酶体系和转酮醇酶的辅酶。

（2）抑制胆碱酯酶的活性，促进胃肠蠕动　维生素 B_1 可抑制胆碱酯酶对乙酰胆碱的水解。乙酰胆碱（副交感神经化学递质）有促进胃肠蠕动作用。维生素 B_1 缺乏时胆碱酯酶活性增强，乙酰胆碱水解加速，因而胃肠蠕动缓慢，腺体分泌减少，食欲减退。

（3）对神经组织的作用　维生素 B_1 对神经组织的确切作用还不清楚。只是发现在神经组织以 TPP 含量最多，大部分位于线粒体，10% 在细胞膜。目前认为硫胺素三磷酸酯（TTP）可能与膜钠离子通道有关，当 TTP 缺乏时渗透梯度无法维持，引起电解质与水转移。

3. 缺乏与过量

硫胺素缺乏的原因有以下几种：①摄入不足，如长期大量食用精白米和精白面，同时又缺乏其他富含维生素 B_1 食物的补充，就容易造成硫胺素缺乏，煮粥、煮豆、蒸馒头等加入过量的碱会造成维生素 B_1 大量破坏，如果高能量膳食的绝大部分能量来自碳水化合物易造成硫胺素缺乏；②需要量增加，维生素 B_1 摄入量与机体能量总摄入量成正比，妇女在妊娠、哺乳期间维生素 B_1 需要量相对较高，在高温环境下工作、神经精神高度紧张、引起代谢率增高的某些疾病，例如发热、甲状腺功能亢进以及输入葡萄糖的病人维生素 B_1 的需要量也相应增加；③机体吸收或利用障碍，如长期慢性腹泻、酗酒以及肝、肾疾病影响焦磷酸硫胺素的合成。

硫胺素缺乏症又称脚气病。发病早期出现体弱、疲倦、烦躁、健忘、消化不良或便秘和工作能力下降。根据临床症状分为三型：

（1）干性脚气病　以周围神经炎为主要症状，腓肠肌压痛痉挛、腿沉重麻木并有蚁行感，后期感觉消失，肌肉萎缩，共济失调。

（2）湿性脚气病　以循环系统症状为主的脚气病，出现心悸、气促、心动过速和水肿，心电图可见低电压、右心室肥大。

（3）急性暴发性脚气病　以心力衰竭为主，伴有膈神经和喉返神经瘫痪症状，进展较快。婴儿脚气病多发生于出生 2～5 月的婴儿，以心血管症状为主，早期表现食欲不振、心跳快、气促、水肿、烦躁不安，晚期表现心力衰竭症状，易被误诊为肺炎合并心力衰竭。

硫胺素过量中毒很少见，超过 RNI 100 倍以上的剂量有可能出现头痛、惊厥、心律失常等。

4. 食物来源

维生素 B_1 广泛存在于天然食物中，但含量随食物种类而异，且受收获、储存、烹调、加工等条件影响。谷物是维生素 B_1 的主要来源，最为丰富的来源是葵花子仁、花生、大豆粉、瘦猪肉；其次为粗粮、小麦粉、小米、玉米、大米等谷类食物；鱼类、蔬菜和水果中含量较少。谷物过分精制加工、食物过分用水洗、烹调时弃汤、加碱、高温等均可使维生素 B_1 有不同程度的损失。

5. 需要量与膳食参考摄入量

硫胺素与碳水化合物代谢密切相关，其供给量与机体能量总摄入量成正比。一般认为成人每 4.18MJ（1000kcal）能量需要硫胺素 0.5mg。老人和儿童的硫胺素需要量较成人高，每 4.18MJ（1000kcal）能量需要硫胺素 $0.5\sim0.6$mg。中国营养学会推荐硫胺素的参考摄入量（RNI）成年男性为 1.4mg/d，女性为 1.3mg/d。

（二）维生素 B_2——抗口腔溃疡因子

维生素 B_2 又称核黄素，核黄素由异咯嗪加核糖醇侧链组成，并有许多同系物。

1. 理化性质

核黄素在水中的溶解度很低，在 27.5℃时，每 100mL 可溶解 12mg。但其在 pH<1 时形成强酸盐，在 pH>10 时可形成强碱盐而易溶于水。核黄素的中性和弱碱性溶液为黄色。核黄素在强酸性溶液中稳定，其强酸溶液为白色。核黄素在生物和化学还原过程中，从离子态（半苯醌）到无色、无荧光的 1,5-二羟形式，后者暴露于空气中可快速地被重新氧化。

2. 生理功能

核黄素以辅酶形式参与许多代谢中的氧化-还原反应，在细胞的呼吸链中的能量产生中发挥作用，或直接参与氧化反应，或参与复杂的电子传递系统。核黄素在氨基酸、脂肪酸和碳水化合物的代谢中均起重要作用，可归纳为如下几方面。

（1）参与体内生物氧化与能量代谢　FAD 和 FMN 与特定蛋白结合形成黄素蛋白，黄素蛋白是机体中许多酶系统的重要辅基的组成成分，通过呼吸链参与体内氧化-还原反应与能量代谢。重要的含黄素蛋白的酶有 L- 及 D- 氨基酸氧化酶、细胞色素 C 还原酶、谷胱甘肽还原酶、一些脱氢酶（如丙酮酸脱氢酶、脂肪酰辅酶 A 脱氢酶等）、黄嘌呤氧化酶、单胺氧化酶等。这些酶在氨基酸的氧化脱氨基作用及嘌呤核苷酸的代谢中起重要作用，从而维持蛋白质、脂肪、碳水化合物的正常代谢，促进正常的生长发育，维护皮肤和黏膜的完整性。若体内核黄素不足，则物质和能量代谢发生紊乱，将表现出多种缺乏症状。

（2）参与维生素 B_6 和烟酸的代谢　FAD 和 FMN 分别作为辅酶参与色氨酸转变为烟酸和维生素 B_6 转变为磷酸吡哆醛的过程。

（3）参与体内的抗氧化防御系统和药物代谢　FAD 作为谷胱甘肽还原酶的辅酶，参与体内抗氧化防御系统，维持还原性谷胱甘肽的浓度。由核黄素形成的 FAD 被谷胱甘肽还原酶及其辅酶利用，并有利于稳定其结构，NADPH 在磷酸己糖旁路中由葡萄糖-6-磷酸脱氢酶产生，谷胱甘肽还原酶在 NADPH 消耗时，将氧化型谷胱甘肽（GSSG）转化为还原型谷胱甘肽（GSH），恢复其还原作用，如将过氧化氢转化为水等。

（4）此外，与细胞色素 P450 结合，参与药物代谢，提高机体对环境应激适应能力。

3. 缺乏与过量

维生素 B_2 是维持人体正常生长所必需的因素。人体缺乏维生素 B_2 的主要原因为膳食供应不足、食物的供应限制、储存和加工不当而导致的维生素 B_2 的破坏和损失。摄入不足和酗酒是核黄素缺乏的最主要原因。核黄素缺乏可出现多种临床症状，无特异性，常表现在面部五官及皮肤，如口角炎：口角湿白及裂开、糜烂及湿白斑。唇炎：多见下唇红肿、干燥、皲裂。舌炎：舌肿胀，呈青紫色、出现裂纹皱褶等。眼部症状：睑缘炎，角膜血管增生，羞明，视力疲劳，夜间视力降低等。皮肤：阴囊（阴唇）皮炎，鼻翼两侧脂溢性皮炎。长期缺乏还可导致儿童生长迟缓，轻中度缺铁性贫血，妊娠期缺乏可致胎儿骨骼畸形。一般来说，核黄素不会引起过量中毒。

4. 食物来源

维生素 B_2 广泛存在于奶类、蛋类、各种肉类、动物内脏、谷类、蔬菜和水果等动物性和植物性食物中。主要以 FMN、FAD 的形式与食物中蛋白质结合。植物性食品中以绿色蔬菜、豆类含量较高，而谷类含量较少，粮谷类的核黄素主要分布在谷皮和胚芽中，尤其是谷类加工对核黄素存留有较大的影响，碾磨加工可丢失一部分核黄素。如精白米核黄素的存留率只有 11％。小麦标准粉核黄素的存留率只有 35％。因此，谷类加工不宜过于精细。

5. 需要量与膳食参考摄入量

维生素 B_2 参与体内氧化-还原反应与能量代谢，构成众多呼吸酶系统的组成部分，其供给量与能量摄入呈正比。中国营养学会制订的居民膳食核黄素推荐摄入量（RNI），成人（18 岁～）男性为 1.4mg/d，女性为 1.2mg/d，孕妇和乳母 1.7mg/d。

（三）烟酸——抗癞皮病因子

烟酸也称作维生素 B_3，或维生素 PP，尼克酸、抗癞皮病因子，烟酸和烟酰胺都是吡啶的衍生物的总称，主要包括烟酸和烟酰胺，它们具有同样的生物活性。

1. 理化性质

烟酸为无色针状晶体，味苦；烟酰胺晶体呈白色粉状，二者均溶于水及酒精，但不溶于乙醚及脂类溶剂。能升华，无气味，微有酸味。烟酰胺的溶解度大于烟酸，在乙醚中也能溶解。烟酸和烟酰胺性质比较稳定，酸、碱、氧、光或加热条件下不易破坏；在高压条件下，120℃加热 20min 也不被破坏。一般加工烹调损失很小，但会随水流失。

2. 生理功能

（1）构成烟酰胺腺嘌呤二核苷酸（辅酶Ⅰ，NAD^+ 或 CoⅠ）及烟酰胺腺嘌呤二核苷酸磷酸（辅酶Ⅱ，$NADP^+$ 或 CoⅡ）　烟酰胺在体内与腺嘌呤、核糖和磷酸结合构成烟酰胺腺嘌呤二核苷酸和烟酰胺腺嘌呤二核苷酸磷酸，在生物氧化-还原反应中起电子载体或递氢体作用。NAD^+ 和 $NADP^+$ 的这种作用，主要有赖于其分子结构中的烟酰胺部分。烟酰胺的吡啶环具有可逆地加氢加电子和脱氢脱电子的特性，因此在酶促反应过程中能够传递氢传递电子。

（2）葡萄糖耐量因子的组成成分　葡萄糖耐量因子（GTF）是由三价铬、烟酸、谷胱甘肽组成的一种复合体，可能是胰岛素的辅助因子，有增加葡萄糖的利用及促使葡萄糖转化为脂肪的作用。

（3）保护心血管　有报告服用烟酸能降低血胆固醇、甘油三酯及 β-脂蛋白浓度及扩张血管。大剂量烟酸对复发性非致命的心肌梗死有一定程度的保护作用。但是烟酰胺无此作用，其原因不清。

3. 缺乏与过量

（1）缺乏引起疾病　烟酸缺乏可引起癞皮病。此病起病缓慢，常有前驱症状，如体重减轻，疲劳乏力，记忆力差、失眠等。如不及时治疗，则可出现皮肤、消化系统、神经系统症状，表现为皮炎、腹泻和痴呆。由于此三系统症状英文名词的开头字母均为"D"字，故又称为癞皮病"3D"症状。

癞皮病以皮肤症状最具有特征性，主要表现为裸露皮肤及易摩擦部位对称性出现似暴晒过度引起的灼烧、红肿、水泡及溃疡等，皮炎处皮肤会变厚、脱屑、发生色素沉着，也有因感染而溃烂。口舌部位症状表现为杨梅舌及口腔黏膜溃疡，常伴有疼痛感和烧灼感。胃肠道症状可有食欲不振、恶心、呕吐、腹痛、腹泻等。神经症状可表现为失眠、衰弱、乏力、抑郁、淡漠、记忆力丧失，严重时甚至可出现幻觉，神志不清或痴呆症，烟酸缺乏常与维生素B_2的缺乏同时存在。

（2）烟酸过量　目前尚未见到因食源性烟酸摄入过多引起中毒的报告。所见烟酸毒副作用多系临床大剂量使用烟酸治疗高脂血症状病人所致。

4. 食物来源

烟酸及烟酰胺广泛存在于食物中。植物食物中存在的主要是烟酸，动物性食物中以烟酰胺为主。烟酸和烟酰胺在肝、肾、瘦畜肉、鱼以及坚果类中含量丰富。乳、蛋中的含量虽然不高，但色氨酸较多，可转化为烟酸。谷类中的烟酸80%～90%存在于它们的种子皮中，故加工影响较大。

5. 需要量与膳食参考摄入量

烟酸或烟酰胺的来源除经食物摄入外，还有在体内有色氨酸转变为烟酸。一般来说，60mg色氨酸相当于1mg烟酸。食物中的烟酸的当量为烟酸及色氨酸转换而得的烟酸之和。但转换能力因人而异。膳食中烟酸供给量采用烟酸当量（NE）表示：

烟酸当量(mgNE)＝烟酸(mg)＋1/60 色氨酸(mg)

中国营养学会制订的RDIs中烟酸的推荐量RNI，男女性分别为每日14mgNE与13mgNE。

（四）叶酸——抗巨红细胞性贫血因子

叶酸即蝶酰谷氨酸，由一个蝶啶通过亚甲基桥与对氨基苯甲酸相连结成为蝶酸（蝶呤酰），再与谷氨酸结合而成。最初是从菠菜叶分离提取故称叶酸。

1. 理化性质

叶酸包括一组与蝶酰谷氨酸功能和化学结构相似的一类化合物。叶酸为淡黄色结晶粉末，微溶于水，其钠盐易于溶解。不溶于乙醇、乙醚等有机溶剂。叶酸对热、光线、酸性溶液均不稳定，在酸性溶液中温度超过100℃即分解。在碱性和中性溶液中对热稳定。食物中的叶酸烹调加工后损失率可达50%～90%。

2. 生理功能

叶酸在肠壁、肝脏及骨髓等组织中，经叶酸还原酶作用，还原成具有生理活性的四氢叶酸。四氢叶酸的主要生理作用在于它是体内生化反应中一碳单位转移酶系的辅酶，起着一碳单位传递体的作用。所谓一碳单位，是指在代谢过程中某些化合物分解代谢生成的含一个碳原子的基团，如甲基（—CH_3）、亚甲基（—CH_2）、次甲基或称甲烯基（—CH）、甲酰基（—CHO）、亚胺甲基（—CH＝NH）等。四氢叶酸携带这些一碳单位，与血浆蛋白相结合，主要转运到肝脏储存。

组氨酸、丝氨酸、甘氨酸、蛋氨酸等均可供给一碳单位，这些一碳单位从氨基酸释出后，以四氢叶酸作为载体，参与其他化合物的生成和代谢，主要包括：①参与嘌呤和胸腺嘧啶的合成，进一步合成DNA、RNA；②参与氨基酸之间的相互转化，充当一碳单位的载体，如丝氨酸与甘氨酸的互换（亦需维生素B_6）、组氨酸转化为谷氨酸、同型半胱氨酸与蛋氨酸之间的互换（亦需维生素B_{12}）等；③参与血红蛋白及重要的甲基化合物合成，如肾上腺素、胆碱、肌酸等。可见，叶酸携带一碳单位的代谢与许多重要的生化过程密切相关。体内叶酸缺乏则一碳单位传递受阻，核酸合成及氨基酸代谢均受影响，而核酸及蛋白质合成正是细胞增殖、组织生长和机体发育的物质基础，因此，叶酸对于细胞分裂和组织生长具有极其重要的作用。由于蛋氨酸可提供趋脂物质胆碱与甜菜碱，故叶酸在脂代谢过程亦有一定作用。

3. 缺乏与过量

(1) 缺乏的危害

① 巨幼红细胞贫血 叶酸缺乏时首先影响细胞增殖速度较快的组织。红细胞为体内更新较快的细胞，平均寿命为 120d。当叶酸缺乏时，骨髓中幼红细胞分裂增殖速度减慢，停留在巨幼红细胞阶段而成熟受阻，细胞体积增大，核内染色质疏松。骨髓中巨大的、不成熟的红细胞增多。叶酸缺乏同时引起血红蛋白合成减少，形成巨幼红细胞贫血。

缺乏的表现为头晕、乏力、精神萎靡、面色苍白，并可出现舌炎、食欲下降以及腹泻等消化系统症状。血象检查：血中粒细胞减少，中性粒细胞体积增大，核肿胀，且分叶增多，可达 5 个分叶以上。外周血中出现巨幼细胞。半数以上的叶酸缺乏者由于未达到贫血阶段，常易漏诊。叶酸缺乏可在贫血几个月前就出现。

② 对孕妇胎儿的影响 叶酸缺乏可使孕妇先兆子痫、胎盘早剥的发生率增高；胎盘发育不良导致自发性流产；叶酸缺乏尤其是患有巨幼红细胞贫血的孕妇，易出现胎儿宫内发育迟缓、早产及新生儿低出生体重。孕早期叶酸缺乏可引起胎儿神经管畸形（NTD）。NTD 是指由于胚胎在母体内发育至第 3～4 周时，神经管未能闭合所造成的先天缺陷。主要包括脊柱裂和无脑等中枢神经系统发育异常。

③ 高同型半胱氨酸血症 蛋氨酸在 ATP 的作用下，转变成 S-腺苷蛋氨酸（活性蛋氨酸），S-腺苷蛋氨酸供出一个甲基后，形成同型半胱氨酸（Hcy）。同型半胱氨酸可在蛋氨酸合成酶（MS）的作用下，以维生素 B_{12} 为辅助因子，与 5-甲基四氢叶酸提供的甲基发生甲基化后，重又合成蛋氨酸，参与体内蛋白质代谢。

叶酸缺乏使上述叶酸与蛋氨酸代谢途径发生障碍，突出的表现是出现高同型半胱氨酸血症。血液高浓度同型半胱氨酸对血管内皮细胞有损害。同型半胱氨酸尚可促进氧自由基的形成，加速低密度脂蛋白的氧化，并可激活血小板的黏附和聚集。同时，叶酸缺乏可能是动脉粥样硬化产生的危险因素；也可促使患有高同型半胱氨酸血症的母亲生育神经管畸形儿的可能性较大，并可影响胚胎早期心血管发育。

(2) 叶酸过量 叶酸虽为水溶性 B 族维生素，但大剂量服用亦产生毒副作用，可干扰抗惊厥药物的作用而诱发病人惊厥；影响锌的吸收而导致锌缺乏，使胎儿发育迟缓、低出生体重儿增加；过量叶酸的摄入干扰维生素 B_{12} 缺乏的诊断，可能使叶酸合并维生素 B_{12} 缺乏的巨幼红细胞贫血患者产生严重的不可逆转的神经损害。

4. 食物来源

叶酸广泛存在于动植物食物中，其良好来源为肝、肾、鸡蛋、豆类、绿叶蔬菜、水果及坚果等。

5. 需要量与膳食参考摄入量

虽然每日叶酸的摄入量维持在 $3\mu g/kg$ 可保证体内有适当的叶酸储备，在此基础上无叶酸摄入可维持 3～4 个月不出现叶酸缺乏症，但美国 FNB（1998）提出叶酸的摄入量应以膳食叶酸当量（DFE）表示，由于食物叶酸的生物利用率仅为 50%，而叶酸补充剂与膳食混合时的生物利用率为 85%，比单纯来源于食物的叶酸利用率高 1.7 倍，因此膳食叶酸当量的计算公式为：DFE(μg)＝膳食叶酸(μg)＋1.7×叶酸补充剂(μg)

当叶酸补充剂与食物叶酸混合食用时，应以 DFE 计算平均需要量（EAR），然后再根据 EAR×1.2 确定 RNI。

中国营养学会推荐我国成人叶酸的 RNI 值为 $400\mu g/d$，但当消耗增加，如妊娠、哺乳期及婴儿期就必须增加其摄入量。我国成人叶酸的 UL 为 $1000\mu g/d$。

（五）维生素 B_{12}——抗贫血因子

维生素 B_{12}，又称氰钴胺素，是一组含钴的类咕啉化合物。氰钴胺素的化学全名为 α-5，6 二甲基苯并咪唑-氰钴酰胺，如分子式中的氰基（CN）由其他基团代替，成为不同类型的钴胺素。

1. 理化性质

维生素 B_{12} 为红色结晶，可溶于水，在 pH $4.5\sim5.0$ 的弱酸条件下最稳定，在强酸（pH<2）或碱性溶液中则分解，遇热可有一定程度的破坏，但快速高温消毒损失较小。遇强光或紫外线易被破坏。

2. 生理功能

维生素 B_{12} 在体内以两种辅酶形式即甲基 B_{12} 和辅酶 B_{12}（腺苷基钴胺素）发挥生理作用，参与体内生化反应。

（1）作为蛋氨酸合成酶的辅酶参与同型半胱氨酸甲基化转变为蛋氨酸。甲基 B_{12} 作为蛋氨酸合成酶的辅酶，从 5-甲基四氢叶酸获得甲基后转而供给同型半胱氨酸，并在蛋氨酸合成酶的作用下合成蛋氨酸。维生素 B_{12} 的缺乏可致增加同型半胱氨酸，而同型半胱氨酸过高是心血管病的危险因素。

（2）作为甲基丙二酰辅酶 A 异构酶的辅酶参与甲基丙二酸-琥珀酸的异构化反应。

3. 缺乏与过量

（1）缺乏的主要表现　膳食维生素 B_{12} 缺乏较少见，多数缺乏症是由于吸收不良引起。膳食缺乏见于素食者，由于不吃肉食而可发生维生素 B_{12} 缺乏。老年人和胃切除患者胃酸过少可引起维生素 B_{12} 的吸收不良。维生素 B_{12} 缺乏的表现：①巨幼红细胞贫血；②高同型半胱氨酸血症。

（2）过量的主要表现　维生素 B_{12} 是人体内每天需要量最少的一种，过量的维生素 B_{12} 会产生毒副作用。据报道注射过量的维生素 B_{12} 可出现哮喘、荨麻疹、湿疹、面部浮肿、寒颤等过敏反应，也可能引发神经兴奋、心前区痛和心悸。维生素 B_{12} 摄入过多还可导致叶酸的缺乏。

4. 主要食物来源

膳食中的维生素 B_{12} 来源于动物食品，主要食物来源为肉类、动物内脏、鱼、禽、贝壳类及蛋类，乳及乳制品中含量较少。植物性食品基本不含维生素 B_{12}。

5. 需要量与膳食参考摄入量

我国目提出维生素 B_{12} 的 AI 值成年人为 $2.4\mu g/d$。

（六）维生素 B_5——泛酸

维生素 B_5 也称作泛酸，遍多酸。耐热，能升华。它是人体必需的 13 种维生素之一，是一种水溶性 B 族维生素，由 2,4-二羟基-3,3-二甲基丁酸与 β-丙氨酸用酰胺键连接构成。在动植物中广泛分布，故名泛酸。属于维生素 B 族。

1. 理化性质

浅黄色黏稠油状物，能溶于水、乙酸乙酯、冰醋酸等，略溶于乙醚、戊醇，几乎不溶于苯、氯仿，具有右旋光性。对酸、碱和热都不稳定。通常称为"D-（＋）-泛酸"，比旋度为

$+25°\sim+28.5°$。

2. 生理功能

泛酸在机体组织内与硫乙胺、焦磷酸及 $3'$-磷酸腺苷结合成为辅酶 A 而起作用。辅酶 A 是糖、脂肪、蛋白质代谢供能量所必需的辅酶。泛酸在脂肪的合成和分解中起着十分重要的作用，与皮肤、黏膜的正常功能、动物毛皮的色泽及对疾病的抵抗力有很大关系。

3. 缺乏与过量

泛酸缺乏的现象极为少见，但摄入量低时很可能使一些代谢过程减缓，引起不明显的临床症状，例如过敏、焦躁不安、精神忧郁等，缺乏泛酸时，无法制造能将蛋白转化为糖（及脂肪）的肾上腺激素，血糖持续偏低，将导致哮喘、急躁、胃溃疡等症状。泛酸基本无毒性，每天服用 10g 并不会引起症状。

4. 食物来源

泛酸在动植物食物中分布很广。动物性食物中以动物肝脏、肾脏、肉类、鱼、龙虾、蛋中尤为丰富，植物性的食物中的绿色蔬菜、小麦、胚芽米、糙米等含量也很高。

5. 需要量与膳食参考摄入量

我国推荐的膳食中泛酸的适宜摄入量（AI）为 5.0mg/d。

（七）维生素 B_6——吡哆素

维生素 B_6 是一组含氮化合物，都是 2-甲基-3-羟基-5-羟甲基吡啶的衍生物，主要以天然形式存在，包括吡哆醛（PL）、吡哆醇（PN）和吡哆胺（PM），这三种形式性质相似均具有维生素 B_6 的活性，每种成分的生物学活性取决其代谢成辅酶形式磷酸吡哆醛的程度。

1. 理化性质

维生素 B_6 称吡哆醇，实际上包括吡哆醇、吡哆醛、吡哆胺三种衍生物。在动物体组织内多以吡哆醛和吡哆胺存在，而植物则以吡哆醇为多，其基本化学结构为 3-甲基-3-羟基-5-羟甲基吡啶。维生素 B_6 为白色结晶物质，各种磷酸盐和碱的形式均易溶于水及乙醇，在空气中稳定，在酸性介质中 PL、PN、PM 对热都比较稳定，但在碱性介质中对热不稳定，易被碱破坏。在溶液中，各种形式的维生素 B_6 对光均较敏感，但是降解程度不同，主要与 pH 值有关，中性环境中易被光破坏。维生素 B_6 的代谢最终产物 4-吡哆酸主要以一种内酯形式存在。

2. 生理功能

（1）维生素 B_6 以其活性形式 PLP 作为许多酶的辅酶　维生素 B_6 除参与神经递质、糖原、神经鞘磷脂、血红素、类固醇和核酸的代谢外，参与所有氨基酸代谢。PLP 作为氨基酸代谢中需要的 100 多种酶的辅酶。维生素 B_6 对许多种氨基酸的转氨酶、脱羧酶、脱水酶、消旋酶和异构酶是必需的。神经递质 5-羟色胺、肾上腺素、去甲肾上腺素以及 γ-氨基丁酸的合成、血管扩张剂和胃促分泌素以及血红素卟啉前体的合成都需要维生素 B_6 参与。PLP 也是糖原磷酸化的辅助因子、神经鞘磷脂的合成以及类固醇激素受体的调控方面也需要该种维生素参与。

在色氨酸转化成烟酸过程中，其中有一步反应需要 PLP 的酶促反应，当肝脏中 PLP 水平降低时会影响烟酸的合成。维生素 B_6 与一碳单位代谢中 PLP 作为丝氨酸羟甲基转氨酶的辅酶，该酶通过转移丝氨酸侧链到受体叶酸盐分子参与一碳单位代谢，一碳单位代谢障碍可造成巨幼红细胞贫血。维生素 B_6 是 δ-氨基-酮戊酸合成酶的辅因子，该酶催化血红素生物合成的第一步；维生素 B_6 是半胱氨酸脱羧酶、胱硫醚酶 β-合成酶的辅因子，这些酶参与同型半胱氨酸到半胱氨酸的转硫化途径。

（2）免疫功能　通过对年轻人和老年人的研究，维生素 B_6 的营养状况对免疫反应有不同的影响。给老年人补充足够的维生素 B_6，有利于淋巴细胞的增殖。近年来研究提示，PLP 可能通过参与一碳单位代谢而影响到免疫功能，维生素 B_6 缺乏将会损害 DNA 的合成，这个过程对维持适宜的免疫功能也是非常重要的。

（3）维持神经系统功能　许多需要 PLP 参与的酶促反应，均使神经递质水平升高。

（4）维生素 B_6 降低同型半胱氨酸的作用　轻度高同型半胱氨酸血症，近年来已被认为是血管疾病的一种可能危险因素，有关 B 族维生素的干预可降低血浆同型半胱氨酸含量。

3. 缺乏与过量

单纯的维生素 B_6 缺乏较少见，一般还同时伴有其他 B 族维生素的缺乏。人体维生素 B_6 缺乏可致眼、鼻与口腔周围皮肤脂溢性皮炎，并可扩展至面部、前额、耳后、阴囊及会阴处。临床可见有口炎、舌炎、唇干裂，个别出现神经精神症状，易激惹、抑郁及人格改变。此外，维生素 B_6 缺乏可能引起体液和细胞介导的免疫功能受损，出现高半胱氨酸血症和黄尿酸尿症，偶见低色素小细胞性贫血。

儿童维生素 B_6 缺乏对幼儿的影响较成人大，可出现烦躁、抽搐和癫痫样惊厥以及脑电图异常等临床症状。

从食物中获取过量的维生素 B_6 没有毒副作用，而通过补充品长期给予大剂量维生素 B_6（500mg/d）会引起严重毒副作用，主要表现为神经毒性和光敏感反应。

4. 食物来源

维生素 B_6 的食物来源很广泛，动植物性食物中均含有，通常肉类、全谷类产品（特别是小麦）、蔬菜和坚果类中最高。

大多数维生素 B_6 的生物利用率相对较低。因为植物性食物中，例如土豆、菠菜、蚕豆以及其他豆类，这种维生素的形式通常比动物组织中更复杂，所以动物性来源的食物中维生素 B_6 的生物利用率优于植物性来源的食物。且动物组织中维生素 B_6 的主要存在形式是 PLP 和 PMP，较易吸收。植物来源的食物主要是 PN 形式，有时以葡萄糖糖苷（PN-G）的形式存在。

5. 需要量与膳食参考摄入量

关于维生素 B_6 的参考摄入量，美国 1998 年提出了分年龄段的平均需要量（EAR）和 RDA，英国 1991 年提出了维生素 B_6 的 RNI 和 AI。我国至今尚未开展这方面的研究工作，中国营养学会参考欧美人群的研究结果，并且考虑到我国居民膳食模式与欧美的差异，提出我国居民膳食维生素 B_6 的 AI 值，成人为 1.2mg/d。

（八）维生素 B_7——生物素

生物素为 B 族维生素之一，又称维生素 H、维生素 B_7、辅酶 R 等。共有 8 种同分异构体，并具有酶的活性，一般也称为 D-生物素。

1. 理化性质

为无色长针状结晶，具有尿素与噻吩相结合的骈环，并带有戊酸侧链；极微溶于水和乙醇，不溶于其他常见的有机溶剂。在中等强度的酸及中性溶液中可稳定数日，在碱性溶液中稳定性较差。在普通温度下相当稳定，但高温和氧化剂可使其丧失活性。

2. 生理功能

主要是以侧链的羧基与酶蛋白的赖氨酸残基 ε-NH_2 结合，作为羧化酶的辅酶而发挥作用。此外，生物素对胞生长、体内葡萄糖的稳定、DNA 合成和唾液酸受体蛋白的表达都有作用，但目前还不清楚生物素的这些作用是否与其辅酶功能有一定联系。

生物素是人体内多种酶的辅酶，参与体内的脂肪酸和碳水化合物的代谢；促进蛋白质的合成；还参与维生素 B_{12}、叶酸、泛酸的代谢；促进尿素合成与排泄。

① 帮助脂肪、肝糖和氨基酸在人体内进行正常的合成与代谢；

② 促进汗腺、神经组织、骨髓、男性性腺、皮肤及毛发的正常运作和生长，减轻湿疹、皮炎症状；

③ 预防白发及脱发，有助于治疗秃顶；

④ 缓和肌肉疼痛；

⑤ 促进尿素合成与排泄、嘌呤合成和油酸的生物合成；

⑥ 用于治疗动脉硬化、中风、脂类代谢失常、高血压、冠心病和血液循环障碍性的疾病。

3. 缺乏及过量

（1）缺乏症状　此时出现食欲不振、舌炎、皮屑性皮炎、感觉过敏、肌肉痛、倦怠、厌食和轻度贫血、脱发等。然而，尚未见人类生物素缺乏病例。

（2）过量症状　生物素的毒性似乎很低，用大代谢剂量的生物素治疗脂溢性皮炎未发现蛋白异常或遗传错误及其他代谢异常。

4. 食物来源

生物素广泛存在于各种动植物食物中，人体的肠道细菌亦能合成。如在牛奶、牛肝、蛋黄、动物肾脏、草莓、柚子、葡萄等水果、瘦肉、糙米、啤酒、小麦中都含有生物素。

5. 需要量与膳食参考摄入量

我国推荐的膳食中生物素的参考摄入量，成人为 $30\mu g/d$。

（九）胆碱

胆碱是一种含氮的有机碱性化合物，为强有机碱，是卵磷脂的组成成分，也存在于神经鞘磷脂之中，是机体可变甲基的一个来源而作用于合成甲基的产物，同时又是乙酰胆碱的前体。人体也能合成胆碱，所以不易造成缺乏。

1. 理化性质

胆碱是季铵碱，为无色结晶，吸湿性很强；易溶于水和乙醇，不溶于氯仿、乙醚等非极性溶剂，胆碱呈无色味苦的水溶性白色浆液，有很强的吸湿性，暴露于空气中能很快吸水。胆碱容易与酸反应生成更稳定的结晶盐（如氯化胆碱），在强碱条件下也不稳定，但对热和储存相当稳定。由于胆碱耐热，因此在加工和烹调过程中的损失很少，干燥环境下即使长时间储存，食物中胆碱含量也几乎没有变化。

2. 生理功能

（1）构成生物膜的重要组成成分　胆碱是卵磷脂的组成成分，也存在与神经鞘磷脂中，这两者是构成细胞膜的必要物质，同时又是细胞间多种信号的前提物质。胆碱是机体可变甲基（活性甲基）的重要组成部分，参与体内酯转化过程。

（2）促进脑发育和提高记忆能力及保证信息传递　胆碱是乙酰胆碱的前体，加速合成及释放乙酰胆碱这一重要神经传导递质，促进脑发育和记忆能力，并能调节肌肉组织的运动等。

（3）促进脂肪代谢，降低血清胆固醇　胆碱对脂肪有亲和力，可促进脂肪以磷脂形式由肝脏通过血液输送出去或改善脂肪酸本身在肝中的利用，并防止脂肪在肝脏里的异常积聚。如果没有胆碱，脂肪聚积在肝中出现脂肪肝，处于病态。胆碱和磷脂具有良好的乳化特性，能阻止胆固醇在血管内壁的沉积并清除部分沉积物，同时改善脂肪的吸收与利用，因此具有预防心血管疾病的作用。

3. 缺乏与过量

胆碱耐热，在加工过程中损失很少，干燥环境下，即使食物储存较长时间，其中胆碱含量也几乎没有变化，所以不易造成缺乏病。若长期摄入缺乏胆碱的膳食可发生缺乏，主要表现为肝、肾、胰腺病变、记忆紊乱和生长障碍等症状。不育症、生长迟缓、骨质异常、造血障碍和高血压也与胆碱缺乏有关。

4. 食物来源

胆碱广泛存在于动植物食品中，特别是肝脏、花生、蔬菜中含量较高，人体也合成胆碱。主要食物来源是蛋类、动物的脑、动物心脏与肝脏、绿叶蔬菜、啤酒酵母、麦芽、大豆卵磷脂等。

5. 需要量与膳食参考摄入量

我国推荐的膳食中胆碱的参考摄入量，成人为 500mg/d。

（十）维生素 C——抗坏血酸

维生素 C 又称抗坏血酸，是一种含有 6 个碳原子的 α-酮基内酯的酸性多羟基化合物，维生素 C 虽然不含有羧基，仍具有有机酸的性质。天然存在抗坏血酸有 L 与 D 两种异构体。后者无生物活性。

1. 理化性质

抗坏血酸有三型，氧化时形成仍具有生物活性的脱氢型抗坏血酸。脱氢型抗坏血酸进一步氧化或水解，为二酮古洛糖酸，丧失了抗坏血酸的活性。

维生素 C 呈无色片状结晶体、无臭、有酸味，易溶于水，不溶于脂溶剂。在酸性环境中稳定，遇空气中氧、热、光、碱性物质，特别是有氧化酶及痕量铜、铁等金属离子存在时，可促进其氧化破坏。氧化酶一般在蔬菜中含量较多，特别是黄瓜和白菜类，但在柑橘类含量较少，蔬菜在储存过程中，维生素 C 都有不同程度损失。但某些植物中，特别是枣、刺梨等水果中含有生物类黄酮，能保护食物中抗坏血酸的稳定性。

2. 生理功能

（1）抗氧化作用　维生素 C 是机体内一种很强的抗氧化剂，它可直接与氧化剂作用，以保护其他物质免受氧化破坏。它也可还原超氧化物、羟基、次氯酸以及其他活性氧化剂，这类氧化剂可能影响 DNA 的转录或损伤 DNA、蛋白质或膜结构；维生素 C 还可使双硫键（—S—S—）还原为巯基（—SH），在体内与其他抗氧化剂一起清除自由基，所以维生素 C 在体内氧化防御系统中起着重要作用。维生素 C 在还原其他物质时自身被氧化，成为维生素 C 自由基，后者要在机体其他抗氧化物质的作用下再还原成抗坏血酸。

（2）作为羟化过程底物和酶的辅因子　维生素 C 作为底物和酶的辅因子参与体内许多重要生物合成的羟化反应。维生素 C 的一个重要功能是促进组织中胶原的形成，它可使脯氨酸羟化酶和赖氨酸羟化酶复合体中的三价铁还原成二价形式以维持其活性，并使脯氨酸和赖氨酸转变成羟脯氨酸和羟赖氨酸，后二者是胶原蛋白的重要成分。因此维生素 C 在维护骨、牙的正常发育和血管壁的正常通透性方面起着重要的作用。维生素 C 缺乏时影响胶原合成，使创伤愈合延缓，毛细血管壁脆弱，引起不同程度出血。

在脑和肾上腺组织，维生素 C 也作为羟化酶的辅酶参与神经递质的合成，多巴胺-β-羟化酶催化多巴胺的侧链羟化形成去甲肾上腺素，维生素 C 为多巴胺-β-羟化酶的辅酶。维生素 C 还参与类固醇的代谢，如由胆固醇转变成胆酸、皮质激素及性激素。长链脂肪酸通过线粒体膜进入线粒体氧化必须由肉碱携带，肉碱可来自食物或机体的自身合成，维生素 C

作为羟化酶的辅酶促进肉碱的合成。

（3）其他作用　维生素 C 促进肠道三价铁还原为二价铁，有利于非血红素铁的吸收。一些流行病学研究显示，增加膳食中富含维生素 C 的蔬菜和水果摄入量可降低胃癌以及其他癌症的危险性，其机制可能与自由基清除和阻止某些致癌物的形成有关。维生素 C 也可通过促进胆固醇向胆酸转化、减少氧化物质形成等作用防治心血管疾病。

3. 缺乏与过量

（1）缺乏引起的疾病　膳食摄入减少或机体需要增加又得不到及时补充时，可使体内维生素 C 储存减少，储存量将出现缺乏症状。维生素 C 缺乏时，主要引起坏血病。

坏血病起病缓慢，自饮食缺乏维生素 C 至发展成坏血病，一般历时 4～7 个月。明显减少时，患者多有体重减轻、四肢无力、衰弱、肌肉关节等疼痛、牙龈松肿，牙龈炎、间或有感染发炎。婴儿常有激动、软弱、倦怠、食欲减退、四肢疼痛、肋软骨接头处扩大。四肢长骨端肿胀以及有出血倾向等。全身任何部位可出现大小不等和程度不同的出血、血肿或瘀斑。

维生素 C 缺乏引起胶原合成障碍，故可致骨有机质形成不良而导致骨质疏松。

（2）过量危害　成人维生素 C 的摄入量超过 2g，可引起渗透性腹泻。当摄入量＜1g 时，一般不引起高尿酸尿症；当超过 1g 时，尿酸排出明显增加。研究发现，每日服用 4g 维生素 C，可使尿液中尿酸的排出增加一倍，并因此而形成尿酸盐结石增多。

过量的维生素 C 还可引起子宫颈黏液中糖蛋白二硫键改变，阻止精子的穿透，造成不育。妊娠期服用过量的维生素 C，可能影响胚胎的发育。

当每日摄入的维生素 C 在 2～8g 时，可出现恶心、腹部痉挛、铁吸收过度、红细胞破坏及泌尿道结石等副作用。小儿生长时期过量服用，容易患骨骼疾病。

4. 食物来源

人体内不能合成维生素 C，因此人体所需要的维生素 C 要靠食物提供。维生素 C 的主要食物来源是新鲜蔬菜与水果。蔬菜中，辣椒、茼蒿、苦瓜、豆角、菠菜、土豆、韭菜等中含量丰富；水果中，酸枣、鲜枣、草莓、柑橘、柠檬等中含量最多；在动物的内脏中也含有少量的维生素 C。

5. 需要量与膳食参考摄入量

根据我国 1988 年 RDA，维生素 C 的供给量标准成人、老人均为 60mg/d。但据调查，我国居民维生素 C 的实际摄入量已达到 90mg/d 以上，考虑到我国饮食习惯中蔬菜经过炒、炖、熬后，维生素 C 损失较多，新的供给标准适当提高了维生素 C 的推荐量，即成人的 RNI 为 100mg/d，UL 为≤1000mg/d。在高温、寒冷、缺氧条件下劳动或生活，经常接触铅、苯、汞的有毒作业工种的人群，某些疾病的患者，孕妇、乳母应增加维生素 C 的摄入量。

中国营养学会制订的 RDIs 中，提出了中国居民膳食维生素 C 的 RNI 成人为 100mg/d。UL 为 0 岁～400mg，0.5 岁～500mg，1 岁～600mg，4 岁～700mg，7 岁～800mg，11 岁～900mg，14 岁以上，均为 1000mg。

内容小结

本模块内容主要围绕维生素的分类、理化性质、生理功能、缺乏与过量、食物来源、需要量与膳食参考摄入量进行展开，通过维生素各项指标的介绍，重点掌握维生素的生理功能、缺乏与过量、食物来源、需要量与膳食参考摄入量。充分达到合理膳食目的。重点掌握缺乏的生理表现，从食物中进行合理的营养配餐，以达到改善。

📖 知识考核

一、判断题

（　　）1. 维生素在人体内不能合成或合成量不够也不能大量储存于机体的组织中，虽然需要量少，但必须由食物供给。

（　　）2. 人体一般需要大量维生素才能满足正常的生理需要。

（　　）3. 维生素 B 是脂溶性维生素。

（　　）4. 维生素缺乏可分为原发性缺乏和继发性缺乏。

（　　）5. 维生素 D 促进骨骼和牙齿的钙化过程，维持骨骼和牙齿的正常生长。

（　　）6. 维生素 E 在动植物内都能合成。

（　　）7. 维生素 B_2 的缺乏主要表现在眼、口腔、皮肤的非特异性炎症反应。

（　　）8. 水溶性维生素一般以简单扩散方式被充分吸收，特别是相对分子质量小的维生素更易吸收。

（　　）9. 孕妇在孕早期缺乏叶酸是引起胎儿神经管畸形的主要原因。

（　　）10. 人体维生素 K 来源主要是由肠道细菌合成。

二、不定项选择题

1. 维生素 A 缺乏最早的症状是暗适应能力下降，严重者可致（　　）。

A. 视力下降　　　　　　　　B. 夜盲症　　　　　　　　C. 干眼病　　　　　　　　D. 夜盲症、干眼病及失明

2. 中国营养学会制定膳食营养参考摄入量，维生素 A 的推荐量成年男性为（　　）。

A. $700\mu g/d$　　　　　　B. $800\mu g/d$　　　　　　C. $560\mu g/d$　　　　　　D. $900\mu g/d$

3. 中国营养学会制定膳食营养参考摄入量，维生素 D 的推荐量为（　　）。

A. $40\mu g/d$　　　　　　B. $80\mu g/d$　　　　　　C. $50\mu g/d$　　　　　　D. $5\mu g/d$

4. 维生素 B_1 缺乏的主要症状是（　　）。

A. 口腔炎　　　　　　　　B. 脚气病　　　　　　　　C. 佝偻病　　　　　　　　D. 皮炎

5. 维生素 C 缺乏的主要症状（　　）。

A. 口腔炎　　　　　　　　B. 脚气病　　　　　　　　C. 坏血病　　　　　　　　D. 佝偻病

6. 烟酸缺乏症状是（　　）。

A. 口腔炎　　　　　　　　B. 癞皮病　　　　　　　　C. 坏血病　　　　　　　　D. 佝偻病

🔗 深度链接

维生素在食品加工中的变化

在加热过程中，维生素等低营养素虽然没有像蛋白质变性、脂肪水解、碳水化合物糊化等复杂的理化变化，但都会随着这些高分子营养素的复杂变化而被游离出来，受到高温、氧化、光照等不同因素的破坏，而造成损失，且维生素自身会以脂溶或水溶的形式随脂或随水流失。维生素损失程度的大小按其种类分，大致的顺序为：

维生素 C＞维生素 B_1＞维生素 B_2＞其他维生素 B＞维生素 A＞维生素 D＞维生素 E

一般来说，水溶性维生素对热的稳定性比较差，遇热易分解破坏，脂溶性维生素对热比较稳定，但是却很容易被氧化破坏，特别是高温紫外线照射下，氧化速度加快。其次，在酸性、碱性溶液中也会被破坏。

1. 脂溶性维生素的变化

维生素 A 对氧和光很敏感，在高温和有氧存在时容易损失。如果把带有维生素 A 的食物隔绝空气进行加热，它们在高温下也比较稳定。如果在 144℃下烘烤食品，维生素 A 的损失较少。通过在烹调过程中，无论是维生素 A 还是胡萝卜素均较稳定，几乎没有损失。当

加水加热时，一般损失最多也不超过30%，短时间烹调食物，食品中的维生素 A 损失率不超过10%，与脂肪一起烹调可大大提高维生素 A 的吸收利用率。

维生素 D 对热、氧、碱均稳定，但对光很敏感。油脂的氧化酸败可以影响维生素 D 的含量。

维生素 E 对氧敏感，特别是在在碱性情况下加热食物，可以使 α-维生素 E 完全遭到破坏。在大量油脂中烹调食物，脂肪中所含的维生素 E 有70%～90%被破坏。在烹调中即使使用很少量的酸败油脂，就足以破坏正常油脂中或食物中大部分的维生素 E。

维生素 K 对酸、碱氧化剂、光和紫外线照射都很敏感。在阳光暴晒下，食物中的脂溶性维生素损失较为严重。

2. 水溶性维生素的变化

水溶性维生素易溶解于水中，在酸性环境中比较稳定，但是大部分水溶性维生素在被碱性条件下不稳定，不耐热和光。因此，这类维生素易破坏。

维生素 B_1 主要含于谷类和豆类食品中，这类食品在烹调时因受到高温或碱的作用，会使维生素 B_1 大量破坏。如油炸某些食品，维生素 B_1 几乎全部被破坏，做面条时加碱对维生素 B_1 破坏也很大。食品在干燥的条件下，维生素 B_1 的耐热性增加；相反，在有水或潮湿的条件下，维生素 B_1 易被破坏，其损失率增加，另外食物中含有维生素 B_1 分解酶和耐热维生素 B_1 分解因子，维生素 B_1 分解酶对热不稳定，加热可以使其失去活性，而降低维生素 B_1 的分解能力。因此，在烹调过程中酶对维生素 B_1 的破坏甚微。

维生素 B_2 对热比较稳定，水煮、烘烤、冷冻时损失都不大，在水溶液中短时高压加热也不破坏。当在120℃下加热6h时仅有少量破坏。但在碱性环境和阳光照射下易破坏，其破坏程度随着温度和 pH 值增加而增加。

烟酸是比较稳定的一种水溶性维生素。它易溶于水，因而易随水流失。在高温油炸或碱的条件下，食物中游离型的烟酸可损失一半左右。

维生素 C 是维生素中最不稳定的一种。不耐热，易被氧化。例如萝卜、番茄、水果中的维生素 C 比较稳定，一旦切开或切碎暴露在空气中，维生素 C 就会被氧化破坏，一般来说，含维生素 C 的食物烹调时间越长，损失就越大，不同的烹调方式对维生素的保存率也不同。

模块五　矿物质的生理功能与合理摄入

【能力目标】

◆ 能区别不同矿物质对人体结构的作用。

◆ 能了解矿物质在人体内吸收和代谢的影响因素。

◆ 能灵活运用各种矿物质的食物来源对不同人群进行膳食指导。

◆ 能针对中国居民常见的矿物质缺乏或过量给出合理化建议。

【知识目标】

◆ 掌握矿物质的基本概念与生理功能。

◆ 牢记各种矿物质对人体结构的主要作用。

◆ 掌握各种矿物质的供给量和食物来源。

◆ 掌握人体矿物质的缺乏与过量的生理表现。

知识准备

一、矿物质的基本概念

人体组织中含有自然界各种元素，其元素的种类和含量与其生存的地理环境表层元素的组成及膳食摄入量有关。研究发现，人体内约有 20 余种元素为构成人体组织、机体代谢、维持生理功能所必需。在这些元素中，除了碳、氢、氧和氮组成有机化合物，如碳水化合物、脂肪、蛋白质、维生素等，其余的元素均称为矿物质，亦称无机盐或灰分。矿物质又分为常量元素和微量元素两类。常量元素有钙、磷、钠、钾、氯、镁和硫等；1995 年 FAO/WHO 将在微量元素中的铜、钴、铬、铁、氟、碘、锰、钼、硒和锌 10 种元素列为维持正常人体生命活动不可缺少的必需微量元素，将硅、镍、硼和钒列为可能必需微量元素，而将铅、镉、汞、砷、铝、锡和锂列为具有潜在毒性，但低剂量可能具有功能作用的微量元素。

二、矿物质的特点

① 矿物质在体内不能合成，必须从食物和饮水中摄取。摄入体内的矿物质经机体新陈代谢，每天都有一定量随粪、尿、汗、头发、指甲及皮肤黏膜脱落而排出体外，因此，矿物质必须不断地从膳食中供给。

② 矿物质在体内分布极不均匀，如钙和磷主要分布在骨骼和牙齿，铁分布在红细胞，碘集中在甲状腺，钴分布在造血系统，锌分布在肌肉组织等。

③ 矿物质相互之间存在协同或拮抗作用，如膳食中钙和磷比例不合适，可影响该两种元素的吸收；过多的镁干扰钙的代谢；过量的锌影响铜的代谢；过量的铜可抑制铁的吸收。

④ 某些微量元素在体内需要量虽很少，但其生理剂量与中毒剂量范围较窄，摄入过多易产生毒性作用，如硒易因摄入过量引起中毒，对硒的强化应注意不宜用量过大。

三、矿物质的生理功能

① 构成人体组织的重要成分，如钙、磷、镁为组成骨骼、牙齿的成分，铁为血红蛋白的组成成分等。

② 调节细胞膜的通透性。矿物质可调节细胞膜的通透性，以保持细胞内外液中酸性和碱性无机离子的浓度，维持细胞正常的渗透压和体内的酸碱平衡。

③ 维持神经和肌肉的兴奋性。钙为正常神经冲动传递所必需的元素，钙、镁、钾对肌肉的收缩和舒张均具有重要的调节作用。

④ 组成激素、维生素、蛋白质和多种酶类的成分，如谷胱甘肽过氧化物酶中含硒和锌，细胞色素氧化酶中含铁，甲状腺素中含碘及维生素 B_{12} 中含钴等。

四、矿物质缺乏

由于各种矿物质在食物中的分布及人体对其吸收、利用和需要的不同，在我国人群中比较容易缺乏的矿物质主要是钙、锌、铁、碘、硒等。现在碘缺乏病的发生率已通过全国食盐加碘强化工程而明显降低，但人群中对钙、铁、锌、硒等矿物质的摄入仍普遍不足。长期某些矿物质摄入不足可引起亚临床缺乏症状，甚至是缺乏病，如儿童生长发育迟缓、缺铁性贫血、骨质疏松、克山病等。

矿物质缺乏的主要因素：①地球环境中各种元素的分布不平衡，如某些地区表层土壤中缺少一种或几种元素，人群可因长期摄入在缺乏某种矿物质的土壤上生长的食物而引起该种矿物质的缺乏；②食物中含有天然存在的矿物质拮抗物，如有些植物因含较多草酸盐和植酸盐而影响某些矿物质的吸收；③食物加工过程中造成矿物质的损失，如粮谷表层富含的矿物质常因碾磨过于精细而丢失，蔬菜浸泡于水中或蔬菜水煮后把水倒掉，均可损失大量水溶性矿物质；④摄入量不足或不良饮食习惯，挑食、摄入食物品种单调等可使矿物质缺乏，如缺少肉、禽、鱼类的摄入会引起锌和铁的缺乏，乳制品或绿叶蔬菜摄入量不足可引起钙的缺乏；⑤生理上有特殊营养需求的人群，如儿童、青少年、孕妇、乳母、老年人对营养的需要不同于普通人群，较易引起钙、锌、铁等矿物质的缺乏。

🔵 核心内容 ---

一、常量元素

人体内含有的 60 多种元素中，对维持机体正常生理功能所必需的元素，称为必需元素，有 20 多种。体内含量较多的有氢、碳、氧、氮、磷、硫、氯、钠、镁、钾、钙等，约占体重的 99.95%。这些生命必需元素中，除碳、氢、氧、氮主要以有机物质形式存在外，其余各元素均为无机的矿物质。矿物质中，人体含量大于体重的 0.01% 的各种元素，称为常量元素，有钙、磷、镁、钾、钠、氯、硫等 7 种。

（一）钙——人体的骨架结构因子

钙是人体含量最多的无机元素，正常成人体内含钙总量约为 1200g，相当于体重的 2.0%。其中约 99% 集中在骨骼和牙齿中，主要以羟磷灰石 $[Ca_{10}(PO_4)_6(OH)_2]$ 形式存在；其余 1% 的钙，一部分与柠檬酸螯合或蛋白质结合，另一部分则以离子状态分布于软组织、细胞外液和血液中，统称为混溶钙池。混溶钙池的钙与骨骼钙保持着动态平衡，为维持体内所有的细胞正常生理状态所必需。机体具有调控钙浓度恒定的机制，主要通过内分泌系统的甲状旁腺激素和降钙素两种多肽激素及甾固醇激素 $1,25\text{-}(OH)_2\text{-}D_3$ 相互作用调节钙平衡，当钙摄入严重不足或机体钙发生异常丢失时，可通过调节机制使骨脱矿化以保持人体血钙的相对稳定（图 2-5-1）。

人体血液中的总钙浓度比较恒定，为 2.25～2.75mmol/L，有三种钙的存在形式，其中 46.0% 为蛋白结合钙（81% 为白蛋白结合钙，19% 为球蛋白结合钙），6.5% 为复合钙，即与柠檬酸或无机酸结合的钙盐，其余 47.5% 为离子化钙。血浆中离子化钙是生理活性的形式，正常浓度为 0.94～1.33mmol/L，这部分的钙与骨骼钙维持着动态平衡，对维持体内细胞正常生理状态，调节神经肌肉兴奋性具有重要的作用。

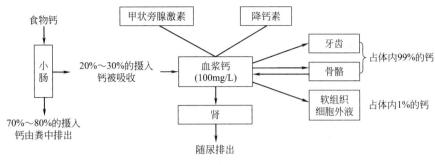

图 2-5-1　钙的代谢

1. 钙的生理功能

（1）构成骨骼和牙齿的成分　体内的钙主要分布在骨骼和牙齿，并与混溶钙池保持着相对的动态平衡，骨骼中的钙不断地从破骨细胞中释放进入混溶钙池，混溶钙池的钙又不断地沉积于成骨细胞中，由此使骨骼不断更新。幼儿的骨骼每 1～2 年更新一次，以后其更新速度随年龄的增长而减慢，成年人 10～12 年更新一次，40～50 岁以后骨吸收大于骨生成，骨组织中钙量逐渐减少，约每年下降 0.7％。妇女停经后因雌激素水平下降，骨组织中钙量明显降低，易引起更年期骨质疏松症。

（2）促进体内酶的活动　钙离子对许多参与细胞代谢的酶具有重要的调节作用，如腺苷酸环化酶、鸟苷酸环化酶、磷酸二酯酶、酪氨酸羟化酶等。

（3）维持神经和肌肉的活动　钙离子可与细胞膜的蛋白和各种阴离子基团结合，具有调节细胞受体结合、离子通道通透性及神经信号传递物质释放等作用，从而维持神经肌肉的正常生理功能，包括神经肌肉的兴奋性、神经冲动的传导和心脏的搏动等。

（4）其他功能　钙还参与血液凝固、激素分泌、维持体液酸碱平衡以及调节细胞正常生理功能等作用。

2. 钙的吸收与代谢

（1）吸收　钙的吸收主要在小肠上端，是以需要能量的主动转运吸收为主，钙浓度高时也可通过被动扩散而吸收。在主动转运钙的过程中，维生素 D 的活性代谢产物 1,25-$(OH)_2$-D_3 通过促进钙结合蛋白合成和激活钙的 ATP 酶调节钙的吸收。通常膳食中约 20％～30％的钙由肠道吸收进入血液，机体根据需要调节钙的主动吸收，当膳食钙不足或机体对钙的需要增加时，如青春发育期、孕妇和乳母期，肠道对钙的吸收最为活跃，其吸收率可达 40％以上。钙的吸收率取决于维生素 D 的摄入量及受太阳紫外线的照射量，同时也受膳食中钙含量及年龄的影响，膳食中钙含量高，其吸收率相对下降，并随年龄增长吸收率降低，如婴儿的钙吸收率大于 50％，儿童约为 40％，成年人为 20％，老年人仅为 15％左右。

① 影响肠内钙吸收的主要因素　粮食、蔬菜等植物性食物中含有较多的草酸、植酸、磷酸，均可与钙形成难溶的盐类，阻碍钙的吸收；膳食纤维中的糖醛酸残基可与钙结合，以及未被消化的脂肪酸与钙形成钙皂均影响钙的吸收；此外，一些碱性药物，如苏打、黄连素、四环素等也影响钙的吸收。

② 促进肠内钙吸收的因素　维生素 D 可促进小肠对钙的吸收；某些氨基酸如赖氨酸、色氨酸、组氨酸、精氨酸、亮氨酸等可与钙形成可溶性钙盐而促进钙的吸收；乳糖经肠道菌发酵产酸，降低肠内 pH 值，与钙形成乳酸钙复合物可增强钙的吸收；一些抗生素如青霉素、氯霉素、新霉素有利钙的吸收。

（2）排泄和储存　营养状况良好时，每天进出体内的钙大致相等，处于平衡状态。体内钙大部分通过肠黏膜上皮细胞的脱落及消化液的分泌排入肠道，其中一部分被重吸收，其余由粪便排出。正常膳食时，钙在尿中的排出量较为恒定，约为摄入量的20%左右。蛋白质的摄入与尿钙量呈正相关，增加蛋白质的摄入可使尿钙排出增加，因此，长期摄入高蛋白膳食可能导致钙的负平衡。但是磷摄入增加可降低尿钙排出，当摄入磷1g时，尿钙排出量为180mg，当摄入磷2.5g时，尿钙排出量降至107mg。钙也可从汗中排出，高温作业者汗中排出钙可占总排出钙的30%。乳母通过乳汁每日约排出150～300mg钙。补液、酸中毒及甲状腺素和肾上腺皮质激素等均可使钙排出增加。钙的储存量与膳食钙摄入量呈正相关。正常情况下机体根据需要，通过甲状旁腺激素、降钙素和$1,25\text{-}(OH)_2\text{-}D_3$相互作用调节体内钙的吸收、排泄与储存，以维持内环境钙的稳定。高钠摄入时可降低骨骼中钙的储存。

3. 钙的缺乏与过量

人群中钙的缺乏比较普遍，钙摄入量仅为推荐摄入量的50%以下。长期缺乏钙和维生素D可导致儿童生长发育迟缓、骨软化、骨骼变形，严重缺乏者可导致佝偻病；中老年人易患骨质疏松症；钙的缺乏者易患龋齿，影响牙齿质量。过量钙的摄入可能增加肾结石的危险性。持续摄入大量的钙可使降钙素分泌增多，以及发生骨硬化。

4. 钙的适宜摄入量与食物来源

针对我国居民钙的摄入量不足状况，如城市居民平均每日钙的摄入量仅为供给量的45.7%，农村为37.7%；以及考虑我国膳食以谷类食物为主，蔬菜摄入较多，而植物性食物中含有较多草酸、植酸、膳食纤维等影响钙吸收的成分。中国营养学会在1998年推荐每日膳食供给量为800mg的基础上，对钙的供给量作了合理的调整，成人钙的适宜摄入量修订为1000mg/d。并根据不同生理条件，对婴幼儿、儿童、孕妇、乳母、老人均适当增加钙的供给量，其适宜摄入量见表2-5-1。钙的无明显损害水平为1500mg/d，可耐受最高摄入量为2000mg/d。

表 2-5-1　不同人群钙的适宜摄入量（AI）　　　　　　单位：mg/d

年龄	钙	年龄	钙	年龄	钙
0～	300	11～	1000	早期	800
0.5～	400	14～	1000	中期	1000
1～	600	18～	800	晚期	1200
4～	800	50～	1000	乳母	1200
7～	800	孕妇			

奶和奶制品含钙丰富且吸收率高，是钙的良好来源。小虾皮、海带、豆类、芝麻酱和绿色蔬菜等含钙也较丰富。含钙较多的食物见表2-5-2。

表 2-5-2　含钙丰富的食物　　　　　　单位：mg/100g

食物	含量	食物	含量	食物	含量
虾皮	991	苜蓿	713	酸枣棘	435
虾米	555	荠菜	294	花生仁	284
河虾	325	雪里蕻	230	紫菜	264
泥鳅	299	苋菜	187	海带（湿）	241
红螺	539	乌塌菜	186	黑木耳	247
河蚌	306	油菜苔	156	全脂牛乳粉	676
鲜海参	285	黑芝麻	780	酸乳	118

（二）磷——人体结构辅助因子

磷是人体含量较多的元素之一，成人体内磷含量约为650g，占体重的1%左右。磷是机体所含重要的无机元素之一，它是细胞膜和核酸的组成成分，也是骨骼的必需构成物质。体内的磷约有 85%～90% 以羟磷灰石形式存在于骨骼和牙齿中，其余 10%～15% 与蛋白质、脂肪、糖及其他有机物结合，分布在细胞膜、骨骼肌、皮肤、神经组织及体液中。在细胞膜和软组织中的磷大部分以有机磷酯形式存在，少部分为磷蛋白和磷脂等形式，而骨骼中的磷主要为无机磷酸盐。动物性食物和植物性食物中均含有丰富的磷，如牛奶中含有磷蛋白和酪蛋白。一般食物中蛋白质摄入能满足机体需要就能获得足够的磷，合理的膳食中磷含量往往超过人体的需要，不易引起缺乏。正常人血清中无机磷总量为 $0.87～1.45mmol/L$，儿童为 $1.45～2.78mmol/L$。

1. 磷的生理功能

（1）构成骨骼和牙齿的重要成分　磷为骨和牙齿的形成及维持所必需，例如在骨的形成过程中 2g 钙需要 1g 磷。

（2）参与能量代谢　碳水化合物，如葡萄糖是以磷酰化化合物的形式被小肠黏膜吸收；葡萄糖-6-磷酸酯和丙糖磷酸酯是葡萄糖能量代谢的重要中间产物；磷酸化合物如三磷酸腺苷（ATP）等是代谢过程中作为储存、转移、释放能量的物质。

（3）构成生命物质成分　磷是核糖核酸（RNA）和脱氧核糖核酸（DNA）的组成成分。磷脂为构成所有细胞膜所必需的成分，并参与脂肪和脂肪酸的分解代谢。

（4）酶的重要成分　磷是体内很多酶的辅酶或辅基的组成成分，如焦磷酸硫胺素、磷酸吡哆醛、辅酶Ⅰ和辅酶Ⅱ等。

（5）调节酸碱平衡　磷酸盐可与氢离子结合为磷酸氢二钠和磷酸二氢钠，并从尿中排出，从而调节体液的酸碱平衡。

2. 磷的吸收与代谢

（1）吸收　从膳食摄入的磷 70% 在小肠吸收。食物中的磷大部分是磷酸酯化合物，必须分解为游离的磷，然后以无机磷酸盐的形式被吸收。正常膳食中磷吸收率为 60%～70%，牛奶喂养的婴儿对磷的吸收率为 65%～75%，母乳喂养者大于 85%，低磷膳食其吸收率高达 90%；维生素 D 可促进磷的吸收；合理的钙磷比例有利于磷的吸收。钙、镁、铁、铝等金属离子及植酸可与磷酸形成难溶性盐类而影响磷的吸收。正常细胞外液的磷浓度随年龄增高而减少，例如每 100mL 细胞外液磷含量分别为早产儿 6.9mg、新生儿 6.1mg、儿童 4.6mg、成人 3.5mg。

（2）排泄　血浆中的无机磷酸盐主要经肾小球过滤从肾脏排出。当血中磷浓度降低时，肾小管对磷的重吸收增加，当磷的浓度升高时，肾小管排出的磷较多。机体主要通过甲状旁腺素抑制肾小管对磷的吸收和排泄，调节血中磷浓度以维持体内磷的平衡。

3. 磷的缺乏与过量

几乎所有的食物均含有磷，所以磷缺乏较少见。临床所见磷缺乏的病人多为长期使用大量抗酸药或禁食者。过量的磷酸盐可引起低血钙症，导致神经兴奋性增强，手足抽搐和惊厥。

4. 磷的适宜摄入量与食物来源

动物性食物和植物性食物中均含丰富的磷，当膳食中能量与蛋白质供给充足时不会引起磷的缺乏。成人磷的 AI 为 700mg/d，考虑妊娠期因机体对磷的吸收增加及哺乳期无需增加磷的摄入量，所以孕妇和哺乳期妇女磷的 AI 也均定为 700mg/d。理论上膳食中的钙磷比例维持在 1：（1～1.5）之间比较好，不宜低于 0.5。牛奶的钙磷比为 1：1，人乳的钙磷比例比牛奶更好，成熟母乳为 1：1.5。磷的 NOAEL 为 1500mg/d，UL 为 3500mg/d。

磷在食物中分布广泛，瘦肉、禽、蛋、鱼、坚果、海带、紫菜、油料种子、豆类等均是磷的良好来源。谷类食物中的磷主要以植酸磷形式存在，其与钙结合不易吸收。

（三）镁——神经肌肉兴奋性调节因子

正常成人身体总镁含量约 25g，其中 60%～65% 存在于骨、齿，27% 分布于软组织。镁主要分布于细胞内，细胞外液的镁不超过 1%。

1. 镁的生理功能

（1）激活多种酶的活性镁作为多种酶的激活剂，参与 300 余种酶促反应。镁能与细胞内许多重要成分，如三磷酸腺苷等形成复合物而激活酶系，或直接作为酶的激活剂激活酶系。

（2）维护骨骼生长和神经肌肉的兴奋性

① 对骨骼的作用　镁是骨细胞结构和功能所必需的元素，对促进骨骼生长和维持骨骼的正常功能具有重要作用。

② 对神经肌肉的作用　镁与钙使神经肌肉兴奋和抑制作用相同，不论血中镁或钙过低，神经肌肉兴奋性均增高；反之则有镇静作用。但镁和钙又有拮抗作用，有与某些酶的结合竞争作用，在神经肌肉功能方面表现出相反的作用。由镁引起的中枢神经和肌肉接点处的传导阻滞可被钙拮抗。

（3）维护胃肠道和激素的功能

① 对胃肠道的作用　低度硫酸镁溶液经十二指肠时，可使 Oddi 括约肌松弛，短期胆汁流出，促使胆囊排空，具有利胆作用。碱性镁盐可中和胃酸。镁离子在肠道中吸收缓慢，促使水分滞留，具有导泻作用。

② 对激素的作用　血浆镁的变化直接影响甲状旁腺激素的分泌，但其作用仅为钙的30%～40%。在正常情况下，当血浆镁增加时，可抑制分泌；血浆镁水平下降时可兴奋甲状旁腺，促使镁自骨骼、肾脏、肠道转移至血中，但其量甚微。当镁水平极端低下时，可使甲状旁腺功能反而低下，经补充镁后即可恢复。甲状腺素过多可引起血清镁降低，尿镁增加，镁呈负平衡。甲状腺素又可提高镁的需要量，故可引起相对缺镁，因此对甲亢患者应补给镁盐。

2. 镁的吸收与代谢

食物中的镁在整个肠道均可被吸收，但主要是在空肠末端与回肠部位吸收，吸收率一般约为 30%。可通过被动扩散和耗能的主动吸收两种机制吸收。

影响镁吸收的因素很多，首先是受镁摄入量的影响，摄入少时吸收率增加，摄入多时吸收率降低。膳食中促进镁吸收的成分主要有氨基酸、乳糖等，氨基酸可增加难溶性镁盐的溶解度，所以蛋白质可促进镁的吸收；抑制镁吸收的主要成分有过多的磷、草酸、植酸和膳食纤维等。另外，镁的吸收还与饮水量有关，饮水多时对镁离子的吸收有明显的促进作用。肾脏是维持机体镁内稳态的重要器官，肾脏对镁的处理是一个滤过和重吸收过程，肾脏是排镁的主要器官。滤过的镁大约 65% 被重吸收。粪便只排出少量内源性镁。汗液也可排出少量镁。

3. 镁的缺乏与过量

引起镁缺乏的原因很多，主要有：镁摄入不足、吸收障碍、丢失过多以及多种临床疾病等。镁缺乏可致血清钙下降，神经肌肉兴奋性亢进；对血管功能可能有潜在的影响，有人报告低镁血症患者可有房室性早搏、房颤以及室速与室颤，半数有血压升高；镁对骨矿物质的内稳态有重要作用，镁缺乏可能是绝经后骨质疏松症的一种危险因素；少数研究表明镁耗竭可以导致胰岛素抵抗。

在正常情况下，肠、肾及甲状旁腺等能调解镁代谢，一般不易发生镁中毒。用镁盐抗酸、导泻、利胆、抗惊厥或治疗高血压脑病，亦不至于发生镁中毒。只有在肾功能不全者、糖尿病酮症的早期、肾上腺皮质功能不全、黏液水肿、骨髓瘤、草酸中毒、肺部疾患及关节炎等发生血镁升高时才可见镁中毒。

最初发现镁摄入过多的临床表现是腹泻。腹泻是评价镁毒性的敏感指标。过量镁摄入，血清镁在 $1.5\sim2.5mmol/L$ 时，常伴有恶心、胃肠痉挛等胃肠道反应；当血清镁增高到 $2.5\sim3.5mmol/L$ 时则出现嗜睡、肌无力、膝腱反射弱、肌麻痹；当血清镁增至 $5mmol/L$ 时，深腱反射消失；血清镁超过 $5mmol/L$ 时可发生随意肌或呼吸肌麻痹；血清镁 $7.5mmol/L$ 或更高时可发生心脏完全传导阻滞或心搏停止。

4. 镁的适宜摄入量与食物来源

尽管血清镁不能反映细胞内镁的水平，但由于测试方便，故仍常用于评价镁营养状况。临床上血清镁低于 $0.7mmol/L$ 时可诊断为低镁血症。镁需要量的研究多采用平衡实验。我国对镁需要量的研究资料不多，中国营养学会制订的中国居民膳食镁参考摄入量，成人镁适宜摄入量为 $350mg/d$，可耐受最高摄入量为 $700mg/d$。

镁虽然普遍存在于食物，但食物中的镁含量差别甚大。由于叶绿素是镁卟啉的螯合物，所以绿叶蔬菜是富含镁的。食物中诸如糙粮、坚果也含有丰富的镁，而肉类、淀粉类食物及牛奶中的镁含量属中等。

除了食物之外，从饮水中也可以获得少量镁。但饮水中镁的含量差异很大。如硬水中含有较高的镁盐，软水中含量相对较低。因此水中镁的摄入量难以估计。

常见含镁较丰富的食物见表 2-5-3。

表 2-5-3　常见含镁较丰富的食物

单位：mg/100g

食物名称	含量	食物名称	含量	食物名称	含量
大黄米	161	麸皮	382	木耳（干）	152
大麦	158	黄豆	199	香菇（干）	147
黑米	147	苋菜	119	发菜（干）	129
荞麦	258	口蘑（白蘑）	167	苔菜（干）	1257

（四）钾——心肌保护因子

正常成人体内钾总量约为 $50mmol/kg$。体内钾主要存于细胞内，约占总量的 98%，其他存在于细胞外。

1. 钾的生理功能

（1）参与碳水化合物、蛋白质的代谢　葡萄糖和氨基酸经过细胞膜进入细胞合成糖原和蛋白质时，必须有适量的钾离子参与。估计 1g 糖原的合成约需 0.6mmol 钾，合成蛋白质时每 1g 氮需要 3mmol 钾。三磷酸腺苷的生成过程中也需要一定量的钾，如果钾缺乏时，碳水化合物、蛋白质的代谢将受到影响。

（2）维持细胞内正常渗透压　由于钾主要存在于细胞内，因此钾在细胞内渗透压的维持中起主要作用。

（3）维持神经肌肉的应激性和正常功能　细胞内的钾离子和细胞外的钠离子联合作用，可激活 Na^+-K^+-ATP 酶，产生能量，维持细胞内外钾钠离子浓差梯度，发生膜电位，使膜有电信号能力，膜去极化时在轴突发生动作电位，激活肌肉纤维收缩并引起突触释放神经递质。当血钾降低时，膜电位上升，细胞膜极化过度，应激性降低，发生松弛性瘫痪。当血钾过高时，可使膜电位降低，可致细胞不能复极而应激性丧失，其结果也可发生肌肉麻痹。

（4）维持心肌的正常功能　心肌细胞内外的钾浓度对心肌的自律性、传导性和兴奋性有密切关系。钾缺乏时，心肌兴奋性增高；钾过高时又使心肌自律性、传导性和兴奋性受抑制。两者均可引起心律失常。

（5）维持细胞内外正常的酸碱平衡　钾代谢紊乱时，可影响细胞内外酸碱平衡。当细胞失钾时，细胞外液中钠与氢离子可进入细胞内，引起细胞内酸中毒和细胞外碱中毒，反之，细胞外钾离子内移，氢离子外移，可引起细胞内碱中毒与细胞外酸中毒。

2. 钾的吸收与代谢

人体的钾主要来自食物，成人每日从膳食中摄入的钾为 60～100mmol，儿童为 0.5～0.3mmol/kg（体重），摄入的钾大部分由小肠吸收，吸收率为 90％左右。

摄入的钾约 90％经肾脏排出，每日排出量约 70～90mmol/L，因此，肾是维持钾平衡的主要调节器官。肾脏每日滤过钾约 600～700mmol，但几乎所有这些都在近端肾小管以及亨勒袢所吸收。除肾脏外，经粪和汗也可排出少量的钾。

3. 钾的缺乏与过量

人体内钾总量减少可引起钾缺乏症，可在神经肌肉、消化、心血管、泌尿、中枢神经等系统发生功能性或病理性改变。主要表现为肌肉无力或瘫痪、心律失常、横纹肌肉裂解症及肾功能障碍等。

体内缺钾的常见原因是摄入不足或损失过多。正常进食的人一般不易发生摄入不足，但由于疾病或其他原因需长期禁食或少食，而静脉补液内少钾或无钾时，易发生摄入不足。损失过多的原因比较多，可经消化道损失，如频繁的呕吐、腹泻、胃肠引流、长期用缓泻剂或轻泻剂等；经肾损失，如各种以肾小管功能障碍为主的肾脏疾病，可使钾从尿中大量丢失；经汗丢失，见于高温作业或重体力劳动者，因大量出汗而使钾大量丢失。

体内钾过多，血钾浓度高于 5.5mmol/L 时，可出现毒性反应，称高钾血症。钾过多可使细胞外 K^+，心肌自律性、传导性和兴奋性受抑制。主要表现在神经肌肉和心血管方面。神经肌肉表现为极度疲乏软弱，四肢无力，下肢沉重。心血管系统可见心率缓慢，心音减弱。

4. 钾的适宜摄入量与食物来源

尽管血清钾不能准确反映体钾的水平，但目前仍是了解体钾储备的一个重要指标。正常血清钾浓度为 3.5～5.3mmol/L（140～210mg/L），低于 3.5mmol/L，表明体钾缺乏。血清钾超过 5.5mmol/L 时，可出现高钾血症，可出现明显钾中毒症状，可见心肌内传导受抑制，心电图明显改变。

钾需要量的研究不多。中国营养学会于制订的 DRIs 中，参考国内外有关资料，提出了中国成人膳食钾的适宜摄入量为 2000mg/d。

大部分食物都含有钾，但蔬菜和水果是钾最好的来源。100g 谷类中含钾 100～200mg，每豆类中 600～800mg，蔬菜和水果中 200～500mg，肉类中含量约为 150～300mg，鱼类中 200～300mg。每 100g 食物含量高于 800mg 以上的食物有紫菜、黄豆、冬菇、赤豆等。

常见食物中的钾含量见表 2-5-4。

（五）钠——致高血压因子

钠是人体中一种重要无机元素，一般情况下，成人体内钠含量大约为 3200（女）～4170（男）mmol（分别相当于 77～100g），约占体重的 0.15％，体内钠主要在细胞外液，占总体钠的 44％～50％，骨骼中含量也高达 40％～47％，细胞内液含量较低，仅 9％～10％。食盐（NaCl）是人体获得钠的主要来源。

1. 钠的生理功能

表 2-5-4 常见食物中钾含量   单位：mg/100g

食物名称	含量	食物名称	含量	食物名称	含量
紫菜	1796	小米	284	标二稻米	171
黄豆	1503	牛肉(瘦)	284	橙	159
冬菇	1155	带鱼	280	芹菜	154
赤豆	860	黄鳝	278	柑	154
绿豆	787	鲢鱼	277	柿	151
黑木耳	757	玉米(白)	262	南瓜	145
花生仁	587	鸡	251	茄子	142
枣(干)	524	韭菜	247	豆腐干	140
毛豆	478	猪肝	235	甘薯	130
扁豆	439	羊肉(肥瘦)	232	苹果	119
羊肉(瘦)	403	海虾	228	丝瓜	115
枣(鲜)	375	杏	226	牛乳	109
马铃薯	342	大白菜	137	葡萄	104
鲤鱼	334	油菜	210	黄瓜	102
青鱼	325	胡萝卜	193	冬瓜	78
猪肉(瘦)	295	标准粉	190	猪肉(肥)	23

（1）调节体内水分与渗透压　钠主要存在于细胞外液，是细胞外液中的主要阳离子，约占阳离子总量的 90%，与对应的阴离子构成渗透压。钠对细胞外液渗透压调节与维持体内水量的恒定是极其重要的。此外，钾在细胞内液中同样构成渗透压，维持细胞内的水分的稳定。钠、钾含量的平衡，是维持细胞内外水分恒定的根本条件。

（2）维持酸碱平衡　钠在肾小管重吸收时与 H^+ 交换，清除体内酸性代谢产物（如 CO_2），保持体液的酸碱平衡。钠离子总量影响着缓冲系统中碳酸氢盐的比例，因而对体液的酸碱平衡也有重要作用。

（3）钠泵　钠钾离子的主动运转，由 Na^+-K^+-ATP 酶驱动，使钠离子主动从细胞内排出，以维持细胞内外液渗透压平衡。钠对 ATP 的生成和利用、肌肉运动、心血管功能、能量代谢都有关系，钠不足均可影响其作用。此外，糖代谢、氧的利用也需有钠的参与。

（4）增强神经肌肉兴奋性　钠、钾、钙、镁等离子的浓度平衡，对于维护神经肌肉的应激性都是必需的，满足需要的钠可增强神经肌肉的兴奋性。

2. 钠的吸收与代谢

人体钠的主要来源为食物。钠在小肠上段吸收，吸收率极高，几乎可全部被吸收，故粪便中含钠量很少。钠在空肠的吸收大多是被动性的，主要是与糖和氨基酸的主动运相偶联进行的。在回肠则大部分是主动吸收。

从食物中摄入的以及由肠分泌的钠，均可很快被吸收，据估计，每日从肠道中吸的氯化钠总量在 4400mg 左右。被吸收的钠，部分通过血液输送到胃液、肠液、胆汁及汗液中。每日从粪便中排出的钠不足 10mg。在正常情况下，钠主要从肾脏排出，如果出汗不多，也无腹泻，98% 以上摄入的钠自尿中排出，排出量约在 2300～3220mg。钠与钙在肾小管内的重吸收过程发生竞争，故钠摄入量高时，会相应减少钙的重吸而增加尿钙排泄。故高钠膳食对骨丢失有很大影响。

钠还从汗中排出，不同个体汗中钠的浓度变化较大，平均含钠盐（NaCl）2.5g/L 最高可达 3.7g/L。在热环境下，中等强度劳动 4h，可使人体丢失钠盐 7～12g。

3. 钠的缺乏与过量

人体内的钠在一般情况下不易缺乏。但在某些情况下，如禁食、少食，膳食钠限制过严而摄入量非常低时，或在高温、重体力劳动、过量出汗、胃肠疾病、反复呕吐、腹泻（泻剂应用）使钠过量排出丢失时，或某些疾病，如艾迪生病引起肾不能有效保留钠时，胃肠外营养缺钠或低钠时，利尿剂的使用而抑制肾小管重吸收钠时均可引起钠缺乏。

钠的缺乏在早期症状不明显，倦怠、淡漠、无神、甚至起立时昏倒。失钠达 0.5g/kg 体重以上时，可出现恶心、呕吐、血压下降、痛性肌肉痉挛，尿中无氯化物检出。当失钠达 0.75～1.2g/kg 体重时，可出现恶心、呕吐、视力模糊、心率加速、脉搏细弱、血压下降、肌肉痉挛、疼痛反射消失，甚至淡漠、木僵、昏迷、外周循环衰竭、休克，终因急性肾功能衰竭而死亡。

钠摄入量过多、尿中 Na^+/K^+ 比值增高，是高血压的重要因素。研究表明，Na^+/K^+ 比值与血压呈正相关，而尿钾与血压呈负相关。在高血压家族人群较普遍存对盐敏感的现象，而对盐不敏感的或较耐盐者，在无高血压家族史者中较普遍。

正常情况下，钠摄入过多并不蓄积，但某些情况下，如误将食盐当作食糖加入婴儿奶粉中喂哺，则可引起中毒甚至死亡。急性中毒，可出现水肿、血压上升、脂肪清除率降低、胃黏膜上皮细胞受损等。

4. 钠的适宜摄入量与食物来源

钠的营养状况，可通过膳食调查方法和尿钠的测定予以评定。由于钠在摄入量少时，体钠维持在基础水平，从尿中排出的量很接近于摄入量。又在正常状况（出汗多，也无腹泻）时，摄入的钠近 98% 从尿中排出。据此可以平衡试验或测定其尿中钠量评价钠营养状况。儿童成人血清钠水平正常值，均在 136～146mmol/L，24h 钠为 3000～6000mg。

鉴于我国目前尚缺乏钠需要量的研究资料，也未见膳食因素引起的钠缺乏症的报道，尚难制订 EAR 和 RNI，钠的适宜摄入量成人为 2200mg/d。

钠普遍存在于各种食物中，一般动物性食物钠含量高于植物性食物，但人体钠来源主要为食盐（钠）以及加工、制备食物过程中加入的钠或含钠的复合物（如谷氨酸、小苏打即碳酸氢钠等），以及酱油、盐渍或腌制肉或烟熏食品、酱咸菜类、发酵豆制品、咸味休闲食品等。

（六）氯——体液、电解质平衡因子

氯是人体必需常量元素之一，是维持体液和电解质平衡中所必需的，也是胃液的一种必需成分。自然界中常以氯化物形式存在，最普通形式是食盐。氯在人体含量平均为 1.17g/kg，总量约为 82～100g，占体重的 0.15%，广泛分布于全身。主要以氯离子形式与钠、钾化合存在。其中氯化钾主要在细胞内液，而氯化钠主要在细胞外液中。

1. 氯的生理功能

（1）维持细胞外液的容量与渗透压　氯离子与钠离子是细胞外液中维持渗透压的主要离子，二者约占总离子数的 80%，调节与控制着细胞外液的容量与渗透压。

（2）维持体液酸碱平衡　氯离子是细胞外液中的主要阴离子。当氯离子变化时，细胞外液中的 HCO_3^- 的浓度也随之变化，以维持阴阳离子的平衡，反之，当 HCO_3^- 浓度改变时，Cl^- 相随变化，以维持细胞外液的平衡。供应过量氯离子可以校正由疾病或利尿剂引起的代谢性碱中毒。

（3）参与血液 CO_2 运输　当 CO_2 进入红细胞后，即在红细胞内碳酸酐酶参与下，与水结合成碳酸，再离解为 H^+ 与 HCO_3^-，被移出红细胞进入血浆，但正离子不能同样扩散出红细胞，血浆中的氯离子即等当量进入红细胞内，以保持正负离子平衡。反之，红细胞内的 HCO_3^- 浓度低于血浆时，氯离子由红细胞移入血浆，HCO_3^- 转入红细胞，而使血液中大量的 CO_2 得以输送至肺部排出体外。

（4）其他氯离子还参与胃液中胃酸形成　胃酸促进维生素 B_{12} 和铁的吸收；激活唾液淀粉酶分解淀粉，促进食物消化；刺激肝脏功能，促使肝中代谢废物排出；氯还有稳定神经细胞膜电位的作用等。

2. 氯的吸收与代谢

饮食中的氯多以氯化钠形式被摄入，并在胃肠道被吸收。胃肠道中有多种机制促进氯的吸收。胃黏膜处吸收受 HCO_3^- 浓度和 pH 值影响，空肠中色氨酸刺激 Cl^- 的分布，增加单向氯离子的流量，回肠中有"氯泵"参与正常膳食中氯的吸收及胃液中氯的重吸收。吸收的氯离子经血液和淋巴液运输至各种组织中。

氯化物主要从肾脏排出，但经肾小球滤过的氯，约有 80% 在肾近曲小管被重吸收，10% 在远曲小管被重吸收，只有小部分经尿排出体外，并在肾小管以铵换钠，将钠重新吸收。

氯和钠除主要从肾排出体外，也从皮肤排出，在高温、剧烈运动、汗液大量排出时，也相应促使了氯化钠的排出。

利尿剂的应用使钠的重吸收减少。腹泻时，食物及消化液中氯可随粪便排出。

3. 氯的缺乏与过量

由于氯来源广泛，特别是在食盐中，由于很多人群对食盐的摄入量大于正常需要水平，因此，由饮食引起的氯缺乏很少见。但有时会在不合理配方膳食（含氯量 $1\sim2mmol/L$）的应用人群以及患先天性腹泻（再吸收障碍）的婴儿中，可见氯缺乏。同时，大量出汗、腹泻、呕吐或肾病肾功能改变、或使用利尿剂等会引起的氯的大量丢失，最终造成氯的缺乏。氯的缺乏常伴有钠缺乏，此时，造成低氯性代谢性碱中毒，常可发生肌肉收缩不良，消化功能受损，且可影响生长发育。

人体摄入氯过多引起对机体的危害作用并不多见。仅见于严重失水、持续摄入高氯化钠（如食盐）或过多氯化铵；临床上可见于输尿管-肠吻合术、肾功能衰竭、尿溶质负荷过多、尿崩症以及肠对氯的吸收增强等，以上均可引起氯过多而致高氯血症。此外，敏感个体尚可致血压升高。

4. 氯的适宜摄入量与食物来源

在一般情况下，膳食中的氯总比钠多，但氯化物从食物中的摄入和从身体内的丢失大多与钠平行，因此，除婴儿外所有年龄的氯需要量基本上与钠相同。由于人乳中所含的氯化物（11mmol）高于钠浓度，美国儿科学会建议，氯在类似浓度 10.4mmol 时，其 Na^+、K^+ 与 Cl^- 比例为 $1.5\sim2.0$，可维持婴儿体内的正常酸碱平衡调节水平。

目前尚缺乏氯的需要量的研究资料，难于制订 EAR 和 RNI，结合钠的 AI 值，中国营养学会提出的中国成人膳食氯适宜摄入量为 2800mg/d。

膳食氯几乎完全来源于氯化钠，仅少量来自氯化钾。因此食盐及其加工食品酱油、盐渍、腌制食品、酱咸菜以及咸味食品等都富含氯化物。一般天然食品中氯的含量差异较大；天然水中也几乎都含有氯，估计日常从饮水中提供 40mg/d 左右，与从食盐来源的氯的量（约 6g）相比并不重要。

二、微量元素

1990 年 FAO/IAEA/WHO 的专家委员会，根据 1973 年以来的研究结果和认识，提出了人体必需微量元素的概念：①人体内的生理活性物质、有机结构中的必需成分；②这种元素必须通过食物摄入，当从饮食中摄入的量减少到某一低限值时，即将导致某一种或某些重要生理功能的损伤。

该专家委员会将以往已确定的"必需微量元素"重新进行分析归类，共分为三类：第一类为人体必需的微量元素，有铁（Fe）、碘（I）、锌（Zn）、硒（Se）、铜（Cu）、钼（Mo）、铬（Cr）、钴（Co）等八种；第二类为人体可能必需的微量元素，是锰（Mn）、硅（Si）、镍（Ni）、硼（B）、钒（V）等五种；第三类具有潜在毒性，但在低剂量时，对人体可能具有必需功能的微量元素，包括氟（F）、铅（Pb）、镉（Cd）、汞（Hg）、砷（As）、铝（Al）、锂（Li）、锡（Sn）。

（一）铁——补血因子

人体内铁总量约为 4～5g，有两种存在形式，一为"功能性铁"，是铁的主要存在形式，其中血红蛋白含铁量占总铁量的 60％～75％，3％在肌红蛋白，1％为含铁酶类（细胞色素、细胞色素氧化酶、过氧化物酶与过氧化氢酶等），这些铁发挥着铁的功能作用，参与氧的转运和利用。另一为"储存铁"，是以铁蛋白和含铁血黄素形式存在于血液肝、脾与骨髓中，约占体内总铁的 25％～30％。在人体器官组织中铁的含量，以肝、脾为最高，其次为肾、心、骨骼肌与脑。铁在体内的含量随年龄、性别、营养状况和健康状况而有很大的个体差异。

1. 生理功能

铁为血红蛋白与肌红蛋白、细胞色素 A 以及一些呼吸酶的成分，参与体内氧与二氧化碳的转运、交换和组织呼吸过程。铁与红细胞形成和成熟有关，铁在骨髓造血组织中，进入幼红细胞内，与卟啉结合形成正铁血红素，后者再与球蛋白合成血红蛋白。缺铁时，新生的红细胞中血红蛋白量不足，甚至影响 DNA 的合成及幼红细胞的分裂增殖，可使红细胞寿命缩短、自身溶血增加。

铁与免疫的关系：大多数人认为许多有关杀菌的酶成分、淋巴细胞转化率、吞噬细胞移动抑制因子、中性粒细胞吞噬功能等，均与铁水平有关。当感染时，过量铁往往促进细菌的生长，对抵御感染不利。

铁还有催化促进 β-胡萝卜素转化为维生素 A、嘌呤与胶原的合成、抗体的产生、脂类从血液中转运以及药物在肝脏的解毒等功能。

2. 吸收与代谢

摄入的食物铁在胃内，经胃酸的消化作用，溶解、离子化并还原成为亚铁状态，形成低分子的螯合物质。正常胃液含有一种未明的化学稳定因素，可能是内源性螯合物在小肠中碱性条件下，此种因素可使摄入的铁减慢沉降，而易为肠黏膜吸收。

（1）铁的吸收　铁的吸收主要在小肠的上段，且吸收效率最佳，但铁吸收在小肠的任何一段都可逆行。大部分被吸收入血液的铁以小分子的形式，很快通过黏膜细胞，与脱铁铁蛋白结合形成铁蛋白，一部分铁蛋白的铁可在以后解离，以便进入血液，但大部分却可能留在黏膜细胞内直至此种细胞破坏死亡而脱落。

小肠黏膜上皮细胞对铁的吸收代谢有以下特点：①对血红素铁和非血红素铁的吸收不同，血红素与肠黏膜上血红素受体结合，将血红素铁中的含铁卟啉复合物整个吸收并由血红素加氧酶裂解成卟啉和铁，随后铁与细胞内的脱铁铁蛋白结合成铁蛋白，再运转到身体其他部位而被利用。而非血红素铁则需先被还原成二价铁，才被吸收。②控制和调节铁的吸收，当人体内缺铁时，小肠黏膜上皮细胞就能多吸收铁，此时铁的吸收率就升高。肠内铁增高时，其吸收率则下降，但吸收量仍有增加。

（2）铁吸收的影响因素　铁在食物中主要以三价铁形式存在，少数食物中为还原铁（亚铁或二价铁）。肉类等食物中的铁约一半左右是血红素铁（约40％），而其他为非血红素铁，后者则明显受膳食因素的影响。无机铁被吸收时，对肠道环境的改变非常敏感，但血红素铁的吸收则不受其影响。非血红素铁在吸收前，必须与结合的有机物，如蛋白质、氨基酸和有机酸等分离，而且必须在转化为亚铁后方可被吸收。因而有很多因素可影响非血红素铁的吸收。

① 蛋白质与"肉因子"　肉、禽、鱼类食物中铁的吸收率较高，除与其中含有一半左右（约40％）血红素铁有关外，也与动物肉中一种叫肉因子或肉鱼禽因子（MFP factor）有关。此种"因子"能促进非血红素铁的吸收。

动物组织蛋白质的铁吸收率较高，可达15％～20％。动物的非组织蛋白质如牛奶、乳酪、蛋或蛋清等，却不高。纯蛋白质，如乳清蛋白、面筋蛋白、大豆分离蛋白等对铁的吸收还有抑制作用。

至于氨基酸，如胱氨酸、半胱氨酸、赖氨酸、组氨酸等有利于铁的吸收，其原因可能是与铁螯合成小分子的可溶性单体有关。

② 脂类与碳水化合物　研究表明，膳食中脂类的含量适当对铁吸收有利，过高或过低均降低铁的吸收。

各种碳水化合物对铁的吸收与存留有影响，作用最大的是乳糖，其次为蔗糖、葡萄糖，以淀粉代替乳糖或葡萄糖，则明显降低铁的吸收率。

③ 矿物元素　钙含量丰富，可部分减少植酸、草酸对铁吸收的影响，有利于铁的吸收。但大量的钙不利于铁的吸收，原因尚不明确。

无机锌与无机铁之间有较强的竞争作用，当一种过多时，就可干扰另一种的吸收。

④ 维生素　维生素A与β-胡萝卜素在肠道内可能与铁配位，保持较高的溶解度，防止诸如植酸、多酚类对铁吸收的不利作用。业已发现缺铁性贫血与维生素A缺乏往往同时存在，给维生素A缺乏者补充维生素A，即使铁的摄入量不变，铁的营养状况亦有所改善。

维生素B_2有利于铁的吸收、转运与储存。当维生素B_2缺乏时，铁吸收、转运与肝、脾储铁均受阻。在儿童贫血调查研究中，也发现贫血与维生素B_2缺乏有关。

维生素C具酸性，还具还原性，能将三价铁还原为二价铁，并与铁螯合形成可溶性小分子配合物，有利于铁吸收。口服较大剂量维生素C时，可显著增加非血红素铁的吸收。在铁缺乏时，维生素C对铁吸收率的提高作用更为明显。

其他如枸橼酸、乳酸、丙酮酸、琥珀酸等具有弱的螯合性质的有机酸，也都可提高铁的吸收。

⑤ 膳食纤维　由于膳食纤维能结合阳离子的铁、钙等，摄入过多时可干扰铁的吸收，也有人认为可能是草酸作用的结果。

⑥ 植酸盐与草酸盐　粮谷类及蔬菜中的植酸盐、草酸盐能与铁形成不溶性盐，影响铁的吸收。植酸盐即肌醇六磷酸盐，几乎存在于所有的谷类的糠麸、种子、坚果的纤维和木质素中，蔬菜水果中也都含有。

⑦ 多酚类化合物　几乎所有植物中都含有酚类化合物，其中的某些种类能抑制非血红素铁的吸收，在茶、咖啡以及菠菜中均含有此酚类物质，明显抑制铁的吸收。

⑧ 卵黄高磷蛋白　蛋类中存在一种卵黄高磷蛋白，可干扰铁的吸收，使蛋类铁吸收率降低。

⑨ 机体状况　机体状况可左右铁的吸收，食物通过肠道的时间太短、胃酸缺乏或过多服用抗酸药时，影响铁离子释放而降低铁的吸收。血红素铁与非血红素铁吸收，都受体内铁储存量的影响，当铁储存量多时，吸收率降低；储存量减少时，需要量增加，吸收率亦增加。胃肠吸收不良综合征也影响铁的吸收，缺铁性贫血时铁吸收率增高。

食物铁的吸收率：一般来说，在植物性食物中铁吸收率较动物性食物为低。如大米为1％，玉米和黑豆为3％，莴苣为4％，小麦、面粉为5％，鱼为11％，血红蛋白为25％，动物肉、肝为22％，蛋类仅达3％。

按中国传统膳食，成年男性膳食总铁平均吸收率大约为6％，育龄妇女为13％，女性吸收率高于男性是因为其体内储存铁较低而需求又较高，如需补充由于月经丢失的铁和补偿妊娠、哺乳的额外需铁等。

体内代谢的铁来源，一种为膳食铁，另一种来源是红细胞衰老解体释放的血红蛋白铁（20mg左右）。人体内每天参与周转的35～40mg铁中，来自肠道吸收者仅为0.5～1.5mg，体内储存铁在维持血浆铁水平稳定方面起重要作用。

成年男性体内储存的铁约为1g，也有多达2g者。生育年龄的妇女，因月经或分娩，铁的丢失增加，储存铁较少或没有。

肝脏是合成铁蛋白、运铁蛋白和储铁的重要器官，正常情况下，体内储存铁的1/3存在于肝脏中，肝脏中的铁绝大部分（约0.4g）存在于肝细胞中，小部分在肝星形细胞（枯否细胞）中。在红细胞生成增多需要释放储存铁时，肝也参与铁进入与输出红细胞的双向运输过程。

骨髓与骨骼肌含有一定量非血红蛋白的铁，正常情况下骨髓所储存的总铁量约为300mg，占全身储存铁的1/3～1/5。骨骼肌中非血红蛋白的浓度虽然不高，但其总铁储存量几乎相当于肝脏。

3. 铁缺乏及缺铁性贫血

当体内缺铁时，铁损耗可分3个阶段。第一阶段为铁减少期，此时储存铁耗竭，血清铁蛋白浓度下降。第二阶段为红细胞生成缺铁期，此时除血清铁蛋白下降外，血清铁也下降，同时铁结合力上升（运铁蛋白饱和度下降），游离原卟啉浓度上升。第三阶段为缺铁性贫血期，血红蛋白和红细胞比容下降。长时间的铁的负平衡，致使体内铁储备减少，以致耗尽。体内铁缺乏，引起含铁酶减少或铁依赖酶活性降低，使细胞呼吸障碍，从而影响组织器官功能，出现食欲低下，严重者可有渗出性肠病变及吸收不良综合征等。铁缺乏的儿童易烦躁，对周围不感兴趣，成人则冷漠呆板。当血红蛋白继续降低，则出现面色苍白、口唇黏膜和眼结膜苍白，有疲劳乏力、头晕、心悸、指甲脆薄、反甲等。儿童少年身体发育受阻，体力下降、注意力与记忆力调节过程障碍，学习能力降低现象。

婴幼儿与孕妇贫血尚需特别注意，流行病学研究表明，早产、低出生体重儿及胎儿死亡与孕早期贫血有关。铁缺乏尚可损害儿童的认知能力，且在以后补充铁后，也难以恢复。铁缺乏也可引起心理活动和智力发育的损害及行为改变。

铁缺乏可出现抵抗感染的能力降低，已有研究表明，缺铁可使T淋巴细胞数量减少，免疫反应缺陷，淋巴细胞转化不良，中性粒细胞功能异常，杀菌能力减弱等。经铁治疗能恢复正常反应。

4. 过量危害与毒性

通过各种途径进入体内的铁量的增加，可使铁在人体内储存过多，因而可引致铁在体内潜在的有害作用，体内铁的储存过多与多种疾病如心脏和肝脏疾病、糖尿病、某些肿瘤有关。

肝脏是铁储存的主要部位，铁过量也常累及肝脏，成为铁过多诱导的损伤的主要靶器官。肝铁过载导致：①肝纤维化甚至肝硬化；②肝细胞瘤。肝纤维化可能是铁直接刺激肝细胞和肝内其他细胞合成胶原，或铁降低胶原的降解，引起胶原堆积。也有认为，含大量铁的肝细胞更易于被 HBV 感染，有利于病毒的复制，有可能增加肝细胞肿瘤发生的危险性。

铁过量与心脏疾病关系的探讨，已见诸多报道。许多作者认为，铁通过催化自由基的生成、促进脂蛋白的脂质和蛋白质部分的过氧化反应、形成氧化 LDL 等作用，参与动脉粥样硬化的形成。

铁过多诱导的脂质过氧化反应的增强，导致机体氧化和抗氧化系统失衡，直接损伤DNA，诱发突变，与肝、结肠、直肠、肺、食管、膀胱等多种器官的肿瘤有关。

5. 需要量与膳食参考摄入量

铁在体内代谢中，可被身体反复利用，一般除肠道分泌和皮肤、消化道、尿道上皮脱落损失少量外，排出铁的量很少。只要从食物中吸收加以补充，即可满足机体需要。

中国营养学会制订的中国居民膳食铁参考摄入量，成人铁适宜摄入量男子为 15mg/d；女子为 20mg/d；可耐受最高摄入量男女均为 50mg/d。

6. 食物来源

铁广泛存在于各种食物中，但分布极不均衡，吸收率相差也极大，一般动物性食物的含量和吸收率均较高。因此膳食中铁的良好来源，主要为动物肝脏、动物全血、畜禽肉类、鱼类。蔬菜中含铁量不高，油菜、苋菜、菠菜、韭菜等所含的铁利用率不高。

（二）碘——抗甲状腺肿因子

经过几个世纪的生活实践和对碘的研究，人类逐步认识到碘是人体的必需微量营养素之一。碘缺乏不仅会引起甲状腺肿和少数克汀病发生，还可引起更多的亚临床克汀病人和智力低下儿童的发生，故 1983 年提出了用"碘缺乏病"代替过去的"地方性甲状腺肿"的提法。

1. 生理功能

碘在体内主要参与甲状腺激素的合成，其生理作用也是通过甲状腺激素的作用表现出来的。甲状腺激素在体内的作用是复杂的，目前尚不知其作用是否存在一个单独的机制。

① 参与能量代谢　在蛋白质、脂类与碳水化合物的代谢中，碘促进氧化和氧化磷酸化过程；促进分解代谢、能量转换、增加氧耗量、加强产热作用，这些均在心、肝、肾及骨骼肌中进行，而对脑的作用不明显；碘参与维持与调节体温，保持正常的新陈代谢和生命活动。

膳食缺碘使甲状腺输出甲状腺激素受限，从而引起基础代谢率下降。反之，甲状腺功能亢进的人，机体的能量转换率和热的释放量相对提高。给哺乳动物甲状腺激素，可引起骨骼肌细胞内的线粒体的大小、数目和代谢活动均有增加，ATP 的利用加大。给实验大鼠注射甲状腺素后，其肝和肌肉内消耗的氧约增加 90%。认为是由于甲状腺素促使钠泵透过细胞膜时激发 ATP 的利用所增加的能量，也是甲状腺素促使产热的一种反应。

② 促进代谢和体格的生长发育　所有的哺乳类动物都必须有甲状腺素，即需要碘维持其细胞的分化与生长。发育期儿童的身高、体重、肌肉、骨骼的增长和性发育都必须有甲状腺激素的参与，此时期碘缺乏可致儿童生长发育受阻，侏儒症的一个最主要病因就是缺碘。

已有的研究表明，甲状腺激素促进 DNA 及蛋白质合成、维生素的吸收和利用，并有活化许多重要的酶的作用，包括细胞色素酶系、琥珀酸氧化酶系等 100 多种。用碘标记的甲状腺素出现在细胞的核仁中，与细胞核仁高度亲和，这被认为可能是核仁具有甲状腺激素受体样的功能，也表明甲状腺激素参与了对细胞基因表达的调控作用。

③ 促进神经系统发育　在脑发育阶段，神经元的迁移及分化，神经突起的分化和发育，尤其是树突、树突棘、触突、神经微管以及神经元联系的建立，髓鞘的形成和发育都需要甲状腺激素的参与。

人体胚胎发育至 16～17d 出现甲状腺原基，11～12 周甲状腺滤泡即有聚碘和形成碘化甲状腺原氨酸的能力。胚胎期及出生后早期缺碘或甲状腺激素不足，均会影响神经细胞的增殖分化、髓鞘和触突的发育及功能。妊娠前及整个妊娠期缺碘或甲状腺激素缺乏均可导致脑蛋白合成障碍，使脑蛋白质含量减少，细胞体积缩小，脑重量减轻，直接影响到智力发育。因此，在严重地方性甲状腺肿的地区，也可发生神经肌肉功能障碍为主要表现的克汀病。

胚胎期及婴儿期缺碘的儿童在改善缺碘状态后，只能防止缺碘对大脑的进一步损害及防止碘缺乏病的发生，而不能明显改善智力发育。缺碘对大脑神经的损害是不可逆的，胎儿期母体合理营养、特别是微量营养素的充分摄取，对胎儿、对母体都是非常重要的。故长期、稳定的对碘缺乏地区供给碘强化的食盐是非常必要的。

④ 垂体激素作用　碘代谢与甲状腺激素合成、释放及功能作用受垂体前叶 TSH 的调节，TSH 的分泌则受血浆甲状腺激素浓度的反馈影响。当血浆中甲状腺激素增多，垂体即受到抑制，促使甲状腺激素分泌减少；当血浆中甲状腺激素减少时，垂体前叶 TSH 分泌即增多，这种反馈性的调节，对稳定甲状腺的功能很有必要，并对碘缺乏病的作用也大。TSH 的分泌又受丘脑下部分泌的 TSH 释放因子所促进，丘脑下部则受中枢神经系统调节，由此可见，碘、甲状腺激素与中枢神经系统关系是至为密切的。

碘的生理功能是以甲状腺激素的功能作用表达的，至今尚未发现除甲状腺激素以外碘的其他独立的生理功能。

2. 吸收与代谢

（1）吸收　人从食物、水与空气中每日摄取的碘总量约 $100～300\mu g$，主要以碘化物的形式由消化道吸收，其中有机碘一部分可直接吸收，另一部分则需在消化道转化为无机碘后，才可吸收，一般在进入胃肠道后 1h 内大部分被吸收，3h 内几乎完全被吸收。有机碘化物后方被吸收，但甲状腺激素碘约有 80% 可直接吸收。与氨基酸结合的碘可直接被吸收。而同脂肪酸结合的有机碘可不经肝脏，由乳糜管进入血液。被吸收的碘很快转运至血浆，遍布于全身各组织中。膳食钙、镁以及一些药物如磺胺等，对碘吸收有一定阻碍影响。蛋白质、能量不足时，也妨碍胃肠道内碘的吸收。

（2）代谢　碘在体内主要被用于合成甲状腺激素，甲状腺从血液中摄取碘的能力很强，甲状腺中碘的浓度比血浆中的高 25 倍以上。垂体前叶分泌的促甲状腺激素促进甲状腺收集碘。在甲状腺囊泡的方形上皮细胞内，过氧化酶将聚集的碘催化为具有活性的原子碘。原子碘与酪氨酸在甲状腺上皮细胞中结合，而二碘酪氨酸成为甲状腺球蛋白的组成部分。二分子的二碘酪氨酸缩合，脱去一分子丙氨酸成为四碘甲腺原氨酸（T4），即甲状腺素，并储存于腺体细胞的胞浆内。有时碘化不完全，分子上只有 3 个碘原子时称为三碘甲腺原氨酸（T3），其生理作用比甲状腺激素强，但活性维持时间短暂。

甲状腺素生成后与甲状腺球蛋白连接储存在滤泡的胶质中，因其分子量大，不能直接进入血液。血液中的甲状腺激素（T4、T3）与血浆球蛋白结合存在，（检测时）统称为血浆蛋白结合碘（PBI）。因 PBI 分子量大，不能进入细胞，故无生理作用。当机体需要时，甲状腺球蛋白被蛋白水解酶作用，释出甲状腺激素入血（TSH 促进此过程）。游离的甲状腺激素进入效应细胞，影响线粒体上的酶活性而起作用。

机体还可通过在各种组织（包括肝脏与肾脏）中的脱碘酶的 5′-位脱碘作用，将 T4 转变为 T3，估计人体内的 T4 每天有 1/3 转变为 T3，人体还可进一步将 T3 脱碘成为二碘甲腺原氨酸和一碘甲腺原氨酸。

碘仅在其被吸收入甲状腺中的部分才被合成为甲状腺素，进入甲状腺的碘的比例，与碘的摄入量有关。当体内碘不足时，运载碘的过程被激发，从而增加循环池中碘的比例，并为甲状腺所利用。在长期缺碘时，由血液进入甲状腺的碘可达 80% 或更多。膳食碘充足时，肠道吸收的碘只有 10% 或更少进入甲状腺。

甲状腺也是机体储存碘的最主要组织，并以一碘酪氨酸、二碘酪氨酸和少量甲状腺激素存在，但 T3 的量极少。如膳食碘供给充足，甲状腺的碘含量可达 10～20mg，如长期缺碘则可降至 200μg 或以下。缺碘患者偶尔摄食碘，甲状腺可储存大量的碘并持续一段时间，成为缺碘地区甲状腺肿大而含碘量却正常的原因。

血液中碘更新很快，正常情况下血浆碘清除的半衰期约为 10h，当患甲状腺毒症或缺碘时，腺体活动旺盛、半衰期将缩短。

（3）排出　消化道吸收的碘进入门静脉。有机碘经肝脏改造为无机碘化物后，一部分进入血液循环，输送至甲状腺、心、肺、肾、肌肉、皮肤及其他组织；另一部分则由肝转入胆汁，再进入消化道，其中有的经再吸收重新进入门静脉到肝，谓之"肠肝循环"。余下部分经肠道排出体外。碘的排泄途径主要为肾脏，其次为肠，一般约有 80%～85% 的碘经肾排出，每日尿碘约为 50～100μg，10% 碘经粪便排出，仅为 6～25μg/d。也有少量随汗液（占5%）或通过呼吸排出。哺乳妇女从乳汁中排出一定量的碘（7.14μg/L）。

3. 碘缺乏

机体因缺碘而导致的一系列障碍是为碘缺乏病，其临床表现取决于缺碘程度、机体发育阶段（胎儿期、新生儿期、婴幼儿期、青春期或成人期）、机体对缺碘的反应性或代偿适应能力等。不同发育阶段碘缺乏病的表现如表 2-5-5 所列。

表 2-5-5　碘缺乏病的疾病谱带

发育时期	碘缺乏病的表现
胎儿期	1. 流产、死胎、先天畸形、围生期死亡率增高、婴幼儿期死亡率增高
	2. 地方性克汀病神经型:智力落后、聋哑、斜视、痉挛性瘫痪。不同程度的步态和姿态异常黏肿型:黏液性水肿、侏儒、智力落后
	3. 神经运动功能发育落后
	4. 胎儿甲状腺功能减退
新生儿期	甲状腺功能减退、新生儿甲状腺肿
儿童期和青春期	甲状腺肿、青春期甲状腺功能减退、亚临床型克汀病、智力发育障碍、体格发育障碍、单纯聋哑

4. 过量危害与毒性

较长时间的高碘摄入也可导致高碘性甲状腺肿等的高碘性危害。我国学者在 20 世纪 70 年代前后，根据在缺碘区、适碘区和高碘区的 17 个观察点近 5 万人的甲状腺检查和相应的水碘、尿碘测定数据，提出了水碘、尿碘与甲状腺肿患病率关系的方程式和相应的 U 形曲线，高碘、低碘都可引起甲状腺肿，且低碘时碘越少甲状腺肿患病率越高；高碘时碘越多患病率也越高的特点。

已知碘有抑制甲状腺合成激素的作用，但海藻引起的高碘甲状腺肿，被广泛认为是由于碘抑制了蛋白水解酶，以致储积在甲状腺内的与甲状腺球蛋白结合的 T3、T4，不能释放至血液循环中，导致血中甲状腺激素水平降低，反馈性地引起垂体的 TSH 分泌增高，从而导致甲状腺肿大。也有流行病学调查表明，高碘甲状腺肿患者并无血清 T4 降低、TSH 升高的表现。因此，甲状腺肿的原因也可能是合成较多的甲状腺激素瘀积在甲状腺滤泡内，形成了胶质大滤泡为特点的高碘甲状腺肿。

WHO/UNICEF/ICCIDD（国际控制碘缺乏病理事会）建议正常人每日碘摄入量在 $1000\mu g/d$ 以下是安全的。根据我国高碘性甲状腺肿的发病情况，当人群（儿童）尿碘达 $800\mu g/L$，则可造成高碘性甲状腺肿流行。据缺碘地区应用加碘食盐后 1～3 年内，碘性甲亢的发病率上升，而后降至加碘前水平，可见补碘时碘摄入量不宜过高、不宜过快提高剂量。补碘后其尿碘水平应低于 $300\mu g/L$。

5. 营养状况评价

人体碘的营养状况的评价指标，常用的有 TSH、T4、FT4、T3、FT3；尿碘、儿童甲状腺肿大率；其他如儿童生长发育指标、神经运动功能指标等。

（1）垂体-甲状腺轴系激素水平　T3 及 T4 或 FT4（游离四碘甲腺原氨酸）的下降，TSH 升高是碘缺乏的指征，新生儿 TSH 筛查是评估婴幼儿碘营养状况的敏感指标。

（2）尿碘（群体）　由于肾脏是碘的主要排出途径，尿碘水平是代表前一日的摄碘量的最好指标。摄碘量越多，尿碘量也越高。儿童尿碘低于 $100\mu g/L$，孕妇、乳母尿碘低于 $150\mu g/L$ 提示该人群碘营养不良。

根据一些调查研究结果，尿碘测定宜用 24h 尿样本，其次空腹晨尿并以尿碘与尿肌酐比值表示，较其他时段接近 24h 的结果。当然如以衡量群体状况，样本数量够大，任意尿作为样本是可行的（当然，以尿碘与尿肌酐比值为宜），可反映该群体的碘营养水平。

（3）儿童甲状腺肿大率　比率大于 5％提示该人群碘营养不良。由于甲状腺肿大是以前碘缺乏所造成，在缺乏纠正之后，尿碘可达到正常水平，但甲状腺肿的消退则尚需数月甚至数年。

（4）其他指标　儿童生长发育指标如身高、体重、性发育、骨龄等的检测，可反映过去与现在的甲状腺功能是否低下的状况；智商、神经运动功能的检测，以及地方性克汀病发病的情况，以了解胚胎期和婴幼儿期碘缺乏所造成的脑发育落后或神经损伤。

作为群体碘营养现况的评估指标，目前多推荐选用尿碘、甲状腺肿大率和 TSH 等指标。

6. 需要量与膳食参考摄入量

人体对碘的需要量，取决于对甲状素的需要量。维持正常代谢和生命活动所需的甲状腺激素是相对稳定的，合成这些激素所需的碘量约为 $50～75\mu g$。

中国营养学会制订的中国居民膳食碘参考摄入量，成人碘推荐摄入量为 $150\mu g/d$；可耐受最高摄入量为 $1000\mu g/d$。

7. 食物来源

人类所需的碘，主要来自食物，约为一日总摄入量 80％～90％，其次为饮水与食盐。食物碘含量的高低取决于各地区的生物地质化学状况。

海洋生物含碘量很高，如海带、紫菜、鲜海鱼、蚶干、蛤干、干贝、淡菜、海参、海蜇、龙虾等，其中干海带含碘可达 $240mg/kg$；而远离海洋的内陆山区或不易被海风吹到的地区，土壤和空气中含碘量较少，这些地区的食物含碘量不高。

陆地食品含碘量以动物性食品高于植物性食品，蛋、奶含碘量相对稍高（$40～90\mu g/kg$），其次为肉类，淡水鱼的含碘量低于肉类。植物含碘量是最低的，特别是水果和蔬菜。

为了防止 IDD 的发生，目前采用的有食盐加碘、碘油以及其他措施，对于防止 IDD 已被证明是可行、有效的。

（三）锌——益智因子

锌作为人体必需微量元素广泛分布在人体所有组织和器官，成人体内锌含量约 2.0～2.5g，以肝、肾、肌肉、视网膜、前列腺为高。血液中 75％～85％的锌分布在红细胞，3％～5％分布于白细胞，其余在血浆中。锌对生长发育、免疫功能、物质代谢和生殖功能等均有重要作用。

1. 生理功能与缺乏

锌的生理功能一般分为三个部分：催化、结构、调节功能。对此，近年来的研究，也给予了足够的支持。

（1）催化功能　有近百种酶依赖锌的催化，如 ECⅢ醇脱氢酶，失去锌此酶活性也将随时丢失，补充锌可以恢复活性。

在金属酶中锌结合在催化部位的酶蛋白上，造成围绕金属离子的一个扭曲和部分配位的球体。由这种扭曲键所造成张力或键能，正是锌发挥其催化功能的基础。锌也可能是通过结合在金属分子上的水分子形成氢氧化锌共同起作用。

（2）结构功能　锌在酶中也有结构方面的作用。在 1938 年分离和提纯的碳酸酐酶是人类认识的第一个含锌的金属酶。1954 年另一个锌金属酶——牛胰羧肽酶 A 出现，随后，一些其他含锌酶和蛋白质的鉴定迅速进展，现已有的包含所有鉴定出的含锌酶或其他蛋白已超过两百种。

在细胞质膜中，锌主要结合在细胞膜含硫、氮的配基上，少数结合在含氧的配基上，形成牢固的复合物，从而维持细胞膜稳定，减少毒素吸收和组织损伤。当食物锌摄入减少，一个重要的表现是细胞质膜丢失锌离子。锌从特异的亚细胞成分选择性的丢失，可能是引起原发病理学的关键。

（3）调节功能　锌作为一个调节基因表达的因子，在体内有广泛作用。金属硫蛋白（MT）或 MT 样蛋白质的表达，通过锌结合到金属转运因子（MTF），锌是 MTF 及金属反应元素（MRE）的调节系统，并可能以此机制来控制细胞内锌水平。

锌对蛋白质的合成和代谢的调节作用还表现在对机体免疫功能的调节。周围血单核细胞合成干扰素-γ、白细胞介素-1 白细胞介素-6、肿瘤坏死因子-α 和白细胞介素-2 受体，以及刀豆球蛋白 A 刺激的细胞增殖，生理水平的锌均可控制这些免疫调节因子的分泌和产生。

锌对激素的调节和影响有重要生物意义。现已证实结晶胰岛素中含有相当数量的锌，并证实锌在胰岛素释放中起调节作用。锌参与前列腺素的主动分泌过程，同时在生理条件下前列腺素合成的抑制剂也依赖锌的调节功能。锌除对激素受体的效能和靶器官的反应产生影响外，还在激素的产生、储存和分泌中起作用。缺锌对激素的最显著的影响是对睾酮和肾上腺皮质类固醇生成和分泌的调节。

人类锌缺乏体征是一种或多种锌的生物学功能降低的结果，严重的先天性锌吸收不良在人类证明为肠病性肢端性皮炎。这种严重缺锌引起的皮肤损害和免疫功能损伤，目前并不常见。人类锌缺乏的常见体征是生长缓慢、皮肤伤口愈合不良、味觉障碍、胃肠道疾患、免疫功能减退等。

2. 吸收与代谢

（1）吸收和转运　锌的吸收主要在十二指肠和近侧小肠处吸收率为 20％～30％，仅小部分吸收在胃和大肠。锌先与小分子的肽构成复合物，主要经主动转运机制被吸收。Cousins 曾提出肠道锌吸收分为四个阶段：即肠细胞摄取锌，通过黏膜细胞转运，转运至门静脉循环和内源性锌分泌返回肠细胞。

（2）影响锌吸收利用的因素　植物性食物中含有的植酸、鞣酸和纤维素等均不利于锌的吸收，而动物性食物中的锌生物利用率较高，维生素D可促进锌的吸收。我国居民的膳食以植物性食物为主，含植酸和纤维较多，锌的生物利用率一般为15%～20%。

（3）排泄与丢失　锌在正常膳食锌水平时，粪是锌排泄的主要途径。因此当体内锌处于平衡状态时，约90%摄入的锌由粪中排出，其余部分由尿、汗、头发中排出或丢失。

3. 过量危害与毒性

锌在正常摄入量和产生有害作用剂量之间，存在一个较宽的范围，加之人体有效的体内平衡机制，所以一般说来人体不易发生锌中毒。虽然如此，职业中毒仍有发生，医疗中口服或静脉注射大剂量的锌，或误服导致的锌急性中毒，虽不多见也曾有发生。

成人一次性摄入2g以上的锌会发生锌中毒，其主要特征之一是，锌对胃肠道的直接作用，导致上腹疼痛、腹泻、恶心、呕吐。在长期补充非常大量锌（100mg/d）时可发生其他的慢性影响，包括贫血、免疫功能下降（淋巴细胞对植物血凝素刺激的反应降低）和高密度脂蛋白（HDL）胆固醇降低，乳酸脱氢酶失活，膜上Na^+-K^+-ATP酶受到抑制，低密度脂蛋白和铜蓝蛋白亚铁氧化酶活性降低。长期服用25mg/d锌，可引起铜缺乏。

锌的毒性与其盐的形式有关，如$ZnSO_4$和ZnO相对无毒，但$ZnCl_2$却对细胞有较大的刺激作用。

4. 营养状况评价

边缘性的或者轻度锌缺乏常常被忽视，主要因为没有任何临床症状。锌缺乏产生的原因，常常是因为摄入量降低、吸收利用减少、排泄增加，或需要量的增加如生长发育、妊娠哺乳等。

（1）锌含量　血清/血浆锌浓度已经被广泛认为不能较好地评价锌营养状况，因为它是较稳定的不能随锌摄入量的变化而变化，除非是在膳食锌水平非常低的情况下，这种动态平衡才可能被打破。通过24h锌同位素示踪与机体锌交换实验中，已知道仅有2%的锌在血浆中存在，但血浆锌是所有组织锌的来源，影响其浓度水平的因素也较多，因此，常有缺锌患者血浆锌并不低；有时血浆锌低时，机体并不缺锌。在流行病学调查和临床诊断中，敏感的、特异的锌营养状况的评价指标仍然缺乏和不充分。用血清锌、白细胞锌、红细胞锌、发锌和唾液锌等直检法，曾长期作为评价的指标，但最终未形成一致意见。曾提出以锌耐量试验作为检查低锌营养状况的指标，此测定方法的依据是口服锌（2～50mg）数小时后血浆锌浓度升高，但并不认为可以此方法作为优先选择的锌营养状况的评价方法。

（2）功能指标　另一评价方法是评价锌的功能性效果，如酶活性（金属硫蛋白活性或锌依赖酶）、味觉等的变化等。

5. 需要量与膳食参考摄入量

膳食锌需要量的估计，要考虑生理过程中组织对锌的需要、补偿丢失和食物固有的性质，如吸收和利用率等因素。估计成人锌的需要量常用因子法，即将生长、维持、代谢和内源性丢失加在一起所需要的量。中国营养学会参考近年来国际上锌需要量的研究成果，结合中国居民膳食结构特点，对成年男子的锌推荐摄入量为15.5mg/d，成年男子锌的可耐受最高摄入量为45mg/d。

6. 食物来源

不论动物性还是植物性的食物都含有锌，但食物中的锌含量差别很大，吸收利用率也不相同。一般来说贝壳类海产品、红色肉类、动物内脏类都是锌的极好来源；干果类、谷类胚芽和麦麸也富含锌。一般植物性食物含锌较低。干酪、虾、燕麦、花生酱、花生、玉米等为良好来源。含量较少者包括：动物脂肪、植物油、水果、蔬菜、奶糖、白面包和普通饮料等。精细的粮食加工过程可导致大量的锌丢失。如小麦加工成精面粉大约 80% 锌被去掉；豆类制成罐头比新鲜大豆锌含量损失 60% 左右。

（四）硒——护心因子

硒是人体必需微量元素的这一认识是 20 世纪后半叶营养学上最重要的发现之一。20 世纪 70 年代发现硒是谷胱甘肽过氧化物酶（GPX）的必需组分，揭示了硒的第一个生物活性形式。继而纯化鉴定出人的红细胞 GPX。1979 年我国发表克山病防治研究成果，即发现克山病地区人群均处于低硒状态，补硒能有效地预防克山病，揭示了硒缺乏是克山病发病的基本因素，也证明了硒是人体必需微量元素。

我国科学家在 20 世纪 80～90 年代对硒的安全摄入量范围进行了深入细致的调查研究，提出了迄今最适宜的人体硒推荐摄入量数据，已为国际营养学界广泛采用。

硒遍布于人体各组织器官和体液中，肾中硒浓度最高，肝脏次之，血液中相对低些。肌肉中的硒占人体总硒量的一半。肌肉、肾脏、肝脏和血液是硒的组织储存库。硒在人体内总量的测定数据不多，据美国、新西兰、德国与我国的测定，成人体硒总量在 3～20mg。人体硒量的不同与地区膳食硒摄入量的差异有关。

1. 生理功能与缺乏

（1）构成含硒蛋白与含硒酶的成分　　进入体内的硒绝大部分与蛋白质结合，称之为"含硒蛋白"。其中，由 mRNA 上的三联密码子 UGA 编码硒半胱氨酸的蛋白质另称为"硒蛋白"。

目前认为，只有硒蛋白有生物学功能，且为机体硒营养状态所调节。它们起着抗氧化、调节甲状腺激素代谢和维持维生素 C 及其他分子还原态作用等。根据基因频度分析，体内可能会有 50～100 种硒蛋白存在。主要的含硒蛋白与含硒酶如下。

① 四种谷胱甘肽过氧化物酶（GPX）　　GPX 遍布各组织细胞、体液（包括免疫系统）和细胞膜上。它们均用特异底物-还原型谷胱甘肽（GSH）作氢供体，将氢过氧化物（ROOH）或 H_2O_2 还原成无害的醇类（ROH）或 H_2O 从而起到保护细胞和细胞膜免遭氧化损伤的作用。由于其中有一种 GPX，其抗氧化作用主要在膜的脂质相上，因此能较好地解释硒与 VE 的互补节约作用。

② 三种硫氧还蛋白还原酶（TR）　　生物体内普遍存在的硫氧还蛋白系统。它们都是含 2 个硒原子的二聚体酶，TR1（或 TrxR1）普遍存在于各种细胞胞浆中；TR2（或 TGR）仅在睾丸中检出；TR3（或 TrxR2）在线粒体中。

人类的 TR 可直接催化还原亚硒酸盐（SeO_3^{2-}）或谷胱甘肽硒醚（GS-Se-SG）生成负二价硒化物（Se^{2-}），Se^{2-} 是硒蛋白合成的关键中间物；也可以还原硒脱氨酸成二分子 Sec；在游离 Sec 参与下还原 ROOH；以及使已氧化的维生素 C 还原再生等。它对活性氧敏感而起氧化-还原调节的细胞信号作用。

③ 碘甲腺原氨酸脱碘酶（ID）　　碘甲腺原氨酸脱碘酶是催化各甲状腺激素分子脱碘的一类酶。人的 ID 存在于肝、肾、甲状腺和垂体中，它的 mRNA 在血液单核细胞中也被检出。其主要生理作用是将甲状腺分泌的 Td 转化成活性形式 L 而提供给周围组织。近年发现硒的营养状况与此酶活性有密切关系。

（2）抗氧化作用　　医学研究发现许多疾病的发病过程都与活性氧自由基有关。如化学、辐射和吸烟等致癌过程，克山病心肌氧化损伤，动脉粥样硬化的脂质过氧化损伤，白内障形成，衰老过程，炎症发生等无不与活性氧自由基有关。由于硒是若干抗氧化酶（GPX、TR等）的必需组分，它通过消除脂质过氧化物，阻断活性氧和自由基的致病作用，而起到延缓衰老乃至预防某些慢性病的发生。

（3）对甲状腺激素的调节作用　主要通过三个脱碘酶（D_1、D_2、D_3）发挥作用，对全身代谢及相关疾病产生影响，如碘缺乏病、克山病、衰老等。

（4）维持正常免疫功能　适宜硒水平对于保持细胞免疫和体液免疫是必需的。硒在白细胞中的检出和硒作：硒在脾、肝、淋巴结所有免疫器官中都有检出，并观察到补硒可提高宿主抗体和补体的应答能力等。

（5）预防与硒缺乏相关的地方病　目前还没有人或动物"单纯硒缺乏"疾病报道，但有许多与硒缺乏相关的克山和大骨节病的报告。在硒水平正常地区，从未见克山病和大骨节病病例发生，它们只出现在我国从东北到西南的一条很宽的低硒地带内。1976年起在全国各重病区逐步推广硒预防克山病措施，然后未再见有克山病暴发流行。克山病的病因虽然未能完全解释清楚，但人体硒缺乏状态是克山病发病的主要和基本因素已得到学术界共识。

大骨节病是一种地方性、多发性、变形性骨关节病。它主要发生于青少年，严重影响骨发育和日后劳动生活能力。补硒可以缓解一些症状，对病人骨骺端改变有促进修复、防止恶化的较好效果，但不能有效控制大骨节病发病率。因此，目前认为低硒是大骨节病发生的环境因素之一，它与硒有密不可分的联系，只是有待科学的揭示。

（6）抗肿瘤作用　在硒具有抗癌作用的人体流行病学干预研究中，目前报道的较有说服力的有三项。一是，在我国江苏省启东县肝癌高发区的6年补硒（含亚硒酸钠15mg/kg食盐）干预试验，结果肝癌发病率显著下降。二是，河南省林县的干预试验，结果发现，同时补充β-胡萝卜素（15mg）、硒酵母（50μg硒）和维生素E（30mg）组总死亡率下降9%；总癌死亡率下降13%；胃癌死亡率下降20%，但对食管癌无效。三是，美国为期13年的补硒双盲干预试验，受试者为有皮肤癌史的患者，结果未能得到原先预期阻止皮肤癌复发效果，但发现服硒组总癌发生率和死亡率及肺癌、前列腺癌和结直肠癌的发生率有明显降低。分析发现，个体原先硒水平越低，补硒效果越好。干预试验还发现，每天硒剂量为200μg，平均服用4.5年，没有出现任何不良反应。

（7）抗艾滋病作用　补硒可减缓艾滋病进程和死亡的机制大致有三方面。①抗氧化作用，特别是抗争系统中的GPX、TR等抗氧化酶类的作用；②控制HIV病毒出现和演变；③调节细胞体液免疫以增加抵抗感染能力。

（8）维持正常生育功能　许多动物实验表明硒缺乏可导致动物不育、不孕和母鸡产卵减少。大鼠精子游动和授精能力减弱，精子生成停滞等。在对有生育问题的受试者的临床研究中，已初步观察到精子GPX含量与生育的关系。

2. 吸收与代谢

（1）吸收、转运和排出　硒在体内的吸收、转运、排出、储存和分布会受许多外界因素的影响。主要是膳食中硒的化学形式和量。另外性别、年龄、健康状况，以及食物中是否存在如硫、重金属、维生素等化合物也有影响。

人体摄入的硒有各种形式，动物性食物以硒半胱氨酸（Sec）和硒蛋氨酸（SeMet）形式为主；植物性食物以SeMet为主；而硒酸盐（SeO_4^{2-}）和亚硒酸盐（SeO_3^{2-}）是常用的补硒形式。

动物实验表明，硒主要在十二指肠被吸收，空肠和回肠也稍有吸收，胃不吸收。不同形式硒的吸收方式不同，SeMet是主动吸收，SeO_3^{2-}是被动吸收，SeO_4^{2-}的吸收方式不太明确，而主动和被动吸收的报道均有。可溶性硒化合物极易被吸收，SeO_3^{2-} 吸收率大于 80%，如 SeMet 和 SeO_4^{2-} 吸收率大于 90%。一般来说，其他形式硒吸收也很好，大致在 $50\% \sim 100\%$ 范围。硒的吸收似乎不受体机体硒营养状态影响。

在测定不同形式硒生物利用率时，主要影响因素不是吸收率，而是摄入转化为组织中硒的生物活性形式的效力。

经尿排出的硒占总硒排出量的 $50\% \sim 60\%$，在摄入高膳食硒时，尿硒排出量会增加，反之减少，肾脏起着调节作用。人体平衡实验表明，在很大幅度膳食硒摄入范围内（$8.8 \sim 226\mu g/d$），粪硒排出量总是恒定在 $40\% \sim 50\%$ 范围，呼气和汗液中排出的硒极少。三甲基硒离子（TMSe）由尿中排出，但其总量一般不超过人尿总硒的 7%。

（2）代谢和储存　从膳食摄入的各种形式硒（包括直接从膳食中摄入的 Sec）通过不同代谢途径均转化为负二价硒化物（Se^{2-}）。经硒代磷酸盐合成酶（SPS）催化，形成硒代磷酸盐（$SePO_3^{3-}$）置换为 Sec 的 tRNA，最后形成硒蛋白。

硒在体内大致分为两个代谢库。一个是硒调节代谢库，包括体内除了 SeMet 以外的所有形式硒。硒蛋白在此库内合成，由机体硒状态严格调节，即低硒时硒蛋白合成减少，补充硒时合成增加直至硒蛋白合成饱和。一个是 SeMet 代谢库（硒非调节储存库），只包括 Se-Met。SeMet 和 Met 一样不能在体内合成，全部来自于膳食。SeMet 常替代 Met 参与到蛋白质中，因此可将其看作硒的储存库。当膳食硒供应不足时，SeMet 库中的 SeMet 可通过转硫途径降解为 Sec（进入硒调节库），供机体合成硒蛋白用。而当硒蛋白合成饱和后，膳食中的 SeMet 就储存在 SeMet 库，使机体的硒水平不断增加。

3. 过量危害与毒性

由于硒在地壳中的分布的不均匀性，出现地域性的高硒或低硒，从而得到含硒量较高或较低的粮食和畜禽产品；又由于硒的吸收率相对高，导致硒的摄入量过高或过低，形成与硒相关的"地方病"。如湖北恩施市和陕西紫阳县等地的地方性硒中毒和从东北到西南的一条很宽的低硒地带内的克山病和大骨节病。在我国同时存在硒含量最高和最低的两个极端地区。

20 世纪 60 年代，我国湖北恩施地区和陕西紫阳县发生过吃高硒玉米而引起急性中毒病例。病人 $3 \sim 4d$ 内头发全部脱落。中毒体征主要是头发脱落和指甲变形。

4. 营养状况评价

（1）硒含量　一是测定外环境硒含量（水、土、食物等），以估计人体硒营养状态；二是测定内环境硒含量（血、发、尿等），以评价人体硒营养状态。

一般认为，红细胞硒反映的是远期膳食硒摄入情况，因人红细胞寿命为 120d；血浆（血清）硒反映的是近期膳食硒摄入情况；血小板硒反映的是最近期膳食硒摄入情况，因人血小板寿命为 $7 \sim 14d$。

发硒和指（趾）甲硒与血硒有很好的相关性，采集样品也方便，它能反映较远期硒状态。中国和新西兰等测过 24h 尿硒，但由于影响因素太多，收集运输麻烦等原因，已很少用。

（2）GPX 活性　因为 GPX 代表了硒在体内的活性形式。常测定全血 GPX 活性（通常红细胞中的 GPX 活性占全血 GPX 活性的 90% 以上）。与血硒相似，红细胞、血浆、血小板 GPX 活性分别代表远期、近期、最近期的硒状态变化。

对于评价硒营养状态来说，组织中的硒含量与 GPX 活性有较好的线性相关时，才能用 GPX 活性作为评价指标。现有的数据均表明，随着硒含量增加，GPX 活性也随之增高，但

当血硒达到约 $1.27\mu mol/L$（0.1mg/L）时，GPX 活性达饱和而不再升高，就不能再用来评价硒营养状态了。因此，以 GPX 活性作为评价指标时，仅适用于低于正常硒水平人群。

目前还没有适用于高硒营养状态的灵敏评价指标，头发脱落和指甲变形被用来作为硒中毒的临床指标。

5. 需要量与膳食参考摄入量

硒的需要量和安全量膳食硒需要量是以防止克山病发生为指标的最低硒摄入量。用两种方法，一种是直接测定相邻于克山病区的非病区"健康岛"（从未发生过克山病）居民膳食硒摄入量，结果为男女平均 $16\mu g/d$；另一种是计算方法，根据克山病区主粮硒含量最高不超过 $20ng/g$，估计碾磨损失 20%，主粮摄入 800g，并提供 70% 的硒摄入量，计算得 $18\mu g/d$。两种方法平均为 $17\mu g/d$，以 1.3 为安全因子，得到大约 $20\mu g/d$ 作为膳食硒最低需要量。

中国营养学会 2000 年提出的每日膳食硒参考摄入量，18 岁以上者 RNI 为 $50\mu g/d$ 为 $400\mu g/d$。

6. 食物来源

食物中硒含量测定值变化很大，例如（以鲜重计）：内脏和海产品 $0.4\sim 1.5mg/kg$；瘦肉 $0.1\sim 0.4mg/kg$；谷物 $<0.1\sim 0.8mg/kg$；奶制品 $<0.1\sim 0.3mg/kg$；水果蔬菜 $<0.1mg/kg$。

影响植物性食物中硒含量的主要因素是其栽种土壤中的硒含量和可被吸收利用的量。因此，即使是同一品种的谷物或蔬菜，由于产地不同而硒含量不同。例如低硒地区大米硒含量可少于 $0.02mg/kg$，而高硒地区大米硒含量可高达 $20mg/kg$，有万倍差距。

（五）铜——催化因子

铜是人体必需的微量元素，铜广泛分布于生物组织中，大部分以有机复合物存在，很多是金属蛋白，以酶的形式起着功能作用。每个含铜蛋白的酶都有它清楚的生理生化作用，生物系统中许多涉及氧的电子传递和氧化-还原反应都是由含铜酶催化的，这些酶对生命过程都是至关重要的。

据估计人体内含铜总量范围为 $50\sim 120mg$，有报道人体含铜 $1.4\sim 2.1mg/kg$，幼儿以千克体重计是成人的 3 倍，胎儿和婴儿铜水平与成人不同。出生后头两个月的婴儿铜浓度是以后的 $6\sim 10$ 倍，这种铜的储存可能为渡过婴儿期所需。人血液中铜主要分布于细胞和血浆之间，在红细胞中约 60% 的铜存在于 Cu-Zn 金属酶（超氧化物歧化酶，SOD）中，其余 40% 与其他蛋白质和氨基酸松弛地结合。

1. 生理功能与缺乏

铜是原氧化剂又是抗氧化剂。铜在机体内的生化功能主要是催化作用，许多含铜金属酶作为氧化酶，参与体内氧化-还原过程，尤其是将氧分子还原为水，许多含铜金属酶已在人体中被证实，有着重要的生理功能。

① 构成含铜酶与铜结合蛋白的成分　已知含铜酶主要有：胺氧化酶、酪胺氧化酶、单胺氧化酶、组胺氧化酶、二胺氧化酶、赖氨酰氧化酶、硫氢基氧化酶、亚铁氧化酶Ⅰ（即铜蓝蛋白）、亚铁氧化酶Ⅱ、细胞色素 C 氧化酶、多巴胺 β-羟化酶、超氧化物歧化酶、细胞外超氧化物歧化酶等。

铜结合蛋白有：铜硫蛋白、白蛋白、转铜蛋白、凝血因子Ⅴ、低分子量配合体（包括氨基酸和多肽）等。

② 维持正常造血功能　铜参与铁的代谢和红细胞生成。铜蓝蛋白和亚铁氧化酶Ⅱ可氧

化铁离子，使铁离子结合到运铁蛋白，对生成运铁蛋白起主要作用，并可将铁从小肠腔和储存点运送到红细胞生成点，促进血红蛋白的形成。故铜缺乏时可产生寿命短的异常红细胞。正常骨髓细胞的形成也需要铜。缺铜引起线粒体中细胞色素 C 氧化酶活性下降，使 Fe^{3+} 不能与原卟啉合成血红素，可引起贫血。铜蓝蛋白功能缺损也可使细胞产生铁的积聚。缺铜时红细胞生成障碍，表现为缺铜性贫血。大多数为低血红蛋白小细胞性，亦可为正常细胞或大细胞性。生化检查：a. 血浆铜蓝蛋白＜150mg/L。b. 血清铜浓度＜$11\mu mol/L$（0.7mg/L）。c. 红细胞铜含量常降至 $0.4\mu g/mL$ 红细胞以下。

③ 促进结缔组织形成　铜主要是通过赖氟酰氧化酶促进结缔组织中胶原蛋白和弹性蛋白的交联，是形成强壮、柔软的结缔组织所必需。因此，它在皮肤和骨骼的形成、骨矿化、心脏和血管系统的结缔组织完善中起着重要的作用。

④ 维护中枢神经系统的健康　铜在神经系统中起着多种作用。细胞色素氧化酶能促进髓鞘的形成。在脑组织中多巴胺 β-羟化酶催化多巴胺转变成神经递质正肾上腺素，该酶并与儿茶酚胺的生物合成有关。缺铜可致脑组织萎缩，灰质和白质变性，神经元减少，精神发育停滞，运动障碍等。铜在中枢神经系统中的一些遗传性和偶发性神经紊乱的发病中有着重要作用。

⑤ 促进正常黑色素形成及维护毛发正常结构　酪氨氧化酶能催化酪氨酸羟基化转变为多巴胺，并进而转变为黑色素，为皮肤、毛发和眼睛所必需。先天性缺酪氨氧化酶，引起毛发脱色，称为白化病。硫氢基氧化酶具有维护毛发的正常结构及防止其角化，铜缺乏时毛发角化并出现具有铜丝样头发的卷发症，称为 Menke's 病。

⑥ 保护机体细胞免受超氧阴离子的损伤　广泛分布的超氧化物歧化酶（SOD），细胞外的铜蓝蛋白和主要在细胞内的铜硫蛋白等含铜酶具有抗氧化作用。SOD 能催化超氧阴离子转变为过氧化物，过氧化物又通过过氧化氢酶或谷胱甘肽过氧化物酶作用进一步转变为水。

铜对脂质和糖代谢有一定影响，缺铜动物可使血中胆固醇水平升高，但过量铜又能引起脂质代谢紊乱。铜对血糖的调节也有重要作用。缺铜后葡萄糖耐量降低，对某些用常规疗法无效的糖尿病患者，给以小剂量铜离子治疗，常可使病情明显改善，血糖降低。此外，铜对免疫功能、激素分泌等也有影响，缺铜虽对免疫功能指标有影响，但补充铜并不能使之逆转。

2. 吸收与代谢

膳食中铜被吸收后，通过门脉血运送到肝脏，掺入到铜蓝蛋白，然后释放到血液，传递到全身组织，大部分内源性铜排泄到胃肠道与从食物中来而未被吸收的铜一起排出体外，少量铜通过其他途径排出。

铜主要在小肠被吸收，少量由胃吸收。可溶性铜的吸收率为 40%～60%。胃肠道对一般食物中铜吸收率很高，近来报道表观吸收率为 55%～75%，铜的吸收率受膳食中铜水平强烈影响，膳食中铜含量增加，吸收率则下降，而吸收量仍有所增加。在每天摄入铜少于 1mg 时，其吸收率为 50% 以上；当每天摄入量增加到 5mg 时，吸收率则下降为 20% 以下，每天摄入铜为 2mg 时吸收率约为 35%。

膳食中铜水平低时，主动运输为主；膳食中铜水平高时，被动吸收则起作用。年龄和性别对铜吸收未见明显影响。铜的吸收可能受机体对铜的需要所调节，含铜硫蛋白参与对铜吸收的调节。

膳食中其他营养素摄入量对铜的吸收利用产生影响，但所需含量都比较高，这包括锌、铁、钼、维生素 C、蔗糖和果糖。已证明锌摄入过高可干扰铜的吸收，膳食或饲料中维生素 C 含量高时，在许多动物体内可产生铜缺乏，但人体研究较少。每天摄入维生素 C 600mg 并不干扰铜的吸收。每天摄入维生素 C 1600mg 可减少铜蓝蛋白活力，人体研究表明，果糖摄入量高与红细胞中铜-锌超氧化物歧化酶（Cu-Zn SOD）减少有关。总之，这些营养素之间关系，在人体研究中资料仍感不足，需要进一步探讨。

铜的主要排泄途径是通过胆汁到胃肠道，再随唾液、胃液、肠液回收，进入胃肠道的铜以及少量来自小肠细菌的铜一起由粪便中排出，但少部分被重吸收。健康人每日经尿液排泄的铜约 $10\sim50\mu g/d$（$0.2\sim1.0\mu mol/d$），经汗及皮肤通常丢失 $50\mu g/d$ 以下，皮肤、指甲、头发也丢失铜。铜吸收和排泄的动态平衡调节，在广宽的膳食摄入范围内可预防铜的缺乏或中毒。

3. 过量与中毒

铜对于大多数哺乳动物是相对无毒的。人体急性铜中毒主要是由于误食铜盐或食用与铜容器或铜管接触的食物或饮料。大剂量铜的急性毒性反应包括：口腔有金属味、流涎、上腹疼痛、恶心、呕吐及严重腹泻。摄入 100g 或更多硫酸铜可引起溶血性贫血、肝衰竭、肾衰竭、休克、昏迷或死亡。

慢性中毒可以在用铜管做血液透析的病人几个月后出现，以及葡萄园用铜化合物作为杀虫剂的工作者。经口摄入而引起慢性中毒尚未确定。长期食用大量牡蛎、肝、蘑菇、坚果、巧克力等含铜高的食品，每天铜摄入量超过正常量 10 倍以上未见慢性中毒。

4. 营养状况评价

评估铜营养状况的指标，血清或血浆中铜，铜蓝蛋白水平，红细胞中 SOD 活性，贫血、中性白细胞低等，对严重铜缺乏及对补铜后反映较迅速。但对边缘性铜缺乏不是敏感指标，也不能很好反映膳食中铜的摄入量。

（1）血清中铜浓度　是铜缺乏的可靠指标，用于个体则要慎重。正常人血清铜范围为 $10.0\sim24.4\mu mol/L$（$640\sim1560\mu g/L$）。女性比男性约高 10%。女性妊娠期血清铜可高出一倍。而当发现铜缺乏病例时，血清铜浓度已远低于此下限。补充铜可使血清铜浓度在几天内恢复到正常水平。

（2）血清铜蓝蛋白浓度　正常人水平为 $180\sim400mg/L$。血清中铜蓝蛋白浓度经常与血清中铜浓度相平行，铜蓝蛋白也是一个铜缺乏的可靠指标，但不能反映轻度铜缺乏，它对补充铜反映很快。铜蓝蛋白是一个急性病期出现的蛋白质，在肝病、恶性肿瘤、炎症、心肌梗死以及许多传染性疾病时，明显增加。在这种情况下血清铜和铜蓝蛋白水平不能用作诊断铜缺乏指标。

（3）红细胞中超氧化物歧化酶（SOD）　也是评估铜营养状况的一个可靠指标。认为有时更敏感。它在不同膳食铜水平情况下，低铜膳食使红细胞中 SOD 活性下降。

（4）血小板中铜浓度和细胞色素 C 氧化酶　能更快地反映膳食中铜的含量。曾有报道若膳食中铜下降时，血小板中铜浓度和酶活性下降；而膳食中补充铜时，只有血小板中铜浓度增加。

（5）尿铜　排出量非常低，个体差异大，在对照研究中尿铜的排出量下降，可作为膳食中铜摄入量不够的证明。

（6）其他　采用许多功能试验来评估铜的营养状态，或将已确定的多个指标结合起来在评估铜的营养状况应是更有价值的。

5. 需要量与膳食参考摄入量

借鉴国外资料结合我国居民情况，中国营养学会制订了不同年龄各人群铜的 AI 值，成年人为每人每天 2mg。可耐受最高摄入量值（UL）成年人为 8mg/d。

6. 食物来源

铜广泛存在于各种食物中，牡蛎、贝类海产品食物以及坚果类是铜的良好来源（含量约为 0.3～2mg/100g），其次是动物的肝、肾，谷类胚芽部分，豆类等次之（含量约为 0.1～0.3mg/100g）。植物性食物铜含量受其培育土壤中铜含量及加工方法的影响。奶类和蔬菜含量最低（≤0.1mg/100g 食物）。通常成年人每天可以从膳食中得到约 2.0mg 铜，基本上能满足人体需要。食物中铜吸收平均为 40%～60%。

（六）铬——葡萄糖耐量因子

1954 年发现铬有生物活性，1957 年报道提取了一种称为"葡萄糖耐量因子"（GTF）的化合物，能够恢复大鼠受损的葡萄糖耐量，并由此确定铬是动物营养的必需微量元素。后来，给葡萄糖耐量受损的营养不良儿童口服三氯化铬补充物，发现其葡萄糖清除率有所改善。此后，又发现加入 250μg 氯化铬后，其外源性胰岛素需要明显降低，血液循环中葡萄糖和游离脂肪酸水平降低。

人体内各部分都存在铬，并主要以三价铬的形式存在，但铬在生物组织中的浓度极低。正常人体内总共只含有 6～7mg 的铬，而且分布很广。除了肺以外，各组织和器官中的铬浓度均随着年龄而下降。新生儿铬含量高于儿童，儿童 3 岁前铬含量高于成人。3 岁起逐渐降至成人水平。成年人随年龄的增长，体内铬含量逐渐减少，因此老年人常有缺铬现象。

1. 生理功能与缺乏

（1）加强胰岛素的作用　糖代谢中铬作为一个辅助因子对启动胰岛素有作用，添加铬能刺激葡萄糖的摄取。外源性胰岛素可显著地促使补铬动物比铬耗竭动物的心脏蛋白质摄取更多的氨基酸。其作用方式可能是含铬的葡萄糖耐量因子促进在细胞膜的硫氢基和胰岛素分子 A 链的两个二硫键之间形成一个稳定的桥，使胰岛素充分地发挥作用。

（2）预防动脉粥样硬化　铬可能对血清胆固醇的内环境稳定有作用。动物缺铬血清胆固醇较高，喂铬以后可使血清胆固醇降低。缺铬大鼠的主动脉斑块的发病率高于有充足铬的对照组。在肥胖大鼠的饲料中补充铬（2mg/kg 饲料），结果使总肝脂显著下降，血液循环中胰岛素水平也趋于下降。也有研究报道，补铬后总血清胆固醇下降，高密度脂蛋白胆固醇和载脂蛋白 A 的浓度增加。

（3）促进蛋白质代谢和生长发育　某些氨基酸掺入蛋白质受铬的影响。DNA 和 RNA 的结合部位发现有大量的铬，提示铬在核酸的代谢或结构中发挥作用。铬对最适生长也是需要的，缺铬动物生长发育停滞。对营养不良的儿童进行铬补充与对照组进行比较，观察到补铬组的生长速率显著地增加。两名接受缺铬的全胃肠外营养的病人，表现为体重下降，在补充铬后体重恢复。

（4）其他　许多动物试验研究结果，发现补充铬可以提高应激状态下的动物体内免疫球蛋白，显著减少其血清皮质醇；或良好的体液和细胞免疫功能；增强 RNA 合成；铬虽对大鼠体重的影响不大，但可抑制肥胖基因的表达。

在不同类型应激过程中，如剧烈锻炼、身体受伤、感染及高温或寒冷时，葡萄糖代谢发生很大改变，因而也使铬的代谢改变。有研究表明，创伤病人和高强度锻炼的人尿铬排出量升高。此外还有人认为妊娠期间铬的需要可能增加。有研究提出，代谢性应激是确定微量元素必需性的关键因素。铬缺乏的原因主要是摄入不足或消耗过多。人体铬主要来自食物，而人体对铬的吸收率较低，因此，某些人群可以缺铬。食物缺铬的原因主要是食品精制过程中铬被丢失，如精制面粉可损失铬 40%，砂糖为 90%，大米为 75%，脱脂牛奶为 50%。此外，饮用水的低铬也有一定影响。缺铬的另一主要原因是人体对铬消耗增加。如烧伤、感染、外伤和体力消耗过度，可使尿铬排出增加。

在蛋白质-能量营养不良和完全肠外营养情况下，易发生铬缺乏症。因膳食因素所致铬摄取不足而引起的缺乏症未见报道，但三名长期接受 TPN 治疗而未补充铬的病人出现了铬缺乏的症状。主要表现为不明原因的体重下降，周围神经炎，血浆对葡萄糖的清除受损，呼吸商降低，这提示机体优先使用脂肪作为能源。每天向 TPN 注射液中加入 $250\mu g$ 的铬，2 周后葡萄糖清除率恢复正常，呼吸商提高。为此，美国医学会（AMA）已经推荐在 TPN 溶液中加入铬。

2. 吸收与代谢

（1）吸收　无机铬化合物在人体的吸收很低，其范围为 0.4%～3% 或更少。膳食中的铬含量较高时，可使膳食中铬的吸收率降低。膳食中铬摄入量为 $10\mu g/d$ 时，铬吸收率为 2%；增加到 $40\mu g/d$，铬的吸收率减少到 0.5%，当摄入铬大于 $40\mu g/d$，铬的吸收恒定在 0.4% 左右。

在服用参考膳食（总能量的 35% 来源于复合型的碳水化合物，15% 来源于单纯糖类）或高糖膳食（总能量的 35% 来源于单纯糖类，15% 来源于复合碳水化合物）的 19 名男性和 18 名女性中发现，高糖膳食增加铬的丢失，明显提高了铬平均排出量。

维生素 C 能促进铬的吸收，试验揭示同时进食铬和维生素 C 者的血铬浓度一直较高。对铬的吸收部位或机制了解甚少，在大鼠小肠的中段，认为是铬最易扩散的节段。其次是回肠和十二指肠。

（2）转运　给动物灌胃后 1h，血中 Cr 达到最高值，然后呈对数下降，24h 后下降到最高值的 20%。但血液循环中的铬并不与组织中储存的铬相平衡。

许多研究认为铬自粪便中排泄。有人通过平衡试验发现粪便中平均含有 98.1% 的膳食铬。自胆汁排出的铬仅占粪便铬的小部分。

接触三价铬的制革工人尿中铬的排泄明显高于对照组，在周末不与铬接触时，其尿中铬的排泄明显下降。正常受试者 72h 内尿中平均排出该摄入剂量的 0.69%（0.3%～1.3%）。成年人每日补充 $200\mu g$ 铬，尿中排出率约为 0.4%。

由于应激而使铬的排泄增加可能是加重铬缺乏的一个重要因素。外伤病人尿中铬的排泄高于正常。长跑运动员每天跑 6km，其尿中铬的排泄是休息时的 2 倍。维生素 C 耗竭的豚鼠血循环中皮质醇的浓度较高，口服 $CrCl_3$ 后其 Cr^{3+} 的排泄较对照组高。

3. 过量危害与毒性

铬的毒性与其存在的价态有极大的关系，六价铬的毒性比三价铬高约 100 倍，但不同化合物毒性不同。六价铬化合物在高浓度时具有明显的局部刺激作用和腐蚀作用，低浓度时为常见的致癌物质。在食物中大多为三价铬，其口服毒性很低，可能是由于其吸收非常少。

一系列的研究证明，Cr^{6+} 是强致突变物，Cr^{3+} 不致突变或其作用甚微。由于最近有些研究拟广泛使用铬作为营养补充剂，故对于补充三价铬的危险性应进行进一步的研究。

4. 营养状况评价

目前铬的营养状况评价尚缺乏可靠的指标。由于血铬浓度太低仅接近灵敏仪器的检出限，血铬极难检测，而且血清和血浆中的铬可能与其他体液中的铬不处于平衡状态，目前还未确定铬与任何酶的关系，也没有酶可作为评价指标。因此对铬的营养和临床幸价非常困难，仅能依靠铬摄入量调查和病史及临床表现。

尿铬浓度一般有较大的波动，因此常收集24h尿液测定其含铬总量。当机体摄入铬增加时，尿铬随之增加；但它的变化也不与葡萄糖、胰岛素水平密切相关。所以在多数情况下尿铬仅用于对接受补铬者的监测。在代谢平衡研究中，尿铬也是一项很有用的指标，它可以很好地反映机体在一段时间内对铬的吸收、保留和排泄状况。尚不能作为营养状况评价的指标。

5. 需要量与膳食参考摄入量

在确定健康人体对铬的需要量研究中，主要运用三种方法：耗竭补充实验、代谢平衡实验和膳食调查。

由于目前无足够的代谢平衡实验研究和其他需要量研究资料，故无法获得确切的平均需要量（EAR）资料，故不能制订推荐摄入量（RNI）。中国营养学会制订铬的 AI 和适宜摄入量为 $50\mu g/d$，可耐受最高摄入量（μL）定为成年人 $500\mu g/d$。

6. 食物来源

铬以小剂量广泛分布在食物中，膳食铬主要来源是谷类（$346\mu g/kg$）、肉类及鱼贝类（$458\mu g/kg$）。全谷类食物中含有的铬高于水果和蔬菜。在食物的加工过程中铬可能被添加或去除。精制糖和面粉中的铬低于未加工过的农产品。然而，酸性食物在和不锈钢接触时能溶取铬。加工过的肉类铬的含量较高。

（七）钼——全胃肠外营养病人缺乏因子

钼是黄嘌呤氧化酶/脱氢酶、醛氧化酶和亚硫酸盐氧化酶的组成成分，从而确知其为人体及动植物必需的微量元素。人体各种组织都含钼，成人体内总量约为 9mg，肝、肾中含量最高。

由于动物和人对钼的需要量很小及钼广泛存在于各种食物中，因而迄今尚未发现在正常膳食条件下发生钼缺乏症。临床上曾有报告长期接受全胃肠外营养的患者出现"获得性钼缺乏"综合征。

1. 生理功能与缺乏

钼作为 3 种钼金属酶的辅基而发挥其生理功能。钼酶催化一些底物的羟化反应。黄嘌呤氧化酶催化次黄嘌呤转化为黄嘌呤，然后转化成尿酸。醛氧化酶催化各种嘧啶、嘌呤、蝶啶及有关化合物的氧化和解毒。亚硫酸盐氧化酶催化亚硫酸盐向硫酸盐的转化。有研究者还发现，在体外实验中，钼酸盐可保护肾上腺皮质激素受体（例如糖皮质激素受体），使之保留活性。据此推测，它在体内可能也有类似作用。有人推测，钼酸盐之所以能够影响糖皮质激素受体是因为它与一种称为"调节素"的内源性化合物类似。

无论是人类还是动物，在正常膳食条件下都不会发生钼缺乏。因而，钼缺乏的临床意义不大。但是，长期接受全胃肠外营养的病人及对亚硫酸盐氧化酶的需要量增大的病人有可能出现钼缺乏问题。

曾报告 1 例长期接受全胃肠外营养的病人出现烦躁不安发展到昏迷，心动过速，呼吸急促，夜盲等症状；减少蛋白质和含硫氨基酸输入量可使症状缓解，输入亚硫酸盐可使症状加重；化验检查发现，血液中蛋氨酸及羟基嘌呤浓度升高，尿酸浓度降低；尿液中尿酸及硫酸盐浓度均很低。在补充钼酸铵（$300\mu g/d$）后上述症状及化验异常均迅速消退。

2. 吸收与代谢

膳食及饮水中的钼化合物（除硫化钼以外），极易被吸收。经口摄入的可溶性钼酸铵约 $88\% \sim 93\%$ 可被吸收。大豆和羽衣甘蓝内标记钼的吸收率分别为 57% 和 88%。动物对钼的吸收是在胃及小肠。膳食中的各种含硫化合物对钼的吸收有相当强的阻抑作用，硫化钼口服后只能吸收 5％左右。

钼酸盐被吸收后仍以钼酸根的形式与血液中的巨球蛋白结合，并与红细胞有松散的结合。血液中的钼大部分被肝、肾摄取。在肝脏中的钼酸根一部分转化为含钼酶，其余部分与蝶呤结合形成含钼的辅基储存在肝脏中。

身体主要以钼酸盐形式通过肾脏排泄钼，膳食钼摄入增多时肾脏排泄钼也随之增多。因此，人体主要是通过肾脏排泄而不是通过控制吸收来保持体内钼平衡。此外也有一定数量的钼随胆汁排泄。

3. 过量危害与毒性

人和动物机体对钼均有较强的内稳定机制，经口摄入钼化物不易引起中毒。用非反刍动物做实验，每千克饲料或饮水中钼含量需要高达 100～5000mg 才能引起中毒症状。反刍动物对饲料钼过高较非反刍动物敏感。实验性钼中毒的表现包括：生长抑制、心脏肥大、贫血及因成骨不全导致的骨关节畸形。钼中毒的发生机制还不明了，一些学者根据其临床表现推测很可能与钼干扰铜的利用或引起硫代谢紊乱有关。

在钼水平高的中性或碱性土壤上生长的谷物及牧草中钼浓度高，尤其是排水不良的盆地地区更是如此。据报告，生活在亚美尼亚地区的居民每日钼摄入量高达 10～15mg；当地痛风病发病率特别高被认为与此有关。钼冶炼厂的工人也可因吸入含钼粉尘而摄入过多的钼。据调查，这些工人的血清钼水平、黄嘌呤氧化酶活性、血及尿中的尿酸水平均显著高于一般人群。

4. 营养状况评价

评价钼营养状况的指标包括血液黄嘌呤氧化酶水平、血钼和尿钼。常采用负荷试验测定含钼酶水平，即给予受试者一定剂量的一磷酸腺苷（AMP）然后根据其尿中的代谢产物数量推测黄嘌呤氧化酶的活性。

血钼和尿钼浓度可以反映机体摄取钼的情况，但是迄今尚未能确定它们的正常值，因而难以用来说明机体的钼营养状况。

5. 需要量与膳食参考摄入量

未发现在正常膳食条件下出现钼缺乏或钼中毒问题，世界卫生组织（WHO）1996 年根据国际原子能机构（IAEA）关于全球性微量元素膳食摄入量的文献资料总结得到的代表性钼摄入量范围为 60～520μg/d。1995 年 Tumland 等报告，成人摄入含钼 25μg/d 的膳食 102d 未见钼缺乏症状，生化检验也基本正常。他们据此建议将 25μg/d 订为成人的钼最低需要量。

1985 年 Chappel 根据钼对不同动物的毒性研究结果，推荐将钼的最低毒副作用水平定为 0.14mg/kg。除以安全系数 30，得出钼的可耐受最高摄入量为 5μg/kg，按成人体重为 70kg 计算为 350μg/d。

中国营养学会根据国外资料，结合我国居民膳食结构，制订了中国居民膳食钼参考摄入量，成人 AI 为 60μg/d；UL 为 350μg/d。

6. 食物来源

钼广泛存在于各种食物中。动物肝、肾中含量最丰富，谷类、奶制品和干豆类是钼的良好来源。蔬菜、水果和鱼类中钼含量较低。

（八）氟——抗龋齿因子

氟与疾病和健康的研究已有近百年的历史，氟以少量且不同浓度存在于所有土壤、水及动植物中，食物均含有氟。氟是人体所必需的微量元素，过量又可引起中毒。目前已知与氟化物相关联的组织为骨与牙釉质。氟已被证实是唯一能降低儿童和成年人龋齿患病率和减轻龋齿病情的营养素。人体内约有 0.007% 的氟。

1. 生理功能与缺乏

（1）牙齿的重要成分　氟在骨骼与牙齿的形成中有重要作用。氟是牙齿的重要成分，氟被牙釉质中的羟磷灰石吸附后，在牙齿表面形成一层抗酸性腐蚀的、坚硬的氟磷灰石保护层，有防止龋齿的作用。缺氟时，由于釉质中不能形成氟磷灰石而得不到保护，牙釉质易被微生物、有机酸和酶侵蚀而发生龋齿。

（2）骨盐的组成部分　人体骨骼固体的 60% 为骨盐（主要为羟磷灰石），而氟能与骨盐结晶表面的离子进行交换，形成氟磷灰石而成为骨盐的组成部分。骨盐中的氟多时，骨质坚硬，而且适量的氟有利于钙和磷的利用及在骨骼中沉积，可加速骨骼成长，促进生长，并维护骨骼的健康。

老年人缺氟时，钙、磷的利用受到影响，可导致骨质疏松。水中含氟较高（4～9mg/L）的地区居民中，骨质疏松症较少。至于用治疗剂量的氟以治疗骨质疏松症，虽然有效，但易发生不良反应，使血清钙下降，出现甲状旁腺功能亢进和形成形态异常的骨骼。

2. 吸收与代谢

（1）吸收　膳食和饮水中的氟摄入人体后，主要在胃部吸收。氟的吸收很快，吸收率也很高。饮水中的氟可完全吸收，食物中的氟一般吸收 75%～90%，剩下的 10%～25% 则由粪便排出，吸收一半量所需的时间约为 30min，因此，血浆浓度通常在 30～60min 内达到峰值。3～4h 内尿中有 20%～30% 的氟化物。已证明氟吸收的机制是通过扩散。

氟的吸收还受几种膳食因素的影响。铝盐、钙盐可降低氟在肠道中吸收，而脂肪水平提高可增加氟的吸收。

（2）转运与储存　氟一旦被吸收，即进入血液，分布到全身，并有部分排出体外，从血浆来的氟与钙化的组织形成复合物，此外还分布于软组织的细胞内外间隙。绝大多数保留在体内的离子氟进入钙化组织（骨骼和发育中的牙齿），是由于氟取代了骨骼或牙釉质中羟磷灰石的羟酸氢根离子，形成氟磷灰石，或者在晶体表面的水合外壳内进行离子交换。每天吸收的氟约有 50% 于 24h 内沉积在钙化组织中，机体中的氟约 99% 存在于钙化的组织。

虽然氟对骨骼有高度亲和力，但氟与骨骼结合并非不可逆，而是形成一种可逆的螯合代谢池。根据生理需要骨骼中的氟可通过间隙中的离子交换快速地动员或由不断进行的骨再建过程而缓慢地动员释放。年轻人的再建过程比较活跃，这就是为什么氟在骨中的沉积与年龄呈反比关系。

（3）排泄　肾脏是无机氟排泄的主要途径。每天摄入的氟约有 50% 通过肾脏清除。氟可自由滤过肾小球毛细管，而肾小管的重吸收率则高低不等。肾对氟的清除率与尿液 pH 值有直接关系，因此，影响尿液 pH 值的因素，如膳食、药物、代谢或呼吸性疾病，甚至于居住地的海拔高度等，都能够影响氟的吸收。

3. 过量危害与毒性

（1）急性毒性　据国外报告氟（以氟化钠为代表）的 LD_{50} 为 42～210mg/kg 体重，国内有关单位进行小鼠、大鼠和豚鼠的急性毒性试验，结果如下：小鼠 LD_{50} 为 143.3mg/kg 体重；大鼠为 126mg/kg 体重；豚鼠为 115.3mg/kg 体重。根据以上资料按毒性分级，氟化钠属于中等毒性。

急性氟中毒的症状和体征为恶心、呕吐、腹泻、腹痛、心功能不全、惊厥、麻痹以及昏厥。

（2）亚急性毒性　氟对动物与人的毒害最灵敏部位为牙齿，国外大量文献认为，长期摄入含氟化物 100mg/kg 饲料的动物，其脑、脑垂体、心、肝、胰、脾、胃、肠、肾上腺、乳腺、卵巢、子宫等均未观察到有肉眼可见的变化和组织学变化。Hoagstratton 等报告，动物吃含氟 100mg/kg 饲料达到 7 年之久，对动物未能引起肝功异常。

（3）慢性毒性　长期摄入低剂量的氟（1～2mg/L 饮水）所引起的不良反应为氟斑牙，而长期摄入高剂量的氟则可引起氟骨症。

4. 营养状况评价

由于罕见单纯或直接由于氟摄入量不足而引起的缺乏症，故对氟的营养状况评价摄入量估计很难准确，一般约在 1～3mg/d。高于此值有氟过量倾向，低于此值则龋齿发生率可能增加。

（1）血氟　正常成年人全血氟约为 $0.28\mu g/g$，波动范围为 $0.15～1\mu g/g$。早晨空腹最低（$0.03～0.08\mu g/g$），晚饭后最高（$0.24～0.51\mu g/g$）。

（2）尿氟　氟主要从尿中排出。尿氟可间接反映人体的摄氟水平，包括近期吸收情况及前一阶段蓄积水平。正常情况下，尿氟的均值大致与当地水氟浓度相当。约为 $1\mu g/g$。若饮水含氟量＞1.0mg/L，或总氟量摄入量＞3.5mg/d，当地出生儿童的氟斑牙率可能会达到 30%，而尿氟均值也可能在 $1.1～2.0\mu g/g$ 范围。

5. 需要量与膳食参考摄入量

日本男性及女性从食物中摄氟量分别为 1.34mg/d 和 1.12mg/d；美国成年人摄氟量为 0.5～1.5mg/d；英格兰居民平均摄氟量为 2.5mg/d；前苏联成年人为 2.1mg/d。我国氟摄入量的数据：四川从膳食摄入氟 0.8～1.6mg/d，从饮水摄入氟 2.5mg/d，共计 3.3～4.1mg/d。河北氟摄入量约为 2.0～4.5mg/d，其中 65% 来自饮水，35% 来自食物。贵州为高氟地区，氟病区从食物中摄入为 6.6～7.6mg/d，饮水中 0.4mg/d，空气吸入 0.5mg/d，合计 7.5～8.5mg/d；对照区从食物摄入为 4.0mg/d，合计 4.9mg/d。

Schroeder 1977 年认为人对氟的最低需要量为 1mg/d，平均摄入量为 2.4mg/d，耐受量为 20mg/d，中毒量为 40mg/d。Kruger 1978 年提出每日氟需要量为 0.3～1.0mg。我国宁夏 1975 年曾提出人体食物摄氟量为 1.0～1.5mg，每日需要量为 1.0～1.5mg，最高不得超过 6mg。

美国 FNB 于 1980 年及 1989 年分别制订和修订了安全适宜摄入量，6 个月以下婴儿为 0.1～0.5mg/d，成年人为 1.5～4.0mg/d。中国营养学会 1988 年建议氟的安全和适宜摄入量亦与 1989 年 FNB 的数值相一致。1989 年 FNB 的制订依据是美国在供水中含氟量 1mg/L 可保证从水及饮料中摄入氟总量 1～2mg/d，且供水氟化是预防龋齿最简便而有效的方法。如饮水无氟化的人群则可服用 2mg 氟化钠片剂，可增加 1mg 氟以防龋。但是以氟防龋齿的最佳措施是每日膳食中摄入氟 1.5mg/d 或稍多。儿童摄入氟如超过 2.5mg/d 可引起斑釉齿。成年人若居住在水氟超过 4mg/L 的地区，对骨质疏松有某些保护作用。我国广州市自 1965 年饮水氟化后，亦引起斑釉牙增加。Jansem（1974）报道美国 Arlington 市饮水自 0.1mg/L 加氟至 1～1.25mg/L，与心脏病死亡率增加有关。

考虑到上述情况，我国制订 DRIs 时，氟亦仅可制订适宜摄入量（AI），即成年人 AI 定为 1.5mg/d，UL 定为 3.0mg/d。

6. 食物来源

一般情况下，动物性食品中氟高于植物性食品，海洋动物中氟高于淡水及陆地食品，鱼（鲱鱼 28.50mg/kg）和茶叶（37.5～178.0mg/kg）氟含量很高。

（九）钴——合成维生素 B_{12} 因子

钴是中等活泼的金属元素，有二价和三价两种化合价。钴可经消化道和呼吸道进入人体，一般成年人体内含钴量为 1.1～1.5mg。在血浆中无机钴附着在白蛋白上，它最初储存于肝和肾，然后储存于骨、脾、胰、小肠以及其他组织。体内钴 14% 分布于骨骼，43% 分布于肌肉组织，43% 分布于其他软组织中。

1. 生理功能

钴是维生素 B_{12} 组成部分，反刍动物可以在肠道内将摄入的钴合成为维生素 B_{12}，而人类与单胃动物不能将钴在体内合成维生素 B_{12}。现在还不能确定钴的其他功能，但体内的钴仅有约 10% 是维生素的形式。已观察到无机钴对刺激红细胞生成有重要的作用。有种贫血用叶酸、铁、维生素 B_{12} 治疗皆无效，有人用大剂量（通常为 20～30mg）的二氯化钴可治疗这类贫血。然而，这么大剂量钴反复应用可引起中毒。钴对红细胞生成作用的机制是影响肾释放促红细胞生成素，或者通过刺激胍循环（形成环形 GMP）。还观察到供给钴后可使血管扩张和脸色发红，这是由于肾释放舒缓激肽，钴对甲状腺的功能可能有作用，动物实验结果显示，甲状腺素的合成可能需要钴，钴能拮抗碘缺乏产生的影响。

2. 吸收与代谢

经口摄入的钴在小肠上部被吸收，并部分地与铁共用一个运载通道，在血浆中是附着在白蛋白上。吸收率可达到 63%～93%，铁缺乏时可促进钴的吸收。钴主要通过尿液排出，少部分由肠、汗、头发等途径排出，一般不在体内蓄积。尿钴含量为 16.6nmol/L（0.98μg/L），由于钴在体内的生物半衰期较短，因此测定尿中钴的含量可以了解短期内钴进人体内的状况。

目前尚无钴缺乏症的病例，从膳食中可能每天摄入钴 5～20μg。经常注射钴或暴露于过量的钴环境中，可引起钴中毒。儿童对钴的毒性敏感，应避免使用每千克体重超过 1mg 的剂量。在缺乏维生素 B_{12} 和蛋白质以及摄入酒精时，毒性会增加，这在酗酒者中常见。

3. 需要量与膳食参考摄入量

中国营养学会根据国外资料初步制订了中国居民膳食钴参考摄入量，成年人 AI 为 60μg/d，UL 为 350μg/d。

4. 食物来源

食物中钴含量较高者（20μg/100g）有甜菜、卷心菜、洋葱、萝卜、菠菜、番茄、无花果、荞麦和谷类等，蘑菇含量可达 61μg/100g。

（十）锰——激活因子

成年人体内锰的总量约为 200～400μmol，分布在身体各种组织和体液中。骨、肝、胰、肾中锰浓度较高（20～50nmol/g）；脑、心、肺和肌肉中锰的浓度低于 20nmol/g；全血和血清中的锰浓度分别为 200nmol/L 和 20nmol/L。锰在线粒体中的浓度高于在细胞浆或其他细胞器中的浓度，所以线粒体多的组织锰浓度较高。

1. 生理功能与缺乏

锰在体内一部分作为金属酶的组成成分，一部分作为酶的激活剂起作用。含锰酶包括精氨酸酶、丙酮酸羧化酶和锰超氧化物歧化酶（MnSOD）。精氨酸酶是细胞浆中催化尿素合成的酶，每 1mol 精氨酸酶含 $4mol Mn^{2+}$。

由锰激活的酶很多，包括氧化还原酶、裂解酶、连接酶、水解酶、激酶、脱羧酶和转移酶。这些酶的金属激活作用中许多是非特异性的，其他金属离子，尤其是 Mg^{2+}，可替代 Mn^{2+} 起激活作用；只有 3 种酶是特异性地由锰激活的，它们是转葡萄糖苷酶、磷酸烯醇式丙酮酸羧基激酶和木糖转移酶。

有人提出，锰缺乏可能是人类的一个潜在的营养问题。锰缺乏还可能与某些疾病有关。有人曾报告，在骨质疏松、糖尿病、动脉粥样硬化、癫痫、创伤愈合不良的患者中存在膳食锰摄入少，血锰、组织锰低的问题。锰营养状况与这些疾病的关系是一个亟待研究的课题。

2. 吸收与代谢

长期以来认为成人对锰的吸收率接近 5%。内源性锰几乎完全通过胆道、胰腺和肠液分泌排泄入肠道。如果锰营养状况良好，则吸收的锰的内源性排泄非常快，从而难以确定粪便中的锰有多少是从膳食来的未吸收的锰，多少是内源性排泄的锰；因此，人体锰的真正的吸收率尚未了解。体内锰营养状况的稳定主要是由肠道对吸收的控制，而不是通过消化道的排泄调节的。

全部小肠都能吸收锰。有人发现，锰的吸收是一种迅速的可饱和过程，很可能是通过一种高亲和性、低容量的主动运输系统和一种不饱和的简单扩散作用完成的。

锰进入肝脏后，至少进入 5 个代谢池：溶酶体、线粒体、细胞核、新合成的锰蛋白、细胞内游离的 Mn^{2+}，其中以存在于线粒体中者最多。因此，富含线粒体的器官（如肝、肾、胰）中锰浓度较高。细胞内游离的 Mn^{2+} 在细胞代谢的调控机制中起重要作用。人类血浆中锰浓度非常低。

有一些研究报道膳食中的植酸盐、纤维、铁、钙、磷对锰的吸收有不良影响。锰几乎完全经肠道排泄，仅有微量经尿排泄。吸收的锰经肠道的排泄非常快。肠道排泄锰有两个高潮，第一个高潮是排泄起初吸收的锰，第二个高潮是进入肠肝循环的锰。

3. 过量危害与毒性

最近有人报告在肝功能受损、胆道不通畅或兼有两者的病人中发现锰中毒，病人的脑 MRI 检查呈现明显异常，中毒减轻后此种异常亦随之改善。

此外，关于口服毒性问题虽然还没有肯定的结论，但已经有一些报告提示这一问题值得充分重视与研究。例如，有人曾发现神经系统功能障碍者脑中锰浓度高于正常；有暴力行为的人发锰高于正常。

有人曾估计安全的锰摄入量（RfD）约为每日每千克体重 0.14mg；对体重 70kg 的成人来说是每日接近 10mg。

4. 营养状况评价

目前尚未找到可用来评价锰营养状况的可靠的生物学标志物。有报告称，可以用血清锰浓度结合淋巴细胞的 MnSOD 活性来检测膳食锰摄入量是否不足。尿锰排出量不能反映膳食锰摄入量。

5. 需要量与膳食参考摄入量

由于缺乏评估锰营养状况的灵敏生化指标和未曾在食用普通膳食的人群中发现过锰缺乏或锰中毒，因而难以准确地制订锰需要量和最高安全摄入量。

中国营养学会制订了中国居民膳食锰参考摄入量，成年人锰的 AI 值定为 3.5mg/d，将 UL 值定为 10mg/d。目前还没有足够的依据可以拟订婴儿、儿童、青少年、孕妇和乳母的锰的 DRIs。

6. 食物来源

谷类、坚果、叶菜类富含锰。茶叶内锰含量最丰富。精制的谷类、肉、鱼、奶类中锰含量比较少。动物性食物虽然锰含量不高，但吸收和存留较高，仍不失锰的良好来源。

●内容小结

本模块内容主要围绕人体组织中的矿物质的组成、生理功能、缺乏及过量症状、食物来源等问题进行展开。通过对矿物质中的常量元素和微量元素的逐条分析与介绍，重点掌握每种矿物质对人体结构的主要作用。并了解在人体缺乏和过量时相应的生理症状，进而及时发现并预防，达到合理膳食目的；对矿物质的适宜摄入量及食物来源的解析，重点掌握一般矿物质的食用量及哪些食物含有这些矿物质，进而指导居民在日常膳食中合理搭配，科学膳食。

●知识考核

一、判断题

（   ）1. 植物性食物中铁吸收率都较动物性食物为低。

（   ）2. 无盐饮食就是膳食中完全没有钠离子。

（   ）3. 减少饮食中钠盐的摄取，并不一定会将血压降到正常值。

二、不定项选择题

1. 体内唯一不能合成的营养素是？（   ）

    A. 矿物质　　　　　　B. 蛋白质　　　　　　C. 维生素　　　　　　D. 碳水化合物

2. （   ）是葡萄糖耐量因子的重要组成成分？

    A. 铁　　　　　　　　B. 铬　　　　　　　　C. 钙　　　　　　　　D. 锰

3. 下面哪种食物不是补充钙的良好途径？（   ）

    A. 乳及乳制品　　　　B. 小虾米皮　　　　　C. 海带　　　　　　　D. 骨头汤

4. 有利于钙吸收的因素是？（   ）

    A. 植酸　　　　　　　B. 乳糖　　　　　　　C. 草酸　　　　　　　D. 膳食纤维

5. 微量元素是指下列哪一类元素？（   ）

    A. 人体需要量很少的　　　　　　　　　　B. 自然界含量很少的

    C. 人体吸收率很低的　　　　　　　　　　D. 人体利用率很低的

6. 微量元素锌被称为生命的电火花是科学家宋应星发现，它的良好食物来源是？（   ）

    A. 糖谷类　　　　　　B. 动物肝脏类　　　　C. 蔬菜水果类　　　　D. 海产品类

7. 血浆和体液中的钙存在几种形式？（   ）

    A. 蛋白结合钙　　　　B. 扩散性钙　　　　　C. 离子钙　　　　　　D. 碳酸钙

8. 影响钙吸收的不利因素有？（   ）

    A. 草酸　　　　　　　B. 植酸　　　　　　　C. 磷酸盐　　　　　　D. 醋酸

●深度链接

矿物质对头发的美容保健作用

头发是人体很重要的一部分。从某种意义来说，它是男性威武雄壮、女性优雅潇洒的标志。因此，每个成年人必须重视头发的健美，采用合理的健发饮食。除了注意营养均衡外，还要注意进食富含蛋白质、维生素和矿物质的美发食物。

① 矿物质以铁、钙、镁、锌元素最重要，它具有改善头发组织，增强头发弹性和光泽的功用。"美发食品"有水果、干果、豆制品、乳类以及动物内脏等。

② 头发具有光泽是由于甲状腺荷尔蒙的分泌作用，如果常吃含有丰富碘质的海藻类食品，能使头发得到充分滋润。碘是水溶性元素，在海水中生长的海藻类含有极丰富的碘，多

吃海带能增加头发的光泽。

　　③ 用雨水洗头发会使头发更黑亮。普通地下水是碱性的，含有使头发枯干的矿物质。无论怎么用力抓洗，都无法使头发光亮。雨水是酸性的，能柔润发质，使头发光亮。雨水必须干净无污染，空气无污染的地区雨水才干净，适用于洗头。否则，有工业污染的雨水对头发不但无益而更有害。

模块六　膳食纤维对代谢性疾病发生的防治

【能力目标】
- ◆ 能指出膳食纤维与其他营养素之间的区别与联系。
- ◆ 能分析膳食纤维与相关疾病的联系，并提出解决办法。
- ◆ 能灵活运用中国居民膳食纤维的适宜摄入量，对不同人群进行膳食指导。
- ◆ 能提供食物中的膳食纤维的来源，并合理膳食。

【知识目标】
- ◆ 掌握膳食纤维的基本概念与分类。
- ◆ 了解膳食纤维的结构及特性的相关知识。
- ◆ 掌握膳食纤维的营养保健作用。
- ◆ 掌握膳食纤维的适宜摄入量和食物来源。

● 知识准备

　　膳食纤维是碳水化合物中的一类非淀粉多糖。将其从碳水化合物中分出来成为独立一节，是因为与人体健康密切相关。

　　膳食纤维的定义至今尚无定论，目前较为一致的定义为"非淀粉多糖"，即膳食纤维的主要成分为非淀粉多糖。主要成分是来自植物细胞壁的成分，包括纤维素、半纤维素、果胶和非多糖成分的木质素等。

　　"可溶性和不可溶性纤维"是用化学提取法制备膳食纤维时所采用的名词，即用不同pH值的溶液将非淀粉多糖分为两大类；一类为在某特定的pH值溶液中可溶解的部分称为可溶性纤维，那些不溶的部分便称为不可溶性纤维。"可溶性纤维"对小肠内的葡萄糖和脂质吸收有影响；而不可溶性纤维则在大肠中发酵而影响大肠的功能。

● 核心内容

一、膳食纤维的分类及特性

1. 纤维素

　　纤维素是植物细胞壁的主要成分，是由数千个葡萄糖通过 β（1→4）葡糖苷键连接起来的直链淀粉。纤维素的特性是不被肠道中的酶所水解，水溶性较小，也不被酸所水解，但有 $10\%\sim15\%$ 的纤维素是无定形的即非晶形的粉末，它易被酸水解且在一定 pH 值的酸性条件下可形成微晶体的纤维素。纤维素因具有吸水性且不溶于水的特性，故可增加食物体积。

2. 半纤维素

　　半纤维素是由五碳糖和六碳糖连接起来的支链淀粉，即多聚糖。在谷类中可溶性的半纤维素称之为"戊聚糖"。半纤维素的分子量比纤维素小得多。它是由木糖、阿拉伯糖、半乳糖、葡萄糖醛酸和半乳糖醛酸所组成。β-葡聚糖是（1→3）和（1→4）β-D 葡糖苷键连接的葡聚糖。其物理特性是可溶性纤维，近年来研究较多是因其物理特性而对人体健康有益。葡聚糖的水溶性具有黏稠性，已证明它可以降低血清中胆固醇的水平。

3. 果胶

果胶是存在于水果中的一种多糖，它含有许多甲基化羧基的果胶酸。果胶酸被酯化后就可以形成胶，当有钙盐存在时，可以增强其凝胶性。果胶是膳食纤维的重要成分，因其含有半乳糖醛酸而具有离子交换的特性，以及增强胶质的黏稠性。

4. 树胶和胶浆

树胶和黏胶存在于海藻、植物渗出液和种子中，这种胶浆具有凝胶性、稳定性和乳化等性能。因此，常被用于食品加工，使食品增稠，增加黏性。

5. 抗性淀粉

抗性淀粉（RS）是在人的小肠内不能被吸收的淀粉及其分解产物。甚至一直认为淀粉是可以完全消化的，然而现在已知有一部分淀粉在小肠的下部仍不能被消化，而是在肠内被发酵，这类抗性淀粉可以分为 3 种。

① RS1 此类淀粉的颗粒被食物的一些成分包裹，影响消化酶直接接触，因而延迟了消化的进程。当全谷粒、部分碾碎的谷粒、种子、豆粒等进入胃肠道中，就会有部分的淀粉不易被消化酶接触而未被消化。这类的抗性淀粉实际上并不是不能被消化酶所消化，而是因未接触到消化酶而未被消化。

② RS2 此类淀粉是一些生淀粉粒，如马铃薯、青香蕉所含的淀粉。此类淀粉不被 α 淀粉酶消化，可能是由于此种淀粉粒是晶状，不像无定形的粒状淀粉易被酸和酶所消化。此类淀粉如在糊化后则可被 α 淀粉酶消化。此类淀粉也被称之为抗性淀粉。

③ RS3 此类淀粉是变性淀粉。直链和支链淀粉在经过烹煮或糊化处理而变性。直链淀粉的变性率大于支链淀粉，直链淀粉变性后不易将其淀粉粒分散于水中，也不被 α 淀粉酶所消化。

当前，抗性淀粉引起人们的兴趣，是因为可以通过加工的方法而将淀粉加工成富含膳食纤维的食物，也就是富含抗性淀粉的食物。此类食物和非淀粉多糖一样不被 α 淀粉酶所消化，因而起到有益于健康的作用。

二、膳食纤维与相关疾病

1. 便秘

膳食中的纤维与便秘有关已为人们所熟知，但用实验得到的确证却不多。然而确有人体实验证明吃水果和蔬菜或吃小麦有缓解便秘的作用；这些食物中的纤维摄入可以增加粪便的重量。

2. 肥胖病

膳食纤维因可增加胃内的填充物、延缓胃内容物的排空、使葡萄糖的吸收趋于平缓、减少胰岛素的分泌、增加饱腹感、降低消化率、增加由粪便排出能量等，故可用于肥胖病防治。

3. 糖尿病

许多研究证实膳食纤维补充剂或富含膳食纤维的食物可降低血糖。这些纤维多为可溶性纤维，在胃内形式很黏稠的物质，这些黏性物影响了葡萄糖的吸收和利用，致使餐后血糖不会突然上升。

4. 心血管疾病

已知多吃含有全部纤维的淀粉类碳水化合物有益于预防高脂血症及缺血性心脏病。现已明确某些膳食纤维能降低血清胆固醇，但对甘油三酯及高密度脂蛋白不起作用。但是在流行病学研究方面尚有待证实。

膳食纤维降低血胆固醇是由于一些纤维可能降低了膳食中胆固醇的吸收；果胶和燕麦麸

能使胆酸库中的脱氧胆酸增加，而脱氧胆酸能使从食物来的胆固醇的吸收减少。

5. 癌症

膳食纤维与肠癌相关流行病学证实，蔬菜和水果的摄入量与肠癌的发病危险因素呈负相关，应当说与水果、蔬菜中富含膳食纤维有关。膳食纤维预防肠癌的可能机制：①增加了粪便量，缩短了粪便在大肠内存留的时间，稀释了致癌物；②黏着了胆酸或其他致癌物；③细菌使膳食纤维分解产生短链脂肪酸，降低了粪便的 pH 值，以及抑制了致癌物的产生；④改变了大肠中的菌相；⑤增加了肠腔内的抗氧化剂。

三、膳食纤维的适宜摄入量

中国居民的膳食纤维的适宜摄入量是根据《平衡膳食宝塔》推算出来的，即低能量膳食 7531kJ（1800kcal）为 25g/d；中等能量膳食 10042kJ（2400kcal）为 30g/d；高能量膳食 11715kJ（2800kcal）为 35g/d。此数值与大多数国家所推荐的值相近。

四、膳食纤维的来源

食物中的膳食纤维来自植物性食物如水果、蔬菜、豆类、坚果和各种的谷类，由于蔬菜和水果中的水分含量较高，因此所含纤维的量就较少。因此膳食中膳食纤维的主要来源是谷物；全谷粒和麦麸等富含膳食纤维，而精加工的谷类食品则含量较少。

食物中含量最多的是不可溶膳食纤维，它包括纤维素、木质素和一些半纤维素。谷物的麸皮、全谷粒和干豆类、干的蔬菜和坚果也是不可溶膳食纤维的好来源，可溶膳食纤维富含于燕麦、大麦、水果和一些豆类中。

● 内容小结

本模块内容主要围绕膳食纤维结构及特性、与相关疾病的关系、食物来源等问题进行展开。通过了解膳食纤维的结构和特性，进而发现其膳食过程中的物理和化学变化，达到合理膳食目的；并对膳食纤维与相关疾病的关系分析与介绍，重点掌握膳食纤维对降低疾病风险的重要作用。对膳食纤维的适宜摄入量及食物来源的解析，重点掌握一般膳食纤维的食用量及哪些食物富含膳食纤维，进而指导居民在日常膳食中合理搭配，科学膳食。

● 知识考核

一、判断题

（　　）1. 不溶性纤维人体不能吸收和利用，因此对人体有益的只是可溶性纤维。

（　　）2. 因为蔬菜类食品热能低、含膳食纤维多，因此糖尿病患者饮食应以素食为主。

（　　）3. 因为膳食纤维有降糖、降低胆固醇、防止肿瘤的作用，每天可以多吃点，并且越多越好。

二、不定项选择题

1. 膳食纤维是（　　）的一类物质。

　　A. 单糖类物质　　　　　　　　　　　B. 双糖类物质

　　C. 可被消化吸收的多糖　　　　　　　D. 不能被消化吸收的多糖

2. 膳食纤维摄入过少易导致（　　）。

　　A. 肥胖症和胆石症　　B. 便秘和憩室病　　C. 大肠癌　　　　D. 以上都包括

● 深度链接

解读膳食纤维的三大误区

膳食纤维近年来非常受欢迎，因它可以"清洁肠胃"、"防止脂肪堆积"、"缓解便秘"，受到了不少爱美人士和中老年人的喜爱。芹菜中可以看见的细丝，就是最直观的膳食纤维。

但其实，膳食纤维多种多样，它对肠胃的保健功效也因人而异。总结起来，以下三个误区几乎人人都有。

误区一：口感粗糙的食物中才有纤维。根据物理性质的不同，膳食纤维分为可溶性和不可溶性两类。不可溶性纤维主要存在于麦麸、坚果、蔬菜中，因为无法溶解，所以口感粗糙。主要改善大肠功能，包括缩短消化残渣的通过时间、增加排便次数，起到预防便秘和肠癌的作用，芹菜中的就是这种纤维。大麦、豆类、胡萝卜、柑橘、燕麦等都含有丰富的可溶性纤维，能够减缓食物的消化速度，使餐后血糖平稳，还可以降低血降胆固醇水平，这些食物的口感较为细腻，但也有丰富的膳食纤维。

误区二：纤维可以排出废物、留住营养。膳食纤维在阻止人体对有害物质吸收的同时，也会影响人体对食物中蛋白质、无机盐和某些微量元素的吸收，特别是对于生长发育阶段的青少年儿童，过多的膳食纤维，很可能把人体必需的一些营养物质带出体外，从而造成营养不良。所以，吃高纤维食物要适可而止，儿童尤其不能多吃。

误区三：肠胃不好的人要多补充膳食纤维。膳食纤维的确可以缓解便秘，但它也会引起胀气和腹痛。胃肠功能差者多食膳食纤维反而会对肠胃道造成刺激。对成人来说，每天摄入25～35g 纤维就足够了。

模块七　科学饮水

【能力目标】

◆ 能区别不同年龄，不同性别，不同人体器官水的含量差别。

◆ 能指出中国居民膳食中的由于水的饮用不足出现的问题。

◆ 能运用水对机体的生理作用，针对不同人群进行膳食指导。

◆ 能针对居民对水的饮用误区进行有效纠正。

【知识目标】

◆ 了解机体中水的代谢途径及过程。

◆ 牢记中国居民膳食中水的生理功能的相关知识。

◆ 掌握膳食中由于水缺乏引起的机体的生理反应。

◆ 掌握膳食中水的科学需求量。

知识准备

水在体内不仅构成身体成分，而且还具有调节生理功能的作用。人在断水时比在断食时死的更快。例如，人如断食而只饮水时可生存数周；但如断水，则只能生存数日，一般断水5～10d 即可危及生命。断食至所有体脂和组织蛋白质耗尽50%时，才会死亡；而断水至失去全身水分10%就可能死亡。可见水对于生命的重要性。

由于水在自然界广泛分布，一般无缺乏的危险。所以，在营养学中常未被列为必需营养素，但这并不否定水在生命活动中的重要作用。

核心内容

一、水的代谢

1. 水在体内的分布

水是人体中含量最多的成分。总体水（体液总量）可因年龄、性别和体型的胖瘦而存在明显个体差异。新生儿总体水最多，约占体重的80%；婴幼儿次之，约占体重的70%；随着年龄的增长，总体水逐渐减少，10～16 岁以后，减至成人水平；成年男子总体水约为体重的60%，女子为50%～55%；40 岁以后随肌肉组织含量的减少，总体水也渐减少，一般60 岁以上男性为体重的51.5%，女性为45.5%。总体水还随机体脂肪含量的增多而减少，因为脂肪组织含水量较少，仅10%～30%，而肌肉组织含水量较多，可达75%～80%。

水在体内主要分布于细胞内和细胞外。细胞内液约为总体水的2/3，细胞外液约为1/3。各组织器官的含水量相差很大，以血液中最多，脂肪组织中较少（表2-7-1），女性体内脂肪较多，故体内水含量不如男性高。

2. 水的平衡

正常人每日水的来源和排出处于动态平衡。水的来源和排出量每日维持在2500mL 左右（表2-7-2）。体内水的来源包括饮水和食物中的水及内生水三大部分。通常每人每日饮水约1200mL，食物中含水约1000mL，内生水约300mL。内生水主要来源于蛋白质、脂肪和碳水化合物代谢时产生的水。每克蛋白质产生的代谢水为 0.42mL，脂肪为 1.07mL，碳水化合物为 0.6mL。

表 2-7-1　各组织器官的含水量（质量分数）　　　　　　单位：%

组织器官	水　分	组织器官	水　分
血液	83.0	脑	74.8
肾	82.7	肠	74.5
心	79.2	皮肤	72.0
肺	79.0	肝	68.3
脾	75.8	骨骼	22.0
肌肉	75.6	脂肪组织	10.0

表 2-7-2　正常成人每日水的出入量平衡　　　　　　单位：mL

来　源	摄入量	排出途径	排出量
饮水或饮料	1200	肾脏(尿)	1500
食物	1000	皮肤(蒸发)	500
内生水	300	肺(呼气)	350
		大肠(粪便)	150
合计	2500	合计	2500

体内水的排出以经肾脏为主，约占 60%，其次是经肺、皮肤和粪便。一般成人每日尿量介于 500～4000mL，最低量为 300～500mL，低于此量，可引起代谢产生的废物在体内堆积，影响细胞的功能。皮肤以出汗的形式排出体内的水。出汗分为非显性和显性两种，前者为不自觉出汗，很少通过汗腺活动产生；后者是汗腺活动的结果。一般成年人经非显性出汗排出的水量约 300～500mL，婴幼儿体表面积相对较大，非显性失水也较多。显性出汗量与运动量、劳动强度、环境温度和湿度等因素有关，特殊情况下，每日出汗量可达 10L 以上。经肺和粪便排出水的比例相对较小，但在特殊情况下，如高温、高原环境以及胃肠道炎症引起的呕吐腹泻时，可发生大量失水。

3. 水平衡的调节

体内水的正常平衡受口渴中枢、垂体分泌的抗利尿激素及肾脏调节。口渴中枢是调节体内水来源的重要环节。当血浆渗透压过高时，可引起口渴中枢神经核兴奋，激发饮水行为。抗利尿激素可通过改变肾脏远端小管和集合小管对水的通透性影响水分的重吸收调节水的排出。抗利尿激素的分泌也受血浆渗透压、循环血量和血压等调节。肾脏则是水分排出的主要器官，通过排尿多少和对尿液的稀释和浓缩功能，调节体内水平衡。

当机体失水时，肾脏排出浓缩性尿，使水保留在体内，防止循环功能衰竭；体内水过多时，则排尿增加，减少体内水量。

二、生理功能与缺乏

1. 生理功能

（1）构成细胞和体液的重要组成部分　成人体内水分含量约占体重的 65% 左右，血液中含水量占 80% 以上，水广泛分布在组织细胞内外，构成人体的内环境。

（2）参与人体内物质代谢　水的溶解力很强，并有较大的电解力，可使水溶物质以溶解状态和电解质离子状态存在；水具有较大的流动性，在消化、吸收循环、排泄过程中，可加速协助营养物质的运送和废物的排泄。使人体内新陈代谢和生理化学反应得以顺利进行。

（3）调节体温　水的比热值大，1g 水升高或降低 1℃约需要 4.2J 的热量，大量的水可吸收代谢过程中产生的能量，使体温不至显著升高。水的蒸发热量大，在 37℃体温的条件下，蒸发 1g 水可带走 2.4kJ 的热量。因此在高温下，体热可随水分经皮肤蒸发散热，以维持人体体温的恒定。

（4）润滑作用　在关节、胸腔、腹腔和胃肠道等部位，都存在一定量的水分，对器官、关节、肌肉、组织能起到缓冲、润滑、保护的功效。

2. 缺乏症

水摄入不足或水丢失过多，可引起体内失水亦称脱水。根据水与电解质丧失比例不同，分为 3 种类型。

（1）高渗性脱水　其特点是以水的丢失为主，电解质丢失相对较少。当失水量占体重的 2%～4% 时，为轻度脱水，表现为口渴、尿少、尿比重增高及工作效率降低等。失水量占体重的 4%～8% 时，为中度脱水，除上述症状外，可见皮肤干燥、口舌干裂、声音嘶哑及全身软弱等表现。如果失水量超过体重的 8%，为重度脱水，可见皮肤黏膜干燥、高热、烦躁、精神恍惚等。若达 10% 以上，可危及生命。

（2）低渗性脱水　以电解质丢失为主，水的丢失较少。此种脱水特点是循环血量下降，血浆蛋白质浓度增高，细胞外液低渗，可引起脑细胞水肿，肌肉细胞内水过多并导致肌肉痉挛。早期多尿，晚期尿少甚至尿闭，尿比重低，尿 Na^+、Cl^- 降低或缺乏。

（3）等渗性脱水　此类脱水是水和电解质按比例丢失，体液渗透压不变，临床上较为常见。其特点是细胞外液减少，细胞内液一般不减少，血浆 Na^+ 浓度正常，兼有上述两型脱水的特点，有口渴和尿少表现。

三、水的需要量

水的需要量主要受代谢情况、年龄、体力活动、温度、膳食等因素的影响，故水的需要量变化很大。

美国 FNB 1989 年第 10 版 RDAs 提出：成人每消耗 4.184kJ 能量，水需要量为 1mL，考虑到发生水中毒的危险性极小，水需要量常增至 1.5mL/4.184kJ，以便应对活动、出汗及溶质负荷等的变化。婴儿和儿童体表面积较大，身体中水分的百分比和代谢率较高，肾脏对调节因生长所需摄入高蛋白时的溶质负荷的能力有限，易发生严重失水，因此以 1.5mL/4.184kJ 为宜。哺乳期妇女乳汁中 87% 是水，产后 6 个月内平均乳汁的分泌量约 750mL/d，故需额外增加 1000mL/d。

🔘 内容小结 ----------------------------------

本模块内容主要围绕水代谢过程、水的生理作用及机体缺乏的症状、水的需求量等问题进行展开。通过了解水的代谢过程及途径，进而发现水在膳食过程中的物理和化学变化，达到合理膳食目的；并对水的作用及缺乏时机体的变化进行分析与介绍，重点掌握水对人体健康的重要作用。对不同人群水的需求量的解析，重点掌握一般能量消耗与水的需求量的关系，进而指导居民在日常膳食中合理搭配，科学膳食。

🔘 知识考核 ----------------------------------

一、判断题

（　　）1. 水是人体中含量最多的成分。总体水（体液总量）可因年龄、性别和体型的胖瘦而存在明显个体差异。新生儿总体水最多，约占体重的 80%。

（　　）2. 各组织器官的含水量相差很大，以血液中最多，脂肪组织中较少，女性体内脂肪较多，故体内水含量不如男性高。

（　　）3. 美国 FNB1989 年第 10 版 RDAs 提出：成人每消耗 4.184kJ 能量，水需要量为 1mL，考虑到发生水中毒的危险性极小，水需要量常增至 1.5mL/4.184kJ。

二、不定项选择题

1. 水的生理功能主要包括（　　）。

A. 构成细胞和体液的重要组成部分　　　　B. 参与人体内物质代谢

C. 调节体温　　　　　　　　　　　　　　D. 润滑作用

2. 水摄入不足或水丢失过多，可引起体内失水亦称脱水。根据水与电解质丧失比例不同，分为 3 种类型？（　　）

A. 高渗性脱水　　　B. 低渗性脱水　　　C. 等渗性脱水　　　D. 常压脱水

🌑 深度链接

解读补水的五大误区

误区一：每天清晨都要补水。消瘦、肤白、体质寒凉的人，早晨不适合饮用低于体温的牛奶、果汁或冷水，可以换作温热的汤、粥。鲜榨果汁不适合早晨空空的肠胃，即使是在夏季也要配合早餐一起饮用。早晨补水忌盐，煲的浓浓的肉汤、咸咸的馄饨汤都不适合早晨，这只会加重早晨身体的饥渴。

误区二：饭前不能喝水。吃饭前还要补水吗？那不是会冲淡胃液影响消化吗？西餐有餐前开胃的步骤，其道理在于利用汤菜来调动食欲，润滑食道，为进餐做好准备。那么，饭前补水也就有着同样的意义，进固体食物前，先小饮半杯（约 100mL），可以是室温的果汁、酸奶，也可以是温热的冰糖菊花水或淡淡的茶水，或者是一小碗浓浓的开胃汤，都是很好的养胃之法。

误区三：每天都要保证喝掉 8 杯水。人们平时吃的食物，如蔬菜、水果、饮料等都会含有水分，如果一天既吃水果又喝汤，然后再喝足足的 8 杯水，就有可能摄入水量过多了。米饭的含水量达到 60%，而粥含的水分就更丰富。蔬菜水果的含水量一般超过 70%，即便一天只吃 500g 果蔬，也能获得 300～400mL 水分。加之日常饮食讲究的就是干稀搭配，所以从三餐食物中获得 1500～2000mL 的水分并不困难。不如充分利用三餐进食的机会来补水吧，多选果蔬和不咸的汤粥，补水效果都不错。

误区四：什么水都有益健康。经过煮沸的自来水可能含有具有致癌性的高氯化合物，如经较长时间放置（隔夜）水质会发生老化。而且家用水处理机也会存在后续维护的问题，就如同饮水机，可能成为饮用水二次污染的源头。因此喝新鲜的水对身体更好。

误区五：喝饮料也可以补水。果汁饮料多采用柠檬酸作增味剂，柠檬酸食用过多，大量的有机酸骤然进入人体，当摄入量超过机体对酸的处理能力时，就会使体内的 pH 值不平衡，导致酸血症的产生，使人疲乏、困倦。特别是在人体大量出汗时，人体会损失大量的电解质，如钾、钠、氯等碱性成分，大量的酸味饮料更容易令体液呈酸性。因此，不宜过多饮用添加有机酸的酸味饮料。

项目三 不同食物的营养价值与加工存留

模块一 粮谷类食物

知识准备

谷类作为中国人的传统饮食，几千年来一直是老百姓餐桌上不可缺少的食物之一，在我国的膳食中占有重要的地位。它是我国居民的主食，是蛋白质和能量的主要来源，也是一些矿物质和B族维生素的重要来源。我国居民摄取的50％～70％的蛋白质、60％～70％的能量来源于粮谷类。

谷类主要是指禾本科植物的种子。它包括稻米、小麦、玉米等及其他杂粮，比如玉米、小米、黑米、荞麦、燕麦、薏仁米、高粱等。

谷类通过加工为主食。它主要给人类提供的是50％～80％的热能、40％～70％的蛋白质、60％以上的维生素 B_1。谷类可因种类、品种、产地、生长条件和加工方法的不同，其营养素的含量有很大的差别。

核心内容

一、谷粒的结构与营养素分布

各种谷粒除因品种不同而形态大小不一外，基本结构大致相似。谷粒的外壳是谷壳，主要是起保护谷粒的作用，一般在加工时被去除。谷粒去壳后其结构由谷皮、糊粉层、胚乳、胚芽四个部分组成（图 3-1-1）。

谷皮为谷粒的最外层，约占谷粒质量的13％～15％，主要由纤维素、半纤维素等组成，也含有一定量的蛋白质、脂类、植酸、维生素及较多的矿物质，但完全不含淀粉。在磨粉、碾米时成为麸皮，作为饮料和高纤维食品的原料。

糊粉层位于谷皮与胚乳之间，约占谷粒质量的6％～7％，含有较多的蛋白质、脂类、矿物质和丰富的B族维生素，有重要的营养意义，但在高精度碾磨加工时，易与谷皮同时脱落而混入糠麸中，致使大部分营养素损失。

胚乳是谷粒的主要部分，占谷粒质量的 80%～90%，含有大量的淀粉和较多的蛋白质，蛋白质主要分布在胚乳的外周部分，越靠胚乳中心，蛋白质含量越低。胚乳中的脂类、矿物质、维生素、粗纤维则很少。由于碳水化合物含量高，质地紧密，在碾磨过程中易先被碾碎，而胚乳是谷粒主要营养成分集中之处，加工时应尽量全部保留下来。

胚芽位于谷粒的一端，占谷粒质量的 2%～3%，富含蛋白质、脂类、矿物质、B 族维生素和维生素 E，营养价值很高。胚芽质地较软而有韧性，不易粉碎，但在加工时易与胚乳分离而损失。但由于胚芽中酶的活性也强，如 α-、β-麦芽淀粉酶、蛋白酶等，而且脂类也容易变质，加工时谷粒留胚芽多则易变质。此外，在胚芽和胚乳连接处有丰富的维生素 B_1，谷类加工精度越高，维生素 B_1 的损失就越大。

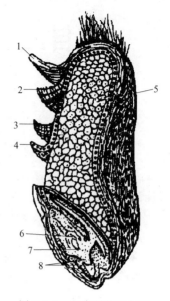

图 3-1-1　谷类子粒的构造
1，2，3—谷皮；4—糊粉层；
5—胚乳；6，7，8—谷胚

二、谷类的化学成分与营养价值

1. 蛋白质

谷类所含的蛋白质在 7%～16% 左右，因品种、气候、产地及加工方法的不同而有所差异，主要由谷蛋白、白蛋白、醇溶蛋白、球蛋白组成。不同谷类中各种蛋白质所占的比例不同，见表 3-1-1。

表 3-1-1　几种谷类的蛋白质组成　　　　　　单位：%（质量分数）

谷类	白蛋白	球蛋白	醇溶蛋白	谷蛋白
大米	5	10	5	80
小麦	3～5	6～10	40～50	30～40
大麦	3～4	10～20	35～45	35～45
玉米	4	2	50～55	30～45
高粱	1～8	1～8	50～60	32

谷类蛋白质的必需氨基酸组成不平衡，赖氨酸含量少，苏氨酸、色氨酸、苯丙氨酸及蛋氨酸的含量偏低，而亮氨酸又过剩。谷类蛋白质一般都以赖氨酸为第一限制氨基酸，第二限制氨基酸为苏氨酸（玉米为色氨酸），生物价一般较低，大米为 77，小麦 67，大麦 64，玉米 60，高粱 56，谷类蛋白质的营养价值低于动物性食品。

由于谷类在膳食中的占比例较大，是膳食蛋白质的重要来源，为改善谷类蛋白质的营养价值，常采用第一限制性氨基酸进行强化或蛋白质互补的方法来提高谷类蛋白质的营养价值。如面粉用 0.2%～0.3% 的赖氨酸强化，或加入适量的大豆粉，其蛋白质生物价可显著提高。此外，也可利用基因工程方法改善谷类蛋白质的氨基酸组成来提高其营养价值，如将高赖氨酸玉米品种中的醇溶蛋白含量降低而其他蛋白含量增加，因为一般白蛋白和球蛋白中含较多赖氨酸，醇溶蛋白和谷蛋白中则含赖氨酸较少而含亮氨酸较多，特别是醇溶蛋白中赖氨酸含量极少，所以玉米中的赖氨酸和色氨酸含量显著提高而亮氨酸则明显降低，从而改善了玉米蛋白质的氨基酸构成而使玉米蛋白质的营养价值明显提高。

2. 脂类

谷类脂类含量很低，多在 2% 以下，但玉米和小米中可达 4%，主要是集中在糊粉层和胚芽中，其中不饱和脂肪酸含量很高，主要为油酸、亚油酸和棕榈酸，并含有少量的磷脂、糖脂等，质量较好。从玉米和小麦胚芽中提取的胚芽油，80% 为不饱和脂肪酸，其中亚油酸为 60%，具有降低血清胆固醇、防止动脉粥样硬化的作用，是营养价值较高的食用油。

3. 碳水化合物

谷类的碳水化合物主要是淀粉，集中在胚乳的淀粉细胞内，含量在 70% 以上，此外还有糊精、戊聚糖及少量可溶性糖（葡萄糖和果糖）等。淀粉经烹调加工后，在人体内的消化吸收率很高，是人类最理想、最经济的热能来源，也是我国膳食能量供给的主要来源。谷类中含有的可溶性糖可为酵母菌发酵所利用，在食品加工中具有一定的意义。

谷类中的淀粉在结构上可分为直链淀粉和支链淀粉，分别约占 20%～30% 和 70%～80%，其含量因品种而异，可直接影响食用风味。直链淀粉易溶于水，较黏稠，易消化，支链淀粉则相反，如糯米的淀粉几乎全为支链淀粉，胀性小而黏性强，不易消化吸收；籼米中直链淀粉多，米饭胀性大而黏性差，较易消化吸收。现代遗传育种技术可以提高谷类中的直链淀粉含量，已培育出直链淀粉含量高达 70% 的玉米新品种。

4. 维生素

谷类是人体所需 B 族维生素的重要来源，如维生素 B_1、维生素 B_2、烟酸、泛酸、吡哆醇等，其中以维生素 B_1、烟酸含量为最高，主要集中在胚芽和糊粉层中，胚芽中还含有较丰富的维生素 E。因此，谷类加工越细，保留的胚芽和糊粉层越少，维生素的损失就越多。玉米中含烟酸较多，但主要为结合型，不易被人体吸收利用，只有在碱性环境下才能变成游离型烟酸，被人体吸收利用。黄色玉米和小米中还含有少量的 β-胡萝卜素。

5. 矿物质

谷类中矿物质含量在 1.5%～3% 左右，其分布常和纤维素平行，主要是在谷皮和糊粉层中。其中主要是磷和钙，但是多以植酸盐形式存在，不易为人体消化吸收。谷类中还含有铁、锌、铜及钾、镁、氯等元素，但铁含量很少。

三、常见谷类的营养价值

1. 稻米

稻米是世界上约一半以上人口的主要食用谷类。稻米中蛋白质含量一般为 7%～12%，主要为谷蛋白。由于糙米皮层是稻米营养素最丰富的部分，所以稻米营养价值的高低与加工精度有直接的关系，精白米中的蛋白质要比糙米减少 8.4%，脂类减少 56%，纤维素减少 57%，钙减少 43.5%，维生素 B_1 减少 59%，维生素 B_2 减少 29%，尼克酸减少 48%。在以精白米为主食的地区，应注意防止脚气病的发生。

2. 小麦

小麦是世界上种植最广泛的作物之一，其蛋白质含量约为 12%～14%，而面筋约占总蛋白质的 80%～85%，主要是用于生产小麦面粉。小麦粉中的矿物质和维生素的含量与小麦粉的出粉率和加工精度有关，加工精度越高，面粉越白，其中所含矿物质和维生素的含量就越低。

3. 玉米

玉米的总产量占世界粮食产量的第三位，在我国粮食总产量中所占的比例仅次于稻米和小麦。玉米主要是用于食用和作为饲料，除此之外还大量被用做工业原料。玉米中蛋白质含量约为 8%～9%，主要是玉米醇溶蛋白。与大米和小麦粉比较，玉米蛋白质的生物价更低，主要是因为玉米蛋白质不仅赖氨酸含量低，色氨酸和苏氨酸也不高。玉米中所含的烟酸多为结合型，不能被人体吸收利用，可在碱性环境中将之分解为游离型。胚芽中油脂较丰富，除甘油三酯外，还有卵磷脂和维生素 E。在嫩玉米中含有一定量的维生素 C。

4. 小米

小米中蛋白质、脂类及铁的含量都较大米要高，蛋白质含量为 9％～10％，主要为醇溶谷蛋白，小米中的蛋氨酸、色氨酸和苏氨酸含量要较其他谷类高，但赖氨酸的含量很低。小米中的脂类和铁含量比玉米高，含有较多的硫胺素、核黄素和 β-胡萝卜素等多种维生素。小米中各种营养素的消化吸收率较高，小米粥是一种营养丰富的谷物食品。

5. 高粱

高粱米有黄、红、黑、白等不同品种。高粱米中蛋白质含量约 9.5％～12％，主要为醇溶谷蛋白，亮氨酸含量较高，赖氨酸、苏氨酸含量较低，由于高粱米中含有一定量的鞣质和色素，会影响蛋白质的吸收利用。高粱米中脂类及铁的含量比大米高，淀粉约 60％，淀粉粒细胞膜较硬，不易糊化，煮熟后不及大米、面粉易消化。

6. 燕麦

燕麦又名莜麦，是世界上公认的营养价值很高的杂粮之一。燕麦是一种高能食物，每百克燕麦所释放的热能相当于同等数量肉类所释放的热能。燕麦的蛋白质和脂类都高于一般谷类，蛋白质中含有人体需要的全部必需氨基酸，特别是赖氨酸含量高。脂类中含有大量的亚油酸，消化吸收率也较高。燕麦含糖少，蛋白质多，纤维素高，是心血管疾病、糖尿病患者的理想保健食品。

四、谷类的合理利用

1. 合理加工

谷类加工有利于食用和消化吸收。但由于蛋白质、脂类、矿物质和维生素主要存在于谷粒表层和谷胚中，故加工精度越高，营养素损失就越多。影响最大的是维生素和矿物质。加工精度和营养素存留量见表 3-1-2。

表 3-1-2　每 100g 不同出粉率面粉营养素含量变化

营养素	出粉率/％					
	50	72	75	80	85	95～100
蛋白质/g	10.0	11.0	11.2	11.4	11.6	12.0
铁/mg	0.9	1.00	1.10	1.80	2.20	2.70
钙/mg	15.0	18.0	22.0	27.0	50	—
维生素 B_1/mg	0.08	0.11	0.15	0.26	0.31	0.04
维生素 B_2/mg	0.03	0.035	0.04	0.05	0.07	0.12
烟酸/mg	0.70	0.72	0.77	1.20	1.6	6.0
泛酸/mg	0.40	0.60	0.75	0.90	1.10	1.5
维生素 C/mg	0.10	0.15	0.20	0.25	0.30	0.5

因此，谷类在加工时，既要保持良好的感官性状和利于消化吸收，又要最大限度地保留各种营养素。1950 年我国规定加工精度为"九二米"和"八一粉"，1953 年又将精度降低改为"九五米""八五粉"，与精白米、面比较，保留了较多的维生素、纤维素和矿物质，在预防营养缺乏病方面起到良好的效果。但近年来，人民生活水平不断提高，对精白米、面的需求日益增长，为保障人民的健康，应采取营养强化措施，改良加工方法，提倡粗细粮混食等方法来克服精白米、面营养的缺陷。

2. 合理烹调

烹调过程可使一些营养素损失。如大米淘洗过程中，维生素 B_1 可损失 30％～60％，维

生素 B_2 和烟酸可损失 $20\%\sim25\%$，矿物质损失 70%。淘洗次数愈多、浸泡时间愈长、水温愈高，损失愈多。米、面在蒸煮过程中，B 族维生素有不同程度的损失，烹调方法不当时，如加碱蒸煮、油炸等，则损失更为严重。

3. 合理储存

谷类在一定条件下可以储存很长时间，而质量不会发生变化。但当环境条件发生改变，如水分含量高、环境湿度大，温度较高时，谷粒内酶的活性增大，呼吸作用加强，使谷粒发热，促进霉菌生长，导致蛋白质、脂肪分解产物积聚，酸度升高，最后霉烂变质，失去食用价值。故粮谷类食品应保持在避光、通风、阴凉和干燥的环境中储存。

● 内容小结

本模块内容主要围绕谷类食物的营养素分布、营养成分的组成及特点进行展开，通过对谷粒结构的剖析，掌握不同部位营养素含量和种类情况。通过对谷类加工储藏方法的介绍与分析，了解谷类食品在收获、储存、加工、烹调过程中食品营养素的变化和损失，以便于采取相应的有效措施来最大限度地保存食品中营养素含量，提高食品的营养价值。最终通过本任务的学习，达到指导科学配膳，合理地选购食品和合理配制营养平衡膳食的要求。

● 知识考核

一、判断题

（　　）1. 大米外层 B 族维生素含量低，越靠近米粒中心，含量越高。

（　　）2. 谷类蛋白质的限制氨基酸是亮氨酸。

（　　）3. 谷类在一定条件下可以储存很长时间，而质量不会发生变化。

（　　）4. 俗话说"米面带点糠，常年保健康"符合主副食搭配的营养原则。

（　　）5. 做米饭弃米汤的捞饭法，损失的维生素和无机盐很多，所以提倡用电饭煲煮饭并长时间保温。

（　　）6. 谷类蛋白质氨基酸组成中，赖氨酸含量相对较高，因此，谷类蛋白质的生物学价值强于动物蛋白质。

（　　）7. 谷类蛋白质的生物学价值一般高于动物性蛋白质。

（　　）8. 硫胺素是小麦胚中含量最多的营养素。

二、不定项选择题

1. 谷类的第一限制氨基酸是（　　）。

　　A. 苏氨酸　　　　　　B. 赖氨酸　　　　　　C. 色氨酸　　　　　　D. 亮氨酸

2. 谷类食物中含有的碳水化合物主要集中的子粒的（　　）部位。

　　A. 糊粉层　　　　　　B. 谷皮　　　　　　　C. 谷胚　　　　　　　D. 胚乳

3. 谷类中富含的维生素是（　　）。

　　A. B 族维生素　　　　B. 维生素 A　　　　　C. 叶酸

　　D. 维生素 E　　　　　E. 维生素 C

4. 下列哪种食品蛋白质及脂肪含量很少，膳食纤维、无机盐及维生素 C 含量丰富。

　　A. 谷类　　　　　　　B. 大豆　　　　　　　C. 蛋类　　　　　　　D. 蔬菜类

5. 下列食物蛋白质含量最高的是（　　）。

　　A. 谷类　　　　　　　B. 大豆　　　　　　　C. 肉类　　　　　　　D. 蛋类

6. 下列谷类中脂类含量最高的是（　　）。

　　A. 大米　　　　　　　B. 高粱　　　　　　　C. 小麦　　　　　　　D. 荞麦

7. 在米的淘洗过程中主要损失的营养素是（　　）

A. B族维生素和无机盐 B. 碳水化合物　　　　C. 蛋白质　　　　D. 维生素 C

8. 家庭中大米去除黄曲霉毒素的常用方法是（　　）。

　　A. 加水搓洗　　　　　B. 加碱　　　　　C. 加盐　　　　D. 用高压锅煮饭

深度链接---

粗粮有益健康

　　粗粮含有丰富的不可溶性纤维素，有利于保障消化系统正常运转。它与可溶性纤维协同工作，可降低血液中低密度胆固醇和甘油三酯的浓度；增加食物在胃里的停留时间，延迟饭后葡萄糖吸收的速度，降低高血压、糖尿病、肥胖症和心脑血管疾病的风险。

　　医学研究还表明，纤维素有助于抵抗胃癌、肠癌、乳腺癌、溃疡性肠炎等多种疾病。但是对于粗粮，人们既要多吃，又不宜吃多，因为过食粗粮也有坏处。因此，在摄食粮谷类食品时，要注重粗细搭配。粗细粮合理搭配混合食用既可提高食物的风味，又有助于各种营养成分的互补，还能提高食品的营养价值和利用程度。

模块二　蔬菜类食物

【能力目标】
- ◆ 能针对蔬菜的营养价值及特点做出合理利用。
- ◆ 能根据不同蔬菜的保健作用制定自我食疗菜谱。
- ◆ 能对比不同加工方式对蔬菜营养素损失情况的优缺点。
- ◆ 能合理运用加工方式减少加工过程中营养素的损失。

【知识目标】
- ◆ 掌握蔬菜的营养价值。
- ◆ 了解蔬菜中的抗营养因子及某些蔬菜的特殊保健作用。
- ◆ 掌握不同加工方式对蔬菜营养成分的影响。
- ◆ 掌握如何避免加工过程中营养成分的损失。

知识准备

两千多年前我们的祖先就提出来"五谷为养，五菜为充"。为什么讲到充这个字？它不像五果为助，只提到一个助，这是因为蔬菜希望你多吃，充嘛，要它充满你的胃，要使你的膳食更加充实，所以说蔬菜显而易见是一个需要大量吃的食品。

蔬菜中含有大量水分，通常为 $70\%\sim90\%$ ，此外便是数量很少的蛋白质、脂肪、糖类、维生素、无机盐及纤维素。判断蔬菜营养价值的高低，主要是看其所含维生素 B、维生素 C、胡萝卜素量的多少。根据科学分析，颜色越深的蔬菜，所含维生素 B、维生素 C 与胡萝卜素越多，绿色蔬菜被营养学家列为甲类蔬菜，主要有菠菜、油菜、卷心菜、香菜、小白菜、空心菜、雪里蕻等。这类蔬菜富含维生素 B_1、维生素 B_2、维生素 C、胡萝卜素及多种无机盐等，其营养价值较高。

当然，不尽如此，胡萝卜中含胡萝卜素较高，并且还含有可防癌的木质素及能降压的琥珀酸钾盐；紫色茄子中含维生素 D 较高；辣椒、柿子椒中含维生素 C 和胡萝卜素也较高。蔬菜中含有丰富的无机盐，如钙、钾、镁、钠等，这些无机元素，在体内最后代谢物为碱性，所以蔬菜对人体内酸碱平衡的维持是非常重要的。

然而有些蔬菜，如菠菜、苋菜、蕹菜、竹笋、洋葱、茭白，虽含钙丰富，但含草酸也较高，易形成草酸钙沉淀，影响钙的吸收。所以对于婴幼儿、孕妇、骨折的病人，尽量减少食用含草酸过多的蔬菜。有实验证明过多偏食菠菜影响锌的吸收。

蔬菜中含有纤维素、半纤维素、木质素和果胶等不为人体消化酶水解的部分，可阻止或减少胆固醇的吸收。所以多吃新鲜蔬菜有利于防治动脉粥样硬化症。

核心内容

一、蔬菜的化学组成与营养价值

1. 碳水化合物

蔬菜中所含碳水化合物包括淀粉、可溶性糖、纤维素等，其含糖的种类和数量因食物种类和品种不同而有较大差异。蔬菜中的胡萝卜、南瓜、西红柿等含糖量较多，以单糖和双糖为主，而藕类、芋类、薯类则含淀粉等多糖较多。薯类在某些地区是作为主食食用的，在人群膳食中占有较大比重，是热能的主要来源。

蔬菜中所含的纤维素、半纤维素和果胶物质等是人们膳食纤维的主要来源，有利于人体胃肠道的健康。蔬菜中含果胶丰富的有番茄、胡萝卜、南瓜等，果胶加适量的糖和酸进行加热可形成凝胶，利用果胶的这一性质可进行果酱、果冻的加工，果胶的含量及质量的高低对果酱加工有重要的意义。

2. 维生素

蔬菜中含有丰富的维生素，除维生素 A、维生素 D 外，其他维生素都广泛存在，其中含量最丰富的是维生素 C 和胡萝卜素。常见蔬菜中维生素 C、胡萝卜素、维生素 B_2 的含量见表 3-2-1。

表 3-2-1　　每 100g 常见蔬菜中维生素 C、胡萝卜素、维生素 B_2 的含量

名称	维生素 C/mg	胡萝卜素/µg	维生素 B_2/mg
青椒	72	34	0.03
花菜	61	30	0.08
苋菜	47	2100	0.21
菠菜	32	487	0.11
南瓜	8	890	0.04
胡萝卜	16	4010	0.04

蔬菜中维生素 C 的分布，以代谢比较旺盛的组织器官（叶、菜及花）内含量最为丰富，同时它与叶绿素的分布也是平行的。一般来说，深绿颜色的蔬菜维生素 C 的含量较浅色蔬菜要高。维生素 C 一般在绿叶蔬菜中含量最为丰富，其次是根茎类蔬菜，瓜类蔬菜中的含量则相对减少，但在苦瓜中的含量却较高。常见的含维生素 C 较多的有青椒、花菜、雪里蕻等。胡萝卜素在各种绿色、黄色及红色蔬菜中含量较多，尤其是深绿色叶菜。胡萝卜素含量与蔬菜颜色有关，凡绿叶菜和橙黄色菜都有较多的胡萝卜素。在我国的膳食结构中，动物性食物较少，缺少直接的维生素 A 来源，故主要靠蔬菜中的胡萝卜素提供。

蔬菜中维生素 B_2 含量不算丰富，但却是我国居民维生素 B_2 的重要来源。维生素 B_2 在一般绿叶菜中含量较多，如空心菜、苋菜、油菜、菠菜、雪里蕻等，但并不十分丰富，任何一类食品中的维生素 B_2 都不能充分满足人体的需要，必须由多种食品来供给，除了动物内脏、豆类、杂粮、粗粮中维生素 B_2 较多外，新鲜蔬菜也是一个重要来源。

3. 矿物质

蔬菜中含有丰富的钙、磷、铁、钾、钠、镁、锰等，是人体中矿物质的重要来源，对维持体内酸碱平衡起重要作用。在油菜、苋菜、雪里蕻、菠菜、芹菜、胡萝卜、洋葱等中都含有较多的铁和钙。各种蔬菜中，以叶菜类含无机盐较多，尤以绿叶菜更为丰富，一般 100g 绿叶蔬菜中含铁 1~2mg，含钙 100mg 以上。但蔬菜中存在的草酸、植酸、磷酸等有机酸会影响钙、铁的吸收，使蔬菜中的钙、铁的利用率降低，而且草酸还会影响到其他食物中钙、铁的吸收。草酸是一种有机酸，能溶于水，因此在食用含草酸较多的蔬菜时可将蔬菜先在开水中烫一下，以去除部分草酸，以利于钙、铁的吸收。水果中钙、铁的含量一般不如蔬菜。

4. 水

在所有食品中，蔬菜的含水量最高，一般蔬菜的含水量在 60%~90%。蔬菜中的水大部分以游离水的形式存在，正常的含水量是衡量蔬菜鲜嫩程度的重要质量特征。当蔬菜中正

常的含水量降低时，不仅会失去鲜嫩的特点，甚至其营养价值也随之降低。蔬菜越是鲜嫩多汁，其品质越高，营养价值越好。

5. 有机酸

蔬菜中含有机酸比较少，主要为乳酸和琥珀酸，一般蔬菜均含有草酸，如菠菜、竹笋等中含有较多的草酸。

6. 芳香物质、色素及单宁

蔬菜中常含有各种芳香物质和色素，使食品具有特殊的香味和颜色，并赋予蔬菜、水果以良好的感官性状。

芳香物质为油状挥发性化合物，也称为精油，主要成分一般为醇、酯、醛和酮等，有些植物的芳香物质是以糖苷或氨基酸状态存在的，如大蒜油，需经酶的作用分解为精油才有香气。芳香物质对刺激食欲、帮助消化有较好作用。由于芳香物质的成分不同，可表现出不同果实特有的芳香气味，如大蒜中有硫化二丙烯，姜中则是姜酮。

蔬菜中含有各种不同的色素物质，共有三大类：吡咯色素、酚类色素和多烯色素，主要有叶绿素、类胡萝卜素、花青素、花黄素等，可表现出多种色彩，对食欲有一定的促进作用。蔬菜固有的色泽是品种的特征，是鉴定果实品质的重要指标。

蔬菜中单宁含量很少，但对风味却有很大的影响。含有较多的单宁还会对蛋白质的消化及钙、铁、锌等矿物元素的吸收有不利影响。

二、各类蔬菜的特点

1. 叶菜类

叶菜类蔬菜主要包括白菜、菠菜、油菜、韭菜、苋菜等，是胡萝卜素、维生素 B_2、维生素 C 和矿物质及膳食纤维良好来源。绿叶蔬菜和橙色蔬菜营养素含量较为丰富，特别是胡萝卜素的含量较高（表 3-2-2），维生素 B_2 含量虽不很丰富，但在我国人民膳食中仍是维生素 B_2 的主要来源。国内一些营养调查报告表明，维生素 B_2 缺乏症的发生，往往同食用绿叶蔬菜不足有关。蛋白质含量较低，一般为 1％～2％，脂肪含量不足 1％，碳水化合物含量为 2％～4％，膳食纤维约 1.5％。

表 3-2-2　每 100g 叶菜类蔬菜维生素和矿物质含量与比较

食物名称	胡萝卜素/μg	维生素B_2/mg	烟酸/mg	维生素C/mg	钾/mg	钠/mg	钙/mg	镁/mg	铁/mg	锰/mg	锌/mg	铜/mg	磷/mg	硒/mg
白菜	250	0.07	0.8	47	130	89.3	69	12	0.5	0.21	0.21	0.03	30	0.33
菠菜	2920	0.11	0.6	32	311	85.2	66	58	2.9	0.66	0.85	0.10	47	0.97
韭菜	1410	0.09	0.8	24	247	8.1	42	25	1.6	0.43	0.43	0.08	38	1.38
金针菇	1840	0.21	3.1	10	610	59.2	301	85	8.1	1.21	3.99	0.37	216	4.22
苜蓿菜	2640	0.73	2.2	118	497	5.8	713	61	9.7	0.79	2.01	—	78	8.53
荠菜	290	0.02	1.8	5	262	109.4	89	9	1.1	0.19	0.42	0.05	26	1.5
茼蒿	1510	0.09	0.6	18	220	161.3	73	20	2.5	0.42	0.35	0.06	36	0.60
蕹菜	1520	0.08	0.8	25	243	94.3	99	29	2.3	0.67	0.39	0.10	38	1.20
苋菜	1490	0.10	0.6	30	340	42.3	178	38	2.9	0.35	0.70	0.07	63	0.09
油菜	620	0.11	0.7	36	210	55.8	108	22	1.2	0.23	0.33	0.06	39	0.79
雪里蕻	310	0.11	0.5	31	281	30.5	230	24	3.2	0.42	0.70	0.08	47	0.70

2. 根茎类

根茎类蔬菜主要包括萝卜、胡萝卜、荸荠、藕、山药、芋艿、葱、蒜、竹笋等。根茎类蛋白质含量为 1％～2％，脂肪含量不足 0.5％，碳水化合物含量相差较大，低者 5％左右，高者可达 20％以上。膳食纤维的含量较叶菜类低，约 1％。维生素和矿物质含量（见表

3-2-3）。胡萝卜中含胡萝卜素最高，每100g种可达4130μg。硒的含量以大蒜、芋艿、洋葱、马铃薯等中最高。

表 3-2-3　每100g根茎类蔬菜维生素和矿物质含量与比较

食物名称	胡萝卜素/μg	维生素B₂/mg	烟酸/mg	维生素C/mg	钾/mg	钠/mg	钙/mg	镁/mg	铁/mg	锰/mg	锌/mg	铜/mg	磷/mg	硒/mg
白萝卜	20	0.03	0.3	21	173	61.8	36	16	0.5	0.09	0.30	0.04	26	0.61
胡萝卜	4130	0.03	0.6	13	190	71.4	32	14	1.0	0.24	0.23	0.08	27	0.63
藕	20	0.03	0.3	44	243	44.2	39	19	1.4	1.30	0.23	0.11	58	0.39
山药	20	0.02	0.3	5	213	18.6	16	20	0.3	0.12	0.27	0.24	34	0.55
芋艿	160	0.05	0.7	6	378	33.1	36	23	1.0	0.30	0.49	0.37	55	1.45
毛竹	—	0.05	0.3	9	318	5.2	16	8	0.9	0.35	0.47	0.07	34	0.38
葱	60	0.05	0.5	17	144	4.8	29	19	0.7	0.28	0.40	0.08	38	0.67
大蒜	30	0..06	0.6	7	302	19.6	39	21	1.2	0.29	0.88	0.22	117	3.09
洋葱	3	0.03	0.3	8	147	4.4	24	15	0.6	0.14	0.23	0.05	39	0.92

3. 瓜茄类

瓜茄类蔬菜包括冬瓜、南瓜、丝瓜、黄瓜、茄子、番茄、辣椒等。瓜茄类因水分含量高，营养素含量相对较低。蛋白质含量为0.4%～1.3%，脂肪微量，碳水化合物0.5%～3.0%。膳食纤维含量平，胡萝卜含量以南瓜、番茄和辣椒中最高，维生素C含量以辣椒、苦瓜中较高（表3-2-4），番茄中的维生素C的良好来源。辣椒还含有丰富的硒、铁和锌，是一种营养价值较高的植物。

表 3-2-4　每100g瓜茄类蔬菜维生素和矿物质含量与比较

食物名称	胡萝卜素/μg	维生素B₂/mg	烟酸/mg	维生素C/mg	钾/mg	钠/mg	钙/mg	镁/mg	铁/mg	锰/mg	锌/mg	铜/mg	磷/mg	硒/mg
冬瓜	80	0.01	0.3	18	78	1.8	19	8	0.2	0.03	0.07	0.07	12	0.22
黄瓜	90	0.03	0.2	9	102	4.9	24	15	0.5	0.06	0.18	0.05	24	0.38
苦瓜	100	0.03	0.4	56	256	2.5	14	18	0.7	0.16	0.36	0.06	35	0.36
丝瓜	90	0.04	0.4	5	115	2.6	14	11	0.4	0.06	0.21	0.06	29	0.86
南瓜	890	0.04	0.4	8	145	0.8	16	8	0.4	0.08	0.14	0.03	24	0.46
茄子	50	0.04	0.6	5	142	5.4	24	13	0.5	0.13	0.23	0.10	2	0.48
番茄	550	0.03	0.6	19	163	5.0	10	9	0.4	0.08	0.13	0.06	2	0.15
辣椒	1390	0.06	0.8	144	222	2.6	37	16	1.4	0.18	0.30	0.11	95	1.9

4. 鲜豆类

鲜豆类蔬菜包括毛豆、豇豆、四季豆、扁豆、豌豆等。与其他蔬菜相比，营养素含量相对较高。蛋白质含量为2%～14%，平均4%左右，其中毛豆和上海出产的发芽豆可达12%以上。脂肪含量不高，除毛豆外，均在0.5%以下；碳水化合物为4%左右，膳食纤维为1%～3%。胡萝卜素含量普遍较高，每100g中的含量大多在200μg左右，其中以甘肃出产的龙豆和广东出产的玉豆较高，达500μg/100g以上。此外，还含有丰富的钾、钙、铁、锌、硒等。铁的含量以发芽豆、刀豆、蚕豆、毛豆较高，每100g中含量在3mg以上。锌的含量以蚕豆、豌豆和芸豆中含量较高，每100g中含量均超过1mg，硒的含量以玉豆、龙豆、毛豆、豆角和蚕豆较高，每100g中的含量在2μg以上。维生素B₂含量与绿叶蔬菜相似。

5. 菌藻类

菌藻类食物包括食用菌和藻类食物。

食用菌是指供人类食用的真菌，有500多个品种，常见的有蘑菇、香菇、银耳、木耳等品种。藻类是无胚，自养，以孢子进行繁殖的低等植物，供人类食用的有海带、紫菜、发菜等。

菌藻类食物富含蛋白质、膳食纤维、碳水化合物，维生素和微量元素。蛋白质含量以发菜、香菇和蘑菇最为丰富，在 20% 以上。蛋白质氨基酸组成比较均衡，必需氨基酸含量占蛋白质总量的 60% 以上。脂肪含量低，约 1.0% 左右。碳水化合物含量为 20%～35%，银耳和发菜中的含量较高，达 35% 左右。胡萝卜素含量差别较大，在紫菜和蘑菇中含量丰富，其他菌藻中较低（表 3-2-5）。维生素 B_1 和维生素 B_2 含量也比较高。微量元素含量丰富，尤其是铁、锌和硒，其含量约是其他食物的数倍甚至十余倍。在海产植物中，如海带、紫菜等中还含丰富的碘，每 100g 海带（干）中碘含量可达 36mg。

表 3-2-5 每 100g 菌藻类蔬菜维生素和矿物质含量与比较

食物名称	胡萝卜素/μg	维生素 B_2/mg	烟酸/mg	维生素 C/mg	钾/mg	钠/mg	钙/mg	镁/mg	铁/mg	锰/mg	锌/mg	铜/mg	磷/mg	硒/mg
蘑菇	21.0	21.0	31.7	1640	0.10	1.10	30.7	5	6.18	127	—	1.53	6.29	1.05
黑木耳	13.1	29.9	35.7	100	0.17	0.44	2.5	—	11.34	247	97.4	8.86	3.18	0.32
香菇	20.2	31.6	30.1	20	0.19	1.26	20.5	5	0.66	83	10.5	5.47	8.57	1.03
银耳	10.0	30.4	36.9	50	0.05	0.25	5.3	—	1.26	36	4.1	0.17	3.03	0.08
海带	1.8	6.1	17.3	240	0.01	0.10	0.8	—	0.85	348	4.7	1.14	0.65	0.14
紫菜	26.7	21.6	22.5	1370	0.27	1.02	7.3	2	1.82	264	54.9	4.32	2.47	1.68
发菜	22.8	21.9	36.8	—	0.23	—	—	—	21.7	875	99.3	3.51	1.67	0.72

三、蔬菜中的抗营养因子

蔬菜中含有一些抗营养因素，它们不仅会影响蔬菜和水果中本身营养素的消化吸收，也会干扰同时摄入的其他食物中营养素的消化吸收，当含量比较高时还可能产生食物中毒现象。蔬菜、水果中的抗营养因素主要有以下几种。

1. 毒蛋白

毒蛋白中含量比较高的是植物红细胞凝集素，主要存在于扁豆等荚豆类蔬菜中。在豆类和马铃薯中还含有一类毒蛋白，具有蛋白酶抑制作用，存在的范围广，能抑制胰蛋白酶的活性，影响人体对蛋白质的消化吸收；菜豆和芋头中还含有淀粉酶的抑制剂，因此，应禁忌食用未熟透的豆类和薯芋类食物。

2. 毒苷类物质

蔬菜中含有一些毒苷类物质。氰苷类存在于很多可食的植物中，特别是在豆类、木薯的块根中含量比较高。在酸或酶的作用下，氰苷类可水解产生氰氢酸，它对细胞色素具有强烈的抑制作用，具有比较大的危害性。

3. 皂苷

皂苷又称皂素，能与水生成溶胶溶液，搅动时会像肥皂一样产生泡沫。皂苷有溶血作用，主要有大豆皂苷和茄碱两种，前者无明显毒性，后者则有剧毒。茄碱主要存在于茄子、马铃薯等茄属植物中，分布在表皮，虽然含量并不是很高，但多食以后会引起喉部、口腔瘙痒和灼热感。需要注意的是，茄碱即使煮熟也不会被破坏。

4. 草酸

草酸几乎存在于一切植物中，但有些植物中含量比较高，例如菠菜中草酸的含量为 0.3%～1.2%，食用大黄中草酸的含量为 0.2%～1.3%，甜菜中的含量为 0.3%～0.9%。有些蔬菜，例如莴苣、芹菜、甘蓝、花椰菜、萝卜、胡萝卜、马铃薯、豌豆等草酸的含量只有上述蔬菜中草酸 10%～20%。草酸对食物中各种无机盐，特别是钙、铁、锌等的消化和吸收有明显的抑含量的制作用。

5. 亚硝酸盐

一些蔬菜中的硝酸盐含量比较高，施用硝态化肥会使蔬菜中的硝酸盐含量增加，蔬菜在腐烂时也极易形成亚硝酸盐，而新鲜蔬菜若存放在潮湿和温度过高的地方也容易产生亚硝酸盐，腌菜时放盐过少、腌制时间过短都有可能产生亚硝酸盐。亚硝酸盐食用过多会引起急性食物中毒，产生肠原性青紫症；长期少量摄入也会对人体产生慢性毒性作用，特别是亚硝酸盐在人体内与胺结合，产生亚硝胺时，有致癌作用。

6. 生物碱

鲜黄花菜中含有秋水仙碱。秋水仙碱本是无毒的，但经肠道吸收后在体内氧化成二秋水仙碱，就能产生很大的毒性作用。秋水仙碱可溶解于水，因而通过焯水、蒸煮等过程会减少其在蔬菜中的含量，减少对人体的毒性。

四、某些蔬菜的特殊保健作用

1. 胡萝卜和白萝卜

胡萝卜含有丰富的胡萝卜素，又是低能量食品。近年研究表明维生素 A 及胡萝卜素均有抑制多环芳香烃（致癌物）和人体微粒体形成配合物的作用，萝卜肉质根中含有萝卜苷和红根苷。酶解后可产生萝卜芥子油和红根芥子油，这是食萝卜后产生特殊气味的物质；同时萝卜味甜，颜色鲜艳并容易加工储藏，人们大多喜食。它是全世界用量最多的蔬菜之一。

各种萝卜除一般蔬菜成分外还含有淀粉酶和脂肪酶，又含前述的芥子油，因而对帮助消化、促进胃肠蠕动有一定功能，近年有报道指出萝卜还含有分解亚硝胺的酶，因而具有抗癌的作用，且还含有一种干扰素诱生剂可以刺激人体细胞产生干扰素，促使机体增强抗病毒感染能力。

2. 大蒜、洋葱、大葱

人类食用大蒜已有 5000 多年的历史，大蒜除含一般营养成分外还含有杀菌治病的物质。大蒜鳞茎中的蒜氨酸、经蒜酶的分解生成挥发性的蒜辣素是大蒜抗菌主要成分；大蒜中还含有环蒜氨酸，有致泪作用。大蒜中含有多种低聚肽，称为大蒜肽 A、大蒜肽 B、大蒜肽 C、大蒜肽 D、大蒜肽 E、大蒜肽 F。蒜汁在 3min 内可杀死多种细菌。大蒜提取物具有降低血压，减少血中胆固醇的功效，可用于预防脂类在血管壁上沉着。研究表明大蒜中的有效成分能够阻止致病物质亚硝胺的合成，还能抑制癌细胞生长。因此可以认为大蒜是具有多功能的抗癌食品。用大蒜作防病、治病、多宜生吃或泡吃才有功效，一次不宜食用过多。

洋葱含有丰富的胡萝卜素和维生素 C，长期以来世界各地人民均喜食洋葱，特别欧美人。在加工、烹制许多肉类食品时都要配加洋葱或洋葱粉来调味，并有一定的防腐作用，研究证明洋葱提取液具有一定的抗菌作用。常食用洋葱也有降低血胆固醇和加强心脏功能的作用。若与大蒜同食还可抑制动物的血糖升高，其作用机理还有待进一步阐明。

大葱和洋葱中含有较大量的 S-丙烯基-L-半胱氨酸硫氧化物是致泪成分环蒜氨酸的前体，在 pH>7 的碱性环境中环化生成环蒜氨酸。大葱中还有巴豆醛、双丙基二硫化合物（二硫化丙烷）等抗菌成分，并能使人体发汗，可治疗和预防感冒，并能抑制痢疾、杀灭阴道滴虫、促进胃液分泌等。

3. 南瓜、黄瓜和西瓜

南瓜、黄瓜、西瓜除含一般蔬菜的营养成分外，南瓜能促进人体胰岛素的分泌，近年报道食用南瓜可有效地防止糖尿病，还可预防中风。生南瓜子中含有南瓜子氨酸可以驱虫，对防治绦虫病有特效。

黄瓜口感好，所含纤维素柔软，具有促进人肠道废物排泄和降低胆固醇的作用。黄瓜近年被誉为减肥食品，有人发现黄瓜中含有丙醇二酸，在人体内有抑制碳水化合物转化为脂肪的作用。

西瓜清甜解渴，西瓜汁中含有 L（＋）-瓜氨酸和吡唑丙氨酸有利尿清热、降血压和治疗肾炎的作用。

4. 芹菜、芥菜和芦笋

芹菜、芥菜、芦笋除蔬菜一般营养成分外，芹菜还含有芹内酯，有抗胆碱镇痉和消炎镇痛作用，它赋予芹菜特殊香味；芹菜中含有芹黄素以糖芹苷形式存在于芹菜叶子中。

芥菜含有芥菜苷、黄素-7-芸香糖和洋芫荽苷两种黄酮苷，可能和芥菜止血止泻的作用有关。

芦笋中含有芦丁，芦丁有降低血管的脆性和降低血压的作用。

据流行病学调查，建议人们应经常食用十字花科蔬菜（白菜、大头菜、花椰菜、甘蓝、青菜、油菜、芥菜、萝卜等），可减少胃肠癌和呼吸道癌的发病率，这些蔬菜中含有二硫酚硫酮和芳香异硫氰酸等有效成分及 β-谷固醇，有利于抑制结肠上皮细胞的增长，都具有防止肿瘤形成，起到抗癌作用。

五、菌藻类的营养价值

1. 菌类的营养价值

食用菌是指供人类食用的真菌，种类很多，包括野生和人工栽培两大类，仅野生食用菌就有 200 多种，目前已被人们利用的有 400 种左右，能够进行人工栽培的有 40 余种。常见的有蘑菇、香菇、草菇、银耳、黑木耳、竹荪、金针菇、平菇、猴头菇、牛肝菌等品种。

食用菌味道鲜美，营养丰富。食用菌中蛋白质含量丰富，新鲜蘑菇中含蛋白质 3％～4％，干菇类达 40％以上，大大超过鱼、肉、蛋中的蛋白质含量，而且蛋白质的氨基酸组成比较均衡，必需氨基酸含量占蛋白质总量的 60％以上。食用菌的脂肪含量很低，约 1％左右，是理想的高蛋白低脂肪食品。食用菌还含有丰富的维生素 C 和 B 族维生素，尤其是维生素 B_1、维生素 B_2 以及丰富的钙、镁、铜、铁、锌、硒等多种矿物元素。

食用菌不仅风味独特，而且很多种类还具有特殊的保健作用。大多数食用菌有降血脂的作用，如木耳含有卵磷脂、脑磷脂和鞘磷脂等，对心血管和神经系统有益。食用菌的糖类以多糖为主，如香菇多糖、银耳多糖等，能够提高机体的免疫能力，抑制肿瘤的生长，加强机体对肿瘤细胞的排斥作用，对人体健康有重要意义。因此，食用菌被誉为世界现代保健食品之一。

2. 藻类的营养价值

海藻是在海洋里生长的蔬菜，目前已有 70 多种，如海带、紫菜、裙带菜、发菜等可供食用。海藻含有蛋白质、糖类、褐藻酸、甘露醇、胆碱、纤维素和钙、磷、钾、钠、镁、碘、锰、锌、钴、硒、铜、硅等无机盐和多种维生素。实践证明，沿海居民常吃富含碘的海藻食物，不仅很少有患甲状腺疾病的，其他如心血管疾病、肿瘤和肝病等的发病率也很低。海藻还有抗放射性污染的作用。海带在日本备受重视，日本医学专家认为海带有重要的食疗作用：如抗癌、降血压、预防动脉硬化和便秘、防止血液凝固和甲状腺肿、维持钾钠平衡以及减肥等作用。海藻食物货源充足，不受季节影响，价格也很便宜，加之食法多样，深受人们欢迎，在膳食中应当有计划地选择食用。

六、蔬菜的合理利用

1. 合理选择

蔬菜含丰富的维生素，除维生素 C 外，一般叶部含量比根茎部高，嫩叶比枯叶高，深色的菜叶比浅色的高。因此在选择时，应注意选择新鲜、色泽深的蔬菜。

2. 合理加工和烹调

蔬菜所含的维生素和矿物质易溶于水，所以宜先洗后切，以减少蔬菜与水和空气的接触面积，避免损失。洗好的蔬菜放置时间不宜过长，以避免维生素氧化破坏，尤其要避免将切碎的蔬菜长时间地浸泡在水中。烹调时要尽可能做到急火快炒。有实验表明，蔬菜煮 3min，其中维生素 C 损失 5%，10min 达 30%。为了减少损失，烹调时加少量淀粉，可有效保护维生素 C 的破坏。

3. 菌藻食物的合理利用

菌藻类食物除了提供丰富的营养素外，还具有明显的保健作用。研究发现，蘑菇、香菇和银耳中含有多糖物质，具有提高人体免疫功能和抗肿瘤作用。香菇中所含的香菇嘌呤，可抑制体内胆固醇形成和吸收，促进胆固醇分解和排泄，有降血脂作用。黑木耳能抗血小板聚集和降低血凝，减少血液凝块，防止血栓形成，有助于防治动脉粥样硬化。海带因含有大量的碘，临床上常用来治疗缺碘性甲状腺肿。海带中的褐藻酸钠盐，有预防白血病和骨癌作用。

此外，在食用菌藻类食物时，还应注意食品卫生，防止食物中毒。例如：银耳易被酵米面黄杆菌污染，食入被污染的银耳，可发生食物中毒。食用海带时，应注意用水洗泡，因海带中含砷较高，每千克可达 35～50mg，大大超过国家食品卫生标准（0.5mg/kg）。

🔵 内容小结

本模块内容主要围绕蔬菜类食物的化学组成与营养价值进行展开，通过对各类蔬菜的营养特点的描述，了解它们的差别，并达到可以根据不同营养特点合理利用的目标。通过对蔬菜中抗营养因子的分析与介绍，了解蔬菜在品种选择、储存及食用方面的禁忌；通过对某些蔬菜的特殊保健作用的介绍，结合上文的食用禁忌，初步掌握制定自我食疗菜谱的简单知识。最终，在掌握蔬菜类食品合理利用知识的基础上，达到科学合理利用其营养成分，并尽可能多的保留其营养物质，增加营养价值。

🔵 知识考核

判断题

（　）1. 植物性食物中铁吸收率都较动物性食物低。

（　）2. 泡菜是呈酸性食品。

（　）3. 碳水化合物仅仅存在于植物性食品中。

（　）4. 因为蔬菜类食品热能低、含膳食纤维多，因此糖尿病患者饮食应以素食为主。

（　）5. 四季豆中毒的根源是未烹制熟造成亚硝酸盐产生。

（　）6. 烹调蔬菜时，加醋可减少维生素 B、维生素 C 的损失。

（　）7. 辣椒是瓜茄类胡萝卜素较高的蔬菜之一。

（　）8. 菠菜、茭白等蔬菜中钙、铁不易吸收是由于含有一定量的鞣酸。

（　）9. 蔬菜水果能供给下列维生素：维生素 E、维生素 D、维生素 B_1、维生素 B_2。

（　）10. 秋水仙碱本是无毒的，但经肠道吸收后在体内氧化成二秋水仙碱，就能产生很大的毒性作用。

🔵 深度链接

野菜的营养价值

适于食用的野菜在我国资源丰富，种类繁多，营养价值较高。野菜中含有丰富的维生素 C、维生素 B_2、胡萝卜素、叶酸等维生素，其含量均超过一般的蔬菜，钙、铁的含量也较多（表 3-2-6）。野菜中蛋白质的含量与蔬菜相似，在 1% 以下，但蛋白质的质量较好，其氨基酸的组成比较平衡，色氨酸和赖氨酸相对丰富，可补充谷类食品的蛋白质缺陷，蛋氨酸含量较低。有些野菜中含有有毒物质，要选择食用、不宜生食，必须先经烫、煮，再用清水浸泡，以除去野菜中的涩味和苦味，但这样处理可导致营养素损失严重。

表 3-2-6　几种常见野菜的维生素和钙、铁含量　　　　单位：mg/100g

名　称	胡萝卜素	维生素 B_2	维生素 C	钙	铁
苜蓿	3.28	0.36	92	332	8.0
启明菜	3.98	0.27	28	250	5.2
刺儿菜	5.99	0.33	44	254	19.8
苦菜	1.79	0.18	12	120	3.0
灰菜	5.16	0.29	69	209	0.9
马齿苋	213	0.11	23	85	15
酸模	3.2	—	70	440	—

模块三　水果类食物

知识准备

水果的营养十分丰富，几乎所有的酸性的水果中都含有大量的维生素 C、维生素 A、维生素 B。诸如常见的橘子、苹果、香蕉、梨、桃、菠萝、梅、杏、李、葡萄、柠檬、枣、柿等，这些水果中钙、磷、铁、碘等矿物质与多种氨基酸等成分也不少。

人体如缺少这些维生素与矿物质，就会对健康带来影响，特别是维生素 C 在水果中的含量远比蔬菜为高，蔬菜在清洗、切碎、加热过程中，维生素 C 还会损失很多，而水果就没有这些损失。缺少维生素 C，人体对疾病的抵抗力会降低，血管的通透性、脆性会增加，还容易得坏血症与骨质疏松，使骨变得松脆，易出现骨折。维生素 C 缺乏还会使伤口难以愈合。

此外，水果的药用价值也很高，如西瓜能清肺、利尿，梨可治咳嗽，红枣能补血，香蕉可通便。

核心内容

一、水果的主要营养成分

（一）鲜果及干果类

鲜果种类很多，主要有苹果、橘子、桃、梨、杏、葡萄、香蕉和菠萝等。新鲜水果的水分含量较高，营养素含量相对较低。蛋白质、脂肪含量均不超过 1%，碳水化合物含量差异较大，低者为 6%，高者可达 28%。矿物质含量除个别水果外，相差不大。维生素 B_1 和维生素 B_2 含量也不高，胡萝卜素和维生素 C 含量因品种不同而异，其中含胡萝卜素最高的水果为柑、橘、杏和鲜枣；含维生素 C 丰富的水果为鲜枣、草莓、橙、柑、柿等（表 3-3-1）。水果中的碳水化合物主要以双糖或单糖形式存在，所以食之甘甜。

干果是新鲜水果经过加工晒干制成，如葡萄干、杏干、蜜枣和柿饼等。由于加工的影响，维生素损失较多，尤其是维生素 C。但干果便于储运，并别具风味，有一定的食用价值。

（二）坚果

坚果是以种仁为食用部分，因外覆木质或革质硬壳，故称坚果。按照脂肪含量的不同，坚果可以分为油脂类坚果和淀粉类坚果，前者富含油脂，包括核桃、榛子、杏仁、松子、香

表 3-3-1　每 100g 鲜果和干果类维生素和矿物质含量与比较

食物名称	碳水化合物/g	胡萝卜素/μg	维生素 B_2/mg	烟酸/mg	维生素 C/mg	钾/mg	钠/mg	钙/mg	镁/mg	铁/mg	锰/mg	锌/mg	铜/mg	磷/mg	硒/μg
菠萝	9.5	200	0.02	0.2	18	113	0.8	12	8	0.6	1.04	0.14	0.07	9	0.24
柑	11.5	890	0.04	0.4	28	154	1.4	35	11	0.2	0.14	0.08	0.04	18	0.30
橘	9.9	600	0.02	0.3	11	127	0.5	27	14	0.8	0.06	0.22	0.13	5	0.12
鸭梨	10.0	10	0.03	0.2	4	77	1.5	4	5	0.6	0.06	0.10	0.19	14	0.28
苹果	12.3	20	0.02	0.2	4	119	1.6	4	4	0.6	0.03	0.19	0.06	12	0.12
葡萄	9.9	50	0.02	0.2	25	104	1.3	5	8	0.4	0.06	0.18	0.09	13	0.20
葡萄干	81.8	—	—	—	5	995	19.1	52	45	9.1	0.39	0.18	0.48	90	2.74
柿	17.1	120	0.02	0.3	30	151	0.8	9	19	0.2	0.5	0.08	0.06	23	0.24
桃	10.9	20	0.03	0.7	7	166	5.7	6	7	0.8	0.07	0.34	.05	20	0.24
香蕉	20.8	60	0.04	0.7	8	256	0.8	7	43	0.4	0.65	0.18	0.14	28	0.87
杏	7.8	450	0.03	0.6	4	226	2.3	14	11	0.6	0.20	0.20	0.11	15	0.20
枣	28.6	240	0.09	0.9	243	375	1.2	22	25	1.2	0.32	1.52	0.06	23	0.80
干枣	61.6	10	0.16	0.9	14	524	6.2	64	36	2.3	0.39	0.65	0.27	51	1.02

榧、腰果、花生、葵花子、西瓜子、南瓜子等；后者淀粉含量高而脂肪很少，包括栗子、银杏、莲子、芡实等。按照其植物学来源的不同，又可以分为木本坚果和草本坚果两类，前者包括核桃、榛子、杏仁、松子、香榧、腰果、银杏、栗子、澳洲坚果，后者包括花生、葵花子、西瓜子、南瓜子、莲子等。大多数坚果可以不经烹调直接食用，但花生、瓜子等一般经炒熟后食用。坚果仁经常制成煎炸、焙烤食品，作为日常零食食用，也是制造糖果和糕点的原料，并用于各种烹调食品的加香。

坚果是一类营养价值较高的食品，其共同特点是低水分含量和高能量，富含各种矿物质和 B 族维生素。从营养素含量而言，富含脂肪的坚果优于淀粉类坚果，然而因为坚果类所含能量较高，虽为营养佳品，亦不可过量食用，以免导致肥胖。

1. 蛋白质

富含油脂的坚果蛋白质含量多在 12%～22% 之间，其中有些蛋白质含量更高，如西瓜子和南瓜子蛋白质含量达 30% 以上。淀粉类干果中以栗子的蛋白质含量最低，4%～5%，芡实为 8% 左右，而银杏和莲子都在 12% 以上，与其他含油坚果相当。

坚果类的蛋白质氨基酸组成各有特点（表 3-3-2），如澳洲坚果不含色氨酸，花生、榛子和杏仁缺乏含硫氨基酸，核桃缺乏蛋氨酸和赖氨酸。巴西坚果则富含蛋氨酸，葵花子含硫氨基酸丰富，但赖氨酸稍低，芝麻赖氨酸不足。栗子虽然蛋白质含量低，但蛋白质质量较高。总的来说，坚果类是植物性蛋白质的重要补充来源，但其生物效价较低，需要与其他食品营养互补后方能发挥最佳的营养作用。

2. 脂肪

脂肪是富含油脂坚果类食品中极其重要的成分。这些坚果的脂肪含量通常达 40% 以上，其中澳洲坚果更高达 70% 以上，故绝大多数坚果类食品所含能量很高，可达 2092～2929kJ/100g（500～700kcal/100g）。

坚果类当中的脂肪多为不饱和脂肪酸，富含必需脂肪酸，是优质的植物性脂肪。葵花子、核桃和西瓜子的脂肪中特别富含亚油酸，不饱和程度很高。其中核桃和松子含有较多的 α-亚麻酸，对改善膳食中的 n-3 和 n-6 脂肪酸比例有一定贡献。一些坚果脂肪中单不饱和脂肪酸的比例较大，例如：榛子、澳洲坚果、杏仁和美洲山核桃和开心果中所含的脂肪酸当

表 3-3-2　几种坚果类食品氨基酸组成与鸡蛋中氨基酸评分模式的比较

氨基酸	杏仁	巴旦杏	核桃	榛子	花生仁	芝麻	鸡蛋	评分模式
异亮氨酸	3.9	3.0	4.1	3.4	3.3	3.7	4.9	4.0
亮氨酸	7.3	5.8	7.8	7.0	6.5	6.9	8.1	7.0
赖氨酸	3.0	1.5	3.3	3.4	3.5	3.2	6.6	5.5
蛋氨酸	0.4	1.8	2.7	1.1	1.1	3.0	2.8	3.5
胱氨酸	1.1	—	—	—	1.4	3.0	1.9	—
苯丙氨酸	5.6	6.3	7.5	7.4	4.9	4.3	4.8	6.0
酪氨酸	2.5	—	—	—	3.5	3.7	3.8	—
苏氨酸	2.8	2.3	3.2	2.1	2.5	3.8	4.5	4.0
色氨酸	0.9	—	—	—	0.9	2.0	1.7	1.0
缬氨酸	4.8	5.2	4.3	4.1	3.9	5.1	—	5.0

中 57%～83% 为单饱和脂肪酸；花生、松子和南瓜子所含脂肪酸中，约有 40% 左右来自单不饱和脂肪酸；巴西坚果、腰果和榛子中约有 1/4 的脂肪酸为单不饱和脂肪酸。

温带所产坚果的不饱和脂肪酸含量普遍高于热带所产坚果，通常达 80% 以上。然而腰果在热带坚果中不饱和脂肪含量最高，达 88%。澳洲坚果不仅脂肪含量最高，而且所含脂肪酸种类达 10 种以上，因而具有独特的风味。

3. 碳水化合物

富含油脂的坚果中可消化碳水化合物含量较少，多在 15% 以。如花生为 5.2%，榛子为 4.9%。富含淀粉的坚果则是碳水化合物的好来源，如银杏含淀粉为 72.6%，干栗子为 77.2%，莲子为 64.2%。它们可在膳食中与粮食类主食一同食用。

坚果类的膳食纤维含量也较高，例如花生膳食纤维含量达 6.3%，榛子为 9.6%，中国杏仁更高达 19.2%。此外，坚果类还含有低聚糖和多糖类物质。栗子、芡实等虽然富含淀粉，膳食纤维含量在 0.2%～3.0% 之间，但由于其淀粉结构与大米、面粉不同，其血糖生成指数也远较精制米面为低，如栗子粉的血糖生成指数为 65。

4. 维生素

坚果类是维生素 E 和 B 族维生素的良好来源，包括维生素 B_1、维生素 B_2、烟酸和叶酸。富含油脂的坚果含有大量的维生素 E，淀粉坚果含量低一些，然而它们同样含有较为丰富的水溶性维生素。杏仁中的维生素 B_2 含量特别突出，无论是美国大杏仁还是中国小杏仁，均是维生素 B_1 的极好来源（表 3-3-3）。

表 3-3-3　每 100g 坚果的维生素含量

坚果名称	维生素 E /mg	维生素 B_1 /mg	维生素 B_2 /mg	烟酸 /mg	维生素 B_6 /mg	叶酸 /μg
美国杏仁	24.0	0.21	0.78	3.36	0.11	58.5
榛子	23.9	0.50	0.11	1.14	0.61	71.9
美洲山核桃	3.10	0.85	0.13	0.89	0.19	38.9
松子	3.50	1.25	0.21	4.36	0.11	57.1
南瓜子仁	1.00	0.21	0.32	1.75	0.21	57.1
葵花子仁	50.3	2.28	0.25	4.50	0.78	227.8
栗子	1.20	0.24	0.17	1.34	0.50	69.9

很多坚果品种含少量胡萝卜素，例如榛子、核桃、花生、葵花子、松子的胡萝卜素含量为 0.03～0.07mg/100g，鲜板栗和开心果达 0.1mg/100g 以上。一些坚果中含有相当数量的维生素 C，如栗子和杏仁为 25mg/100g 左右，可以作为膳食中维生素 C 的补充来源。

5. 矿物质

坚果富含钾、镁、磷、钙、铁、锌、铜等营养成分。坚果中钾、镁、锌、铜等元素含量特别高。在未经炒制之前，其中钠含量普遍较低。一些坚果含有较丰富的钙，如美国杏仁和榛子都是钙的较好来源。一般富含淀粉的坚果矿物质含量略低，而富含油脂的坚果矿物质含量更为丰富。

二、某些水果的营养价值及功效

1. 香蕉的营养及功效

吃香蕉能帮助内心软弱、多愁善感的人驱散悲观、烦躁的情绪，保持平和、快乐的心情。这主要是因为它能增加大脑中使人愉悦的 5-羟色胺物质的含量。抑郁症患者脑中 5-羟色胺的含量就比常人要少。香蕉性凉，可降压、去燥火。畏寒体弱和胃虚的人不适宜于吃香蕉。因为香蕉在胃肠中消化得很慢，对胆囊不好。

2. 草莓的营养及功效

吃草莓能培养耐心，因为它属于低矮草茎植物，生长过程中易受污染，因此，吃之前要经过耐心清洗，先摘掉叶子，在流水下冲洗，随后用盐水浸泡 5～10min，最后再用凉开水浸泡 1～2min。之后，才可以将这粒营养丰富的"活维生素丸"吃下。

3. 葡萄的营养及功效

葡萄特别适合懒惰的人吃，因为最健康的吃法是不剥皮、不吐子。葡萄皮和葡萄子比葡萄肉更有营养。红葡萄酒之所以比白葡萄酒拥有更好的保健功效，就是因为它连皮一起酿造。而法国波尔多大学的专研人员也发现，葡萄子中含量丰富的增强免疫、延缓衰老物质OPC，进入人体后有 85％被吸收利用。葡萄皮的内膜上富有丰富的营养，但是皮和核还是不吃为妙，它们很难消化，也容易胀气。

4. 梨的营养及功效

梨是令人生机勃勃、精力十足的水果。它水分充足，富含维生素 A、B、C、D、E 和微量元素碘，能维持细胞组织的健康状态，帮助器官排毒、净化，还能软化血管，促使血液将更多的钙质运送到骨骼。但吃梨时一定要细嚼慢咽才能较好的吸收。梨富有维生素和水分。但性寒，食之过多则伤阳气，身体阳虚、畏寒肢冷者、腹胃虚弱者、产妇不宜多吃或者最好不吃。

5. 柚子的营养及功效

柚子是保证人体健康，使心血管系统健康运转的水果。它含有的果胶能降低低密度脂蛋白，减轻动脉血管壁的损伤，维护血管功能，预防动脉硬化和心脏病。研究者还发现吃 8 只柚子能明显促进运动中受伤的组织器官恢复健康。

柚子有"天然水果罐头"之称，味甘酸、性寒。含有非常丰富的蛋白质、有机酸、维生素以及钙、磷、镁、钠等人体必需的元素。具有理气化痰、健胃、清肠、润肺、补血、利便、健脾等功效。

6. 苹果的营养及功效

每天吃少量的苹果就能预防多种疾病，常吃苹果来预防癌症，因为其中含量丰富的天然抗氧化剂，能够有效消除自由基，降低癌症发生率。苹果富含纤维物质，可降低心脏病发病率，还可以减肥。另外，还有补心润肺、生津解毒、益气和胃、醒酒平肝的功效。但是由于果糖和果酸较多，对牙齿有较强的腐蚀作用，吃后最好及时漱口刷牙。

7. 番茄的营养及功效

番茄是特具茄红素的超级食物，可抑制体内自由基的产生，防止细胞病变，并且富含柠檬酸与苹果酸，能清热解毒、保肝利尿，对改善宿醉十分有效。

8. 柠檬的营养及功效

柠檬含有"黄酮类"，可杀灭多种病原菌，并且富含柠檬酸及柠檬油精，有助于增加肝脏的酵素含量，加速分解致癌的化学物质，清除积存于肝脏内的杂质与毒素。

9. 西瓜的营养及功效

西瓜饱含水分与果糖、多种维生素、矿物质及氨基酸，除了改善中暑发烧、汗多口渴、小便量少、尿色深黄外，有口腔炎、便血、酒精中毒者均适宜多吃，疗效显著。

10. 杨桃的营养及功效

中医认为杨桃具有清热解毒、生津利尿的功效，适用于风热咳嗽、牙痛、口腔溃疡、尿道结石、酒精中毒、小便不利等症，尤其对正进行放射治疗的癌症病人，多吃杨桃有防护黏膜损伤的疗效，但肾功能异常者千万不可吃。

11. 猕猴桃的营养及功效

猕猴桃营养丰富，不但可补充人体营养，还可防止致癌物质亚硝胺在体内生成；另外有降低胆固醇及甘油三脂的作用。

猕猴桃含有蛋白质、脂肪、糖、钙、磷、铁、镁、钠、钾及硫等，还含有胡萝卜素。另外还具有药用价值，适用于消化不良、食欲不振、呕吐及维生素缺乏等症。但性寒，易伤脾阳而引起腹泻，故不宜多食。脾胃虚寒者应慎食。先兆性流产、月经过多和尿频者忌食。

12. 榴莲的营养及功效

榴莲含有丰富的蛋白质和脂类，对机体有很好的补养作用，是良好的果品类营养来源。榴莲有特殊的气味，不同的人感受不同，有的人认为其臭如猫屎，有的人认为香气馥郁。榴莲的这种气味有开胃、促进食欲之功效，其中的膳食纤维还能促进肠蠕动。

13. 火龙果的营养及功效

火龙果营养丰富，功用独特，对人体健康有绝佳的功效。它含有一般植物少有的植物性白蛋白及花青素、丰富的维生素和水溶性膳食纤维。白蛋白是具黏性、胶质性的物质，对重金属中毒具有解毒的功效。

14. 桃子的营养及功效

桃子性温，味甘酸，能消暑止渴、清热润肺，有"肺之果"之称，适宜肺病患者食用。桃子果实营养丰富，尤其铁的含量较丰富，是缺铁贫血患者的理想食疗佳果。此外，桃子含钾多，含钠少，适宜水肿患者食。炎夏食桃，可养阴生津，润肠燥。

15. 山楂

山楂含有丰富的维生素 C、多种人体必需氨基酸和多种有机酸，铁、钙含量为各类水果之冠，还含有黄酮类物质，营养丰富。有重要的药用价值，自古以来，就成为健脾开胃、消食化滞、活血化痰的良药。

16. 甘蔗

甘蔗含糖量十分丰富，而且极易被人体吸收利用。此外还含有多量的铁、钙、磷、锰、锌等人体必需的微量元素，其中铁的含量特别多。富有纤维，反复咀嚼就像用牙刷刷牙一样。由于甘蔗性寒，脾胃虚寒、胃腹寒疼者不宜食用。

三、水果的合理利用

水果除含有丰富的维生素和矿物质外，还含有大量的非营养素的生物活性物质，可以防病治病，也可致病。食用时应予注意。如梨有清热降火、润肺去燥等功能，对于肺结核、急性或慢性气管炎和上呼吸道感染患者出现的咽干、喉疼、痰多而稠等有辅助疗效，但对产妇、胃寒及脾虚泄泻者不宜食用。又如红枣，可增加机体抵抗力，对体虚乏力，贫血者适用，但龋齿疼痛、下腹胀满、大便秘结者不宜食用。

在杏仁中含有杏仁苷、柿子中含有柿胶酚，食用不当，可引起溶血性贫血、消化性贫血、消化不良、柿结石等疾病。

鲜果类水分含量高，易于腐烂，宜冷藏。坚果水分含量低而较耐储藏，但含油坚果的脂肪含不饱和脂肪酸的比例较高，易受氧化而酸败变质，故而应当保存于干燥阴凉处，并尽量隔绝空气。

内容小结

本模块内容围绕水果中的主要成分和某些水果的营养价值及功效进行展开，通过对主要成分的逐类分析与介绍，重点掌握不同水果中主要营养成分的名称及含量；进而根据其中营养物质种类和含量的不同，延伸到对其功效的掌握，并依据其功效制定不同的食用计划。通过对水果加工储藏方法的介绍与分析，了解水果食品在加工、储藏过程中食品营养素的变化和损失，以便于采取相应的有效措施来最大限度地保存食品中营养素含量，提高食品的营养价值。最终通过本任务的学习，达到指导科学配膳，合理地选购食品、合理配制营养和平衡膳食的要求。

知识考核

不定项选择题

1. 水果的营养元素包括（　　）。
　　A. 蛋白质　　　　　　B. 脂肪　　　　　　　C. 糖类　　　　　　　D. 维生素
2. 下列水果中 VC 含量最高的是（　　）。
　　A. 柠檬　　　　　　　B. 山楂　　　　　　　C. 橘子　　　　　　　D. 猕猴桃
3. 山楂苹果等水果中所含膳食纤维主要为（　　）。
　　A. 纤维素　　　　　　B. 半纤维素　　　　　C. 木质素　　　　　　D. 果胶
4. 野果含有的营养成分有哪些？（　　）。
　　A. 沙棘，含有较多的抗坏血酸（每 100g 含 1000～2000mg）、胡萝卜素、V.E
　　B. 猕猴桃，含有丰富的抗坏血酸，并有生物类黄酮和其他未知的还原物质
　　C. 番石榴，含有较多的抗坏血酸、胡萝卜素和核黄素
　　D. 刺梨，富含生物类黄酮
5. 蔬菜营养价值的高低遵循以下哪种原则？（　　）。
　　A. 白色＞红色＞黄色＞绿色　　　　　　　　B. 红色＞白色＞黄色＞绿色
　　C. 黄色＞白色＞黄色＞红色　　　　　　　　D. 绿色＞红色＞黄色＞白色
6. 为了番茄红素的摄入，番茄最好的烹饪手段是（　　）。
　　A. 生吃　　　　　　　B. 煮汤　　　　　　　C. 煎炒　　　　　　　D. 清炖
7. 怎样吃水果最养生？（　　）
　　A. 多吃当季水果　　　　　　　　　　　　　B. 饭后马上补充水果
　　C. 食用水果多样化　　　　　　　　　　　　D. 针对体质食用水果
8. 梨的功效（　　）。
　　A. 润肺止咳　　　　　B. 排毒减肥　　　　　C. 镇静降压　　　　　D. 预防中风
9. 关于食用猕猴桃的描述正确的是（　　）。
　　A. 猕猴桃性寒，脾胃功能较弱的人不易食用
　　B. 食用猕猴桃后要马上喝牛奶或奶制品等温补类食品

　　C. 儿童食用猕猴桃过多会引起严重的过敏反应

　　D. 反季的猕猴桃营养成分更佳

10. 西瓜的保健功效有（　　　）。

　　A. 解暑　　　　　　　　　　　　　　B. 利尿

　　C. 对肾炎有治疗作用　　　　　　　　D. 减少患食道癌的危险

● 深度链接 --

野果的营养价值

　　野果在我国蕴藏十分丰富，这类资源亟待开发利用。野果含有丰富的维生素C、有机酸和生物类黄酮，下面简单介绍几种重要野果。

　　① 沙棘又名醋柳，果实含脂肪6.8%，种子含脂肪12%，含有较多的维生素C（每100g含1000～2000mg）、胡萝卜素和维生素E等。

　　② 金樱子又名野蔷薇果。盛产于山区，每100g含维生素C 1500～3700mg。

　　③ 猕猴桃每100g含维生素C 700～1300mg，最高可达2000mg。并含有生物类黄酮和其他未知的还原物质。

　　④ 刺梨盛产于西南诸省，每100g含维生素C 2585mg，比柑橘高50～100倍。含生物类黄酮丰富（6000～12000mg/100g）。

　　⑤ 番石榴每100g含维生素C 358mg，并含有胡萝卜素（0.05mg/100g）和维生素B_2（0.44mg/100g）。

模块四　豆类及其制品

【能力目标】
- ◆ 能针对大豆的营养价值及特点做出合理利用。
- ◆ 能根据不同豆制品的保健作用制定自我食疗菜谱。
- ◆ 能对比不同加工方式对豆类营养素损失情况的优缺点。
- ◆ 能合理运用加工方式减少加工过程中营养素的损失。

【知识目标】
- ◆ 掌握大豆的化学组成与营养价值。
- ◆ 了解大豆中的抗营养因子及某些豆制品的特殊保健作用。
- ◆ 掌握不同加工方式对大豆营养成分的影响。
- ◆ 掌握如何避免加工过程中营养成分的损失。

知识准备

我国传统饮食讲究"五谷宜为养，失豆则不良"，意思是说五谷是有营养的，但没有豆子就会失去平衡。现代营养学也证明，每天坚持食用豆类食品，只要两周的时间，人体就可以减少脂肪含量，增加免疫力，降低患病的概率。很多营养学家都呼吁，用豆类食品代替一定量的肉类等动物性食品，是解决城市中人营养不良和营养过剩双重负担的最好方法。

豆类包括大豆和食用豆（蚕豆、豌豆、绿豆、小豆等）。其中大豆约占我国豆类总产量的 75%～80%。比较而言，大豆是现有农作物中蛋白质含量最高、质量最好、开发潜力最大的作物。东北主产区的蛋白质含量一般为 37%～40%，黄淮地区为 39%～42%，而一些优良品种可达 45%，甚至 48% 以上。食用豆类的蛋白质含量大多在 20%～30% 之间，高者可达 34% 以上。

核心内容

一、大豆的化学组成与营养价值

1. 蛋白质

大豆含有 35%～40% 的蛋白质，蛋白质氨基酸组成和动物蛋白相似，含有丰富的赖氨酸和亮氨酸，只有蛋氨酸略低，其余氨基酸接近人体需要之比值，故是谷类蛋白质的理想氨基酸互补食品。大豆蛋白质中丰富的天冬氨酸、谷氨酸和微量胆碱，对脑神经系统有促进发育和增强记忆的作用。

2. 脂肪

大豆含脂肪 15%～20%。大豆脂肪中，不饱和脂肪酸高达 85%（亚油酸达 50% 以上）。还含有较多的磷脂（卵磷脂约 29%，脑磷脂约 31%），常被推荐为防治冠心病、高血压、动脉粥样硬化等疾病的理想食品。大豆油的天然抗氧化能力强，是少有的优质食用油。

3. 碳水化合物

大豆中碳水化合物的含量为 20%～30%，有纤维素、半纤维素、果胶、甘露聚糖等，以及蔗糖、棉子糖、水苏糖等，几乎完全不含淀粉或含量极微。大豆碳水化合物中约有一半是人体不能消化吸收的棉子糖和水苏糖,存在于大豆细胞壁中,人体肠道内的微生物能作用于棉子糖和水苏糖等发酵而产酸产气,引起腹胀,故称之为"胀气因子"。

4. 维生素

大豆中 B 族维生素的含量较高,如 100g 大豆含硫胺素 0.79mg,核黄素 0.25 mg,比谷类的含量高。大豆中还含有具有较强抗氧化能力的维生素 E 以及维生素 K 和胡萝卜素等。

5. 矿物质

大豆中富含钙、铁、镁、磷、钾等,是一类高钾、高镁、低钠食品。大豆中含铁量虽高,但其吸收率却较低。

二、大豆中的抗营养因素

大豆中含有一些抗营养因素,会影响人体对某些营养素的消化吸收。大豆中存在有许多种蛋白酶抑制剂,可抑制胰蛋白酶、胃蛋白酶、糜蛋白酶等多种蛋白酶的活性,妨碍蛋白质的消化吸收,使蛋白质的生物利用率降低。因此,必须对大豆中的蛋白酶抑制剂进行钝化后方可食用。如采用常压蒸汽加热 15~20min,或将大豆在水中浸泡使之含水量达 60% 后再用水蒸气蒸 5min 即可钝化生大豆中的抗胰蛋白酶因子。

大豆中的脂肪氧化酶是产生豆腥味及其他异味的主要酶类,采用 95℃ 以上温度加热 10~15min,再经乙醇处理即可使大豆中的脂肪氧化酶钝化而脱去豆腥味。

对于棉子糖和水苏糖等胀气因子,可利用大豆加工制成豆制品如豆腐、腐乳等时将之除去,在豆芽中胀气因子的量也会减少很多。

大豆中存在的植酸可与锌、钙、镁、铁等螯合而影响它们的吸收利用,可将 pH 值控制在 4.5~5.5,在此条件下 35%~75% 的植酸可溶解,且对蛋白质影响不大。

在生大豆中还有抗维生素,可抑制某些维生素的吸收利用。大豆中的植物红细胞凝集素,是一种能凝集人和动物红细胞的蛋白质,可影响动物的生长,可加热将之破坏。大豆中的皂苷类物质,曾经被认为对人体有毒害作用,但目前的研究发现皂苷类物质对降血脂和血胆固醇有协助作用。

三、其他豆类的营养价值

其他豆类的蛋白质含量中等,约为 20%~25%,含有全部必需氨基酸,其中赖氨酸的含量较多,但蛋氨酸的含量较少;脂肪含量较低,1% 左右;碳水化合物含量较高,在 55% 以上;维生素和矿物质的含量也很丰富。详见表 3-4-1。

表 3-4-1　几种豆类的主要营养成分（每 100g）

食物名称	蛋白质 /g	脂肪 /g	膳食纤维/g	碳水化合物/g	胡萝卜素/μg	维生素 B₁/mg	维生素 B₂/mg	烟酸 /mg	维生素 E/mg	钙 /mg	铁 /mg	锌 /mg	磷 /mg	硒 /μg
扁豆	25.3	0.4	6.5	61.9	30	0.26	0.45	2.6	1.86	137	19.2	1.90	218	32.00
绿豆	21.6	0.8	6.4	62.0	130	0.25	0.11	2.0	10.96	81	6.5	2.18	337	4.28
小豆	20.2	0.6	7.7	63.4	80	0.16	0.11	2.0	14.36	74	7.4	2.20	305	3.80
豌豆	20.3	1.1	10.4	65.8	250	0.49	0.14	2.4	8.47	97	4.9	2.35	259	1.69
芸豆	21.4	1.3	8.3	62.5	180	0.18	0.09	2.0	7.74	176	5.4	2.07	218	4.61

四、豆制品的营养价值

豆制品有非发酵豆制品和发酵豆制品两种。发酵豆制品有豆腐乳、豆豉、臭豆腐等,非发酵豆制品有豆浆、豆腐、豆腐干、豆芽等。各种豆制品因加工方法的差异和含水量的高低,营养价值有很大的差别。

1. 豆浆

大豆以清洗、浸泡、磨碎、过滤、煮沸后即成为豆浆。经过处理后，大豆中的胰蛋白酶抑制剂被破坏，大部分纤维素被去除，消化吸收率明显提高。豆浆中蛋白质的利用率可达90%以上，其中必需氨基酸含量较齐全，铁含量更超过鲜乳很多。豆浆的不足之处是脂肪和碳水化合物不多，故供给热量较鲜乳低，蛋氨酸含量也偏低。此外，钙、核黄素、维生素 A 和维生素 D 也比鲜乳少。

在制豆浆时，加热煮沸务必充分，要彻底破坏大豆中的蛋白酶抑制剂。以促进蛋白质的消化吸收，避免其对消化道刺激引起的恶心、呕吐等症状。

2. 豆腐

将豆浆煮沸后加入适量的硫酸钙使其蛋白质凝固，经压榨去除其中部分水分后就成为豆腐。豆腐中蛋白质的消化吸收率比豆浆还要高，可以达到95%左右。

3. 豆芽

豆芽一般是以大豆或绿豆为原料以水泡后发芽而成。在豆类中几乎不含有维生素 C，但豆芽中除含有豆类原有的营养成分外，在发芽过程中，其所含的淀粉可水解为葡萄糖，进一步合成维生素 C。如经过发芽后，每100g 大豆中维生素 C 的含量可达 15～20mg，绿豆芽约20mg，因此当新鲜蔬菜缺乏时豆芽可作为维生素 C 的良好来源。此外，大豆中的胰蛋白酶抑制剂可因发芽而部分被除去。由于酶的作用，使豆中的植酸降解，提高矿物质的吸收利用率，蛋白质的利用率也比豆类提高 10% 左右。

4. 豆腐乳

豆腐乳是将大豆蛋白切成块状后经初步发酵，用盐或盐水腌渍，再进行后期发酵而制成。其大豆蛋白经霉菌发酵后，可产生多种氨基酸、多肽等营养物质，对人体的吸收利用更为有利。

5. 豆豉

豆豉源于我国，它是一种以大豆为原料经微生物发酵而制成的传统发酵食品。豆豉中蛋白质含量高，含有多种维生素和矿物质，尤其是维生素 E 的含量甚至高于其他食物，而且经过发酵可以使豆豉中的游离氨基酸、维生素 B_1、维生素 B_2、可溶性糖的含量增加，使糖苷型大豆异黄酮转化为活性更高的游离型大豆异黄酮。

豆豉不仅营养价值高，而且自古就有用豆豉入药的历史，具有解表清热、透疹解毒的功效，可治风热头痛、胸闷烦呕、痰多虚烦。在日本风行的健康食品"纳豆"就是在中国豆豉的基础上研制而成的，还成为了美国航天局的航天食品之一。多食豆豉有益人体健康，但传统豆豉中食盐含量高，从而限制了人们对豆豉的食用，近年来市场上已出现了低盐化的豆豉品种。

五、豆类及其制品的合理利用

不同加工和烹调方法，对大豆蛋白质的消化率有明显的影响。整粒熟大豆的蛋白质消化率仅为 65.3%，但加工成豆浆可达 84.9%，豆腐可提高到 92%～96%。大豆中含有抗胰蛋白酶的因子，它能抑制胰蛋白酶的消化作用，使大豆难以分解为人体可吸收利用的各种氨基酸。经过加热煮熟后，这种因子即被破坏，消化率随之提高，所以大豆及其制品须经充分加热煮熟后再食用。

豆类中膳食纤维含量较高，特别是豆皮。因此国外有人将豆皮经过处理后磨成粉，作为高纤维用于烘焙食品。据报道，食用含纤维的豆类食品可以明显降低血清胆固醇，对冠心病、糖尿病及肠癌也有一定的预防及治疗作用。提取的豆类纤维加到缺少纤维的食品中，不仅改善食品的松软性，还有保健作用。

● 内容小结

本模块内容主要围绕豆及豆制品的化学组成与营养价值进行展开，通过对各类豆制品的营养特点的描述，了解它们的差别，并达到可以根据不同营养特点合理利用的目标。通过对大豆中抗营养因子的分析与介绍，了解豆制品在品种选择、储存及食用方面的禁忌；对某些豆制品的特殊保健作用的介绍，结合上文的食用禁忌，初步掌握制定自我食疗菜谱的简单知识。最终，在掌握豆类及其制品合理利用知识的基础上，达到科学合理利用其营养成分，并尽可能多的保留其营养物质，增加营养价值。

● 知识考核

一、判断题

（　　）1. 大豆中含有丰富的赖氨酸、亮氨酸和蛋氨酸；其余氨基酸接近人体需要之比值，故是谷类蛋白质的理想氨基酸互补食品。

（　　）2. 大豆脂肪中，不饱和脂肪酸高达85％。还含有较多的磷脂，常被推荐为防治冠心病、高血压、动脉粥样硬化等疾病的理想食品。

（　　）3. 大豆中B族维生素的含量较高，但是没有谷类的含量高。

（　　）4. 大豆中富含钙、铁、镁、磷、钾等，是一类高钾、高镁、低钠食品。大豆中含铁量较高，其吸收率也高。

（　　）5. 大豆中的脂肪氧化酶是产生豆腥味及其他异味的主要酶类，采用高温加热，再经乙醇处理即可使大豆中的脂肪氧化酶钝化而脱去豆腥味。

（　　）6. 大豆摄入量与乳腺癌、胰腺癌、结肠癌等许多癌症的发病率呈相反关系。

（　　）7. 除了豆类，动物性蛋白质的营养价值肯定比植物性的高。

（　　）8. 大豆碳水化合物中约有一半是人体不能消化吸收的棉子糖和水苏糖，存在于大豆细胞壁中，人体肠道内的微生物能作用于棉子糖和水苏糖等发酵而产酸产气，引起腹胀，故称之为"胀气因子"。

（　　）9. 大豆以清洗、浸泡、磨碎、过滤、煮沸后即成为豆浆。经过处理后，大豆中的胰蛋白酶抑制剂被破坏，大部分纤维素被去除，消化吸收率明显提高。

（　　）10. 大豆蛋白有降低血胆固醇和预防动脉粥样硬化的作用，所以安排冠心病食谱可每天有一餐豆类或其制品。

二、不定项选择题

1. 大豆具有降低血脂作用是因为含有（　　）。

 A. 黄酮类   B. 植物红细胞凝集素

 C. 植酸   D. 酚糖苷

2. 大豆油中不饱和脂肪酸高达50％以上的是（　　）。

 A. γ亚麻酸   B. α亚麻酸   C. 亚油酸   D. 花生四烯酸

3. 大豆蛋白质富含的氨基酸是（　　）。

 A. 亮氨酸   B. 赖氨酸   C. 含硫氨酸   D. 苏氨酸

4. 豆类存在的第一限制氨基酸是（　　）。

 A. 谷氨酸   B. 组氨酸   C. 蛋氨酸

 D. 赖氨酸   E. 色氨酸

5. 大豆中的抗营养因子主要有（　　）。

 A. 蛋白酶抑制剂   B. 胀气因子

 C. 植酸   D. 植物红细胞凝集素

6. 下列豆制品中，哪一种是VC的良好来源（　　）。

 A. 豆腐   B. 豆豉   C. 豆芽   D. 豆浆

7. 豆类加工后可提高蛋白质消化率，下列食物的蛋白质消化率最高的是（ ）。

    A. 豆腐   B. 豆浆   C. 豆芽

    D. 整粒熟大豆   E. 豆粉

8. 黄豆类是我国人民膳食中蛋白质的良好来源，其原因是（ ）。

    A. 蛋白质含量高   B. 消化率高于动物蛋白质

    C. 无机盐与 B 族维生素含量高   D. 其必需氨基酸的比值优于肉、蛋类

    E. 饱和脂肪酸含量高

9. 以下哪种说法正确？（ ）

    A. 谷类食物加工越细，营养丢失越多

    B. 豆类食物加工越细，消化吸收率就越高

    C. 豆类食物与谷类食物搭配食用，可提高蛋白质的营养价值

    D. 干豆中不含有 VC，但发芽后可产生

10. 下列对豆类营养素组成特点的描述正确的是（ ）。

    A. 碳水化合物含量为 20%～30%，多为纤维素和可溶性糖，在体内难消化

    B. 大豆中含有丰富的维生素和矿物质，其中 B 族维生素和铁的含量较高

    C. 干豆类几乎不含抗坏血酸

    D. 其他豆类也含有较多的赖氨酸，但蛋氨酸含量较少

●深度链接

豆制品营养价值大 PK

    五谷杂粮，是我们日常生活中最常见也最不可缺少的食物，它们离我们是那么近，以至于每天都能看到。可是，您知道这些看似不起眼的食物中，蕴藏着多少营养奥秘吗？

    俗话说得好，"青菜豆腐保平安"，说的就是豆制品的营养价值非常高。我国传统饮食讲究"五谷宜为养，失豆则不良"，意思是说五谷是有营养的，但没有豆子就会失去平衡，所以说，日常生活中人们应该多吃豆制品。那么豆制品的营养价值如何呢？下面对豆制品营养价值进行详细的比较。

    1. 豆浆：心脑血管保健液

    豆浆含有丰富的植物蛋白，磷脂，维生素 B_1、维生素 B_2，烟酸和铁、钙等矿物质。所含的丰富的不饱和脂肪酸、大豆皂苷、异黄酮、卵磷脂具有降低人体胆固醇、防止高血压、冠心病、糖尿病等多种疾病的功效，还具有增强免疫力、延缓肌体衰老的功能，被誉为"心脑血管保健液"。

    2. 豆腐：防治骨质疏松症

    豆腐的主要材料是高蛋白质低脂的大豆。用大豆直接制成食品，人体对其蛋白质的消化吸收率只有 65%，而制成豆腐后，消化吸收率就可以提高到 92%～95%。豆腐不含胆固醇，是"三高"人群及动脉硬化、冠心病患者的佳肴；豆腐中丰富的植物雌激素，对防治骨质疏松症有良好的作用；豆腐中的甾固醇、豆甾醇，是抑制癌细胞的有效成分。从中医角度来说，豆腐为补益清热食品，常食可补中益气、生津止渴、清热润燥、清洁肠胃，因此适合热性体质、口臭口渴、肠胃不清、热病后调养者食用。

    3. 冻豆腐：减肥

    新豆腐经过冷冻形成，蛋白质、维生素、矿物质破坏较少。豆腐经过冷冻，能产生一种酸性物质，可破坏人体的脂肪，经常吃冻豆腐，有利于脂肪排泄，使体内积蓄的脂肪不断减少，达到减肥的目的。冻豆腐具有孔隙多、营养丰富、热量少等特点，不会造成明显的饥饿

感，是肥胖者减肥的理想食品。但消瘦者不宜常吃冻豆腐。

4. 豆渣：防便秘

打磨豆浆后剩下的大豆残渣，富含粗纤维、蛋白质、不饱和脂肪酸等营养，有降脂、防便秘、防治骨质疏松、降糖、减肥和抗癌等作用。

5. 豆芽：清热解毒

大豆所发的豆芽热量较低，水分和膳食纤维较高。除了含有丰富的维生素 C 之外，还含优质植物性蛋白质和维生素 B_1、维生素 B_2、钙、钾、磷和铁等丰富的矿物质。有清热解毒，利尿除湿，解酒毒、热毒等功效，此外还能起到预防消化道癌症的作用。

6. 腐竹：抗溃疡、治贫血

腐竹是用豆浆加工而成的，吸收了其精华。腐竹具有良好的健脑作用，能预防老年痴呆症的发生。这是因为腐竹中谷氨酸含量很高，为其他豆类或动物性食物的 2～5 倍，而谷氨酸在大脑活动中起着重要作用。此外，腐竹中所含有的磷脂还能降低血液中胆固醇的含量，达到防治高脂血症、动脉硬化的效果；腐竹中的大豆皂苷有抗炎、抗溃疡等作用。此外，腐竹还含有丰富的铁，而且易被人体吸收，对缺铁性贫血有一定疗效。

7. 豆腐干：降低胆固醇

可以说，豆腐干就是"浓缩"了的豆腐，含有大量蛋白质、脂肪、碳水化合物，还含有钙、磷、铁等多种人体所需的矿物质。尤其卤豆腐干在制作过程中会添加食盐、茴香、花椒、大料、干姜等调料，既香又鲜，久吃不厌，被誉为"素火腿"。营养价值与其他豆制品相似，具有清热、润燥、生津、解毒、宽肠等功效。患肥胖病和心脑血管疾病的人，常吃可降低胆固醇，防止血管硬化。

8. 臭豆腐：增强体质

古医书记载，臭豆腐可以和脾胃，消胀痛，清热散血，下大肠浊气。常食者，能增强体质，健美肌肤。臭豆腐的维生素 B_2 和维生素 B_{12} 的含量在食品里是数一数二的，可以有效地防止老年痴呆症。但是臭豆腐一般是以新鲜豆腐经"臭卤水"浸泡，卤水中的细菌、霉菌分解豆腐中的蛋白质，进而使豆腐的组织松弛，散发出臭味，然后再油炸，营养含量下降，因此尽量少吃，或与新鲜的蔬菜和水果搭配吃。

模块五　肉类及其制品

知识准备

肉类是食用价值很高的食品，包括畜禽类的肌肉、内脏及其制品。畜肉包括猪肉、牛肉和羊肉等；禽肉包括肌肉、鸭肉和鹅肉等。它们不仅能提供人体所需的蛋白质、脂肪、无机盐和维生素，而且滋味鲜美，营养丰富，容易消化吸收，饱腹作用强，可烹调成多种多样的菜肴。

肉类营养成分的分布因动物种类、年龄、部位以及肥瘦程度有很大差异。蛋白质含量一般为 $10\%\sim20\%$，以内脏，如肝脏等含量最高，可达 21% 以上；其次是瘦肉，含量约 17%，其中牛肉较高，可达 20.3%；肥肉的含量较低，如肥猪肉仅为 2.2%。畜、禽类蛋白质的氨基酸组成基本相同，含有人体需要的各种必需氨基酸，并且含量高，其比例也适合于合成人体蛋白质，生物学价值在 74% 以上。碳水化合物在肉类中含量很低，平均为 $1\%\sim5\%$，其中内脏器官含量较高。

核心内容

一、肉类的化学组成与营养价值

肉类是指来源于热血动物且适合人类食用的所有部分的总称。肉类包括畜肉和禽肉，畜肉是指猪、牛、羊、兔、马等牲畜的肌肉、内脏及其制品，禽肉是指鸡、鸭、鹅、鸽、鹌鹑等的肌肉、内脏及其制品。肉类主要是提供优质蛋白质、脂肪、矿物质和维生素，其营养成分的分布，与动物的种类、品种、年龄、性别、部位、肥瘦程度及饲养情况等有很大关系。肥瘦比例不同的肉中蛋白质和脂肪的含量相差很大，在内脏中蛋白质、维生素、矿物质和胆固醇的含量较高，而脂肪含量相对较少。畜禽肉中主要营养参见表 3-5-1。

肉类的种类虽然很多，但其组织结构特性基本相同，一般是由肌肉组织、脂肪组织和结缔组织构成。

1. 水分

肌肉中的水分含量约为 75%，以结合水、不易流动的水和自由水的形式存在。结合水约占肌肉总水分的 5%，与蛋白质分子表面借助极性基团与水分子的静电引力紧密结合，形成水分子层；不易流动的水约占肌肉总水分的 80%，以不易流动水状态存在于肌原丝、肌原纤维及肌膜之间；自由水约占肌肉总水分的 15%，存在于细胞外间隙，能自由流动。

表 3-5-1　每 100g 畜禽肉主要营养素含量与比较

食物名称	蛋白质 /g	脂肪 /g	维生素 A/μg	维生素 B₁/mg	维生素 B₂/mg	烟酸 /mg	维生素 C/mg	维生素 E/mg	钙 /mg	铁 /mg	锌 /mg	硒 /μg
牛肉（肥、瘦）	19.9	4.2	7	0.04	0.14	5.6	—	0.65	23	3.3	4.73	6.43
羊肉（肥、瘦）	19.0	14.1	22	0.05	0.14	4.5	—	0.26	6	2.3	3.22	32.20
猪肉（肥）	2.4	88.6	29	0.08	0.05	0.9	—	0.24	3	1.0	0.69	7.78
猪肉（肥、瘦）	13.2	37.0	18	0.22	0.16	3.5	—	0.35	6	1.6	2.06	11.97
猪肉（瘦）	20.3	6.2	44	0.54	0.10	5.3	—	0.34	6	3.0	2.99	9.50
鸡肉	19.3	9.4	48	0.05	0.09	5.6	—	0.67	9	1.4	1.09	11.75
鸭肉	15.3	19.7	52	0.08	0.22	4.2	—	0.27	6	2.2	1.33	12.25
鹅肉	17.9	19.9	42	0.07	0.23	4.9	—	0.22	4	3.8	1.36	17.68
牛肝	19.8	3.9	20220	0.16	1.75	11.9	9	0.13	4	6.6	5.01	11.99
羊肝	17.9	3.6	20972	0.21	2.08	22.1	—	29.93	8	7.5	3.45	17.68
猪肝	19.3	3.5	4972	0.21	1.10	15.0	20	0.86	6	22.6	5.78	19.21
鸡肝	16.6	4.8	10414	0.33	0.85	11.9	—	1.88	7	12.0	2.40	38.55
牛肾	15.6	2.4	88	0.24	2.01	7.7	—	0.19	8	9.4	2.17	70.25
羊肾	16.6	2.8	126	0.35	1.14	8.4	—	0.13	8	5.8	2.74	58.90
猪肾	15.4	3.2	41	0.31	-	8.0	13	0.34	12	6.1	2.56	111.77

2. 蛋白质

畜禽肉中的蛋白质含量为 10％～20％，因动物的种类、年龄、肥瘦程度以及部位而异。在畜肉中，猪肉的蛋白质含量平均在 13.2％左右；牛肉高达 20％；羊肉介于猪肉和牛肉之间；兔肉、马肉、鹿肉和骆驼肉的蛋白质含量也达 20％左右；狗肉约 17％。在禽肉中，鸡肉的蛋白质含量较高，约 20％；鸭肉约 16％；鹅肉约 18％；鹌鹑的蛋白质含量也高约 20％。动物不同部位的肉，因肥瘦程度不同，其蛋白质含量差异较大。例如：猪通脊肉蛋白质含量约为 21％，后臀尖约为 15％，肋条肉约为 10％，奶脯仅为 8％；牛通脊肉的蛋白质含量为 22％左右，后腿肉约为 20％，腑肋肉约为 18％，前腿肉约为 16％；羊前腿肉的蛋白质含量约为 20％，后腿肉约为 18％，通脊和胸腑肉约为 17％；鸡胸肉的蛋白质含量约为 20％，鸡翅约为 17％。

一般来说，心、肝、肾等内脏器官的蛋白质含量较高，而脂肪含量较少。不同内脏的蛋白质含量也存在差异。家畜不同的内脏中，肝脏含蛋白质较高，心、肾含蛋白质 14％～17％；禽类的内脏中，肫的蛋白质含量较高，肝和心含蛋白质 13％～17％。

畜禽肉的蛋白质为完全蛋白质，含有人体必需的各种氨基酸，并且必需氨基酸的构成比例接近人体需要，因此易被人体充分利用，营养价值高，属于优质蛋白质。

畜禽的皮肤和筋腱主要由结缔组织构成。结缔组织的蛋白质含量为 35％～40％，而其中绝大部分为胶原蛋白和弹性蛋白。例如：猪皮含蛋白质 28％～30％，其中 85％是胶原蛋白。由于胶原蛋白和弹性蛋白缺乏色氨酸和蛋氨酸等人体必需氨基酸，为不完全蛋白质，因此以猪皮和筋腱为主要原料的食品（如膨化猪皮、猪皮冻、蹄筋等）的营养价值较低，需要和其他食品配合，补充必需的氨基酸。

骨是一种坚硬的结缔组织，其中的蛋白质含量约为 20％，骨胶原占有很大比例，为不完全蛋白质。骨可被加工成骨糊添加到肉制品中，以充分利用其中的蛋白质。

畜禽血液中的蛋白质含量分别为：猪血约 12％、牛血约 13％、羊血约 7％、鸡血约 8％、鸭血约 8％。畜血血浆蛋白质含有 8 种人体必需氨基酸和组氨酸，营养价值高，其赖氨酸和色氨酸含量高于面粉，可以作为蛋白强化剂添加在各种食品和餐菜中；血细胞部分可应用于香肠的生产，其氨基酸组成与胶原蛋白相似。用胶原蛋白酶水解时，可得到与胶原蛋白水解物同样的肽类。

3. 脂肪

脂肪含量因动物的品种、年龄、肥瘦程度、部位等不同有较大差异，低者为 2%，高者可达 89% 以上。在畜肉中，猪肉的脂肪含量最高，羊肉次之，牛肉最低。

例如：猪瘦肉中的脂肪含量为 6.2%，羊瘦肉为 3.9%，而牛瘦肉仅为 2.3%。兔肉的脂肪含量也较低，为 2.2%。在禽肉中，火鸡和鹌鹑的脂肪含量较低，在 3% 以下；鸡和鸽子的脂肪含量类似，在 14%～17% 之间；鸭和鹅的脂肪含量达 20% 左右。

畜肉脂肪组成以饱和脂肪酸为主，主要由硬脂酸、棕榈酸和油酸等组成，熔点较高。禽肉脂肪含有较多的亚油酸，熔点低，易于消化吸收。胆固醇含量在瘦肉中较低，每 100g 含 70mg 左右，肥肉比瘦肉高 90% 左右，内脏中更高，一般约为瘦肉的 3～5 倍，脑中胆固醇含量最高，每 100g 可达 2000mg 以上。

必需脂肪酸的含量与组成是衡量食物油脂营养价值的重要方面。动物脂肪所含有的必需脂肪酸明显低于植物油脂，因此其营养价值低于植物油脂。在动物脂肪中，禽类脂肪所含必需脂肪酸的量高于家畜脂肪；家畜脂肪中，猪脂肪的必需脂肪酸含量又高于牛、羊等反刍动物的脂肪。总的来说，禽类脂肪的营养价值高于畜类脂肪。

4. 碳水化合物

碳水化合物含量为 1%～3%，平均 1.5%，主要以糖原的形式存在于肌肉和肝脏中。动物在宰前过度疲劳，糖原含量下降，宰后放置时间过长，也可因酶的作用，使糖原含量降低，乳酸相应增高，pH 值下降。

5. 矿物质

矿物质的含量一般为 0.8%～1.2%，瘦肉中的含量高于肥肉，内脏高于瘦肉。铁的含量为 5mg/100g 左右，以猪肝最丰富。畜禽肉中的铁主要以血红素形式存在，消化吸收率很高。在内脏中还含有丰富的锌和硒。牛肾和猪肾的硒含量是其他一般食品的数十倍。此外，畜禽肉还含有较多的磷、硫、钾、钠、铜等。钙的含量虽然不高，但吸利用率很高。

禽类的肝脏中富含多种矿物质，且平均水平高于禽肉。肝脏和血液中铁的含量十分丰富，高达 10～30mg/100g 以上，可称铁的最佳膳食来源。禽类的心脏和胗也是含矿物质非常丰富的食物。

6. 维生素

畜禽肉可提供多种维生素，主要以 B 族维生素和维生素 A 为主。内脏含量比肌肉中多，其中肝脏的含量最为丰富，特别富含维生素 A 和维生素 B_2，维生素 A 的含量以牛肝和羊肝为最高，维生素 B_2 含量则以猪肝中最丰富。在禽肉中还含有较多的维生素 E。

7. 浸出物

浸出物是指除蛋白质、盐类、维生素外能溶于水的物质，包括含氮浸出物和无氮浸出物。

（1）含氮浸出物　含氮浸出物为非蛋白质的含氮物质，占肌肉化学成分的 1.65%，占总含氮物质的 11%，多以游离状态存在，是肉品呈味的主要成分。这类物质可分为以下几大类。

① 核苷酸类　主要有三磷酸腺苷、二磷酸腺苷、一磷酸腺苷、肌苷酸等。

② 胍基化合物　包括胍、甲基胍、肌酸、肌酐，以肌酸含量相对较多。除以上各种含氮化合物以外，还有嘌呤、游离氨基酸、肉毒碱、尿素、胺等。

（2）无氮浸出物　无氮浸出物为不含氮的可浸出的有机化合物，包括糖类和有机酸，占肌肉化学成分的 1.2%。糖类在肌肉中含量很少，主要有糖原、葡萄糖、葡萄糖-6-磷酸酯、果糖和核糖。核糖是细胞中核酸的组成成分；葡萄糖是肌肉收缩的能量来源；糖原是葡萄糖的聚合体，是肌肉内糖的主要存在形式，但动物屠宰后，肌糖原逐渐分解为葡萄糖，并经糖酵解作用后生成乳酸。肌肉中的有机酸主要是糖酵解生成的乳酸，另外还有羟基乙酸、丁二酸及微量的糖酵解中间产物。

二、肉及肉制品的合理利用

畜禽肉蛋白质营养价值较高，含有较多的赖氨酸，宜与谷类食物搭配食用，以发挥蛋白质的互补作用。为了充分发挥畜禽肉营养作用，还应注意将畜禽肉分散到每餐膳食中，防止集中食用。

畜肉的脂肪和胆固醇含量较高，脂肪主要由饱和脂肪酸组成，食用过多易引起肥胖和高脂血症等疾病，因此膳食中的比例不宜过多。但是禽肉的脂肪含不饱和脂肪酸较多，因此老年人及心血管疾病患者宜选用禽肉。内脏含有较多的维生素、铁、锌、硒、钙，特别是肝脏，维生素 B_2 和维生素 A 的含量丰富，因此宜经常食用。

● 内容小结

本模块内容主要围绕肉类食物的化学组成与营养价值进行展开，通过对肉类化学组成的剖析，掌握化学组成的营养价值。通过对肉类加工储藏方法的介绍与分析，了解肉类食品在储存、加工、烹调过程中食品营养素的变化和损失，以便于采取相应的有效措施来最大限度地保存食品中营养素含量，提高食品的营养价值。最终通过本任务的学习，达到指导科学配膳，合理地选购食品和合理配制营养平衡膳食的要求。

● 知识考核

不定项选择题

1. 畜肉类营养价值较高是因为富含（　　）。
   A. 钙　　　　　　　　B. 铁　　　　　　　　C. 维生素　　　　　D. 蛋白质

2. 肉类食品不受膳食因干扰其吸收的矿物质是（　　）。
   A. 钙　　　　　　　　B. 铁　　　　　　　　C. 锌　　　　　　　D. 硒

3. 畜肉中含胆固醇最高的部分是（　　）。
   A. 肥肉　　　　　　　B. 瘦肉　　　　　　　C. 肝脏　　　　　　D. 脑

4. 肉类的化学组成包括（　　）。
   A. 蛋白质　　　　　　B. 脂肪　　　　　　　C. 水分　　　　　　D. 碳水化合物

5. 畜禽肉蛋白质营养价值较高，含有较多的（　　），宜与谷类食物搭配食用，以发挥蛋白质的互补作用。
   A. 赖氨酸　　　　　　B. 亮氨酸　　　　　　C. 色氨酸　　　　　D. 苏氨酸

6. 亚硝酸钠加入肉制品内的作用是（　　）。
   A. 防氧化　　　　　　B. 着色　　　　　　　C. 增味
   D. 发色　　　　　　　E. 防霉变

7. 肉类食物中多不饱和脂肪酸含量较高的是（　　）。
   A. 鸡肉　　　　　　　B. 猪肉　　　　　　　C. 牛肉
   D. 羊肉　　　　　　　E. 鱼肉

8. 下列食物中维生素 A 含量丰富的是（　　）。
   A. 鸡肝　　　　　　　B. 猪肉　　　　　　　C. 玉米
   D. 山药　　　　　　　E. 牛肉

9. 畜禽鱼通常的加工烹调对营养价值的影响是（　　　）。

　　A. 对蛋白质影响不大

　　B. 无机盐可部分溶于汤中，容易丢失

　　C. 水溶性维生素溶于汤中，更易丢失

　　D. 对维生素无影响

●深度链接

新鲜肉的鉴别

鲜肉品质的感观鉴别要点可概括为"色泽、气味、触感"。现将品质异常鲜动物肉的常用感观鉴别方法要点简介如下。

1. 肉的色泽

大多数牲畜的肌肉呈不同的红色，这是由于骨骼肌中含有肌红蛋白和留在毛细血管中的红血球的红色素所致。不同牲畜的肌肉，其色泽深浅也不同，这取决于品种、年龄、肥育程度，以及使役轻重等而有差异。猪肉一般是淡红色，半肌腱呈淡红白色或蔷薇色，肌肉纤维细；脂肪为纯白色而有光泽，且呈细微颗粒状，肌肉间和周围多附有脂肪。肌肉煮熟后呈灰白色，较其他牲畜的肉色淡。

2. 肉的气味

各种牲畜肉有固有的气味，这是因为肉内存在不同数量的、具有特殊挥发性的脂肪酸的缘故。猪肉微腥有香气味；老龄和瘦弱畜的肉比青壮年畜肉气味重；新鲜肉比冷冻肉气味重。

3. 肉的弹性

新鲜肉表面有一层微干的薄膜，切面湿润，紧密富有弹性，肉汁透明。指压肌肉表面凹陷，但能复原变平，如指压不复平，并留有痕迹，则肉多有异常变化，有陈旧、变质或腐败的可能。

4. 肉的酸碱度

肉的酸碱度变化，可指示肉的新鲜程度。新鲜肉反应多数为中性或弱碱性。牲畜生前肌肉的 pH 值为 $7.1\sim7.2$，屠宰解体热鲜肉的 pH 值为 7.0。在通常情况下，宰后 1h pH 值为 $6.2\sim6.3$，宰后 $6\sim24$h pH 值为 $5.6\sim6.0$，投放市场的新鲜肉 pH 值为 $5.6\sim6.4$ 左右。

5. 肉的酸败

肉的酸败即肉的酸性发酵，也称为肉的"变黑"。这是一种发酵自溶过程。在这个过程中，可分解出硫化氢和其他具有气味的挥发性物质。酸败肉的特征：肌肉组织暗淡无光，呈褐红色、灰红色或灰绿色，其变化是从肉深部往外变化，肉的弹性软化，肌肉深部有酸臭气味，具有强烈的酸性反应。硫化氢实验呈阳性反应，细菌学检验没有微生物。

6. 肉的腐败

肉腐败的原因很多，但主要是由致腐败细菌作用的结果。腐败肉的特征：先从表面开始，形成一层不洁的黏液，逐渐波及肉的深层，有气泡形成，肉表面呈绿色或暗灰色；肌肉组织松软无弹力，具有腐败臭味，呈碱性反应。

7. 病、死肉的辨别

染病（害）肉其特征表现是明显放血不全。肌肉色泽较深或呈暗红色，脂肪组织、结缔组织、胸、腹膜下的血管显露，内有余血，指压时有暗红色的血滴出。肌肉与脂肪色泽不清。剥皮肉表面常有渗出血液形成的血珠。

　　死畜肉其特征表现是极度放血不全。肌肉呈黑红色，且带有蓝紫色彩，切面有黑红色血液浸润，并流出血滴。胸、腹膜表面呈紫红色。脂肪呈红色。剥皮肉表面有较多的渗出血液形成的血珠。

模块六　乳及乳制品

【能力目标】

◆ 能针对牛乳的化学组成及营养特点做出合理利用。

◆ 能根据不同乳制品的保健作用制定自我食疗菜谱。

◆ 能对比不同加工方式对乳及乳制品营养素损失情况的优缺点。

◆ 能合理运用加工方式减少加工过程中营养素的损失。

【知识目标】

◆ 掌握牛乳的化学组成与营养成分

◆ 掌握乳制品的营养价值及应用。

◆ 掌握不同加工方式对乳及乳制品营养成分的影响。

◆ 掌握如何避免加工过程中营养成分的损失。

知识准备

乳是膳食中蛋白质、钙、磷、维生素 A、维生素 D 和维生素 B_2 的重要供给来源之一。牛乳的营养成分随牛的品种、哺乳期、所喂养的饲料不同而有所差异，但市售鲜奶的脂肪和蛋白质含量是固定的。

乳的化学成分主要有水分、蛋白质、脂肪、乳糖、无机盐类、磷脂、维生素、酶、免疫体、色素、气体以及其他微量成分。因此，从化学观点来看，乳是多种物质的混合体，实际上乳是一种复杂而具有胶体特性的生物化学液体。在这种分散系中，水为分散媒，分散在水中的蛋白质、脂肪、乳糖以及盐类等 100 多种化学物质称为分散相或分散质。乳中的分散质有的以分子及离子状态存在，例如乳糖和无机盐类；有的呈乳浊质状态，例如蛋白质等；有的以乳浊液或悬浊液状态存在，例如脂肪等。

牛乳之所以被公认为迄今为止一种比较理想的完全食品，主要是由于其具有以下特点：牛乳经杀菌后，不需要进行任何调理即可直接供人食用；人们食用的牛乳几乎全部被人体消化吸收，并无废弃排泄物；牛乳中含有能促进人类生长发育以及维持健康水平的几乎一切必需的营养成分；牛乳所含各种营养成分的比例大体适合人类生理需要；其他食物由于添加了牛乳，其蛋白质的营养价值显著提高；为了获得与牛乳等量的营养成分，用其客观存在的谷物提供，在数量上要比牛乳多消耗好几倍。

牛乳中的蛋白质、乳糖、脂类、维生素等提供了人体生长发育和维持健康的基本营养物质。不仅如此，牛乳中的钙还能被人体很好的利用。研究表明：牛乳有增加尿的排泄、保持血管弹性及直接降血压的作用，高血压患者坚持饮牛乳有可能使血压稳定下来，并且对预防脑卒中大有裨益。

核心内容

一、牛乳的化学组成与营养成分

牛乳中各种营养成分一般情况下比较稳定，但也会受季节、牛的品种、饲料、产乳期等因素的影响而发生变化。

1. 蛋白质

牛乳中的蛋白质含量比较稳定，平均为 3%，主要有酪蛋白、乳白蛋白和乳球蛋白。其中，酪蛋白的含量最多，占蛋白质总量的 81% 左右。酪蛋白为结合蛋白，与钙、磷等结合而形成酪蛋白胶粒存在于乳中，使乳具有不透明性。酪蛋白在皱胃酶的作用下生成副酪蛋白，加入过量的钙可形成不溶性的副酪蛋白盐的凝胶块，可利用此性质来生产乳酪。乳中的乳白蛋白为热敏性蛋白，受热时发生凝固而对酪蛋白有保护作用。乳球蛋白与机体的免疫有关，一般在初乳中的含量高于正常乳的含量。

牛乳蛋白质为优质蛋白质，生物价为 85，容易被人体消化吸收。牛乳中还含有谷类食品的限制性氨基酸，可作为谷类食品的互补食品。

2. 脂肪

牛乳含脂肪约 2.8%～4.0%，以微细的脂肪球状态分散于牛乳中，每毫升牛乳中约有脂肪球 20 亿～40 亿个，平均直径为 3μm，牛乳脂肪的熔点要低于体温，因此极易消化，消化吸收率一般可达 95% 左右。牛乳脂肪中的脂肪酸的种类要远比其他动植物的脂肪酸多，组成复杂，一些短链脂肪酸如丁酸、己酸、辛酸等含量较高，约占 9%，是牛乳风味良好及易消化的原因。牛乳中油酸占 30%，亚油酸和亚麻酸分别占 5.3% 和 2.1%，硬脂酸和软脂酸约占 40%，此外还含有少量的卵磷脂、脑磷脂和胆固醇等。

3. 碳水化合物

牛乳中的碳水化合物主要为乳糖，其余为少量的葡萄糖、果糖和半乳糖。乳糖是哺乳动物乳汁中所特有的糖，在牛乳中含量约为 4.6%，乳糖具有调节胃酸，促进钙的吸收，促进胃肠蠕动和消化腺分泌的作用，也为婴儿肠道内双歧杆菌的生长所必需。

在肠道中乳糖可以为乳糖酶作用，分解为葡萄糖和半乳糖供人体吸收利用。婴儿出生后，消化道内含有较多的乳糖酶，但随着年龄的增长，乳类食品食用量的减少，乳糖酶的活性和含量也逐渐下降。当食用乳及乳制品时，由于体内乳糖酶的含量和活性过低，使乳中的乳糖不能被分解成葡萄糖和半乳糖为人体吸收，而被肠道细菌分解，转化为乳酸，并伴有胀气、腹泻等症状，称之为乳糖不耐症。另外，乳糖的甜度很低，仅为蔗糖的 1/6，而且牛乳中乳糖含量要比人乳中少。在生产乳制品时可事先添加乳糖酶使乳糖分解，这样既可增加牛乳制品的甜度，又可防止乳糖不耐症的发生。此外，还可通过在一定时期内坚持食用乳制品以促进机体产生乳糖酶的方法，来克服乳糖不耐症。

4. 矿物质

牛乳中含有丰富的矿物质，是动物性食品中唯一的碱性食品。牛乳中的钙 20% 以酪蛋白酸钙复合物的形式存在，其他矿物质也主要是以蛋白质结合的形式存在的。牛乳中的钙、磷不仅含量高而且比例合适，并有维生素 D、乳糖等促进吸收因子，吸收利用效率高，特别有利于骨骼的形成。因此，牛乳是膳食中钙的最佳来源。如果不常食用乳类，平日膳食中的钙很难达到推荐的摄入量。此外，牛乳中的钾、钠、镁等元素含量也较多。

牛乳中的矿物质虽然丰富，但是铁、铜等元素的含量较少，因此必须从其他食物中获取足够的铁。婴儿在 4 个月后需要补充铁，以补充乳中铁的不足。

我国人民食用牛乳较少，是膳食中的重要缺陷之一，也直接造成了钙摄入量的不足。美国营养学家建议，每个成年人应该每天喝 2 杯牛乳（约 500mL），或相应数量的乳粉、炼乳或乳酪。学龄儿童和孕妇应当喝 3 杯牛乳，哺乳母亲应当喝 4 杯。我国营养学家也建议，发育中的青少年儿童应当"早一杯，晚一杯"，争取每天饮用 400～500mL 牛乳（见表 3-6-1）。

表 3-6-1 一袋强化维生素 A、维生素 B_2 的消毒牛乳的营养价值

项目	蛋白质/g	钙/mg	维生素 A/μg RE	维生素 B_2/mg
一袋强化鲜乳中的含量	7.0	402.5	195	0.18
轻体力劳动男子的 RDA	80	800	800	1.2
可供应 RDA 的比例/%	8.8	50.3	24.3	15.0

5. 维生素

牛乳中含有人体所需的各种维生素,但其含量却因季节、饲养条件及加工方式的不同而变化较大。在放牧期牛乳中维生素 A、胡萝卜素、维生素 C 的含量明显高于冬春季的棚内饲养,而且由于日照时间长,维生素 D 的含量也相应增加。另外,牛乳也是维生素 B 族的良好来源,特别是维生素 B_2,但瓶装牛乳在光线下较长时间存放可使牛乳中的维生素 B_2 被分解破坏。维生素 A、维生素 D 等脂溶性维生素存在于牛乳的脂肪部分中,因此,脱脂乳中的脂溶性维生素含量会有显著的下降,需要进行营养强化。在鲜乳中仅含少量的维生素 C,但经消毒处理后所剩无几。

二、乳制品的营养价值

1. 炼乳

炼乳为浓缩乳的一种,分为淡炼乳和甜炼乳。淡炼乳是新鲜牛乳在低温真空条件下浓缩,除去约 2/3 的水分,再经加热灭菌而成,为无糖炼乳。由于进行均质操作,使脂肪球被击破与蛋白质结合,而且食用后在胃酸和凝乳酶的作用下可形成柔软的凝块,所以淡炼乳比牛乳更易消化,按适当的比例稀释后,营养价值基本与鲜乳相同,适于婴儿食用。另外,因蛋白质在加工时发生了改变,也适于对鲜乳过敏的人食用。但工艺过程中的高温灭菌,可导致赖氨酸有一定损失,维生素遭受部分破坏,可用维生素进行强化。

甜炼乳是在鲜乳中加入约 16% 的蔗糖后按上述工艺制成。利用蔗糖渗透压的作用以抑制微生物的生长繁殖,使成品保持期较长,甜炼乳中蔗糖含量可达 45% 左右。由于糖分高,使用前需加大量水冲淡,造成其他营养素浓度下降,不宜供婴儿食用。

2. 乳粉

乳粉是由鲜乳经脱水、喷雾、干燥而制成。成品溶解性能好,营养成分保存较好,蛋白质的消化性有所改善,但对热敏感的营养素如维生素 C、维生素 B_1 等会有损失。根据食用目的不同,可分为全脂乳粉、脱脂乳粉、调制乳粉。由于加工方法不同,其营养成分也有一定的差异。

脱脂乳粉与全脂乳粉的区别在于脱脂乳粉将鲜乳中的脂肪经离心而脱去,因而脱脂乳粉中脂溶性维生素损失较大,但适于供腹泻婴儿及需要少油膳食的患者食用。

调制乳粉又称母乳化乳粉,是以牛乳为基础,参照母乳的营养组成模式和特点,在营养素组成上加以调制和改善,使更适合于婴幼儿的生理特点和需要。调制乳粉主要是减少了乳粉中酪蛋白、甘油三酯、钙、磷和钠的含量,添加了乳清蛋白、亚油酸和乳糖,并强化了维生素 A、维生素 D、维生素 B_1、维生素 B_2、维生素 C、叶酸以及铁、铜、锌、锰等微量元素。

3. 酸乳

酸乳是在消毒鲜乳中接种乳酸菌并使其在控制条件下生长繁殖而制成。乳经乳酸菌发酵后乳糖转化为乳酸,乳糖量的减少,使乳糖酶活性低的成人易于食用,可防止乳糖不耐症的发生,而且乳酸的存在也增加了人体对钙、磷、铁的吸收率;乳酸菌中的乳酸杆菌和双歧杆菌为肠道益生菌,在肠道可抑制肠道腐败菌的生长繁殖,防止腐败胺类产生,对维护人体的

健康有重要作用；在乳酸杆菌的作用下，使酪蛋白发生一定程度的降解，部分乳脂发生分解，更易消化吸收和利用；在发酵过程中，乳酸杆菌还产生少量维生素 B_1、维生素 B_2、维生素 B_{12}、烟酸和叶酸等 B 族维生素，而且酸度的增加也有利于维生素的保护。乳酸的形成、蛋白质凝固和脂肪不同程度的水解而形成了酸乳独特的风味。酸乳适合于消化功能不良的婴幼儿、老年人及乳糖不耐症的患者食用。

4. 干酪

干酪也称乳酪，为一种营养价值很高的发酵乳制品，是在原料乳中加入适当量的乳酸菌发酵剂或凝乳酶，使蛋白质发生凝固，并加盐、压榨排除乳清之后的产品，为高蛋白、高脂肪、高矿物质的食品。在干酪生产过程中，除了维生素 D 和维生素 C 被破坏和流失外，其他维生素被大部分保留。由于发酵作用，乳糖含量降低，蛋白质被分解成肽和氨基酸等，消化吸收率增加，干酪蛋白质的消化率可高达 98%。

5. 黄油

黄油由牛乳中的乳脂肪分离制成，其中脂肪含量在 80% 以上。牛乳中的脂溶性营养成分基本上保留在黄油中，因此其中含有丰富的维生素 A、维生素 D 等，也含有少量矿物质，但是水溶性营养成分含量较低。黄油中以饱和脂肪酸为主，并含有一定量的胆固醇。

三、乳类及其制品的合理利用

鲜奶水分含量高，营养素种类齐全，十分有利于微生物生长繁殖，因此须经严格消毒灭菌后方可食用。消毒方法常用煮沸法和巴氏消毒法。煮沸法是将奶直接煮沸，设备要求简单，可达消毒目的，但对奶的理化性质影响较大，营养成分有一定损失，多在家庭使用。大规模生产时采用巴氏消毒法。巴氏消毒常用两种方法，即低温长时消毒法和高温短时消毒法，前者将牛奶在 63℃ 下加热 30min；后者在 90℃ 加热 1s。正确地进行巴氏消毒对奶的组成和性质均无明显影响，但对热不稳定维生素如维生素 C 约可损失 20%～25%。

此外，奶应避光保存，以保护其中的维生素。研究发现，鲜牛奶经日光照射 1min 后，B 族维生素很快消失，维生素 C 也所剩无几。即使在微弱的阳光下，经 6h 照射后，B 族维生素也仅剩一半，而在避光器皿中保存的牛奶不仅维生素没有消失，还能保持牛奶特有的鲜味。

● 内容小结

本模块内容主要围绕乳类食物的化学组成与营养价值进行展开，通过对各种乳制品的营养特点的描述，了解它们的差别，并达到可以根据不同营养特点合理利用的目标。对某些乳制品的特殊保健作用的介绍，初步掌握制定自我食疗菜谱的简单知识。最终，在掌握乳及乳制品合理利用知识的基础上，达到科学合理利用其营养成分，并尽可能多的保留其营养物质，增加营养价值。

● 知识考核

一、判断题

（　　）1. 牛乳中的蛋白质含量比较稳定，主要有酪蛋白、乳白蛋白和乳球蛋白。其中，酪蛋白的含量最多。

（　　）2. 乳球蛋白与机体的免疫有关，一般在初乳中的含量高于正常乳的含量。

（　　）3. 乳类除了膳食纤维外能提供营养成分齐全、组成比例适宜、容易消化吸收的营养。

（　　）4. 人乳中的蛋白质含量高于牛乳和羊乳。

（　　）5. 高温灭菌防腐主要有高温灭菌法和巴氏消毒法。

（　　）6. 母乳所含营养素的种类和数量都优于牛奶。

（　　）7. 牛乳中的碳水化合物主要为乳糖，其余为少量的葡萄糖、果糖和半乳糖。乳糖是哺乳动物乳汁中所特有的糖。

（　　）8. 牛乳中的矿物质虽然丰富，但是铁、铜等元素的含量较少，因此必须从其他食物中获取足够的铁。

（　　）9. 在放牧期牛乳中维生素 A、胡萝卜素、维生素 C 的含量明显低于冬春季的棚内饲养。

（　　）10. 酸乳中的酪蛋白在乳酸杆菌的作用下，使酪蛋白发生一定程度的降解，部分乳脂发生分解，更易消化吸收和利用

二、不定项选择题

1. 牛乳中的蛋白质含量比较稳定，主要有酪蛋白、乳白蛋白和乳球蛋白等。其中（　　）的含量最多，占蛋白质总量的 81％左右。

A. 乳蛋白　　　　　　B. 乳球蛋白　　　　　　C. 乳白蛋白　　　　　　D. 亮氨酸酪蛋白

2. 牛乳中矿物质含量最丰富的是（　　）。

A. 钙　　　　　　　　B. 镁　　　　　　　　　C. 磷　　　　　　　　　D. 铜

3. 牛乳与母乳相比，主要特点是（　　）。

A. 乳清蛋白含量高　　　　　　　　　　　B. 铁含量高

C. 酪蛋白含量高　　　　　　　　　　　　D. 碳水化合物含量高

4. 评定鲜乳质量最常用的指标为（　　）。

A. 蛋白质含量　　　　　　　　　　　　　B. 脂肪含量

C. 碳水化合物含量　　　　　　　　　　　D. 维生素含量

5. 消化功能不良，饮鲜乳易出现腹胀等不适症状者，较适宜选择食用的乳制品为（　　）。

A. 全脂乳粉　　　　　　B. 脱脂乳粉　　　　　　C. 酸乳　　　　　　　　D. 淡炼乳

6. 牛乳中含量较多的维生素是（　　）。

A. 维生素 A　　　　　　B. 胡萝卜素　　　　　　C. 维生素 C　　　　　　D. 维生素 D

7. 牛乳经巴氏消毒后主要损失的营养素是（　　）。

A. 维生素 B_6　　　　　B. 维生素 B_2　　　　　C. 维生素 C　　　　　　D. 维生素 A

8. 牛乳是下列哪些营养素的良好来源（　　）。

A. 维生素 A、胡萝卜素　　　　　　　　　B. 核黄素、硫胺素

C. 烟酸　　　　　　　　D. 钙　　　　　　　　　E. 铁

深度链接

牛乳、酸乳、豆乳营养大 PK

1. 营养价值鲜乳最高

鲜牛乳中含有很多人体所需要的矿物质，比如钙、磷、钾等，这些对孩子的发育和代谢调节都起着很大的作用。而它所特有的乳糖对于人体又具有更重要的营养功能，因为乳糖降解后获得的半乳糖对于宝宝的智力发育尤其重要；另一方面，乳糖在人体肠道内能促进乳酸菌的生长和繁殖，从而促进钙和其他矿物质的吸收。

酸乳一般都是由优质的鲜乳经过乳酸菌发酵而成，所以其营养价值虽然略逊色于鲜乳，但在营养成分上同鲜乳的差别并不大。

最后是豆乳。与鲜乳相比，豆乳的蛋白质含量与之相近，但维生素 B_2 只有鲜乳的 1/3，维生素 A、C 的含量则为零，铁的含量虽然较高，但钙的含量只有鲜乳的一半。粗粮含有丰富的不可溶性纤维素，有利于保障消化系统正常运转。它与可溶性纤维协同工作，可降低血液中低密度胆固醇和甘油三酯的浓度；增加食物在胃里的停留时间，延迟饭后葡萄糖吸收的

速度，降低高血压、糖尿病、肥胖症和心脑血管疾病的风险。

医学研究还表明，纤维素有助于抵抗胃癌、肠癌、乳腺癌、溃疡性肠炎等多种疾病。但是对于粗粮，我们既要多吃，又不宜吃多，因为过食粗粮也有坏处。

2. 保健功效平分秋色

一般说来，牛乳中含有的各种活性物质，对于消灭外来的细菌、病毒，修复我们体内损伤、死亡的组织细胞，维持体内环境的稳定等都有着很大的作用。

另外，鲜乳中含有大量的钙、维生素以及其他营养素。

酸乳中含有的乳酸菌可通过发酵乳糖，产生大量的乳酸，对抑制肠内有害菌种的生长、繁殖有着很大的作用。另外，酸乳还有助于肠道内物质的消化吸收、增强机体免疫力。

豆乳，因其含有高品质的植物蛋白、脂肪和维生素，而且其中的卵磷脂和维生素 E 的含量高于牛乳，所以长期饮用能够调节血脂、保护肝脏、防止血管硬化和促进思维。大豆中所含的微量成分异黄酮对人体还具有防癌、防止骨质疏松等保健作用。

3. 时间选择各有不同

据美英两国医学专家研究发现，牛乳中含有两种催眠物质，一种可以使人迅速入睡，另一种则是类似麻醉镇静作用的物质。

所以，假如在早晨喝牛乳，很轻易让这两种物质影响到人们的大脑皮层，从而影响到白天的工作和学习。因此，营养专家们认为，鲜乳最好还是在傍晚或临睡前半小时饮用。

相对来说，酸乳和豆乳的饮用时间就不那么明确了，只是假如要在早晨喝酸乳，除了防止空腹外，最好先喝一些白开水。

习惯喝豆乳的老人，建议天天早晚能各喝一杯，以降低体内的胆固醇，延长寿命。

模块七 蛋类及蛋制品

【能力目标】

◆ 能指出蛋中不同部位含有营养素种类。

◆ 能对比不同加工方式对蛋类营养素损失情况的优缺点。

◆ 能合理运用加工方式减少加工过程中营养素的损失。

【知识目标】

◆ 掌握蛋类食物营养成分及分布。

◆ 掌握不同加工方式对蛋类营养成分的影响。

◆ 掌握如何避免加工过程中营养成分的损失。

知识准备

蛋类包括鸡蛋、鸭蛋、鹅蛋、鹌鹑蛋等。蛋制品主要是咸蛋、松花蛋和鸡蛋粉等。同肉类和蔬菜类一样，蛋类及其制品是人们常吃的副食品之一，营养价值较高，方便易得。

蛋类及其制品的营养成分相差不大，主要含有丰富的蛋白质、脂肪、维生素和无机盐。蛋白质的含量，全蛋约含13%～15%，蛋黄水分较蛋清少，因此蛋白质的含量也就相对较高，约高4%。加工后的咸蛋和松花蛋，蛋白质含量变化不大，但是鸡蛋粉因水分少，蛋白质含量可高达32%～42%。脂肪含量为11%～15%，主要集中在蛋黄内，蛋清中几乎没有脂肪。蛋黄中含有卵磷脂和胆固醇，胆固醇含量极高，达1705mg/100g，是猪肝含量的7倍，肥猪肉的17倍，黄鱼的21倍，牛奶的120倍。加工成咸蛋和松花蛋后，胆固醇含量没改变。维生素也几乎都集中在蛋黄内，其中维生素A、D和B_2含量较丰富，每100g蛋黄中含维生素A 3500国际单位，B_2 0.35mg。蛋类也是无机盐的良好来源，含钙、磷、铁、钾、镁、钠和硅等，蛋黄含量高于蛋清。蛋黄的铁含量特别丰富，如鸡蛋黄的含量可达7.2mg/100g；加工成咸蛋后，钙含量明显增加；如咸鸡蛋，钙含量达512mg/100g，比未加工的高10倍以上。蛋类也含有碳水化合物，但量不多，平均为1%～3%。

核心内容

一、蛋的结构

各种禽蛋的结构都相似，主要由蛋壳、蛋清、蛋黄三部分组成，蛋壳约占11%，蛋清约占55%～65%，蛋黄约占30%～35%。

1. 蛋壳

蛋壳位于蛋的最外层，主要由外蛋壳膜、石灰质蛋壳、内蛋壳膜和蛋白膜所构成。

石灰质蛋壳主要由碳酸钙组成，有保护蛋内容物的作用，蛋壳上有许多微小的气孔，是造成腐败的主要原因，但也是蛋类加工和孵化所必须的。

新鲜的蛋在蛋壳外有一层胶质的外蛋壳膜，为透明的水溶性黏蛋白，有防止生物通过蛋壳气孔侵入蛋内和蛋内水分蒸发的作用。在蛋生下来时，外蛋壳膜即附着在蛋壳的表面，外面无光泽，呈霜状，可根据此特征来鉴别蛋的新鲜程度。若蛋壳外无霜状物，且油光发亮不清洁，说明蛋已不新鲜。由于外蛋壳膜是水溶性的，在储存时要防潮，不能水洗或雨淋，否则会很快发生变质。

在蛋壳的内部有两层膜，紧附于蛋壳的一层叫做内蛋壳膜，附于内蛋壳膜里面的一层为蛋白膜。它们都为白色具弹性的网状膜，有阻止微生物通过的作用。大多数微生物可通过内蛋壳膜而不能通过蛋白膜，只有蛋白膜被破坏后才能进入蛋内。

蛋壳的颜色因鸡的品种而异，由白到棕色，与蛋的营养价值无关。

2. 蛋清

蛋清位于蛋壳与蛋黄之间，为黏稠、半透明的溶胶状物质。蛋清稀稠不一，外层为中等黏度稀蛋清，内层为胶质冻样的稠蛋清，越靠近蛋黄越稠。新鲜的蛋内蛋清浓稠，稠蛋清含量较多，质量好，耐储藏。蛋清的浓稠，是衡量蛋品质量的重要标志之一。

3. 蛋黄

蛋黄是一个球形，由鸡蛋尖端和钝端两侧的蛋黄系带固定在蛋的中央，其内容物为黄色不透明的乳状液。蛋黄表面包围有蛋黄膜，防止蛋黄内容物与蛋白相混。新鲜蛋的蛋黄膜有弹性，随时间的延长，弹性会逐渐消失，最后形成散黄。胚胎位于蛋黄膜的表面。

二、蛋的化学组成与营养价值

各种蛋类在营养成分上大致相同。蛋内含有丰富的营养成分，主要提供优质蛋白质、脂肪、矿物质和维生素。蛋壳不能食用，蛋的可食部分为蛋清和蛋黄，它们在营养成分上有显著的不同，蛋黄内营养成分的种类和含量比蛋清要多，相对而言，蛋黄的营养价值比蛋清要高。

1. 蛋白质

蛋类含蛋白质一般在10％以上，为完全蛋白，含有人体所需的各种氨基酸，而且氨基酸的模式与人体组织蛋白的模式基本相似，几乎能被人体全部吸收利用，是天然食品中最理想的优质蛋白质。在评价食物蛋白质营养质量时，常以鸡蛋蛋白质作为参考蛋白。蛋清中主要是卵白蛋白质、黏蛋白、卵胶蛋白以及少量的卵球蛋白，蛋白质含量为11％～13％，水分含量为85％～89％。蛋黄中主要是卵黄球蛋白、卵黄磷蛋白，水分含量仅为50％，其余大部分为蛋白质，蛋白质含量要高于蛋清。

2. 脂类

蛋类脂肪中有大量的中性脂肪、磷脂和胆固醇，绝大部分集中在蛋黄中，蛋清几乎不含脂肪。蛋黄的脂肪主要由不饱和脂肪酸所构成，常温下呈乳融状，易于消化吸收，对人体的脑及神经组织的发育有重大作用。蛋黄中含有胆固醇，每个鸡蛋含胆固醇约200mg，是胆固醇含量较高的食品。

3. 矿物质

蛋中的矿物质主要存在于蛋黄部分，蛋清部分含量较低。蛋黄中含矿物质1.0％～1.5％，蛋清中只有约0.6％。蛋中的矿物质主要有磷、钙、铁等，其中磷最为丰富。

蛋中所含铁的量较高，但以非血红素铁形式存在，而且由于卵黄高磷蛋白的存在对铁的吸收具有干扰作用，铁的吸收率比较低。蛋中的矿物质含量受饲料因素影响较大，可通过调整饲料的成分来改善蛋中矿物质的组成，目前市场上已有富硒蛋、富碘蛋、高锌蛋、高钙蛋等特种蛋出现。

4. 维生素

蛋中的维生素含量十分丰富，且品种较为完全，包括所有的 B 族维生素、维生素 A、维生素 D、维生素 E、维生素 K 以及微量的维生素 C，其中大部分的维生素 A、维生素 D、维生素 E、维生素 B_1 都集中于蛋黄中。维生素 D 的含量受环境因素的影响较大，如季节、饲料组成及光照等因素都能影响到维生素 D 的含量。

在生鸡蛋的蛋清中，含有抗生物素蛋白和抗胰蛋白酶。生物素蛋白能与生物素在肠道内结合，影响生物素的吸收；抗胰蛋白酶能抑制蛋白酶的活力，造成蛋白质吸收障碍。通过烹调加热可破坏这两种物质，而且加热不仅可以去除有害物质，还可使蛋白质结构变得疏松易于消化。所以，蛋类需加工成熟后方可食用。但加热过度会使蛋白质过分凝固，甚至形成硬块，反而会影响消化吸收。

蛋的营养价值虽然较高，但食用也应有度，不宜过量。大量摄食蛋类不但会给消化系统增加负担，而且过多摄入的蛋白质可在肠道内异常分解，产生大量有毒的氨，一旦氨溶于血液中，就会对人体造成危害。至于留在肠道中未消化的蛋白质，会腐败产生羟、酚、吲哚等物质，对人体的危害也很大，这些就是造成"蛋白质中毒"的原因。一般每人每日吃 2～3个蛋就足够了。

三、蛋制品的营养价值

蛋类制成的蛋制品有皮蛋、咸蛋、冰蛋和蛋粉等。

1. 皮蛋

皮蛋又称松花蛋，是用混合的烧碱、泥土和糠壳敷在蛋壳表面经过一定时间而制成。制作中加碱可使蛋白凝固，使蛋清呈暗褐色的透明体，蛋黄呈褐绿色。但也使蛋中的 B 族维生素受到破坏，皮蛋的其他营养成分与鲜蛋接近。

2. 咸蛋

咸蛋是将蛋浸泡在饱和盐水中或用混合食盐黏土裹在蛋壳表面，约腌制 1 个月左右而制成。其营养成分与鲜蛋相似，易于消化吸收，味道鲜美，具有独特风味。

3. 冰蛋和蛋粉

鲜蛋经搅打均匀后在低温下冻结即成冰蛋。若将均匀的蛋液经真空喷雾、急速脱水干燥后即为蛋粉。冰蛋和蛋粉能保持蛋中的绝大部分营养成分，蛋粉中的维生素 A 会略有破坏。冰蛋和蛋粉只宜用于食品工业生产中使用，不适于直接食用。

四、蛋类的合理利用

在生鸡蛋蛋清中，含有抗生物素蛋白和抗胰蛋白酶。抗生物素蛋白能与生物素在且肠道内结合，影响生物素的吸收，食用者可引起食欲不振、全身无力、毛发脱落、皮肤发黄、肌肉疼痛等生物素缺乏的症状；抗胰蛋白酶能抑制胰蛋白酶的活力，妨碍蛋白质消化吸收，故不可生食蛋清。烹调加热可破坏这两种物质，消除它们的不良影响。但是也不宜过度加热，否则会使蛋白质过分凝固，甚至变硬变韧，形成硬块，反而影响食欲及消化吸收。

蛋黄中的胆固醇含量很高，大量食用能引起高脂血症，是动脉粥样硬化、冠心病；疾病的危险因素，但蛋黄中还含有大量的卵磷脂，对心血管疾病有防治作用。因此，吃鸡蛋要适量。据研究，每人每日吃 1～2 个鸡蛋，对血清胆固醇水平无明显影响，可发挥禽蛋其他营养成分的作用。

内容小结

本模块内容主要围绕蛋类食物的营养素分布、营养成分的组成及特点进行展开，通过对蛋类结构的剖析，掌握不同部位营养素含量和种类情况。通过对蛋类加工储藏方法的介绍与分析，了解蛋类食品在储存、加工、烹调过程中食品营养素的变化和损失，以便于采取相应的有效措施来最大限度地保存食品中营养素含量，提高食品的营养价值。最终通过本模块的学习，达到指导科学配膳，合理地选购食品和合理配制营养平衡膳食的要求。

知识考核

一、不定项选择题

1. 蛋中的矿物质主要有磷、钙、铁等，其中磷最为丰富。其矿物质主要存在于（　　）部分。
   A. 蛋清　　　　　　B. 蛋壳　　　　　　C. 蛋黄　　　　　　D. 膜结构

2. 蛋壳位于蛋的最外层，主要由（　　）部位所构成。
   A. 外蛋壳膜　　　　B. 石灰质蛋壳　　　C. 内蛋壳膜　　　　D. 蛋白膜

3. 鸡蛋中铁含量虽多，但吸收率低是因为含有干扰物质（　　）。
   A. 抗胰蛋白酶　　　B. 抗生物素　　　　C. 胆固醇　　　　　D. 卵黄高磷蛋白

4. 鸡蛋清中的营养素主要为（　　）。
   A. 碳酸钙　　　　　B. 蛋白质　　　　　C. 铁　　　　　　　D. 维生素 A

5. 皮蛋制作过程会造成（　　）。
   A. 维生素 B 族被破坏　　　　　　　　　B. 维生素 A 被破坏
   C. 维生素 D 被破坏　　　　　　　　　　D. 钙被破坏

6. 以下几种食用鸡蛋的方法中，消化率最高的是（　　）。
   A. 炒鸡蛋　　　　　B. 荷包蛋　　　　　C. 生鸡蛋　　　　　D. 煮鸡蛋

7. 在评价食物蛋白质营养质量时，常以（　　）作为参考蛋白。
   A. 鸡蛋蛋白质　　　B. 乳蛋白质　　　　C. 肉蛋白质　　　　D. 谷蛋白

8. 蛋类脂肪中有大量的中性脂肪、磷脂和胆固醇，绝大部分集中在（　　）中。
   A. 蛋清　　　　　　B. 蛋壳　　　　　　C. 蛋黄　　　　　　D. 膜结构

9. 皮蛋又称松花蛋，是用混合的烧碱、泥土和糠壳敷在蛋壳表面经过一定时间而制成。在制作过程中使蛋中的（　　）受到破坏，皮蛋的其他营养成分与鲜蛋接近。
   A. 维生素 A　　　　B. B 族维生素　　　C. 维生素 D　　　　D. 维生素 E

10. 鲜蛋经搅打均匀后在低温下冻结即成冰蛋。若将均匀的蛋液经真空喷雾、急速脱水干燥后即为蛋粉。冰蛋和蛋粉能保持蛋中的绝大部分营养成分，蛋粉中的（　　）会略有破坏。
    A. 维生素 A　　　　B. B 族维生素　　　C. 维生素 D　　　　D. 维生素 E

二、论述题

一个男性，特别喜欢吃皮蛋，最近出现恶心、呕吐、食欲不振、腹胀、便秘、便血、眩晕、烦躁不安等等症状，排除生物性食物中毒，对此该做出怎样的诊断和营养治疗计划？

深度链接

新鲜蛋的鉴别

一看：好蛋的外壳新鲜，有一层白霜。如果是头照白蛋（孵过两三天没有受精的蛋），外壳发亮，气孔大；霉蛋（由于雨淋或受潮而霉变的蛋）的外壳有灰黑色斑点；臭蛋的外壳发乌。

二摸：新鲜蛋拿在手里发沉，有压手的感觉。白蛋光滑，分量较轻；黑贴蛋和霉蛋外壳发涩。

三听：将三个蛋拿在手里相互轻碰（俗称抖蛋）。好蛋发出的声音实，似碰击砖头声，空头大的有洞声，裂纹蛋有"啪啪"声，贴皮蛋、臭蛋似敲瓦碴子声。

四照：利用日光灯或灯光进行照看。好蛋透亮，臭蛋发黑，散黄蛋似云彩，红贴皮局部发红，黑贴皮局部发黑、泻黄蛋模糊不清，热伤蛋的蛋黄膨胀，气室较大。

五闻：新鲜鸡蛋无异味，新鲜鸭蛋有蛋腥气，如蛋壳有霉气或臭气的是霉蛋或坏蛋，有汽油、农药等异味的是污染蛋。

六水试：将蛋轻轻放入清水中，沉到水底的蛋是好蛋，半沉半浮的是陈蛋，浮于水面的是变质的蛋。

项目四 食品污染防治与安全性生产

模块一 食品污染预防与食物中毒

【能力目标】
- ◆ 掌握致病性细菌对食品的危害。
- ◆ 了解食品中常见的霉菌毒素。
- ◆ 掌握食物中毒的特点。

【知识目标】
- ◆ 掌握食品污染的概念和分类。
- ◆ 熟悉常见细菌性污染的菌属、危害及预防要点。
- ◆ 理解食物中毒的概念及分类。
- ◆ 掌握亚硝酸盐食物中毒的来源。
- ◆ 掌握食品腐败变质的原因。

知识准备

食品的安全性与人类生活息息相关。在科技高度发展的今天，食品生产中的工业化比重不断增加，食品污染的机会也不断地增大。而且随着经济全球化和国际贸易的日益发达，食品污染扩散的速度之快、范围之广、危害之大都是前所未有的。例如，美国和日本相继暴发了流行的大肠杆菌 O_{157}、比利时出现的"二噁英事件"等对人体健康造成了极大危害，对公共卫生造成极大地威胁。

我国的食品安全形势也不容乐观。许多城市近郊土壤都受到了不同程度的污染，有许多地方的粮食、蔬菜、水果等食物中镉、汞、砷、铅等重金属及农药残留超标。据报道，江西省某地多达 44％ 的耕地遭到污染，并形成 $670hm^2$ 的"镉米"区，食品安全受到严重的威胁。矿区环境周围污染也相当的严重，以广西大瑶山砒霜厂为例，周围几十个村庄由于受冶炼的废气、废渣的污染，频繁发生农作物、牲畜死亡及人体中毒事件；而且每到春水上涨，厂里就将废渣排入河水中，让有毒的砒霜矿渣顺水而去，这些都对食品原料构成严重威胁。

食品污染是指食品被外来的、有害人体健康的物质所污染。食品污染的原因主要有两点：一是由于人的生产或生活活动使人类赖以生存的环境介质，即水体、大气、土壤等受到不同程度和不同状况的污染，各类有害污染物被动物或植物吸收、富集、转移、造成食物或食品的污染；二是食物在生产、种植、包装、运输、储存、销售和加工烹调过程中造成的污染按照污染物的性质，可分为生物性、化学性及物理性污染三类。

生物性污染包括微生物、寄生虫、昆虫和生物制剂污染。其中以微生物污染范围最广、危害也最大，主要有细菌与细菌毒素、真菌与真菌毒素。寄生虫和虫卵主要有囊虫、蛔虫、绦虫、中华支睾吸虫等。昆虫污染主要有甲虫类、螨类、谷蛾、蝇、蛆等。有害昆虫主要是损坏食品的质量，使食品的感官性状恶化，降低食品营养价值。战时生物武器的使用可造成生物制剂对食品的污染。

化学性污染种类繁多，来源复杂，主要是食品受到各种有害的无机或有机化合物或人工合成物的污染。如农药使用不当，残留于食物；工业三废（废气、废水、废渣）不合理排放，致使汞、镉、砷、铬、酚等有害物质对食物的污染；食品容器包装材料质量低劣或使用不当，致使其中的有害金属或有害塑料单体等溶入食品；N-亚硝基化合物、多环芳烃化合物、二噁英等污染食品；滥用食品添加剂和化学战剂的污染。

物理性污染主要来自于多种非化学性杂物，主要为食品产、存、储、运等过程中的污染杂物和食品掺杂掺假；放射性物质的开采、冶炼、生产以及在生活中的应用与排放；核爆炸、核废物的污染。

● 核心内容

一、生物性污染及其预防

（一）细菌性污染与及其防治

1. 致病菌

细菌致病菌对食品的污染有两种情况，第一种是生前感染，如奶、肉在禽畜生前即潜存着致病菌。主要有引起食物中毒的肠炎沙门菌、猪霍乱沙门菌等沙门菌；也有能引起人畜共患的结核病的结核杆菌、布氏病（波状热）的布鲁杆菌、炭疽病的炭疽杆菌。第二种是外界污染，致病菌来自外环境，与畜体的生前感染无关。主要有痢疾杆菌、副溶血性弧菌、致病性大肠杆菌、伤寒杆菌、肉毒梭菌等。这些致病菌通过带菌者粪便、病灶分泌物、苍蝇、工（用）具、容器、水、工作人员的手等途径传播，造成食品的污染。生产车间内外环境不良，空气中微生物吸附在尘埃上，并通过尘埃沉降在食品；操作人员的痰沫、鼻涕、唾液、粉刺等带有细菌，通过与食品接触或谈话、咳嗽、打喷嚏等直接或间接地污染食品。

2. 条件致病菌

通常情况下不致病，但在一定的特殊条件下才有致病力的细菌。常见的有葡萄球菌、链球菌、变形杆菌、韦氏梭菌、蜡样芽孢杆菌等。能在一定条件下引起食物中毒。

3. 非致病菌

在自然界分布极为广泛，在土壤、水体、食物中更为多见。食物中的细菌绝大多数都是非致病菌，这些非致病菌中，有许多都与食品腐败变质有关。能引起食品腐败变质的细菌，称为腐败菌，是非致病菌中最多的一类。

4. 细菌性污染预防要点

① 加强防止食品污染的宣传教育，在食品生产、加工、储存、销售过程以及食用前的各个环节应保持清洁卫生，防止细菌对食品的污染。

② 合理储藏食品，控制细菌生长繁殖。

③ 采用合理的烹调方法，彻底杀灭细菌。

④ 细菌学监测常监测的指标有食品中菌落总数、大肠菌群、致病菌。

5. 食品细菌性污染指标及其卫生学意义

评价食品卫生质量的细菌污染指标常用菌落总数和大菌群表示。

（1）菌落总数　菌落总数是指被检测样品单位重量（g）、单位容积（mL）或单位表面积（cm²）内，所含能在严格规定的条件下（培养基、pH值、培养温度与时间、计数方法等）培养，使适应这些条件的每一个活菌细胞都生成一个肉眼可见的菌落，称为食品的菌落总数。以菌落形成单位（CFU）表示。

食品中细菌主要来自食品生产、加工、运输、储存、销售等各环节的外界污染，它反映食品卫生质量的优劣以及食品卫生措施和管理情况。食品中菌落总数是判断食品清洁状态的标志并可预测食品的耐保藏性。我国和许多国家的食品卫生标准中规定了各类食品的菌落总数最高允许限量，以保证食品的卫生质量。食品中细菌在繁殖过程中可分解食物成分，所以食品中细菌数量越多，食品腐败变质的速度就越快。

（2）大肠菌群　大肠菌群包括肠杆菌科的埃希杆菌属、柠檬酸杆菌属和肠杆菌属克雷伯菌属。这些菌属中的细菌，均系直接或间接来自人和温血动物肠道，需氧与兼性厌氧，不形成芽孢，在 $35 \sim 37 \, ℃$ 下能发酵乳糖产酸产气的革兰阴性杆菌，仅极个别菌种例外。大肠菌群现已被多数国家包括我国在内用作食品生产上卫生质量鉴定标准。食品中检出大肠菌群，表明食品曾受到人和动物粪便的污染，但对冷冻食品未必适用。因而近年来有研究用肠球菌即粪便链球菌作为水产品和冷冻食品粪便污染指示菌。

（二）霉菌与霉菌病毒素污染及其预防

霉菌在自然界分布很广，种类繁多。有些霉菌对人类是有益的，如在发酵酿造工业和抗菌素医药制造等方面起着重要的作用。但有些霉菌污染食品后能迅速繁殖，导致食品腐败变质，失去食用价值。甚至有些霉菌在一定条件下产生毒素，使人和畜中毒。霉菌毒素与细菌毒素不同，它不是复杂的蛋白质分子，不会产生抗体。它的形成受菌粒、菌株、环境、气候、生态学等因素的影响，在 $0 \, ℃$ 以下和 $30 \, ℃$ 以上多数霉菌产毒能力减弱或消失。因此，造成霉菌人畜中毒常有地区性和季节性的特点。

目前已知霉菌毒素大约为 200 种，一般按其产生毒素的主要霉菌名称来命名，比较重要的有黄曲霉毒素、杂色曲霉毒素、镰刀菌毒素、展青霉素、黄绿青霉素以及黄变米毒素。其中黄曲霉毒素尤其重要。

1. 黄曲霉毒素（AF）

黄曲霉毒素是由黄曲霉和寄生曲霉产生的一类代谢产物，具有极强的毒性和致癌性。早在 1960 年英国苏格兰火鸡饲料中的发霉花生粉分离出黄曲霉毒菌，1961 年经动物实验证明，用污染了黄曲霉的黄生粉喂养大鼠可诱发大鼠肝癌。1962 年鉴定出了致癌物，命名为黄曲霉毒素。

（1）黄曲霉毒素的化学结构与特性　黄曲霉毒素的结构为二呋喃香豆素的衍生物，目前已分离鉴定出 20 余种，共分为 B 系和 G 系两大类。

黄曲霉毒素的毒性与结构有一定的关系。二呋喃环双键极易产生环氧化反应形成 2,3-环氧化物。该环氧化物与核酸大分子中的亲核基团结合而影响核酸的结构与功能，所以凡二呋喃环的末端有双键者，其毒性较强，并有致癌性，如黄曲霉毒素 B_1、黄曲霉毒素 G_1 和黄曲霉毒素 M_1。在粮油食品天然污染中以黄曲霉毒素 B_1 最多见，而且其毒性和致癌性最强，因此，在食品卫生监测中常以黄曲霉毒素 B_1 作为污染指标。

黄曲霉毒素能够溶解于氯仿、甲醇及乙醇等，但不溶解于水、己烷、石油醚和乙醚中。在紫外线照射下产生荧光，可利用该特性测定黄曲霉毒素。根据荧光颜色、R_f 值及结构的不同加以鉴定。分别命名为黄曲霉毒素 B_1、B_2、G_1、G_2、M_1、M_2、P_1 及 Q_1 等。黄曲霉毒素 B_1 及 B_2 产生蓝紫色荧光；黄曲霉毒素 G_1 及 G_2 产生黄绿色荧光。

黄曲霉毒素耐热，在一般的烹调加工温度下，不能被破坏。在 $280 \, ℃$ 时发生裂解，其毒性被破坏。在加氢氧化钠的碱性条件下，黄曲霉毒素的内酯环被破坏，形成香豆素钠盐，该钠盐溶于水，故可通过水洗予以去除。

（2）易污染食品　黄曲霉毒素在自然界分布十分广泛，土壤、粮食、油料作物、种子均可见到。我国 26 个省市食品中黄曲霉毒素 B_1 的污染普查发现，受黄曲霉毒素污染较重的地区是长江流域以及长江以南的广大高温高湿地区，北方各省污染较轻。污染的品种以花生、花生油、玉米最严重，大米、小麦、面粉较轻，豆类一般很少受污染。其他食品如白薯干、甜薯、胡桃、杏仁等也有报道曾受到污染。

（3）危害

① 急性中毒　黄曲霉毒素是剧毒物质，其毒性为氰化钾的 10 倍，对鱼、鸡、鸭、大鼠、豚鼠、兔、猫、狗、猪、牛、猴及人均有强烈毒性，以最敏感的雏鸭而言，其 LD_{50} 为 $0.333\mu g/kg$（$0.2677\sim0.3091\mu g/kg$）。黄曲霉毒素属于肝脏毒。除抑制肝细胞 DNA、RNA 的合成外，也抑制肝脏蛋白质的合成，一次口服中毒剂量后，$2\sim3d$ 可出现肝实质细胞坏死、胆管上皮增生、肝脂肪浸润及肝出血等急性病变。人体组织的体外试验证实黄曲霉毒素对人体组织有毒性，如含 $10mg/L$ 黄曲霉毒素的组织培养液可使人胚肝细胞 RNA 减少，细胞核形状改变，$1mg/L$ 可阻止肝细胞 DNA 和 RNA 的合成。

黄曲霉毒素引起人类急性中毒，国内外都发生过。我国台湾省有农民因食用黄曲霉毒素含量高（$225.9\mu g/kg$）的发霉大米，导致 39 人中有 25 人中毒，其中有 3 名儿童死亡。1974 年印度有 200 个村庄暴发黄曲霉毒素中毒性肝炎，发病 397 人，死亡 106 人。中毒患者都食用过霉变的玉米（黄曲霉毒素含量高达 $6.25\sim15.6mg/kg$）。中毒临床表现以黄疸为主，且有呕吐、厌食和发热，重者出现腹水、下肢水肿、肝脾肿大及肝硬化，解剖时发现肝脏有广泛肝胆管增生及胆汁淤积。这是人类急性黄曲霉毒素中毒典型事件。

② 慢性中毒　长期少量持续摄入可引起慢性毒性，主要表现为动物生长障碍，肝脏出现亚急性或慢性损伤。表现为肝功能改变，可见血中转氨酶、碱性磷酸酶、异柠檬酸酶的活力升高和球蛋白含量升高，白蛋白、非蛋白氮、肝糖原和维生素 A 降低。肝脏组织学检查可见到肝实质细胞坏死、变性、胆管上皮增生、肝纤维细胞增生、形成再生结节，甚至肝硬化等慢性损伤等。

③ 致癌性　在猴、大鼠、鱼类及家禽等多种动物诱发实验性肝癌。不同的动物致癌的剂量差别很大，其中以大白鼠最为明显。实验证实，用黄曲霉毒素含量为 $15\mu g/kg$ 的饲料喂大鼠，经 68 周，12 只雄性大鼠全部出现肝癌；黄曲霉毒素诱发肝癌的能力比二甲基亚硝胺大 75 倍，是目前公认的最强的化学致癌物质之一。黄曲霉毒素不仅可诱发动物肝癌，对其他部位也可致肿瘤，如胃腺瘤、肾癌、直肠癌及乳腺、卵巢、小肠等部位肿瘤。

黄曲霉毒素对人类是否有致癌性，虽然目前尚不能肯定。但从亚非国家及我国肝癌流行病学调查研究发现，人群膳食中黄曲霉毒素污染程度与居民原发性肝癌的发生率呈正相关系。例如，非洲撒哈拉沙漠以南的高温高湿地区，黄曲霉毒素污染食品比较严重，当地居民肝癌发病较多。相反，埃及等干燥地区，黄曲霉毒素污染食品较轻，肝癌发病较少。在菲律宾某些玉米和花生酱受黄曲霉毒素污染较严重的地区，肝癌的发生率较一般地区高 7 倍以上。我国调查（广西、江苏、上海）也见到类似的情况。提示黄曲霉毒素有可能与人的肝癌发病有关。

（4）预防措施　主要是防霉、去毒、经常性食品卫生监测，并以防霉为主。

① 防霉　食品中真菌生长繁殖的条件，主要是有适宜的湿度、温度和氧气，尤以湿度最为重要。所以控制粮食中的水分是防霉的关键。在粮食收获后，必须迅速将水分含量降至安全水分以下，所谓安全水分，就是使粮食不易发霉的最高水分含量。不同的粮粒其安全水分不同，如一般粮粒含水分在 13% 以下，玉米在 12.5% 以下，花生在 8% 以下，真菌不易生长繁殖。粮食入仓之后应注意通风，保持粮库内干燥。采用除氧充氮的方法对防霉也有较好的效果。

② 去毒　食品被污染后，应设法将其破坏和去除。粮食污染黄曲霉毒素后，可采用下列方法去毒：花生、玉米采用挑出霉粒法去毒，效果较好；将发霉的大米研磨加工成精米，可降低毒素含量；加水反复搓洗、或用高压锅煮饭；对于含黄曲霉毒素较高的植物油可进行加碱破坏；采用吸附法，在含毒素的植物油中加入活性白陶土或活性炭等吸附剂，经搅拌、静置，毒素可被吸附而去除。

③ 经常性食品卫生监测　根据国家有关食品卫生要求和规定，加强食品卫生监测，限制各种食品中黄曲霉毒素含量，是控制黄曲霉毒素对人体危害的重要措施。我国规定的几种食品中黄曲霉毒素 B_1 的允许量标准见表 4-1-1。

表 4-1-1　我国几种食品的黄曲霉毒素 B_1 允许量标准　　　　　　　单位：$\mu g/kg$

品　　种	允许量标准	品　　种	允许量标准
玉米、花生、花生油	≤20	其他粮食、豆类、发酵食品	≤5
玉米及花生仁制品(按原料折算)	≤20	牛乳	≤0.5
大米、其他食用油	≤10	婴儿代乳食品	不得检出

2. 赭曲霉毒素

赭曲霉毒素是由曲霉属和青霉属产生的一组真菌代谢产物，包括赭曲霉毒素 A、赭曲霉毒素 B、赭曲霉毒素 C 和赭曲霉毒素 D。其中赭曲霉毒素 A 是已知毒性最强的，可由赭曲霉、洋葱曲霉、鲜绿青霉、圆弧青霉、变幻青霉等产生。赭曲霉毒素 A 耐热，在正常烹调条件下不能被破坏，微溶于水，在紫外光照射下可产生微绿色荧光。该毒素相当稳定，溶于乙醇后在冰箱内避光可保存 1 年。

(1) 产毒条件及对食品的污染　赭曲霉毒素 A 在 30℃和水分活度 A_w 0.95 条件下生成量最多，但不同的菌种产毒条件也有一定差异。例如家禽饲料温度为 30℃的条件下，赭曲霉产生赭曲霉毒素 A 的最低 A_w 值为 0.85；在 24℃条件下，最适 A_w 值为 0.99，而圆弧青霉产生赭曲霉毒素 A 的最适温度为 12～37℃，A_w 为 0.95～0.99。

赭曲霉毒素主要污染玉米、大豆、可可豆、大麦、柠檬类水果，腌制的火腿、花生、咖啡豆等。赭曲霉在天然食物基质、合成或半合成的培养基中都能产生毒素，将产毒强的赭曲霉菌株在碎麦粒上培养，可产生大量的赭曲霉毒素 A，而用含有 4%蔗糖和 20%酵母浸膏的半合成培养基培养赭曲霉也可产生赭曲霉毒素 A。

食品受赭曲霉污染后，主要检出的是赭曲霉毒素 A。美国最先从玉米中检出赭曲霉毒素 A，含量为 110～1501$\mu g/kg$；其后各国在小麦、大麦、发霉饲料、干豆和咖啡豆中也先后检出了赭曲霉毒素 A。我国部分省市进行调查的结果表明，谷类食品赭曲霉毒素 A 的污染不太普遍，污染率分别为小麦 2%、玉米 1.25%，而在大米中未检出。我国除个别样品中赭曲霉毒素 A 含量超过了某些国家制定的限量标准外，大部分阳性样品中赭曲霉毒素 A 的含量较低。

(2) 赭曲霉毒素 A 的毒性　赭曲霉毒素 A 的急性毒性很强，大鼠经口 LD_{50} 为 20～22mg/kg。动物中毒的靶器官主要为肾脏和肝脏，可见到肾曲管上皮细胞萎缩、间质细胞纤维化及肾小球透明变性等；肝脏可见脂肪变性及肝细胞透明样变、点状坏死及灶性坏死等。

大鼠和仓鼠试验发现赭曲霉毒素还有胚胎毒性和致畸性，如吸收胎增加、胎仔发育迟缓或者脑积水、额小及心脏缺损等。有报道给猴染毒赭曲霉毒素 A 后可诱导肾细胞的异常分裂，提示其有致突变的可能。一些动物试验还显示赭曲霉毒素 A 是一种肾脏致癌剂，用含 40mg/kg 赭曲霉毒素 A 的饲料喂养小鼠 2 年，动物全部出现肾病，部分动物还出现肾癌和肾腺瘤。

流行病学资料表明，巴尔干地方性肾病可能与居民膳食受赭曲霉毒素 A 污染有关。近年已有报道，阿尔及利亚及突尼斯人的肾病发病与赭曲霉毒素 A 摄入量高有明显相关性。1993 年国际癌症研究机构（IARC）已将赭曲霉毒素 A 定为人类可能的致癌剂。

（3）预防措施　对赭曲霉毒素污染食品的预防除要对食品采取防霉去毒措施外，还要限制食品中赭曲霉毒素 A 的含量。根据动物试验的最低有害作用剂量及考虑到必需的安全系数，1995 年 FAO/WHO 的食品添加剂与污染物法典委员会（CCFAC）第 44 次会议上，确定了赭曲霉毒素 A 暂定的每周耐受摄入量（PTWI）为 $0.1\mu g/kg$，相当于每日 $0.014\mu g/kg$。我国食品中的限量标准目前正在制定之中。

3. 展青霉素

展青霉素是一种可由多种真菌产生的有毒代谢产物，如扩展青霉、荨麻青霉、细小青霉、棒曲霉、土曲霉和巨大曲霉以及丝衣霉等。展青霉素为无色结晶，熔点约 $110℃$，在 $70\sim100℃$ 可真空升华。可溶于水和乙醇。在碱性溶液中展青霉素不稳定，可丧失其生物活性；在酸性溶液中较稳定。

展青霉素可存在于霉变的面包、香肠、水果、苹果汁、苹果酒和其他产品中。在苹果汁中曾检测其存在水平为 $440\sim3990\mu g/L$，而苹果酒中可高达 $45mg/kg$。德国有报道，展青霉素曾与赭曲霉毒素 A 一起从霉变的食品中被检测出来。我国对水果制品中展青霉素的污染情况调查结果显示，水果制品的半成品（原汁、原酱）阳性检出率为 76.9%，平均含量为 $214\mu g/kg$；而水果制成品的阳性检出率为 19.6%，平均含量为 $281\mu g/kg$。

展青霉毒素对小鼠经口 LD_{50} 为 $35mg/kg$。大鼠经口投予 $30mg$，共 3 次即可引起死亡。小鼠中毒死亡的主要病变为肺水肿、出血，肝、脾、肾淤血，中枢神经系统亦有水肿和充血。日本曾发生展青霉素污染饲料引起的奶牛中毒事件，主要表现为上行性神经麻痹、脑水肿和灶性出血。展青霉素对大鼠和小鼠未显示出致畸作用，但对鸡胚却有明显的致畸作用。展青霉素在组织培养中能抑制细胞及组织的生长，如在组织培养液中含 $1.25\mu g/mL$ 浓度的展青霉素可抑制血细胞的生长。它也能抑制肿瘤细胞的生长和分裂，如 $60\mu g/mL$ 的展青霉素可抑制小鼠腹水瘤细胞的生长；$100\mu g/mL$ 可使小鼠腹水瘤细胞分化为二倍体的时间由 $1.2\sim2.0d$ 延长至 $4.7\sim5.5d$。展青霉素能抑制细胞核有丝分裂，但机制尚不十分明确。虽然在离体试验中展青霉毒素可能抑制恶性肿瘤细胞的生长，但也能诱发实验肿瘤。例如给雄性大鼠 $0.2mg$ 展青霉素皮下注射，每周 2 次，共 $61\sim64$ 周，注射部位可出现纤维肉瘤，将瘤细胞移植于小鼠皮下，仍可继续生长。但考虑到很多物质都可在大鼠注射部位形成纤维肉瘤，所以对展青霉素的致癌作用尚需进一步研究。

展青霉素预防的首要措施仍然是防霉，并制定食品限量标准。国外对多数食品制定的展青霉素限量标准为 $50\mu g/kg$。我国现有的限量标准是原料果汁和果酱为 $100\mu g/kg$，果汁、果酱、果酒、罐头及果脯为 $50\mu g/kg$。

4. 单端孢霉烯族化合物

单端孢霉烯族化合物是一组由某些镰刀菌种产生的生物活性和化学结构相似的有毒代谢产物。其基本化学结构是倍半萜烯，因在碳 12、13 位上形成环氧基，故又称 12，13 环氧单端孢霉烯族化合物。目前已知在谷物中存在的单端孢霉烯族化合物主要有 T-2 毒素、二醋酸蔗草镰刀菌烯醇、雪腐镰刀菌烯醇和脱氧雪腐镰刀菌烯醇。该类化合物化学性质稳定，可溶于中等极性的有机溶剂，难溶于水。紫外光下不显荧光，耐热，在烹调过程中不易破坏。

（1）单端孢霉烯族化合物的毒性　该类化合物毒作用的共同特点是有较强的细胞毒性、

免疫抑制作用及致畸作用，部分有弱的致癌作用。

① T-2 毒素　是三线镰刀菌和拟枝孢镰刀菌产生的代谢产物。研究表明它是食物中毒性白细胞缺乏症（ATA）的病原物质。本病的特点是发热，鼻、喉及齿龈出血，有坏死性咽炎，进行性白细胞减少，严重时可导致败血症。根据 ATA 的临床症状及食物中分离出的镰刀菌认为，ATA 与 T-2 毒素有关。T-2 毒素的毒性作用极为广泛，可导致多系统多器官的损伤，尤其是淋巴组织受损最为严重，可造成淋巴细胞变性坏死，说明 T-2 毒素具有免疫损伤作用。T-2 毒素可致胃黏膜出血及软骨损伤；并能抑制蛋白质和 DNA 合成；对小鼠有胚胎毒性；也有报道 T-2 毒素具有致癌和促癌的效应。

② 二醋酸藨草镰刀菌烯醇　该毒素主要由藨草镰刀菌和木贼镰刀菌产生。其毒性与 T-2 毒素相似，可损害动物造血器官、使血细胞持续减少、心肌蜕变出血等。

③ 脱氧雪腐镰刀菌烯醇　该毒素也称致呕毒素，主要由禾谷镰刀菌、黄色镰刀菌及雪腐镰刀菌产生。脱氧雪腐镰刀菌烯醇是赤霉病中毒的主要病原物质。有报道成人食入 250g含有 10%病麦的面粉，食后 30～60min 即可发生中毒。表现为恶心、眩晕、头痛、呕吐、手足发麻、全身乏力、颜面潮红。停止食用病麦后 1～2d 即可恢复。症状严重者可见呼吸、脉搏、体温及血压的波动，四肢发软、步态不稳、形似醉酒，故有地方称其为"醉谷病"，但未见死亡报道。DON 的毒性除表现为致呕吐作用外，一些研究还表明其有明显的胚胎毒性和一定的致畸、致突变作用。但关于该毒素的致癌作用目前尚无明确报道。

④ 雪腐镰刀菌烯醇与镰刀菌烯酮-x　这两者均为 B 型单端孢霉烯族化合物，可引起人的恶心、呕吐、头痛、疲倦等症状，也可引起小鼠体重下降、肌肉张力下降及腹泻等。

(2) 单端孢霉烯族化合物污染的预防措施　在欧美各国，单端孢霉烯族化合物对谷物、饮料均有不同程度的污染，T-2 毒素和 DON 在北美和欧洲的谷物和饲料中污染较为普遍。

预防措施仍应是防霉去毒、加强检测及制定食品中限量标准。防霉首先要注意田间管理，预防赤霉病；粮储期间注意通风，控制粮谷水分在 11%～13%以下。要设法减少粮食中赤霉病麦粒和毒素，如可采用比重分离法、稀释法或碾磨去皮法等减少食用病麦或去除病麦的毒素；用病麦制成油煎薄饼，因其温度高可略微减少毒素含量；而用病麦发酵制醋或酱油，则可较好地去除毒素。

（三）与食品污染关系密切的其他真菌毒素

与食品污染关系密切的霉菌毒素除前述几种外，还有杂色曲霉毒素、烟曲霉震颤素、橘青霉素、黄绿青霉素、黄天精、红天精、皱褶青霉素、环氯素、青霉酸、串珠镰刀菌素等，这些真菌毒素易污染谷类、大米、大麦、玉米等作物，对动物均有较强的毒性，尤其是以下几种。

1. 玉米赤霉烯酮

该毒素主要由禾谷镰刀菌、黄色镰刀菌、木贼镰刀菌等产生，是一类结构相似的二羟基苯酸内酯化合物。因有类雌激素样作用，可表现出生殖系统毒性作用。猪为敏感动物，雌性猪表现为外阴充血、乳房肿大，甚至不孕；雄性小猪表现为睾丸萎缩、乳腺肿大等雌性变化。该毒素主要污染玉米，其次是小麦、大麦、大米等粮食作物。西方国家玉米中赤霉烯酮含量在 0.1～100mg/kg。我国曾对南方几个地区的小麦进行过调查，发现污染较轻，目前我国尚未制订食品中的限量标准。

2. 伏马菌素

伏马菌素主要由串珠镰刀菌产生，可分伏马菌素 B_1（FB_1）和伏马菌素 B_2（FB_2）两类。食品中以 FB_1 污染为主，主要污染玉米和玉米制品。目前已知 FB 最主要的毒作用是神经毒性，可引起马的脑白质软化；此外 FB 还具有慢性肾脏毒性，可引起肾病变；另外还可引起狒狒心脏血栓等。FB 不仅是促癌剂，其本身还有致癌作用，主要引起动物原发性肝癌。1996 年我国对玉米、小麦等粮食作物中 FB_1 的污染情况进行调查，发现不同地区均有不同程度污染，目前我国尚无其在食品中的限量标准。

3. 3-硝基丙酸

3-硝基丙酸是曲霉属和青霉属等少数菌种产生的有毒代谢产物。我国从引起中毒的变质甘蔗中分离到的节菱孢霉具有产生 3-硝基丙酸的作用。该化学物对多种动物具有毒性作用，表现为神经系统、肝、肾和肺损伤。变质甘蔗中毒在我国北方常有发生，发病急，潜伏期从十几分钟至十几小时。发病初期为消化功能紊乱，随后出现神经系统症状，如头痛、头晕等，重者可伴有抽搐。抽搐时四肢强直、手足呈鸡爪样、牙关紧闭、瞳孔散大、面部发绀等，每日发作可达数十次，随后可进入昏迷期。中毒者常死于呼吸衰竭，存活者多有椎外系统神经损害，留下终生残疾。对 3-硝基丙酸中毒的预防措施是甘蔗必须成熟后收割，收割后需防冻，防霉菌污染，储存期不可过长。宣传教育不吃霉变的甘蔗，一旦发生中毒，因无特效疗法而应尽快洗胃或灌肠排除毒物，控制脑水肿，促进脑功能恢复并采取其他对症及支持疗法。

二、食品腐败变质

食品的腐败变质是指食品在一定环境因素影响下，由微生物的作用而引起食品成分和感官性状发生改变，并失去食用价值的一种变化。

（一）食品腐败变质的原因

1. 食品本身的组成和性质

动植物食品本身含有各种酶类，在适宜温度下酶类活动增强，使食品发生各种改变，如新鲜的肉和鱼的后熟，粮食、蔬菜、水果的呼吸作用。这些作用可引起食品组成成分分解，加速食品的腐败变质。

2. 环境因素

环境因素主要有气温、气湿、紫外线和氧等。环境温度不但可加速食品内的化学反应过程，而且有利于微生物的生长繁殖。水分含量高的食品易于腐败变质。紫外线和空气中的氧均有加速食品组成物质氧化分解作用，特别是对油脂作用尤为显著。

3. 微生物的作用

在食品腐败变质中起主要作用的是微生物。除一般食品细菌外还包括酵母菌与真菌，但在一般情况下细菌常比真菌和酵母菌占优势。微生物本身具有能分解食品中特定成分的酶，一种是细胞外酶，可将食物中的多糖、蛋白质水解为简单的物质；另一种是细胞内酶，能将已吸收到细胞内的简单物质进行分解，产生的代谢产物使食品具有不良的气味和味道。

（二）食品腐败变质的化学过程与鉴定指标

食品腐败变质实质上是食品中的营养成分的分解过程，其程度常因食品种类、微生物的种类和数量以及其他条件的影响而异。

1. 食品中蛋白质的分解

肉、鱼、禽、蛋和大豆制品等富含蛋白质的食品，主要是以蛋白质分解为其腐败变质的特性。蛋白质在微生物酶的作用下，分解为氨基酸，再在细菌酶的作用下氨基酸通过脱羧基、脱氨基、脱硫作用，形成多种腐败产物。在细菌脱羧酶的作用下，组氨酸、酪氨酸、赖氨酸、鸟氨酸脱羧分别生成组胺、酪胺、尸胺和腐胺，后两者均具有恶臭。

在细菌脱氨基酶的作用下氨基酸脱去氨基而生成氨；脱下的氨基与甲基构成一甲胺、二甲胺和三甲胺。色氨酸可同时脱羧、脱氨基形成吲哚及甲基吲哚，均具有粪臭。含硫氨基酸在脱硫酶的作用下脱硫产生恶臭的硫化氢。氨与一甲胺、二甲胺、三甲胺均具有挥发性和碱性，因此称为挥发性碱基总氮，所谓挥发性碱基总氮是指食品水浸液在碱性条件下能与水蒸气一起蒸馏出来的总氮量。据研究，挥发性碱基总氮与食品腐败变质程度之间有明确的对应关系。

2. 食品腐败变质的鉴定

一般是从感官、物理、化学和微生物等四个方面进行评价。由于蛋白质分解，食品的硬度和弹性下降，组织失去原有的坚韧度，以致各种食品产生外形和结构的特有变化或发生颜色异常，蛋白质分解产物所特有的气味更明显。蛋白质含量丰富的食品，目前仍以感官鉴定为主，通过嗅觉可以判定食品是否有极轻微的腐败变质。人的嗅觉刺激阈，在空气中的浓度（mol/L）为：氨为 2.14×10^{-8}、三甲胺 5.01×10^{-9}、硫化氢 1.91×10^{-10}、粪臭素 1.29×10^{-11}。有关物理指标，主要是根据蛋白质分解时低分子物质增多的现象，可采用食品浸出物量、浸出液电导度、折射率、冰点下降、黏度上升 pH 值等指标。化学指标主要有三项，一是挥发性盐基总氮，目前已列入我国食品卫生标准；二是二甲胺与三甲胺，主要用于鱼虾等水产品；三是 K 值，指 ATP 分解的低级产物肌苷（HxR）和次黄嘌呤（Hx）占 ATP 系列分解产物 A 即 ADP＋AMP＋IMP＋HxR＋Hx 的百分比，主要适用于鉴定鱼类早期腐败。若 $K \leqslant 20\%$说明鱼体绝对新鲜，$K > 40\%$鱼体开始有腐败迹象。微生物学的常用的指标是细菌总数和大肠菌群值。

3. 食品中脂肪的酸败

食用油脂与食品脂肪的酸败受脂肪酸饱和程度、紫外线、氧、水分、天然抗氧化物质以及食品中微生物的解脂酶等多种因素的影响。食品中的中性脂肪分解为甘油和脂肪酸，脂肪酸可进一步断链形成酮和酮酸，多不饱和脂肪酸可形成过氧化物，进一步分解为醛和酮酸，这些产物都有特殊的臭味。脂肪分解早期酸败时，首先是过氧化值上升，这是脂肪酸败早期指标。其后由于生成各种脂肪酸，以致油脂酸度（酸价）增高。过氧化值和酸价是脂肪酸败的常用指标。脂肪分解时，其固有碘价（值）、凝固点（熔点）、密度、折射率皂化价等也发生明显改变。醛、酮等羰基化合物能使酸败油脂带有"哈喇味"。这些都是油脂酸败较为敏感和实用的指标。

4. 食品中碳水化合物的分解

含碳水化合物较多的食品主要是粮食、蔬菜、水果和糖类及其制品。这类食品在细菌、真菌和酵母所产生的相应酶作用下发酵或酵解，生成双糖、单糖、有机酸、醇、羧酸、醛、酮、二氧化碳和水。当食品发生以上变化时，食品的酸度升高，并带有甜味、醇类气味等。

5. 食品腐败变质的卫生学意义

食品腐败变质时，首先使感官性状发生改变，如刺激气味、异常颜色、酸臭味以及组织溃烂、黏液污染等。其次食品成分分解，营养价值严重降低，不仅蛋白质、脂肪、碳水化合物，而且维生素、无机盐等也有大量破坏和流失。再者，腐败变质的食品一般都有微生物的严重污染，菌相复杂和菌量增多，因而增加了致病菌和产毒真菌存在的机会，极易造成食源性疾病和食物中毒。

至于食品腐败后的分解产物对人体的直接毒害，迄今仍不够明确。然而这方面的报告与中毒却越来越多，如某些鱼类腐败产物的组胺与酪胺引起的过敏反应、血压升高，脂质过氧化分解产物刺激胃肠道而引起胃肠炎，食用酸败的油脂引起食物中毒等。腐败的食品还可为亚硝胺类化合物的形成提供大量的胺类（如二甲胺）。有机酸类和硫化氢等一些产物虽然在体内可以进行代谢转化，如果在短时间内大量摄入，也会对机体产生不良影响。

6. 食品腐败变质的控制措施

（1）低温防腐　低温可以抑制微生物的繁殖，降低酶的活性和食品内化学反应的速度。低温防腐一般只能抑制微生物生长繁殖和酶的活动，使组织自溶和营养素的分解变慢，并不能杀灭微生物，也不能将酶破坏，食品质量变化并未完全停止，因此保藏时间应有一定的期限。一般情况下，肉类在 4℃可存放数日，0℃可存放 7～10d，−10℃以下可存放数月，−20℃可保存更长时间。但鱼类如需长时间保存，则需在−25～−30℃为宜。

（2）高温灭菌防腐　食品经高温处理，可杀灭其中绝大部分微生物，并可破坏食品中的酶类。如结合密闭、真空、迅速冷却等处理，可有效地控制食品腐败变质，延长保存时间。高温灭菌防腐主要有高温灭菌法和巴氏消毒法两类。高温灭菌法的目的在于杀灭微生物，如食品在 115℃左右的温度，大约 20min，可杀灭繁殖型和芽孢型细菌，同时可破坏酶类，获得接近无菌的食品，如罐头的高温灭菌常用 100～120℃。巴氏消毒法是将食品在 60～65℃左右加热 30min，可杀灭一般致病性微生物，亦有用 80～90℃加热 30s 或 1min 的高温短时巴氏消毒法以 130～135℃加热 3～4s 的超高温瞬时灭菌法。巴氏消毒法多用于牛奶和酱油、果汁、啤酒及其他饮料，其优点是能最大限度地保持食品原有的性质。

（3）脱水与干燥防腐　将食品水分含量降至一定限度以下（如细菌为 10％以下，霉菌为 13％～16％以下，酵母为 20％以下），微生物则不易生长繁殖，酶的活性也受抑制，从而可以防止食品腐败变质。这是一种保藏食品较常用的方法。脱水采取日晒、阴干、加热蒸发，减压蒸发或冰冻干燥等方法。日晒法虽然简单方便，但其中的维生素几乎全部损失。冰冻干燥（又称真空冷冻干燥、冷冻升华干燥、分子干燥）是将食物先低温速冻，使水分变为固冰，然后在较高的真空度下使固态变为气态而挥发。此种方法可使大多数食品几乎可长期保藏，既保持食品原有的物理、化学、生物学性质不变，又保持食品原有的感官性状。食用时，加水复原后可恢复到原有的形状和结构。

（4）提高渗透压防腐　常用的有盐腌法和糖渍法。盐腌法可提高渗透压，微生物处于高渗状态的介质中，可使菌体原生质脱水收缩并与细胞膜脱离而死亡。食盐浓度为 8％～10％时，可停止大部分微生物的繁殖，但不能杀灭微生物。杀灭微生物需要食盐的浓度达到 15％～20％。糖渍食品是利用高浓度（60％～65％）糖液，作为高渗溶液来抑制微生物繁殖。不过此类食品还应在密封和防湿条件下保存，否则容易吸水，降低防腐作用。糖渍食品常见的有甜炼乳、果脯、蜜饯和果酱等。

（5）提高氢离子浓度防腐　大多数细菌一般不能在 pH 4.5 以下正常发育，故可利用提高氢离子浓度的办法进行防腐。提高氢离子浓度的方法有醋渍和酸发酵等。多用于各种蔬菜和黄瓜。醋渍法是向食品内加食醋，酸发酵法是利用乳酸菌和醋酸菌等发酵产酸来防止食品腐败。

（6）添加化学防腐剂　化学防腐剂属于食品添加剂，其作用是抑制或杀灭食品中引起腐败变质的微生物。由于化学防腐剂中某些成分对人体有害，因此在使用时只能使用我国规定允许的几种防腐剂，例如苯甲酸及其钠盐、山梨酸及其钠盐、亚硫酸及其盐类以及对羟基苯甲酸酯类等。

（7）辐照保藏防腐　食品辐照保藏是 20 世纪 40 年代开始发展起来的一种新的保藏技术，主要利用 Co、Cs 产生的 γ 射线及电子加速器产生的电子束作用于食品进行灭菌、杀虫、抑制发芽，从而达到食品保鲜并延长食品保存期限的目的。

三、食物中毒及其预防

（一）食物中毒的概念

食物中毒系指摄入了含有生物性和化学性有毒有害物质的食品，或把有毒有害物质当作食品摄入后出现的非传染性急性或亚急性疾病。食物中毒既不包括因暴饮暴食而引起的急性胃肠炎、食源性肠道传染病（如伤寒）和寄生虫病（如旋毛虫、猪囊尾蚴病），也不包括因一次大量或长期少量摄入某些有毒、有害物质而引起的以慢性毒害为主要特征（如致癌、致畸、致突变）的疾病。

（二）食物中毒的特点

食物中毒发生的原因各不相同，但发病具有如下共同特点：①发病呈暴发性，潜伏期短，来势急剧，短时间内可能有多数人发病，发病曲线呈上升的趋势；②中毒病人一般具有相似的临床表现，常常出现恶心、呕吐、腹痛、腹泻等消化道症状；③发病与食物有关，患者在近期内都食用过同样的食物，发病范围局限在食用该有毒食物的人群，停止食用该食物后很快停止，发病曲线在突然上升之后即突然呈下降趋势，无余波；④食物中毒病人对健康人不具传染性。

有的食物中毒具有明显的地区性和季节性，例如，我国肉毒梭菌毒素中毒90％以上发生在新疆地区；副溶血性弧菌食物中毒多发生在沿海各省；而霉变甘蔗和酵米面食物中毒多发生在北方。食物中毒全年皆可发生，但第二、第三季度是食物中毒的高发季节，尤其是第三季度。

在我国引起食物中毒的各类食物中，动物性食品引起的食物中毒较为常见，占50％以上。其中肉及肉制品引起的食物中毒居首位。

（三）食物中毒分类

按病原物质可分为四类：①细菌性食物中毒，主要有沙门菌食物中毒、变形杆菌食物中毒、副溶血性弧菌食物中毒、葡萄球菌肠毒素食物中毒、肉毒梭菌食物中毒、蜡样芽孢杆菌食物中毒、韦梭菌食物中毒、致病性大肠杆菌食物中毒、酵米面椰毒假单胞菌毒素食物中毒、结肠炎耶尔森菌食物中毒、链球菌食物中毒、志贺菌食物中毒等；②有毒动植物中毒，指误食有毒动植物或摄入因加工、烹调不当未除去有毒成分的动植物食物而引起的中毒，其发病率较高，病死率因动植物种类而异。有毒动物中毒，如河豚鱼、有毒贝类等引起的中毒；有毒植物中毒，如毒蕈、含氰苷果仁、木薯、四季豆等中毒等；③化学性食物中毒，指误食有毒化学物质或食入被其污染的食物而引起的中毒，发病率和病死率均比较高，如某些金属或类金属化合物、亚硝酸盐、农药等引起的食物中毒；④真菌毒素和霉变食品中毒食用被产毒真菌及其毒素污染的食物而引起的急性疾病，其发病率较高，死亡率因菌种及其毒素种类而异，如赤霉病麦、霉变甘蔗等中毒。

1. 细菌性食物中毒

细菌性食物中毒是由于吃了含有大量细菌或细菌毒素的食物而引起的中毒，是食物中毒中最常见的一类。由活菌引起的食物中毒称感染型，由菌体产生的毒素引起的食物中毒称毒素型。有的食物中毒既有感染型，又有毒素型。

细菌性食物中毒发生的基本条件是：①细菌污染食物；②在适宜的温度、水分、pH 值及营养条件下，细菌急剧大量繁殖或产毒；③进食前食物加热不充分，未能杀灭细菌或破坏其毒素。

细菌性食物中毒全年皆可发生，但在夏秋季节发生较多，引起细菌性食物中毒的食物主要为动物性食品。一般病程短、恢复快、预后良好，对抵抗力低的人群，如老人、儿童、病人和身体衰弱者，发病症状常较为严重。

2. 沙门菌食物中毒

沙门菌属种类繁多，目前国际上已发现 2300 多个血清型，我国有 255 个。其中引起食物中毒的主要有鼠伤寒沙门菌、猪霍乱沙门菌、肠炎沙门菌等。沙门菌进入肠道后大量繁殖，除使肠黏膜发炎外，大量活菌释放的内毒素同时引起机体中毒。

（1）流行病学特点

① 中毒全年都可发生，但多以夏季为主，主要在 5～10 月，7～9 月最多。

② 中毒食品以动物性食品为多见。主要是肉类，如病死牲畜肉、冷荤、熟肉等，也可由鱼、禽、奶、蛋类食品引起。

③ 中毒原因主要是由加工食品用具、容器或食品存储场所生熟不分、交叉污染，食前未加热处理或加热不彻底引起。

（2）发病机制　沙门菌随同食物进入机体，一般要达到 104～108 个时才出现临床症状。在肠道内繁殖，破坏肠黏膜，并通过淋巴系统进入血液，出现菌血症，引起全身感染；释放出毒力较强的内毒素，内毒素和活菌共同侵害肠黏膜继续引起炎症，出现体温升高和急性胃肠症状。

（3）中毒表现　沙门菌食物中毒有多种多样的中毒表现，临床有 5 种类型，即胃肠炎型、类霍乱型、类伤寒型、类感冒型和败血症型，其共同特点如下：

① 潜伏期一般为 12～36h。短者 6h，长者 48～72h。

② 中毒初期表现为头痛、恶心、食欲不振，以后出现呕吐、腹泻、腹痛、发热，重者可引起痉挛、脱水、休克等。

③ 腹泻一日数次至十余次，或数十次不等，主要为水样便，少数带有黏液或血。

（4）预防措施

① 防止污染不食用病死牲畜肉，加工冷荤熟肉一定要生熟分开。要采取积极措施控制感染沙门菌的病畜肉类流入市场。

② 高温杀灭如烹调时肉块不宜过大，禽蛋煮沸 8min 以上等。

③ 控制繁殖沙门菌繁殖的最适温度为 37℃，但在 20℃以上即能大量繁殖，因此低温储存食品是一项重要预防措施。冷藏食品如果控制在 5℃以下，并做到避光、断氧，则效果更佳。

3. 葡萄球菌食物中毒

葡萄球菌在空气、土壤、水、粪便、污水及食物中广泛存在，主要来源于动物及人的鼻腔、咽喉、皮肤、头发及化脓性病灶。葡萄球菌可产生多种毒素（A、B、C、D、E 型）和酶类。引起食物中毒的主要是能产生肠毒素的葡萄球菌，其中以金黄色葡萄球菌致病力最强。此菌耐热性不强，最适生长温度为 37℃，最适 pH 值为 7.4，大约 50％以上的金黄色葡萄球菌菌株可在实验室条件下产生两种或两种以上的葡萄球菌肠毒素。食物中的肠毒素耐热性强，一般烹调温度不能将其破坏，218～248℃油温下经 30min 才能被破坏。

（1）流行病学特点

① 中毒多发生在夏、秋季节，其他季节亦可发生。

② 中毒食品主要为乳及乳制品、蛋及蛋制品、各类熟肉制品，其次为含有乳制品的冷冻食品，个别也有含淀粉类食品。

③ 中毒原因主要是被葡萄球菌污染后的食品在较高温度下保存时间过长，如在 25～30℃环境中放置 5～10h，就能产生足以引起食物中毒的葡萄球菌肠毒素。

（2）发病机制　葡萄球菌肠毒素引起食物中毒的机制目前尚未全部阐明。有研究认为，葡萄球菌肠毒素对小肠黏膜细胞无直接破坏作用，而以完整的分子经消化道吸收入血，到达中枢神经后刺激呕吐中枢致病。

（3）中毒表现

① 起病急，潜伏期短，一般在 2~3h，多在 4h 内，最短 1h，最长不超过 10h。

② 中毒表现为典型的胃肠道症状，表现为恶心、剧烈而频繁地呕吐（严重者可呈喷射状，呕吐物中常有胆汁、黏液和血）、腹痛、腹泻（水样便）等。

③ 年龄越小对本葡萄球菌肠毒素的敏感性越强，因此儿童发病较多，病情较成人严重。

④ 病程较短，一般在 1~2d 痊愈，很少死亡。

（4）预防措施

① 防止污染　a. 防止带菌人群对各种食物的污染，定期对食品加工人员、饮食从业人员、保育员进行健康检查，对患局部化脓性感染（疖疮、手指化脓）、上呼吸道感染（鼻窦炎、化脓性咽炎、口腔疾病等）者，应暂时调换其工作；b. 防止葡萄球菌对奶的污染，要定期对奶牛的乳房进行检查，患化脓性乳腺炎时其奶不能食用，健康奶牛的奶在挤出后，除应防止葡萄球菌污染外，亦应迅速冷却至 10℃ 以下，防止在较高温度下，该菌的繁殖和毒素的形成，此外，乳制品应以消毒乳为原料；c. 患局部化脓性感染的畜、禽肉尸应按病畜、病禽肉处理，将病变部位除去后，按条件可食肉经高温处理以熟制品出售。

② 防止肠毒素的形成　在低温、通风良好条件下储存食物不仅可防止葡萄球菌生长繁殖，亦是防止毒素形成的重要条件。因此，食物应冷藏或置阴凉通风的地方，如剩饭在常温下存放应置阴凉通风的地方，其放置时间亦不应超过 6h，在气温较高的夏、秋季节，食前还应彻底加热。

4. 肉毒梭菌毒素食物中毒

肉毒梭菌是一种革兰阳性厌氧菌，具有芽孢，主要存在于土壤、江河湖海的淤泥及人畜粪便中。食物中毒是由肉毒梭菌产生的外毒素即肉毒毒素所致。

肉毒梭菌可产生 A、B、Cα、Cβ、D、E、F、G 等 8 型肉毒毒素，引起人类中毒的有 A、B、E、F4 型，其中 A、B 型最为常见。该类毒素是一种强烈的神经毒素，毒性比氰化钾强 1 万倍，对人的致死量约为 10~9mg/kg。

肉毒梭菌芽孢能耐高温，在干热的 180℃ 条件下保持 5~15min 能杀死芽孢。杀死 A 型肉毒梭菌芽孢需要湿热条件，在 100℃ 条件下保持 6h，或者在 120℃ 条件下保持 4min。肉毒梭菌的各菌型之间对温度的抵抗力略有差别，E 型肉毒梭菌芽孢不耐高热，可在 100℃ 条件下杀菌 1min，在 90℃ 条件下保持 5min，在 80℃ 条件下杀菌 30min 即死亡，但在 70℃ 条件下杀菌 2h 仍能存活。F 型的芽孢在 110℃ 时杀菌 10min 可被杀灭。

（1）流行病学特点

① 四季均可发生中毒，多发生在冬、春季节。

② 中毒食品与饮食习惯有关，主要为家庭自制的豆类制品（发酵豆、面酱、臭豆腐），其次为肉类和罐头食品。

③ 中毒原因主要是被污染了肉毒毒素的食品在食用前未进行彻底的加热处理。

（2）发病机制　随食物进入肠道的肉毒毒素在小肠内被胰蛋白酶活化并释放出神经毒素，后者被小肠黏膜细胞吸收入血，作用于周围神经与肌肉接头处、自主神经末梢及颅神经核，可阻止胆碱能神经末梢释放乙酰胆碱，使神经冲动的传递受阻，终致肌肉麻痹和瘫痪。重症者可见脑神经核及脊髓前角退行性变，脑及脑膜充血、水肿及血栓形成。

（3）中毒表现

① 潜伏期数小时至数天不等，一般为 12～48h，最短者 6h，长者可达 8～10d。

② 中毒主要表现为运动神经麻痹症状，如头晕、无力、视物模糊、眼睑下垂、复视、咀嚼无力、步态不稳、张口和伸舌困难、咽喉阻塞感、饮食发呛、吞咽困难、呼吸困难、头颈无力、垂头等。

③ 病人症状的轻重程度可有所不同，病死率较高。

（4）预防措施

① 停止食用可疑中毒食品。

② 自制发酵酱类时，原料应清洁新鲜，腌前必须充分冷却，盐量要达到 14％以上，并提高发酵温度。要经常日晒，充分搅拌，使氧气供应充足。

③ 不吃生酱。

④ 肉毒梭菌毒素不耐热，加热 80℃经 30min 或 100℃经 10～20min，可使各型毒素破坏，所以对可疑食品进行彻底加热是破坏毒素预防肉毒梭菌毒素中毒的可靠措施。

5. 副溶血弧菌食物中毒

副溶血弧菌是一种嗜盐性细菌。存在于近岸海水、海底沉积物和鱼、贝类等海产品中，为革兰阴性、有鞭毛，兼性厌氧菌；在含 2％～4％氯化钠的普通培养基上生长最佳，在无食盐培养基上不生长，但在营养成分丰富的无机盐培养基上，此菌仍能良好生长。生长的 pH 值范围为 5.0～9.6，最适为 7.5～8.5；温度范围为 15～40℃，最适合为 37℃。副溶血性弧菌中毒是我国沿海地区最常见的一种食物中毒。

副溶血弧菌不耐热，75℃加热 5min 或 90℃加热 1min 即可杀灭。对酸敏感，在稀释 1 倍的食醋中经 1min 即可死亡。在淡水中生存不超过 2d，海水中能生存 47d 以上。繁殖的最适温度为 30～37℃。带有少量细菌的食品，在适宜温度下经 3～4h，细菌可急剧增加，并可引起食物中毒。

（1）流行病学特点

① 副溶血弧菌食物中毒多发生在 6～9 月份高温季节，海产品大量上市时。

② 中毒食品主要是海产品，其次为咸菜、熟肉类、禽肉、禽蛋类，约半数为腌制品。

③ 中毒原因主要是烹调时未烧熟、煮透，或熟制品污染后未再彻底加热。

（2）发病机制 主要因副溶血弧菌的活菌所致。人体摄入致病活菌 106 个以上，几小时后即可发生胃肠炎。细菌在胃肠道繁殖，引起组织病变，并可产生耐热溶血毒素对肠道共同作用。

（3）中毒表现

① 潜伏期一般在 6～10h 左右，最短者 1h，长者 24～48h。

② 发病急，主要症状为恶心、呕吐、腹泻、腹痛、发热，尚有头痛、多汗、口渴等症状。

③ 呕吐、腹泻严重，腹泻多为水样便，重者为黏液便和黏血便，失水过多者可引起虚脱并伴有血压下降。

④ 大部分病人发病后 2～3d 恢复正常；少数重症病人可休克、昏迷而死亡。

（4）预防措施

① 停止食用可疑中毒食品。

② 加工海产品，如鱼、虾、蟹、贝类一定要烧熟煮透。蒸煮时间需加热 100℃30min。海产品用盐渍也可有效地杀死细菌。

③ 烹调或调制海产品生冷拼盘时可加适量食醋。

④ 加工过程中生熟用具要分开，宜在低温下储藏。对烹调后的鱼虾和肉类等熟食品，应放在 10℃以下存放，存放时间最好不超过两天。

6. O_{157}：H_7 大肠杆菌食物中毒

O_{157}：H_7 大肠杆菌是致泻性大肠埃希菌中肠出血性大肠杆菌的一种最常见的血清型，可寄居于牛、猪、羊、鸡等家畜家禽的肠内，一旦侵入人的肠内，便依附肠壁，产生类志贺样毒素和肠溶血毒素，导致人类发生出血性结肠炎和溶血性尿毒综合征。我国早在 1987 年就从腹泻病人粪中分离出 O_{157}：H_7 菌株，但一直未发生暴发流行。美国于 1982 年以后频频出现由 O_{157}：H_7 菌株引发的食物中毒，至今已记载了 60 多起。1996 年 5～8 月日本发生了迄今为止世界上最大规模的 O_{157}：H_7，暴发流行，9000 多名儿童感染，11 名死亡。O_{157}：H_7 毒力极强，很少量的病菌即可使人致病，对细胞破坏力极大，主要侵犯小肠远端和结肠，引起肠黏膜水肿出血，同时可引起肾脏、脾脏和大脑的病变。该菌不耐高温，60℃ 20min 可灭活；耐酸不耐碱；对氯敏感。

（1）流行病学特点

① 流行地区以欧美日等发达国家多见，北方较南方多见，提示感染流行与饮食习惯有关。病菌基本上是通过食品和饮品传播，且多以暴发形式流行，尤以食源性暴发更多见。

② 常见中毒食品和饮品是肉及肉制品、汉堡包、生牛奶、奶制品、蔬菜、鲜榨果汁、饮水等，传播途径以通过污染食物经 1:1 感染较为多见，直接传播较罕见。

③ 中毒多发生在夏秋季，尤以 6～9 月更多见。人类对此菌普遍易感，其中小儿和老人更易感。

（2）中毒表现

① 起病急骤，潜伏期为 2～9d，最快仅 5h。

② 中毒表现主要为突发性的腹部痉挛，有时为类似于阑尾炎的疼痛。有些病人仅为轻度腹泻，有些有水样便，继而转为血性腹泻，腹泻次数有时可达每天十余次，低热或不发热；许多病人同时有呼吸道症状。

③ 严重者可造成溶血性尿毒综合征、血栓性血小板减少性紫癜、脑神经障碍等多器官损害，危及生命，老人和儿童患者死亡率较高。

（3）预防措施

① 停止食用可疑中毒食品。

② 不吃生的或加热不彻底的牛奶、肉等动物性食品。不吃不干净的水果、蔬菜。剩余饭菜食用前要彻底加热。防止食品生熟交叉污染。

③ 养成良好的个人卫生习惯，饭前便后洗手。避免与患者密切接触，在接触时应特别注意个人卫生。

④ 食品生产、加工企业尤其是餐饮业应严格保证食品的安全性。

⑤ 大力提倡体育锻炼，提高身体素质，增强机体免疫力，以抵御细菌的侵袭。

7. 其他细菌性食物中毒

其他细菌性食物中毒见表 4-1-2。

8. 有毒动植物中毒

（1）河豚鱼中毒　河豚鱼中毒是指食用了含有河豚毒素的鱼类引起的食物中毒。在我国主要发生在沿海地区及长江、珠江等河流入海口处。

表 4-1-2　其他细菌性食物中毒

中毒名称	病原体	临床表现	中毒食物	预防措施
变形杆菌食物中毒	普通变形杆菌、奇异变形杆菌	潜伏期 5～18h，表现为急性腹泻、伴恶心、呕吐、头疼、发热，体温一般在 38～39℃，病程 1～3d	动物性食品为主，其次为豆制品和凉拌菜	注意食堂卫生，严格做到生熟用具分开
大肠埃希菌食物中毒	致病菌大肠埃希菌及其产生的耐热不耐热肠毒素	感染型潜伏期 4～48h，表现为急性胃肠炎型、急性菌痢型，体温在 38～40℃	动物性食品特别是熟肉制品、凉拌菜	防止对熟肉制品再污染
链球菌食物中毒	D 族链球菌中的粪便链球	感染型、毒素型或混合型，潜伏期在 6～24h，急性胃肠炎症状，体温略高，偶有头痛、头晕等	动物性食品尤其以熟肉制品、奶类食品为主	防止对熟肉制品再污染
志贺菌属食物中毒的	宋内志贺菌及其肠毒素	感染型、毒素型或混合型，潜伏期在 10～20h，剧烈腹痛，腹泻，水样，血样或黏液便，体温 40℃，里急后重	凉拌菜	加强食品卫生法规宣传
空肠弯曲菌食物中毒	空肠弯曲菌及其霍乱样肠毒素	感染型、毒素型或混合型，潜伏期在 3～5d，急性胃肠炎症状，体温在 38～40℃	牛乳及肉制品	重点为幼儿食品及奶类食品卫生管理

① 毒性物质　河豚鱼的有毒成分为河豚毒素，是一种神经毒，有河豚素、河豚酸、河豚卵巢毒素及河豚肝脏毒素。河豚毒素对热稳定，220℃ 以上可分解。河豚鱼的卵巢和肝脏毒性最强，其次为肾脏、血液、眼睛、鳃和皮肤。鱼死后不久时，内脏毒素可渗入肌肉，使本来无毒的肌肉也含毒。河豚的毒素常随季节变化而有差异，每年 2～5 月为卵巢发育期，毒性最强；6～7 月产卵后，卵巢萎缩，毒性减弱。故河豚鱼中毒多发生于春季。

② 中毒表现

A. 发病急，潜伏期一般 10～45min，长者达 3h。

B. 先感觉手指、口唇、舌尖麻木或有刺痛感，然后出现恶心、呕吐、腹痛、腹泻等胃肠道症状，并有四肢无力、口唇、舌尖及肢端麻痹，进而四肢肌肉麻痹，以致身体摇摆、行走困难，甚至全身麻痹成瘫痪状。

C. 严重者眼球运动迟缓，瞳孔散大，对光反射消失，然后言语不清、青紫、血压和体温下降，呼吸先迟缓、浅表，而后呼吸困难，最后呼吸衰竭而死亡。

③ 预防措施

A. 捕捞时必须将河豚鱼剔除。

B. 水产部门必须严格执行《水产品卫生管理办法》，严禁出售鲜河豚鱼。加工干制品必须严格执行规定的操作程序。

C. 加强宣传河豚鱼的毒性及危害，学会识别河豚鱼，不擅自吃沿海地区捕捞或捡拾的不认识的鱼。

D. 严禁饭店、酒店自行加工河豚鱼。

（2）鱼类引起的组胺中毒　引起此类中毒的鱼大多是含组胺高的鱼类，主要是海产鱼中的青皮红肉鱼类，如金枪鱼、秋刀鱼、竹荚鱼、沙丁鱼、青鳞鱼、金线鱼、鲐鱼等。当鱼不新鲜或腐败时，鱼体中游离组氨酸经脱羧酶作用产生组胺。当组胺积蓄至一定量时，食后便可引起中毒。

① 中毒表现

A. 潜伏期一般为 0.5～1h，最短可为 5min，最长达 4h。

B. 以局部或全身毛细血管扩张、通透性增强、支气管收缩为主，主要症状为脸红、头晕、头痛、心慌、脉速、胸闷和呼吸窘迫等，部分病人出现眼结膜充血、瞳孔散大、视物模糊、脸发胀、唇水肿、口和舌及四肢发麻、恶心、呕吐、腹痛、荨麻疹、全身潮红、血压下降等。

C. 中毒特点是发病快、症状轻、恢复迅速，偶有死亡病例报道。

② 预防措施

A. 不吃腐败变质的鱼，特别是青皮红肉的鱼类。市售鲜鲐鱼等应冷藏或冷冻，要有较高的鲜度，其组胺含量应符合 GB 2733 规定。

B. 选购鲜鲐鱼等要特别注意其鲜度，如发现鱼眼变红、色泽不新鲜、鱼体无弹性时，则不得食用。选购后应及时烹调，如盐腌，应劈开鱼背并加 25％以上的食盐腌制。

C. 食用鲜、咸鲐鱼时，烹调前应去内脏、洗净，切成两寸段，用水浸泡 4～6h，可使组胺量下降 44％，烹调时加入适量雪里蕻或红果，组胺可下降 65％，不宜油煎或油炸。

D. 有过敏性疾患者，以不吃此类鱼为宜。

（3）毒蕈中毒　毒蕈又称毒蘑菇，是指食后可引起中毒的蕈类。在我国目前已鉴定的蕈类中，可食用蕈近 300 种，有毒蕈类约有 100 种，可致人死亡的至少有 10 种，它们是褐鳞小伞、肉褐鳞小伞、白毒伞、褐柄白毒伞、毒伞、残托斑毒伞、毒粉褶蕈、秋生盔孢伞、包脚黑褶伞、鹿花蕈。由于生长条件的差异，不同地区发现的毒蕈种类、大小、形态不同，所含毒素亦不一样。毒蕈的有毒成分十分复杂，一种毒蕈可以含有几种毒素，而一种毒素又可存在于数种毒蕈之中。毒蕈中毒全国各地均有发生，多发生在高温多雨的夏秋季节，以家庭散发为主，有时在一个地区连续发生多起，常常是由于误采毒蘑菇食用而中毒。

① 中毒表现　毒蕈中毒的临床表现复杂多样，因毒蕈种类不同，其有毒成分、临床表现也不同。目前，一般将毒蕈中毒临床表现分为 5 种类型。

A. 胃肠炎型引起此型中毒的毒蕈多见于红菇属、乳菇属、粉褶蕈属、黑伞蕈属、白菇属和牛肝蕈属中的一些毒蕈，其中以红菇属国内报道最多。有毒物质可能为类树脂、甲醛类的化合物，对胃肠道有刺激作用。潜伏期一般为 0.5～6h，多在食后 2h 左右发病，最短仅 10min。主要症状为剧烈恶心、呕吐，阵发性腹痛，有的呈绞痛，以上腹部和脐部为主，剧烈腹泻，水样便，每日可多达 10 余次，不发热。该型中毒病程较短，经过适当对症处理可迅速恢复，一般病程 2～3d，预后良好，死亡率低。

B. 神经精神型引起该型中毒的毒蕈约有 30 种，所含毒性成分多种多样，多为混合存并，目前尚在研究之中。潜伏期一般为 0.5～4h，最短仅 10min。临床表现最为复杂多变，以精神兴奋、精神抑制、精神错乱、矮小幻觉或以上表现交互出现为特点。病人常狂笑、手舞足蹈、行动不稳、共济失调，可出现"小人国幻觉症"，闭眼时幻觉更明显，还可有迫害妄想，类似精神分裂症。重症病人出现谵妄、精神错乱、抽搐、昏迷等。可有副交感神经兴奋症状，如流涎、流泪、大量出汗、瞳孔缩小、脉缓、血压下降等。也可引起交感神经兴奋，如瞳孔散大、心跳加快、血压上升、颜面潮红。部分病人有消化道症状。病程 1～2d，病死率低。

C. 溶血型引起该型中毒的多为鹿花蕈（又为马鞍蕈）、褐鹿花蕈、赭鹿花蕈等。潜伏期 6～12h，最长可达 2d，初始表现为恶心、呕吐、腹泻等胃肠道症状，发病 3～4d 后出现溶血性黄疸、肝脾肿大、肝区疼痛，少数病人出现血红蛋白尿。严重者出现心律不齐、谵妄、抽搐或昏迷。也可引起急性肾功能衰竭，导致预后不良。给予肾上腺皮质激素治疗可很快控制病情，病程 2～6d，一般死亡率不高。

D. 脏器损害型此型中毒最为严重，病情凶险，如不及时抢救，死亡率极高。毒素主要成分为毒肽类和毒伞肽类，存在于毒伞属（如毒伞、白毒伞、鳞柄白毒伞）、褐鳞小伞及秋生盔孢伞覃。

按病情发展可分为 5 期，但有时分期并不明显。

a. 潜伏期　一般 10～24min，最短可为 6～7min。

b. 胃肠炎期　恶心、呕吐、脐周腹痛、水样便腹泻，每日十余次，甚至更多，一般多在持续 1～2d 后逐渐缓解，部分严重病人继胃肠炎后病情迅速恶化，出现休克、昏迷、抽搐、惊厥、全身广泛出血，呼吸衰竭，在短时间内死亡。

c. 假愈期　病人症状暂时缓解或消失，约持续 1～2d。此期毒素由肠道吸收，通过血液进入脏器与靶细胞结合，逐渐侵害实质脏器。轻度中毒病人肝损害不严重，可由此期进入恢复期。对假愈期的病人，一定要注意观察，提高警惕，以免误诊误治。

d. 脏器损害期　病人突然出现肝、肾、心、脑等脏器损害，出现肝脏肿大、黄疸、肝功能异常，甚至发生急性肝坏死、肝昏迷。也可出现弥漫性血管内凝血（DIC），表现有呕吐、咯血、鼻出血、皮下和黏膜下出血。肾脏受损，尿中出现蛋白、管型、红细胞，个别病人出现少尿、尿闭或血尿，甚至尿毒症、肾功能衰竭。此期还可出现内出血和血压下降。患者烦躁不安、淡漠、嗜睡，甚至惊厥、昏迷、死亡。病死率一般为 60%～80%。部分病人出现精神障碍，如时哭时笑等。

e. 恢复期　经积极治疗，一般在 2～3 周后进入恢复期，中毒症状消失、肝功好转，也有的病人 6 周以后方可痊愈。

E. 日光性皮炎型引起该型中毒的毒蘑菇是胶陀螺（猪嘴蘑），潜伏期一般为 24h 左右，开始多为颜面肌肉震颤，继之手指和脚趾疼痛，上肢和面部可出现皮疹。暴露于日光部位的皮肤，可出现肿胀，指甲部剧痛、指甲根部出血，病人的嘴唇肿胀外翻、形似猪嘴。少有胃肠炎症状。

② 预防措施

A. 停止食用并销毁毒蘑菇和用毒蘑菇制作的食品，加工盛放毒蘑菇食品的容器炊具也应洗刷干净。

B. 毒蘑菇中毒的原因主要是误食，由于毒蘑菇难以鉴别，在中毒发生后应及时通过新闻媒体进行广泛宣传，教育当地群众不要采集野蘑菇食用，以免中毒再次发生。

C. 关于毒覃与食用覃的鉴别，目前尚缺乏简单可靠的方法，一般认为毒覃有如下一些特征可供参考：颜色奇异鲜艳，形态特殊，覃盖有斑点、疣点，损伤后流浆、发黏，覃柄上有覃环、覃托，气味恶劣，不长蛆，不生虫，破碎后易变色，煮时能使银器变色、大蒜变黑等。

9. 含氰苷类植物中毒

引起食物中毒的往往是一些核仁和木薯。苦杏仁中含有苦杏仁苷，木薯和亚麻子中含有亚麻苦苷。此外苦桃仁、枇杷仁、李子仁、樱桃仁也都含有毒成分氰苷。氰苷可在酶或酸的作用下释放出氢氰酸。含氰苷类植物中毒以散发为主。

（1）中毒表现　苦杏仁中毒潜伏期为半小时至数小时，一般 1～2h。主要症状为口内苦涩、头晕、头痛、恶心、呕吐、心慌、脉速、四肢无力，继而出现胸闷、不同程度的呼吸困难，有时呼出气可闻到苦杏仁味，严重者意识不清、呼吸微弱、四肢冰冷、昏迷，常发出尖叫。继之意识丧失、瞳孔散大，对光反射消失，牙关紧闭，全身阵发性痉挛，最后因呼吸麻痹或心跳停止而死亡。空腹、年幼及体弱者中毒症状重，病死率高。

（2）预防措施　加强宣传教育，不生吃各种苦味果仁，也不能食用炒过的苦杏仁。若食用果仁，必须用清水充分浸泡，再敞锅蒸煮，使氢氰酸挥发掉。不吃生木薯，食用时必须将木薯去皮，加水浸泡 2d，再敞锅蒸煮后食用。

10. 其他有毒动植物食物中毒见

其他有毒动植物食物中毒见表 4-1-3。

表 4-1-3　其他有毒动植物食物中毒

中毒名称	中毒名称	临床表现	预防措施
甲状腺中毒	甲状腺素	潜伏期 10～24h，头痛、乏力、抽搐、四肢肌肉痛，重者狂躁、昏迷	屠宰时去除甲状腺
有毒蜂蜜中毒	雷公藤碱及其他生物碱	潜伏期 1～2d，口干、舌麻、恶心、呕吐、心慌、腹痛，肝肿大，肾区痛	加强蜂蜜检验
四季豆中毒	皂素、植物血凝素	潜伏期 2～4h，恶心、呕吐等胃肠症状，四肢麻木	充分煮熟
发芽马铃薯中毒	龙葵素	潜伏期数十分钟至数小时，咽喉瘙痒烧灼感，胃肠炎，重者有溶血性黄疸	马铃薯应储存于干燥阴凉处，食用前削皮去芽，烹调时加醋
鲜黄花菜中毒	类秋水仙碱	潜伏期 0.5～4h，以胃肠症状为主	食鲜黄花应用水浸泡或用开水烫后弃水炒煮食用
贝类中毒	石房蛤毒素	潜伏期数分钟至数小时，开始唇、舌、指尖麻，继而腿、臂和颈部麻木，运动失调	在贝类生长的水域采取藻类检查

11. 化学性食物中毒

（1）亚硝酸盐食物中毒　亚硝酸盐食物中毒是指食用了含硝酸盐及亚硝酸盐的蔬菜或误食亚硝酸盐后引起的一种高铁血红蛋白血症，也称肠源性青紫病。常见的亚硝酸盐有亚硝酸钠和亚硝酸钾。蔬菜中常含有较多的硝酸盐，特别是当大量使用含硝酸盐的化肥或土壤中缺钼时，可增加植物中的硝酸盐。

① 亚硝酸盐的来源

A. 蔬菜中硝酸盐新鲜的叶菜类，如菠菜、芹菜、大白菜、小白菜、圆白菜、生菜、韭菜、甜菜、菜花、萝卜叶、灰菜、荠菜等，含有较多的硝酸盐，在肠道内硝酸盐还原菌的作用下转化为亚硝酸盐。新鲜蔬菜储存过久，腐烂蔬菜及放置过久的煮熟蔬菜，亚硝酸盐的含量明显增高。

B. 刚腌不久的蔬菜中含有大量亚硝酸盐，尤其是加盐量少于 12％、气温高于 20℃的情况下，可使菜中亚硝酸盐含量增加，第 7～8d 达高峰，一般于腌后 20d 消失。

C. 苦井水含较多的硝酸盐，当用该水煮粥或食物，再在不洁的锅内放置过夜后，则硝酸盐在细菌作用下可还原成亚硝酸盐。

D. 食用蔬菜过多时，大量硝酸盐进入肠道，对于儿童胃肠功能紊乱、贫血、蛔虫症等消化功能欠佳者，其肠道内的细菌可将蔬菜中硝酸盐转化为亚硝酸盐，且在肠道内过多过快的形成以致来不及分解，结果大量亚硝酸盐进入血液导致中毒。

E. 腌肉制品加入过量硝酸盐及亚硝酸盐。

F. 误将亚硝酸盐当作食盐。

② 中毒表现

A. 潜伏期一般为 10～15min，大量食入蔬菜或未腌透菜类者，一般为 1～3h，个别可长达 20h 后发病。

B. 症状体征有头痛、头晕、无力、胸闷、气短、嗜睡、心悸、恶心、呕吐、腹痛、腹泻，口唇、指甲及全身皮肤、黏膜青紫等。严重者可有心率减慢，心律不齐，昏迷和惊厥，常因呼吸循环衰竭而死亡。

③ 急救处理

A. 消除毒物催吐、洗胃和导泻。

B. 解毒剂氧化型亚甲蓝（美蓝）可使高铁血红蛋白还原为低铁血红蛋白，恢复携氧功能。剂量以 $1\sim2mg/kg$，加入 50% 葡萄糖液 $20\sim40mL$ 中，缓慢静脉注射，一般 30min 后症状即可缓解。$1\sim2h$ 后可重复半量或全量，以后根据病情适当延长用药间隔或减少用量，直至青紫消失。此外，维生素 C 亦可还原高铁血红蛋白，故可口服大量维生素 C 或静脉注射维生素 C 500mg。临床上用美蓝、维生素 C 和葡萄糖三者合用，效果较好。

C. 对症治疗出现严重发绀应吸氧。若经美蓝、维生素 C 及输液治疗后，症状明显存在着，可输入适量新鲜血液。

④ 预防措施

A. 保持蔬菜新鲜，禁食腐烂变质蔬菜。短时间不要进食大量含硝酸盐较多的蔬菜；勿食大量刚腌的菜，腌菜时盐应稍多，至少待腌制 15d 以上再食用。

B. 肉制品中硝酸盐和亚硝酸盐的用量应严格按国家卫生标准的规定，不可多加。

C. 不喝苦井水，不用苦井水煮饭、煮粥，尤其勿存放过夜。

D. 妥善保管好亚硝酸盐，防止错把其当成食盐或碱而误食中毒。

（2）砷化物中毒　砷和砷化物广泛应用于工业、农业、医药卫生业。砷（As）本身毒性不大，而其化合物一般均有剧毒，特别是三氧化二砷的毒性最强。三氧化二砷（As_2O_3）又名亚砷酐、砒霜、信石、白砷、白砒。为白色粉末，可用于杀虫剂、杀鼠剂、药物、染料工业、皮毛工业及消毒防腐剂等。

① 中毒原因　常见原因是食品加工时，使用的原料或添加剂中含砷量过高，或误食含砷农药拌种的粮食及喷洒过含砷农药不久的蔬菜，食用盛过含砷杀虫剂的容器或袋子盛放的成品和粮食，或食用碾磨过农药的工具加工过的米面等。或将三氧化二砷当作食盐、面碱、小苏打等使用。

② 临床表现　潜伏期为十几分钟至数小时，中毒后患者口腔和咽喉部有烧灼感、口渴及吞咽困难，口中有金属味，常表现为剧烈恶心、呕吐（甚至吐出血液和胆汁）、腹绞痛、腹泻（水样或米汤样，有时混有血）。由于毛细血管扩张及剧烈吐泻而脱水，血压下降，严重者引起休克、昏迷和惊厥，并可发生中毒性心肌病，心脑综合征，中毒性肝病和急性肾功能衰竭。

③ 中毒分级　根据临床表现及胆碱酯酶活力降低程度，可将有机磷中毒大致分为 4 级。

A. 潜在性中毒　此时无临床表现。血液胆碱酯酶活性下降至正常值的 $70\%\sim90\%$。一般不需治疗，但由于病情可能进展，需继续观察 12h 以上。

B. 轻度中毒　表现为无力、头痛、头晕、恶心、呕吐、多汗、流涎、腹痛、视物模糊、瞳孔缩小、四肢麻木。血液胆碱酯酶活性下降至正常值的 $50\%\sim70\%$。

C. 中度中毒　轻度中毒症状进一步加重，出现肌束震颤、轻度呼吸困难、共济失调等。血液胆碱酯酶活性下降至正常值的 $30\%\sim50\%$。

D. 重度中毒　发病后很快发生昏迷、心跳加快、血压上升、发热、瞳孔极度缩小、对光反射消失、呼吸困难、肺水肿、青紫、抽搐、大小便失禁、呼吸麻痹。血液胆碱酯酶活性下降至正常值的 30% 以下。

④ 急救治疗

A. 催吐、洗胃。迅速用 2% 碳酸钠洗胃（敌百虫禁用，因其遇碱可转变为毒性更强的敌敌畏），口服蛋清、豆浆、牛奶等。

B. 特效解毒剂

a. 生理拮抗剂　阿托品，其可阻断乙酰胆碱受体，使乙酰胆碱不能与之结合使机体不致因乙酰胆碱大量蓄积而产生严重症状，对毒蕈碱症状效果较好，对中枢神经症状效果次之，对烟碱样症状及恢复胆碱酯酶活性无效。

b. 胆碱酯酶复活剂　碘解磷定、氯磷定和双复磷等。由于它们化学结构上的特点，可接近被有机磷作用后形成的磷酰化胆碱酯酶，并与有机磷部分相结合，而将胆碱酯酶释放出来使之恢复活性。复活剂也能直接与有机磷结合，使它不能发挥毒性作用。用药后可迅速见到胆碱酯酶活性的恢复和烟碱样症状的缓解，但对毒蕈碱症状无效。

⑤ 预防措施

A. 有机磷农药必须专人保管，单独储存，喷药及拌种用的容器应专用。

B. 喷洒农药须遵守安全间隔期，如防治果树害虫，必须在收获前 30d 使用，防柑橘害虫采用喷雾法时，须在收获 2 个月前使用。

C. 配药、拌种的操作地点应远离畜圈、饮水源和瓜菜地，以防污染。禁止食用因剧毒农药致死的各种畜禽。

四、食物中毒的调查与处理

（一）食物中毒的调查

食物中毒调查的目的主要是通过调查确定食物中毒的类型和中毒原因；为中毒后病人处理、食品处理和现场处理提供科学依据；总结经验教训，以利于加强食物中毒的预防。

1. 食物中毒类型调查

首先要确定疾病的发生是否是食物中毒，如果是食物中毒，就要确定属于何种类型食物中毒，为此，要进行三方面的工作，即流行病学调查、临床诊断和实验室诊断。

流行病学调查的核心问题是了解发病与进食的关系。要调查发病者在发病前 24～48h 所进食的食物以及在同一场所进食而未发病者的进食食物，以初步确定可疑的有毒食品，并调查发病人数、发病时间及病程变化等情况，同时还要进行食品卫生质量、食堂厨房卫生状况等卫生学调查。

临床诊断要特别注意病人发病的潜伏期和特有的中毒表现。潜伏期对于判断中毒类型是重要的线索和依据。患者的临床症状虽有某些共同之处，但也有一定的特点，如亚硝酸盐中毒时的青紫症，肉毒中毒特有的如眼睑下垂、吞咽困难等神经症状，砷中毒时咽喉烧灼感和米泔水样便等。实验室诊断是验证流行病学调查和临床诊断结果的有效手段，为此要及时采集现场的可疑食品、餐具炊具涂拭样品及病人呕吐物、排泄物和血尿样品，并尽快地准确地进行实验室检验，提出检验报告。

采样过程中要注意样品应具有批量代表性，如液态食品要经搅拌均匀后取样，散堆样品应分层定点采集后混匀，大包装样品按比例采样后混匀，小包装样品按生产日期或批号采样等。注意样品采集要有足够数量，如熟肉制品、冷荤制品等固体食品采样 500g，流质、半流质食品采样 300～600g，病人呕吐物或排泄物 10～15g，尿液 50～100mL、血液 5mL 等，如只有残余食物或生物样品，亦应尽量多采集。要注意样品的代表性和可信性，为此必须严格遵守无菌操作规程，在采样后至送检前不得发生污染或变质，对用于微生物检验的样品和易腐坏食品应低温保存运送，于 4h 内送至化验室检验。实验室检验虽很重要，但不是确定食物中毒的唯一依据，因食物中毒的发生有时环节多，较为复杂，尤其是可疑食物常被有意或无意销毁，或餐具已被消毒等，故检验结果阴性，不能完全排除是食物中毒，要综合流行病学调查，临床诊断及实验室检验进行全面分析作出正确判断。

2. 有毒食品调查

有毒食品是指含有毒性物质，引起食物中毒的食品。包括细菌性、真菌性、动物性、植物性和化学性有毒食品。在食物中毒调查中，调查并确定有毒食品是进行食物中毒的诊断和处理的极为重要环节，确定可疑有毒食品的基本原则是进食该食品者发病，未进食者不发病。这里要注意进食过可疑有毒食品者的食物中毒罹患率并非100%，但进食者中的大多数人会发病，而未进食者均不会发病。如一时难以确定可疑有毒食品，应先确定造成中毒的可疑餐次，确定可疑餐次后，再确定该餐次中的可疑有毒食品。调查最早发病者的发病情况，是推断可疑餐次的重要线索。初步确定可疑有毒食品后，应迅即采集样品送检，以检验出有毒物质或微生物污染食品情况。

3. 中毒原因调查

中毒原因调查是指对可疑有毒食品的来源、被污染的环节、运转的途径以及造成中毒的条件等情况的调查。中毒原因调查的结果，对进一步确定有毒食品的存在，处理剩余的有毒食品，总结食品被污染的原因和途径以及加强预防、防止类似情况发生都具有重要意义。

具体调查方法，一般是以发生中毒的单位为起点，按食品的来源途径进行追溯调查。如怀疑一起沙门菌食物中毒是由熟肉制品引起，而熟肉的细菌污染不是在中毒单位造成的，则应在供销部门、熟肉加工制造部门逐步调查，以确定污染的环节和情况；如已初步确定一起化学性食物中毒为亚硝酸盐引起，则应调查亚硝酸盐是怎样混入食物中的，是误食或容器污染，还是食物中的硝酸盐在一定条件下转变成亚硝酸盐的。经过细致深入地调查，一般可以查清中毒原因。

4. 中毒患者个案调查

中毒患者个案调查是对中毒者的一般情况、进食有毒食物情况、发病情况和症状表现、实验室检验结果和病程愈后等情况进行调查，一般采用调查表形式，并进行所有中毒者调查结果的汇总分析。此项调查的意义在于通过个案调查可以总结分析出一次食物中毒的全面情况，总结出具有规律性的现象以及经验教训，以利于上报和积累经验，加强该类食物中毒的预防。这项调查分析一般是在一起食物中毒的调查处理后期进行。

（二）食物中毒的处理

食物中毒发生后，即面临对病人、单位、食品、现场和责任的处理问题，进行各项处理的目的是防止所造成的危害进一步扩大，也是为了预防今后类似食物中毒的发生，是一项技术性很强，政策性也很强的工作，处理原则包括以下4个方面。

1. 病人的处理

对病人要采取紧急处理，并及时报告当地卫生行政部门，具体的处理包括：①停止食用有毒食品；②采集病人的标本，以备送检；③对病人的急救治疗，主要包括急救（催吐、洗胃和灌肠）、对症治疗和特殊治疗。

2. 有毒食品的处理

有毒食品可能剩余很少，也可能很多，处理包括：①保护现场、封存有毒食品或疑似有毒食品；②追回已售出的有毒食品或疑似有毒食品；③对有毒食品进行无害化处理或销毁。

3. 中毒场所的处理

要根据不同的有毒食品，对中毒场所采取相应的消毒措施。处理主要包括：①接触过有毒食品的炊具、食具、容器和设备等，应予煮沸或蒸气消毒，或用热碱水、0.2％～0.5％漂白粉溶液浸泡擦洗；②对病人的排泄物用20％石灰乳或漂白粉溶液消毒；③中毒环境现场，在必要时进行室内外彻底地卫生清理，以0.5％漂白粉溶液冲刷地面。属于化学性食物中毒，对包装有毒化学物质的容器应销毁或改作非食用用具。

4. 责任处理

食物中毒，尤其是造成重大人员伤残死亡的食物中毒，要进行严肃的法律责任处理。要依据《食品卫生法》和各有关具体法规，对造成食物中毒的个人或单位，进行相应的处理。在提出处理意见时，要严格依据法律法规条文并有充分的科学依据。

◉ 内容小结

受到有害物质的侵袭，食品的安全性、营养性或感官性状发生不同程度的改变。食物中的有害物质严重威胁到人类的生命安全。本模块主要介绍污染食品的各种有害物质对人体所造成的危害和预防控制措施，食品腐败变质鉴定指标及食物中毒的表现与处理。

◉ 知识考核

一、填空题

1. 食物中毒分类：（   ）、（   ）、（   ）、（   ）和霉变食品。
2. 食物中毒的处理原则：（   ）、（   ）、（   ）、（   ）。
3. 食品细菌污染指标：（   ）、（   ）。
4. 黄曲霉毒素污染预防要点：（   ）、（   ）、（   ）。
5. 有机磷中毒大致分为：（   ）、（   ）、（   ）、（   ）。
6. 食品腐败变质的环境因素：（   ）、（   ）、（   ）、（   ）。
7. 食品腐败变质的鉴定，一般是从：（   ）、（   ）、（   ）、（   ）四个方面进行评价。

二、多项选择题

1. 按病原物质分类，将食物中毒分为几类：（   ）
   A. 细菌性食物中毒   B. 真菌及其毒素食物中毒
   C. 动物性食物中毒   D. 有毒植物中毒及化学性食物中毒
2. 食品的细菌污染中哪种说法正确？（   ）
   A. 假单胞菌属多见于冷冻食品   B. 微球菌属在蛋中常见
   C. 芽孢杆菌属在罐头食品中常见   D. 乳杆菌属多乳品中多见
3. 常用的加热杀菌技术有（   ）。
   A. 使用抗生素   B. 巴氏消毒法
   C. 超高温消毒法   D. 微波加热杀菌和高温灭菌法
4. 食品污染种类按其性质可分为以下哪三类？（   ）
   A. 生物性污染   B. 农药污染   C. 放射性污染   D. 化学性污染
5. 食品腐败变质的原因主要有（   ）。
   A. 环境因素   B. 存放时间太长
   C. 微生物作用   D. 食品本身的组成和性质
6. 食品腐败变质的原因主要有（   ）。
   A. 环境因素   B. 存放时间太长
   C. 微生物作用   D. 食品本身的组成和性质

三、判断题

1. 食品中的细菌，绝大多数是非致病菌。（   ）

2. 对冷饮食品从业人员每两年进行一次健康检查。(   )

3. 引起沙门菌食物中毒的食品主要为动物性食品。(   )

4. N-亚硝基化合物,除致癌性外,还具有致畸作用和致突变作用。(   )

四、简答题

1. 简述食品腐败变质的原因及控制措施?

2. 细菌性污染防治要点是什么?

五、操作题(不定项选择题:在每小题的四个备选择答案中,选出一至多个正确的答案,并将正确答案的序号分别填在题干的括号内,多选、少选、错选均不得分)

案例描述:福建某大型学生食堂 10 月 4 日晚餐人数为 63 人,餐后 2h 即有 2 人出现咽喉部麻痒及胃肠道不适,随后陆续出现不同程度的恶心、呕吐、腹痛、腹泻、头痛、乏力等症状,无发烧和里急后重者。9h 内共发生类似症状病人 13 例,发病率 20.6%。平均每人呕吐 1 次,最多者达 5 次,呕吐物为进餐食物及黄色黏液。腹泻平均每人 4 次,最多达 6 次,腹泻物为稀便或水样便,无肉眼可见的脓血便。调查发现发病者均在同一食堂用餐,发病前 3 天内均未在食堂以外用餐,说明发病与就餐食堂有关。经调查,该食堂晚餐未食用凉拌菜和变质腐败食物,饮水符合卫生要求,厨房无明显污染源,既往无类似病人发生,炊事员无传染病或化脓性感染。该食堂 4 日上午在附近菜场购买猪肉、茄子、土豆和大白菜,除土豆皮呈青紫色有发芽迹象外,无异常现象。晚餐主食为大米饭,副食为茄子烧肉、土豆炒肉丝和烧大白菜。土豆未削皮,未去掉发芽的部分,切丝较粗,炒成七八成熟即起锅食用。进一步调查发现吃土豆肉丝者 40 人,发病 13 人,发病者占土豆丝 32.5%,未吃者无 1 人发病。根据发病情况、临床症状、实验室检查及流行病学调查分析证实,该部此次肠道病爆发是由于食用发芽土豆引起的食物中毒。请回答:

1. 土豆引起食物中毒的主要成分是(   )。

    A. 皂苷类   B. 有机磷   C. 龙葵素   D. 氢氰酸

2. 哪些依据支持该食物中毒是土豆引起的直接证据?(   )

    A. 该食堂晚餐未食用凉拌菜和变质腐败食物

    B. 饮水符合卫生要求

    C. 炊事员无传染病或化脓性感染

    D. 用红外线光谱法测定剩余菜肴中的龙葵碱含量

3. 根据该案例,你认为土豆中毒的潜伏期时间大约是(   )。

    A. 1~4h   B. 5h   C. 7h   D. 9h

4. 中毒的主要症状包括(   )。

    A. 轻者恶心、呕吐、腹泻   B. 重者出现休克、体温升高

    C. 早期表现为咽喉麻痒、胃部灼热   D. 可因呼吸中枢麻痹而死亡

5. 你认为该学校发生土豆中毒的原因有哪些?(   )

    A. 9 月、10 月因为潮湿是土豆发芽的高发季节

    B. 福建不产土豆,大多是外地运输的,长时间贩运导致土豆发芽

    C. 员工卫生意识淡薄,对发芽土豆危害认识不足

    D. 学生人数太多,土豆不容易完全去皮

6. 你认为如何才能去除学校食堂土豆中毒事件的发生?(   )

    A. 营养师不安排有土豆的食谱

    B. 采购严把质量关,对发芽土豆不验收入库

    C. 遇有少数发芽土豆可以去皮洗净,挖掉芽根部分

    D. 用水浸泡数小时弃水,炒用时加醋,可减少或破坏龙葵素

7. 你认为防止土豆发芽需要采取的措施是(   )。

    A. 不要一次采购大量的土豆储存

    B. 因土豆经阳光曝晒后龙葵素的含量会增加,故土豆应放置在阴凉避光处

    C. 因土豆发芽需要水分,故土豆存放处应通风干燥

D. 把土豆做成半成品后，入冷冻库

8. 学生餐成品留样时间是（　　　）。

　A. 12h　　　　　　　B. 24h　　　　　　　C. 48h　　　　　　　D. 72h

深度链接
──

如何从感官上辨别腐败变质的食品？

　　所谓感官鉴定是以人的视觉、嗅觉、触觉、味觉来查验食品初期腐败变质的一种简单而有效的方法。食品是否腐败变质可以从以下几个方面去辨别：①色泽变化。微生物繁殖引起食品腐败变质时，食品色泽就会发生改变。常会出现黄色、紫色、褐色、橙色、红色和黑色的片状斑点或全部变色。②气味变化。食品腐败变质会产生异味，如霉味臭、醋味臭、胺臭、粪臭、硫化氢臭、酯臭等。③口味变化。微生物造成食品腐败变质时也常引起食品口味的变化。而口味改变中比较容易分辨的是酸味和苦味。如番茄制品，微生物造成酸败时，酸味稍有增高；牛奶被假单孢菌污染后会产生苦味；蛋白质被大肠杆菌、小球菌等微生物污染变质后也会产生苦味。④组织状态变化。固体食品变质，可使组织细胞破坏，造成细胞内容物外溢，食品的性状会变形、软化；鱼肉类食品变质会变得松弛、弹性差，有时组织体表出现发黏等现象；粉碎后加工制成的食品，如糕鱼、乳粉、果酱等变质后常变得黏稠、结块、表面变形、潮润或发黏；液态食品变质后会出现浑浊、沉淀，表面出现浮膜、变稠等现象；变质的鲜乳可出现凝块、乳清析出、变稠等现象，有时还会产生气体。

模块二 各类食品的生产卫生要求

知识准备

食品从生产到运输、存储、销售等环节中，均可能受到生物性、化学性和物理性等有毒有害物质污染，出现卫生问题，威胁人体健康，因此需要了解各类食物及食品加工的卫生问题及要求，采取适当的措施，确保食用安全。

核心内容

一、植物性食品卫生要求

（一）粮豆类

1. 主要卫生问题

（1）霉菌和霉菌毒素污染　粮豆类在农田生长期、收获及储藏过程中的各个环节均可以受到霉菌污染。当环境湿度较大、温度增高时，霉菌易在粮豆中生长繁殖并使粮豆发生霉变，影响粮豆的感官性状改变，降低和失去其营养价值，而且还可能产生相应的霉菌毒素，对人体健康造成危害。常见污染粮豆的霉菌有曲霉、青霉、毛霉、根霉和镰刀菌等。

（2）农药残留　粮豆中农药残留可来自防治病虫害和除草时直接施用的农药和通过水、空气、土壤等途径将环境中污染的农药残留物吸收、进入粮豆作物中。我国目前使用的农药80%～90%为有机磷农药，1993年我国曾报道谷类中残留的敌敌畏和甲胺磷分别占最大残留限量标准的7.87%和39.15%。

（3）有毒、有害物质的污染　有毒、有害物质主要是汞、镉、砷、铅、铬、酚和氰化物等。其原因主要是用未经处理或处理不彻底的工业废水和生活污水对农田、菜地的灌溉所造成。一般情况下，污水中的有害有机成分经过生物、物理及化学方法处理后可减少甚至消除，但以金属毒物为主的无机有害成分或中间产物难以去除。

（4）仓储害虫　我国常见的仓储害虫有甲虫（大谷盗、米象、谷蠹和黑粉虫等）、螨虫（粉螨）及蛾类（螟蛾）等50余种。当仓库温度在18～21℃、相对湿度65%以上时，适于虫卵孵化及害虫繁殖；当仓库温度在10℃以下时，害虫活动减少。仓储害虫在原粮、半成品粮豆上都能生长并使其降低或失去食用价值。

（5）其他污染　其他污染包括无机夹杂物和有毒种子的污染。其中泥土、砂石和金属是粮豆中的主要无机夹杂物,可来自田园、晒场、农具和加工机械等,这些夹杂物不但影响粮豆的感官性状,而且可能损伤牙齿和胃肠道组织。麦角、毒麦、麦仙翁子、槐子、毛果洋、莱莉子、曼陀罗子、苍耳子等均是粮豆在农田生长期和收割时可能混杂的有毒植物种。

(6)掺伪　粮食的掺伪有以下几种:①为了掩盖霉变,在大米中掺入霉变米、陈米。将陈小米洗后染色冒充新小米;煮食这类粮食有苦辣味或霉味。②为了增白而掺入有毒物质,如在米粉和粉丝中加入有毒的荧光增白剂;在面粉中掺入滑石粉、太白粉、石膏,在面制品中掺入禁用的吊白块等。③以次充好,如在粮食中掺入砂石;糯米中掺入大米、藕粉中掺入薯干淀粉等。还有的从面粉中抽出面筋后,其剩余部分还冒充面粉或混入好面粉中出售。

2. 卫生要求

不同品种的粮豆都具有固有的色泽及气味,有异味时应慎食,霉变的不能食用,尤其是成品粮。为了保证食用安全,我国对粮豆类食品已制定了许多卫生标准,如原粮有害物质容许量的规定,见表4-2-1。

表 4-2-1　原粮有害物质容许量

项　目	容许量/(mg/kg)	项　目	容许量/(mg/kg)
马拉硫磷	≤8	汞:粮食(加工粮)	≤0.02
氰化物(以 HCN 计)	≤5	薯类(土豆、白薯)	≤0.01
氯化苦	≤2	六六六	≤0.3
二硫化碳	≤10	DDT	≤0.2
砷(以 As 计)	≤0.7	黄曲霉毒素	见本项目模块一

豆制品含水量高,营养成分丰富,若有微生物污染,很容易繁殖,分解碳水化合物,使豆制品变酸变质。而目前不少豆制品生产以手工加工为主,卫生条件比较差,生产器具、管道和操作人员等多种因素,只要其中有一环没有按卫生标准做好清洁工作,就会成为污染源头。另外,产品的保存方式也很重要,豆制品成品能够新鲜存放的时间很短,特别是夏季,如果豆制品成品不及时冷藏很快就会变质。因此,要注意搞好豆腐、豆浆等豆制品的卫生管理。通常豆制品在销售和储藏时最好用小包装。豆制品中使用的添加剂也要按照有关规定,作为凝固剂的葡萄糖酸内酯的最大使用量为 3.0mg/kg;消泡剂硅酮树脂使用量为 50mg/kg;防腐剂有双乙酸钠、山梨醇、丙酸钙,使用量分别为 1.0g/kg、1.0g/kg 和 1.0g/kg。豆制品感官上的变化能灵敏地反映出豆制品的新鲜程度。如新鲜的豆腐块形整齐、软硬适宜、质地细嫩、有弹性,随着鲜度下降,颜色开始发暗、质地溃散、并有黄色液体析出、产品发黏、变酸并产生异味。

(二)蔬菜和水果

1. 主要卫生问题

(1)微生物和寄生虫卵污染　蔬菜在栽培中可因利用人畜的粪、尿作肥料,而被肠道致病菌和寄生虫卵所污染。国内外每年都有许多因生吃蔬菜而引起肠道传染病和肠寄生虫病的报道。蔬菜、水果在收获、运输和销售过程中若卫生管理不当,也可被肠道致病菌和寄生虫卵所污染,一般表皮破损严重的水果大肠杆菌检出率高。所以,水果与肠道传染病的传播也有密切关系。

(2)工业废水和生活污水污染　用工业废水和生活污水灌溉菜田可增加肥源和水源,提高蔬菜产量;还可使污水在灌溉循环中得到净化,减少对大自然水体的污染。但用未经无害化处理的工业废水和生活污水灌溉,可使蔬菜受到其中有害物质的污染。工业废水中的某些有害物质还可影响蔬菜的生长。

（3）蔬菜和水果中的农药残留　使用过农药的蔬菜和水果在收获后，常会有一定量农药残留，如果残留量大将对人体产生一定危害。绿叶蔬菜尤其应该注意这个问题。我国常有生长短期的绿叶蔬菜在刚喷洒农药后就上市，结果造成多人农药中毒的报道。

（4）腐败变质与亚硝酸盐含量　蔬菜和水果因为含有大量的水分，水分中又溶有大量的营养物质，适宜于细菌、霉菌的微生物的生长。水果组织脆弱，轻微的机械作用就可导致损伤，发生组织溃破及微生物性腐烂；采收后，当储藏条件稍有不适，极易腐败变质。蔬菜和水果的腐败变质，除了本身酵解的酶起作用外，主要与微生物大量的生长繁殖有关。

肥料和土壤中的氨氮，除大部分参与了植物体内的蛋白质合成外，还有一小部分通过硝化及亚硝化作用形成硝酸盐及亚硝酸盐。正常生长情况下，蔬菜和水果中硝酸盐与亚硝酸盐的含量是很少的，但在生长时碰到干旱，收获后不恰当的环境存放或腌制方式等，都会使硝酸盐与亚硝酸盐的含量有所增加。过量的硝酸盐与亚硝酸盐含量，一方面会引起作物的凋谢枯萎，另一方面人畜食用后就会引起中毒。减少蔬菜和水果中硝酸盐与亚硝酸盐含量的办法，主要是合理的田间管理和低温储藏。

2. 卫生要求

（1）保持新鲜　为了避免腐败和亚硝酸盐含量过多，新鲜的蔬菜和水果最好不要长期保藏，采收后及时食用不但营养价值高，而且新鲜、适口。如果一定要储藏的话，应剔除有外伤的蔬菜和水果并保持其外形完整，以小包装形式进行低温保藏，控制其生命活力，以防止腐败变质。

（2）清洗消毒　为了安全食用蔬菜，既要杀灭肠道致病菌和寄生虫卵，又要防治营养素的流失，最好的方法是先在流水中清洗，然后在沸水中进行极短时间的热烫。食用水果前也应彻底洗净，最好用沸水烫或消毒水浸泡后削皮再吃。为了防止二次污染，严禁将水果削皮切开出售。

蔬菜和水果的消毒，必须考虑对人安全无害，不破坏营养素，效果可靠，使用方便，价格低廉。常用的药物消毒有：①漂白粉溶液浸泡；②高锰酸钾溶液浸泡法及其他低毒高效消毒液等，均可按标识规定方法对蔬菜和水果进行消毒浸泡，应注意的是浸泡消毒后要及时用清水冲洗干净。

蔬菜、水果卫生标准我国食品卫生标准规定：蔬菜、水果中汞的含量不得超过 0.01mg/kg；六六六不得超过 0.2mg/kg；DDT 不得超过 0.1mg/kg。

二、动物性食品卫生要求

（一）畜禽肉

1. 主要卫生问题

（1）腐败变质　肉类在加工和保藏过程中，如果卫生管理不当，往往会发生腐败变质。健康的畜肉的 pH 值较低（pH 5.6～6.2），具有一定的抑菌能力；而病畜肉 pH 值较高（pH 6.8～7.0），且在宰杀前即有细菌侵入机体，由于细菌的生长繁殖，可使宰杀后的病畜肉迅速分解，引起腐败变质。已经腐败变质的肉类食品不能再食用。

（2）人畜共患传染病　对人有传染性的牲畜疾病，称为人畜共患传染病，如炭疽、布氏杆菌病和口蹄疫等。有些牲畜疾病如猪瘟、猪出血性败血症虽然不感染人，一旦牲畜患病后，可以继发沙门菌感染，同样可以引起人的食物中毒。

① 炭疽　是对人畜危害最大的传染病，病原体是炭疽杆菌。炭疽杆菌在未形成芽孢前，对外界环境的抵抗力很弱，经 550℃加热 10～15min 即可死亡；但形成芽孢以后，抵抗力增强，需经 140℃3min 干热或 100℃蒸气 5min 才能杀灭。在土壤中可存活 15 年以上。

炭疽主要是牛、羊和马等牲畜的传染病。眼、耳、鼻及口腔出血，血液凝固不全，呈暗黑色沥青样。猪一般患局部炭疽，宰前一般无症状，主要病变为颌下淋巴结、咽喉淋巴、结肠系膜淋巴结剖面呈砖红色，肿胀变硬。炭疽杆菌在空气中经 6h 即可形成芽孢，因此发现炭疽后，必须在 6h 内立即采取措施，进行隔离消毒。发现炭疽的饲养及屠宰场所及其设备必须用含 20% 有效氯的漂白粉澄清液进行消毒，也可用 5% 甲醛消毒。同群牲畜应立即用炭疽杆菌芽孢菌苗和免疫血清。预防注射，并进行隔离观察。表现为全身出血、脾脏肿大，病畜人感染炭疽的主要方式是皮肤接触或空气吸入，也可由被污染的食品使人感染胃肠型炭疽，屠宰人员应进行青霉素预防注射，并用 2% 来苏液对手、衣服进行消毒。工具可用煮沸消毒。

② 鼻疽　是马、骡、驴比较多发的一种烈性传染病，病原体为鼻疽杆菌，可经消化道、呼吸道及损伤的皮肤和结膜感染。患鼻疽病的牲畜可见鼻腔、喉头和气管有粟粒状大小结节以及高低不平、边缘不齐的溃疡，肺、肝和脾有粟粒至豌豆大结节。病死牲畜的处理同炭疽病。

③ 口蹄疫　病原体为口蹄疫病毒。以牛、羊、猪等偶蹄兽最易感染是高度接触性人畜共患传染病，病畜主要表现是口角流涎呈线状，口腔黏膜、齿龈、舌面和鼻翼边缘出现水泡，水泡破裂后形成烂斑；猪的蹄冠、蹄叉也发生水泡。凡患口蹄疫的牲畜，应立即屠宰，同群牲畜也应全部屠宰。体温升高的病畜肉、内脏应高温处理；体温正常的牲畜的去骨肉及内脏需经后熟处理方可食用。屠宰场所、工具和衣服应进行消毒。

④ 猪瘟　猪丹毒及猪出血性败血症是猪的常见传染病。猪丹毒可经皮肤接触传染给人；猪瘟和猪出血性败血症对人都不感染，但猪患上述病时，全身抵抗力下降，其肌肉和内脏往往伴有沙门菌继发感染。易引起人的食物中毒。

⑤ 囊虫病　病原体在牛为无钩绦虫，在猪为有钩囊虫。牛、猪是绦虫的中间宿主，幼虫在猪和牛的肌肉组织内形成囊尾蚴。并多寄生在舌肌、咬肌、臀肌、深腰肌和膈肌中。肉眼可见白色、绿豆大小、半透明的水泡状包囊，受感染的猪肉一般称为"米猪肉"。人食入含有囊尾蚴的病畜肉后，即可感染患绦虫病，并成为绦虫的终末宿主。病畜肉凡在 40cm。肌肉上发现囊尾蚴少于 3 个的，可用冷冻或盐腌法处理后再食用；凡在 40cm。肌肉上发现 4～5 个的，应采用高温处理；如发现多于 6 个以上者，禁止食用，可销毁或做工业用。

⑥ 旋毛虫病　病原体是旋毛虫，多寄生在猪、狗、猫、鼠等体内，主要寄生在膈肌、舌肌和心肌，而以膈肌最为常见。当人食入含有旋毛虫包囊的病畜肉后，约 1 周左右会在肠道内发育为成虫，并产生大量新幼虫钻入肠壁经血流向肌肉移行到身体各部分，损害人体健康。患者逐渐出现恶心、呕吐、腹泻、高热、肌肉疼痛。人患旋毛虫病在临床诊断和治疗上均比较困难，故必须加强肉类食品的卫生管理。

取病畜两侧膈肌角各一块，约 20g 重，分剪成 24 个肉块，在低倍镜下观察，在 24 个检样中旋毛虫不得超过 5 个，肉可以经高温处理后食用，超过 5 个的则销毁或做工业用，脂肪可炼食用油。

⑦ 结核　由结核杆菌引起，牛、羊、猪和家禽等均可感染，特别是牛型和禽型结核杆菌可传染给人。患畜表现为全身消瘦、贫血、咳嗽、呼吸音粗糙。颌下、乳房及其他体表淋巴结肿大变硬。局部病灶有大小不一的结节，呈半透明或白色，也可呈干酪样钙化或化脓等。如结核杆菌侵犯淋巴结，可见肿大化脓，切面呈干酪样。患全身性结核时，脏器及表面淋巴结可同时呈现病变。

病畜肉的处理原则是：全身性结核且消瘦的病畜全部销毁，不消瘦者则病变部分切除销毁，其余部分经高温处理后食用。个别淋巴结或脏器有结核病变时，局部废弃，其他部位仍可食用。

（3）宰前死因不明　首先应检查肉尸是否放过血。如放过血就是活宰；如未放过血，则为死畜肉。死畜肉的特点是肉色暗红，肌肉间毛细血管淤血，切开肌肉用刀背按压，可见暗紫色淤血溢出。死畜肉可来自病死、中毒或外伤死亡牲畜。如为一般疾病或外伤死亡，又未发生腐败变质的，废弃内脏可经高温处理后可食用，如为人畜共患疾病，则不得任意食用；死因不明的畜肉，一律不准食用。

（4）药物残留　动物用药包括抗生素、抗寄生虫药、激素及生长促进剂等。常见的抗生素类有内酰胺类（青霉素、头孢菌素）、氨基糖苷类（庆大霉素、卡那霉素、链霉素、新霉素）、四环素类（土霉素、金霉素、四环素、多西环素）、大环内酯类（红霉素、螺旋霉素）、多肽类（粘菌素、杆菌肽）以及氯霉素、新生霉素等；合成的抗生素有磺胺类、喹啉类、呋喃唑酮、抗原虫药；天然型激素有雌二醇、黄体酮；抗寄生虫药有苯异咪唑类等。

畜禽的治疗一般用药量大、时间短，而饲料中的添加用药则量虽少，但持续时间长。两者都可能会在畜禽肉体中残留，或致中毒，或使病菌耐药性增强，危害人体健康。世界卫生组织（WHO）于1969年建议各国对动物性食品中抗生素残留量提出标准。我国已相继制定出畜禽肉中土霉素、四环素、金霉素残留量标准和畜禽肉中己烯雌酚的测定方法。

（5）使用违禁饲料添加剂　常见的有往老牛身上注射番木瓜酶以促进肌纤维的软化，冒充小牛肉卖高价；给圈养的鸡饲料以砷饲料，使鸡皮发黄而冒充放鸡卖高价；近年来还有人给畜肉注水以加大重量等。

2. 畜禽肉类食品的卫生标准

在我国食品卫生标准中，对鲜猪肉、鲜羊肉、鲜牛肉、鲜兔肉以及各类肉制品均订有卫生标准。现仅摘录《鲜猪肉卫生标准》于表4-2-2和表4-2-3。

表 4-2-2　鲜猪肉卫生标准（感官指标）

项目	新鲜肉	次鲜肉	变质肉（不能食用）
色泽	肌肉有光泽，红色均匀	肉色稍暗，脂肪缺乏光泽	肌肉无泽，脂肪灰绿色
黏度	外表微干或微湿润，不粘手	外表干燥或粘手，新切面湿润	外表极度干燥，新切面发黏
弹性	指压后的凹陷立即恢复	指压后的凹陷恢复慢或留有明显痕迹不能完全恢复	指压后的凹陷不能恢复
气味	具有新鲜猪肉的正常气味	有氨味或酸味	有臭味
肉汤	透明澄清，脂肪团聚于表脂面，有香味	稍有浑浊，脂肪呈小滴浮脂肪极少浮于表面	浑浊，有黄色絮状物有臭味

表 4-2-3　鲜猪肉卫生指标（理化指标）

指标	标准	
挥发性盐基氮/(mg/100g)	新鲜肉	<15
	次鲜肉	15～30
	变质肉	>30
汞/(mg/kg)		<0.05
六六六/(mg/kg)	肥瘦肉（鲜重）	<0.5
	纯鲜肉（脂肪）	<4
DDT/(mg/kg)	肥瘦肉（鲜重）	<0.5
	纯肥肉（脂肪）	<2

（二）水产品

1. 主要卫生问题

（1）腐败变质　活鱼的肉一般是无菌的，但鱼的体表、鳃及肠道中均含有一定量细菌。当鱼体开始腐败时，体表层的黏液蛋白被细菌酶分解，呈现浑浊并有臭味；由于表皮结缔组织被分解，会致使鱼鳞易于脱落；眼球周围组织被分解，会使眼球下陷、浑浊无光；鳃部则在细菌的作用下由鲜红变成暗褐色并带有臭味；肠内细菌大量繁殖产气，使腹部膨胀，肛门膨出；可导致最后肌肉与鱼骨脱离，发生严重的腐败变质。

（2）寄生虫病　食用被寄生虫感染的水产品可引起寄生虫病。在我国主要有华支睾吸虫（肝吸虫）及卫氏并殖吸虫（肺吸虫）两种。预防华支睾吸虫应当采取治疗病人、管理粪便、不用新鲜粪便喂鱼，不吃"鱼生粥"等综合措施。预防卫氏并殖吸虫病最好的方法是加强宣传不吃"鱼生"（即生鱼片），不吃生蟹、生泥螺，石蟹或蝲蛄要彻底煮熟方可食用。

（3）工业废水污染　工业废水中的有害物质未经处理排入江河、湖泊，污染水体进而污染水产品，食用后可引起中毒。选购时尽量避免来自严重污染地区的产品。近年国外有鱼类等水产品被放射性污染的报告，亦应引起重视。

（4）食物中毒　有些鱼类可引起食物中毒。

2. 卫生要求

我国食品卫生标准对各类水产食品均有规定。现摘录黄花鱼卫生标准见表 4-2-4、表 4-2-5 和表 4-2-6。其他鱼种与黄花鱼大同小异。

在我国水产品卫生管理办法中对供食用的水产品还规定：

（1）黄鳝、甲鱼、乌龟、河蟹、青蟹、小蟹、各种贝类等，已死亡者均不得鲜售和加工；

（2）含有自然毒素的水产品　鲨鱼、鲅鱼、旗鱼必须除去肝脏，鳇鱼应去除肝、卵，河豚鱼有剧毒，不得流入市场；

（3）凡青皮红肉的鱼类，如鲣鱼、参鱼、鲐鱼、金枪鱼、秋刀鱼、沙丁鱼等易分解产生大量组胺，出售时必须注意鲜度质量；凡因化学物质中毒致死的水产品均不得供食用。

表 4-2-4　黄花鱼卫生标准（感官指标）

部位	新鲜鱼	次鲜鱼
体表	金黄色,有光泽,鳞片完整,不易脱落	淡黄,淡苍黄或白色,光泽较差,鳞片不完整,易脱落
鳃	色鲜红或紫红(小黄鱼多为暗红),无异臭或稍有腥臭,鳃丝清晰	色暗红、暗紫或带棕黄,灰红,有腥臭,但无腐败臭,鳃丝粘连
眼球	眼球饱满凸出,角膜透明	眼球平坦或稍凹陷,角膜稍浑浊
黏膜	呈鲜红色	呈淡红色
肌肉	坚实,有弹性	松弛,弹性差

表 4-2-5　黄花鱼卫生标准（理化指标）

项　目		指　标
挥发性盐基氮	新鲜鱼	<15mg/100g
	次鲜鱼	<35mg/100g
汞		<0.3mg/kg
六六六		<2mg/kg
DDT		<1mg/kg

表 4-2-6　黄花鱼卫生标准（细菌指标）

项　目		指标（每克中细菌数）
细菌总数	新鲜鱼	＜10000
	次鲜鱼	＜106

咸鱼和鱼松的卫生要求：咸鱼的原辅料应为良质鱼，食盐不得含嗜盐沙门菌，氯化钠含量应在 95％以上。盐腌场所和咸鱼体内不得含有干酪蝇及鲣节甲虫的幼虫。制作鱼松的原料鱼质量必须得到保证，先经冲洗清洁并干蒸后，用溶剂抽去脂肪再进行加工，其水分含量为 12％～16％，色泽正常、无异味。

（三）蛋类

1. 主要卫生问题

（1）微生物污染　微生物可通过不健康的母禽及附着在蛋壳上而污染禽蛋。患病母禽生殖器的杀菌能力减弱，当吃了含有病菌的饲料后，病原菌可通过血液循环侵入卵巢，在蛋黄形成过程中造成污染。常见的致病菌是沙门菌，如鸡白痢沙门菌、鸡伤寒沙门菌等。鸡、鸭、鹅都易受到病菌感染，特别是鸭、鹅等水禽的感染率更高。为了防止由细菌引起的食物中毒，一般不允许用水禽蛋作为糕点原料。水禽蛋必须煮沸 10min 以上方可食用。

附着在蛋壳上的微生物主要来自禽类的生殖腔、不洁的产蛋场所及储放容器等。污染的微生物可从蛋壳上的气孔进入蛋体。常见细菌有假单胞菌属、无色杆菌属、变性杆菌属、沙门菌等 16 种之多。受污染蛋壳表面的细菌可达 400 万～500 万个，污染严重者可高达 1 亿个以上。真菌可经蛋壳的裂纹或气孔进入蛋内。常见的有分支孢霉、黄霉、曲霉、毛霉、青霉、白霉等。

微生物的污染可使禽蛋发生变质、腐败。新鲜蛋清中含有溶菌酶，有抑菌作用，一旦作用丧失，腐败菌在适宜的条件下迅速繁殖。蛋白质在细菌蛋白水解酶的作用下，逐渐被分解，使蛋黄系带松弛和断裂，导致蛋黄移位，如果蛋黄贴在壳上称为"贴壳蛋"；随后蛋黄膜分解，使蛋黄散开，形成"散黄蛋"；如果条件继续恶化，则蛋清和蛋黄混为一体，称为"浑汤蛋"。这类变质、腐败蛋若进一步被细菌分解，蛋白质则变为蛋白胨、氨基酸、胺类和羧酸类等，某些氨基酸则分解形成硫化氢、氨和胺类化合物以及粪臭素等产物，而使禽蛋出现恶臭味。禽蛋受到真菌污染后，真菌在蛋壳内壁和蛋膜上生长繁殖，形成肉眼可见的大小不同暗色斑点，称为"黑斑蛋"。

（2）化学性污染　鲜蛋的化学性污染物主要是汞，其来源可由空气、水和饲料等进入禽体内，致使所产的蛋中含汞量超标。此外，农药、激素、抗生素以及其他化学污染物均可通过禽饲料及饮水进入母禽体内，残留于所产的蛋中。

（3）其他卫生问题　鲜蛋是一种有生命的个体，可不停地通过气孔进行呼吸，因此它具有吸收异味的特性。如果在收购、运输、储存过程中与农药、化肥、煤油等化学物品以及蒜、葱、鱼、香烟等有异味或腐烂变质的动植物放在一起，就会使鲜蛋产生异味，影响食用。

受精的禽蛋在 25～28℃条件下开始发育，在 35℃时胚胎发育较快。最初在胚胎周围产生鲜红的小血圈形成血圈蛋，以后逐步发育成血筋蛋、血环蛋，若鸡胚已形成则成为孵化蛋，若在发育过程中鸡胚死亡则形成死胚蛋。胚胎一经发育，则蛋的品质就会显著下降。

2. 卫生要求

（1）蛋类感官指标蛋壳清洁完整，灯光透视时，整个蛋呈橘黄色至橙红色，蛋黄不见或略见阴影。打开后蛋黄凸起、完整、有韧性，蛋白澄清、透明、稀稠分明。无异味。

（2）理化指标汞（以 Hg 计）≤0.03mg/kg。

（四）乳及乳制品

1. 主要卫生问题

乳类食品的主要卫生问题是微生物污染以及有毒有害物质污染等。

（1）乳中存在的微生物　一般情况下，刚挤出的乳中存在的微生物可能有细球菌、八联球菌、荧光杆菌、酵母菌和真菌；如果卫生条件不好，还会有枯草杆菌、链球菌、大肠杆菌、产气杆菌等。这些微生物主要来源于乳房、空气和水；所以即使在较理想的条件下挤乳也不会是完全无菌的。但刚挤出的乳中含有溶菌酶，有抑制细菌生长的作用。其时间与乳中存在的菌量和放置温度有关，当乳中细菌数量少，放置环境温度低，抑菌作用保持时间就长，反之就短。一般生乳的抑菌在 0℃可保持 48h，5℃时可保持 36h，10℃时可保持 24h，25℃时可保持 6h，而在 30℃时仅能保持 3h。因此，乳挤出以后应及时冷却，以免微生物大量繁殖以致使乳腐败变质。

（2）致病菌对乳的污染

① 挤乳前的感染：主要是动物本身的致病菌，通过乳腺进入奶中。常见的致病菌有牛型结核杆菌、布氏杆菌、口蹄疫病毒、炭疽杆菌和能引起牛乳房炎的葡萄球菌、放线菌等。

② 挤乳后的污染：包括挤奶时和乳挤出后至食用前的各个环节均可能受到的污染。致病菌主要来源于挤乳员的手、挤乳用具、容器、空气和水，以及畜体表面。致病菌有伤寒杆菌、副伤寒杆菌、痢疾杆菌、白喉杆菌及溶血性链球菌等。

③ 乳及乳制品的有毒有害物质残留：病牛应用抗生素，饲料中真菌的有毒代谢产物、农药残留，重金属和放射性核素等对乳的污染。

④ 掺伪：在牛乳中除掺水以外，还有许多其他物质。

A. 电解质类：盐、明矾、石灰水等。这些掺伪物质，有的为了增加比重，有的为中和牛乳的酸度以掩盖牛奶变质。

B. 非电解质类：以真溶液形式存在于水中的小分子物质，如尿素。或对腐败因乳糖含量下降，而掺蔗糖等。

C. 胶体物质：一般为大分子液体，以胶体溶液、乳浊液形式为存在，如米汤、豆浆等。

D. 防腐剂：如甲醛、硼酸、苯甲酸、水杨酸等，少数人为掺入青霉素等抗生素等。

E. 其他杂质：掺水后为保持牛奶表面活性而掺入洗衣粉，也有掺入白广告色、白硅粉、白陶土的，更严重的是掺入污水和病牛乳。

2. 卫生要求

（1）消毒乳　消毒牛乳的卫生质量应达到食品安全国家标准巴氏杀菌乳 GB 19645—2010 的要求。

① 感官指标　色泽为均匀一致的乳白或微黄色，具有乳固有的滋味和气味，无异味，无沉淀，无凝块，无黏稠物的均匀液体。

② 理化指标　脂肪≥3.1%，蛋白质≥2.9%，非脂固体≥8.1%，杂质度≤2mg/kg，酸度（°T）≤18.0。

③ 卫生检验　硝酸盐（以 $NaNO_3$ 计）≤11.0mg/kg，亚硝酸盐（以 $NaNO_2$ 计）≤0.2mg/kg，黄曲霉毒素 M_1≤0.5μg/kg，菌落总数≤30000CFU/mL；大肠菌群 MPN≤90个/100mL；致病菌不得检出。

（2）奶制品　包括炼乳、各种乳粉、酸乳、复合乳、乳酪和含乳饮料等。各种乳制品均应符合相应的卫生标准，卫生质量才能得以保证。如在乳和乳制品管理办法中规定，在乳汁中不得掺水和加入其他任何物质；乳制品使用的添加剂应符合《食品添加剂使用卫生标准》，用作酸乳的菌种应纯良、无害；乳制品包装必须严密完整，乳品商标必须与内容相符，必须注明品名、厂名、生产日期、批量、保存期限及食用方法。

① 全脂乳粉　感官性状应为浅黄色、具纯正的乳香味、干燥均匀的粉末，经搅拌可迅速溶于水中不结块。全脂乳粉卫生质量应达到乳粉食品安全国家标准 GB 19644—2010 的要求。凡有苦味、腐败味、霉味、化学药品和石油等气味时禁止食用，作废弃品处理。

② 炼乳　为乳白色或微黄色、有光泽、具有牛乳的滋味、质地均匀、黏度适中的黏稠液体。酸度（°T）≤48，铅≤0.5mg/kg、铜≤4mg/kg、锡≤10mg/kg。其他理化及微生物指标应达到炼乳食品安全国家标准 GB 13102—2010 的要求。凡具有苦味、腐败味、霉味、化学药品和石油等气味或胖听炼乳应作废弃品处理。

③ 酸乳　是以牛乳为原料添加适量砂糖，经巴氏杀菌和冷却后加入纯乳酸菌发酵剂，经保温发酵而制成的产品。酸乳呈乳白色或略显微黄色，具有纯正的乳酸味，凝块均匀细腻，无气泡，允许少量乳清析出。制果味酸乳时允许加入各种果汁，加入的香料应符合食品添加剂使用卫生标准的规定。酸牛乳在出售前应储存在 2～8℃的仓库或冰箱内，储存时间不应超过 72h。当酸乳表面生霉、有气泡和有大量乳清析出时不得出售和食用。其他理化微生物等指标详见发酵乳食品安全国家标准 GB 19302—2010。

④ 奶油　正常奶油为均匀一致的乳白色或浅黄色，组织状态柔软、细腻、无孔隙和无析水现象，具有奶油的纯香味。凡有霉斑、腐败、异味（苦味、金属味、鱼腥味等）的作废品处理。其他理化指标微生物等指标应达到奶油的食品安全国家标准 GB 19646—2010 的要求。

（五）冷饮食品

1. 主要卫生问题

冷饮食品包括冰棍（冰糕）、冰淇淋、汽水、人工配制的果味水和果味露、果子汁、酸梅汤、食用冰、散装低糖饮料、盐汽水、矿泉水、发酵饮料、可乐型饮料及其他类似的冷饮和冷食。大多数冷饮食品的主要原料为水、糖、有机酸或各种果汁。另外加有少量的甜味剂、香料、色素等食品添加剂。因而除少量奶、蛋、糖和天然果汁外，一般考虑的重点不是它的营养价值，而是其卫生质量和安全性。

冷饮食品的主要卫生问题是微生物和有害化学物质污染。被细菌污染的原因主要是适于细菌繁殖的原辅料。因此，一般在加热前污染较严重，虽经熬料后细菌显著减少，但在制作过程中，随着操作工序的增多，污染又会增加。细菌污染可来自空气中杂菌的自然降落；使用不清洁的用具和容器及制作者个人卫生较差和手的消毒不彻底等。此外，销售过程也是极易被污染的一个环节。

有害化学物质污染主要来自所使用不合格的食品添加剂，如食用色素、香料、食用酸味剂、人工甜味剂和防腐剂等。若这些添加剂质量不合格，就可能造成对冷饮食品的污染。另外，在含酸较高的冷饮食品中有从模具或容器上溶出有害金属而造成化学性污染的可能。

2. 卫生要求

对冷饮食品的卫生管理，一是要管好原辅料，所使用的原辅料必须符合《食品卫生标准》《食品添加剂使用卫生标准》和《生活饮用水卫生标准》的要求；二是要管理好生产过程，这是减少细菌污染和保证产品卫生质量的关键；三是要管理好销售网点；四是严格执行产品的检验制度。我国冷饮食品卫生标准如下：

① 感官指标产品应该具有该物质的纯净色泽、滋味，不得有异味、异臭和杂物。

② 理化指标见表 4-2-7。

表 4-2-7　冷饮食品卫生标准（理化指标）

项　目	指　标	项　目	指　标
铅	≤1mg/kg（以 Pb 计）	铜	≤10mg/kg（以 Cu 计）
砷	≤0.5mg/kg（以 As 计）	食品添加剂	按 GB 2760—81 规定

③ 细菌指标见表 4-2-8。

表 4-2-8　冷饮食品卫生标准（细菌指标）

品　种	指标	
	细菌总数/（个/mL）	大肠菌群/（个/100mL）
瓶装汽水、果味汽水及果汁饮料	≤100	≤6
仅含淀粉和果类的冰冻、散装低糖饮料	≤3000	≤100
含豆类、含乳、蛋 10% 以下的冷冻食品	≤10000	≤250
含乳、蛋 10% 以上的冷冻食品	≤30000	≤450

（六）罐头食品

1. 卫生问题

罐头食品是指密封包装、经严格热杀菌能在常温条件下长期保存的食品。罐头食品所使用的容器种类很多，常用的有马口铁罐及玻璃罐两种。因为罐头食品长期保存在容器内，食品与容器内壁紧密地接触，故要求罐装容器严密坚固，使内容物与外界空气隔绝。容器内壁材料应不与食品起任何化学反应，不致使食品感官性质发生改变。所有罐装容器材料不应含有对人体有毒的物质。

马口铁罐头内常用化学性质不活泼的锡层作为保护层，但罐头内壁的锡层仍会受高酸性内容物的腐蚀而发生缓慢溶解，大量的溶出锡会引起中毒。番茄酱、酸黄瓜、茄子等少数蔬菜和大部分水果罐头均有较强的侵蚀力，国外报道了多起由果汁罐锡含量过高引起的锡中毒事件。少量锡对人体无明显毒害，但会使食品中的天然色素变色；铁皮镀锡应该均匀完整，罐头底盖之间的橡皮圈必须是食品工业用橡胶。

玻璃罐头不易腐蚀，能保持食品风味。罐壁透明，可以看到内容物的色泽形状；其缺点是易碎、导热性和稳定性较差，内容物易变色和褪色，在杀菌和冷却过程中容易破裂。

罐头内容物中重金属的含量规定：锡≤200mg/kg，铅＜3mg/kg，铜＜10mg/kg。

2. 卫生要求

每批罐头食品出厂前先经保温试验，后通过敲击和观察，将胖听、漏斗及有鼓音的罐头剔除。保温试验后出现胖听的有三种情况：一种是微生物引起的变化，又称生物性气胀，是罐头在灭菌过程中不够彻底，以致微生物在罐内生长繁殖，产生气体，形成生物性气胀；另一种是化学性气胀，主要是马口铁受到食品的侵蚀，释放出氢，在氢的压力下，罐头发生膨胀，这种罐头重金属含量往往比较高；第三种胀气比较少见，叫做物理性气胀，当罐头放在低温下，发生冰冻而引起的膨胀。这种罐头食品质量一般没有什么变化。区分此类罐头的保温检测法是：37℃中保温 7d，若胖听程度增大，可能是生物性气胀；若胖听程度不变，可能是化学性膨胀；若胖听消失，可能是物理性膨胀。

3. 罐头类食品鉴别

（1）罐头的感官鉴别要点　根据罐头的包装材质不同，可将市售罐头粗略分为马口铁听装和玻璃瓶装两种（软包装罐头不太常见，本文不述及）。所有罐头的感官鉴别都可以分为开罐前与开罐后两个阶段。开罐前的鉴别主要依据眼看容器外观、手捏（按）罐盖、敲打听音和漏气检查四个方面进行。

① 眼看鉴别法 主要检查罐头封口是否严密，外表是否清洁，有无磨损及锈蚀情况，如外表污秽、变暗、起斑、边缘生锈等。如是玻璃瓶罐头，可以放置明亮处直接观察其内部质量情况，轻轻摇动后看内容物是否块形整齐，汤汁是否浑浊，有无杂质异物等。

② 手捏鉴别法 主要检查罐头有无胖听现象。可用手指按压马口铁罐头的底和盖，玻璃瓶罐头按压瓶盖即可，仔细观察有无胀罐现象。

③ 敲听鉴别法 主要用以检查罐头内容物质量情况，可用小木棍或手指敲击罐头的底盖中心，听其声响鉴别罐头的质量。良质罐头的声音清脆，发实音；次质和劣质罐头（包括内容物不足，空隙大的）声音浊、发空音，即"破破"的沙哑声。

④ 漏气鉴别法 罐头是否漏气，对于罐头的保存非常重要。进行漏气检查时，一般是将罐头沉入水中用手挤压其底部，如有漏气的地方就会发现小气泡。但检查时罐头淹没在水中不要移动，以免小气泡看不清楚。

开罐后的感官鉴别指标主要是色泽、气味、滋味和汤汁。首先应在开罐后目测罐头内容物的色泽是否正常，这里既包括了内容物又包括了汤汁，对于后者还应注意澄清程度，杂质情况等。其次是嗅其气味，看是否为该品种罐头所特有，然后品尝滋味，由于各类罐头的正常滋味人们都很熟悉和习惯，而且这项指标不受环境条件和工艺过程的过多影响，因此品尝一种罐头是否具有本固有的滋味，在感官鉴别时具有特别重要的意义。

（2）鉴别肉类罐头的质量 肉类罐头主要是指采用猪、牛、羊、兔、鸡等畜禽肉为原料，经过加工制成的罐头。其种类很多，根据加工和调味方法的不同可分为原汁清蒸类、腌制类、烟熏类、调味类等。

① 容器外观鉴别

良质罐头——整洁、无损。

次质罐头——罐身出现假胖听、突角、凹瘪或锈蚀等缺陷之一，或是氧化油标、封口处理不良（俗称有牙齿，即单张铁皮咬合的情况）以及没留下罐头顶隙等。

劣质罐头——出现真胖听、焊节、沙眼、缺口或较大牙齿等。

② 色泽鉴别

良质罐头——具有该品种的正常色泽，并应具备原料肉类应有的光泽与颜色。

次质罐头——较该品种正常色泽稍微变浅或加深，肉色光泽度差。

劣质罐头——肉色不正常，尤其是肉表面变色严重，切面色泽呈淡灰白色或已褐。

③ 气味和滋味鉴别

良质罐头——具有与该品种一致的特有风味，鲜美适口，肉块组织细嫩，香气浓郁。

次质罐头——尚能具有该品种所特有的风味，但气味和滋味差，或含有杂质。

劣质罐头——有明显的异味或酸臭味。

④ 汤汁鉴别

良质罐头——汤汁基本澄清，汤中肉的碎屑较少，有光泽，无杂质。

次质罐头——汤汁中肉的碎屑较多，色泽发暗或稍显浑浊，有少许杂质。

劣质罐头——汤汁严重变色、严重浑浊或含有恶性杂质。

⑤ 打检鉴别

良质罐头——敲击所听到的声音清脆。

次质罐头——敲击时发出空、闷声响。

劣质罐头——敲击时发出破锣声。

（3）鉴别水产类罐头的质量 水产类罐头主要是采用鱼、虾、蟹、贝等海产品及淡水鱼类为主要原料，经过加工制成的罐头，其主要品种有油浸类、清蒸类、调味类、原汁茄汁类等。

① 容器外观鉴别

良质罐头——整洁无损。

次质罐头——假胖听、突角、生锈、氧化油标、牙齿、单咬、无真空等。

劣质罐头——真胖听、爆节、沙眼、缺口、大牙齿或罐头内外污秽不洁，锈蚀严重。

② 气味和滋味鉴别

良质罐头——具有该品种所特有的风味。块形整齐而组织细嫩、气味和滋味适口而鲜美。

次质罐头——尚存有该品种所固有的风味，但气味和滋味都较差，无异味。

劣质罐头——有严重的腥臭味或有其他明显的异味。

③ 组织状态鉴别

良质罐头——块形大小整齐，组织紧密而不碎散，软硬适度，若为贝类则具有弹性，无杂质存在。

次质罐头——块形大小基本一致，组织较紧密，软硬尚适度，贝类也有弹性，个别情况有杂质，有的尚残存着去除不净的鳞片和鳍等。

劣质罐头——块形大小不一，碎块甚多，组织松软，贝类则无弹性，有严重的杂质或恶性杂质存在。

④ 打检鉴别

良质罐头——响声清脆。

次质罐头——响声发空或发闷。

劣质罐头——呈破锣响声。

⑤ 色泽鉴别

良质罐头——具有与该品种相应的正常色泽。

次质罐头——具有与该品种相应的色泽，但光泽差，变暗。

劣质罐头——色泽不正常，有严重的变色或呈黑褐色。

（4）鉴别果蔬类罐头的质量 果蔬类罐头的主要原料有干鲜水果和蔬菜，用砂糖、柠檬酸、盐等作为辅料。果类罐头主要有糖浆类、糖水类、果汁类、干果类和果酱类。蔬菜罐头主要有清水类、调味类等。

① 容器外观鉴别

良质罐头——商标清晰醒目、清洁卫生，罐身完整无损。

次质罐头——假胖听、突角、锈蚀、凹瘪、氧化油标、牙齿、单咬，无真空。

劣质罐头——真胖听、爆节、沙眼、缺口、大牙齿。

② 色泽鉴别

良质罐头——具有与该品种相应的色泽，均匀一致，具有光泽，色泽鲜艳。

次质罐头——尚具有与该品种相应的色泽，但色彩不鲜艳，果蔬块形较大，不够均匀。

劣质罐头——色泽与该品种应有的正常色泽不一致，常呈暗灰色，无光泽或有严重的光色、变色。

③ 气味和滋味鉴别

良质罐头——具有该品种所特有的风味，果蔬块具有浓郁的芳香味，鲜美而酸甜适口。

次质罐头——尚具有该品种所特有的风味，芳香气味变淡，滋味较差。

劣质罐头——气味和滋味不正常，具有酸败味或严重的金属味。

④ 汤汁鉴别

良质罐头——汤汁基本澄清，有光泽，无果皮，果核、菜梗等杂质存在。

次质罐头——汤汁稍显浑浊，尚有光泽，但有少量的残存果皮、果核、菜梗，或有其他杂质存在。

劣质罐头——汤汁严重浑浊或有恶性杂质。

⑤ 打检鉴别

良质罐头——清脆响声。

次质罐头——响声发空或发闷。

劣质罐头——呈破锣响声。

（5）鉴别玻璃罐头的质量　玻璃罐头是一种透明罐头，能清楚地看到里面食品的状况，它的质量鉴别有以下方面。

① 外形　质量好的玻璃罐头，铁皮盖不生锈，盖子向下凹进，商标纸清新；反之，质量差。

② 内容物　质量好的玻璃罐头，水果色泽变化不大，果形或块状，条状完整，不破碎，瓶底无沉淀物；反之，质量差。

③ 汤液　质量好的玻璃罐头，汤液清亮透明，没有糜烂浑浊现象；反之，质量差。

④ 严密性　质量好的玻璃罐头，封口严密，不漏气，瓶内无气泡。检查瓶口是否漏气，可将瓶底朝上置于桌面上，如果封口不严密，在封口周沿上会有水冒出。瓶内气泡多，质量差。

● 内容小结

本模块内容主要围绕各类食品的生产卫生要求进行展开，比较详细地阐述了植物类食品、动物类食品、冷饮食品、罐头类食品的卫生要求、卫生问题及控制措施与方法，重点掌握各类食品的卫生要求，并掌握各类食品辨别掺伪的方法。

● 知识考核

1. 粮豆类的主要卫生问题及卫生要求。

2. 蔬菜和水果的主要卫生问题。

3. 畜禽肉的主要卫生问题。

4. 人畜共患传染病的概念。

5. 水产品的主要卫生问题：腐败变质，寄生虫病，工业废水污染。

6. 蛋类的主要卫生问题及卫生标准。

7. 致病菌对奶的污染。

8. 辨别牛奶是否掺伪的方法。

9. 蔬菜和水果常用的药物消毒方法。

● 深度链接

如何识别掺假牛奶？

牛奶掺假，主要有掺水、掺米汤、掺淀粉、掺碳酸钠等几种方法。最常用的是掺水。掺米汤或掺淀粉，则是掺水的变换手法，可以掩盖掺水时的稀薄感，而且掺淀粉可使牛奶的颜色更白。掺碳酸钠的目的是使轻度腐败发酸的牛奶酸度降低，检测时不易测出。

以下介绍识别掺假牛奶的几种简易方法：

① 掺水的牛奶　可将牛奶慢慢地倒入碗里，看其流注的过程，掺水的牛奶有稀薄感，在碗的边缘牛奶流过部分有水样的痕迹，同时牛奶颜色不如正常的白；煮时沸腾的时间需要较长；煮沸时香味也较淡。

② 掺米汤的牛奶　将牛奶倒入碗中，在碗壁上形成液滴，而且液滴的隆起较高；摇晃碗时，牛奶不易流动；煮沸时容易糊锅，同时煮沸后香味较淡。最好的检测方法，就是取出少量牛奶，滴入两三滴碘酒，摇匀，如出现蓝色或紫色，说明掺有米汤。

③ 掺淀粉的牛奶　将牛奶倒入碗里，牛奶不易流动，而且煮沸时容易糊锅。同样可以用加入碘酒的方法测试，如出现蓝色或紫色，就说明掺有淀粉。

④ 掺碳酸钠的牛奶　用肉眼观察时质地不均匀，用口品尝时，会感觉稍有苦涩。亦可以采用以下方法检测：用一试管倒入牛奶 5mL，加入 100mL 酒精，再滴几滴溴麝香草酚蓝的试液，摇匀，观其颜色，如发现绿色或青色，则说明掺有碳酸钠。

项目五　中国居民膳食指南与食谱编制

模块一　中国居民膳食指南与宝塔

知识准备

一、膳食结构的基本概念

膳食结构是指膳食中各类食物的数量及其在膳食中所占的比重。一般可以根据各类食物所能提供的能量及各种营养素的数量和比例来衡量膳食结构的组成是否合理。

一个地区膳食结构的形成与当地生产力发展水平，文化、科学知识水平以及自然环境条件等多方面的因素有关。不同历史时期、不同国家或地区、不同社会阶层的人们，膳食结构往往有很大的差异。膳食结构不仅反映人们的饮食习惯和生活水平高低，同时也反映一个民族的传统文化，一个国家的经济发展和一个地区的环境和资源等多方面的情况。从膳食结构的分析上也可以发现该地区人群营养与健康、经济收入之间的关系。由于影响膳食结构的这些因素是在逐渐变化的，所以膳食结构不是一成不变的，通过适当的干预可以促使其向更利于健康的方向发展。但是这些因素的变化一般是很缓慢的，所以一个国家、民族或人群的膳食结构具有一定的稳定性，不会迅速发生重大改变。

二、不同类型膳食结构的特点

膳食结构类型的划分有许多方法，但最重要的依据仍是动物性和植物性食物在膳食构成中的比例。根据膳食中动物性、植物性食物所占的比重，以及能量、蛋白质、脂肪和碳水化合物的供给量作为划分膳食结构的标准，可将世界不同地区的膳食结构分为以下四种类型。

1. 动植物食物平衡的膳食结构

该类型以日本为代表。膳食中动物性食物与植物性食物比例比较适当。其特点是：谷类的消费量为年人均约94kg；动物性食品消费量为年人均约63kg，其中海产品所占比例达到50%，动物蛋白占总蛋白的42.8%；能量和脂肪的摄入量低于以动物性食物为主的欧美发达国家，每天能量摄入保持在2000kcal左右。宏量营养素供能比例为：碳水化合物57.7%，脂肪 26.3%，蛋白质 16.0%。

该类型的膳食能量能够满足人体需要，又不至于过剩。蛋白质、脂肪、碳水化合物的供能比例合理。来自于植物性食物的膳食纤维和来自于动物性食物的营养素如铁、钙等均比较充足，同时动物脂肪又不高，有利于避免营养缺乏病和营养过剩性疾病，促进健康。此类膳食结构已成为世界各国调整膳食结构的参考。

2. 以植物性食物为主的膳食结构

大多数发展中国家如印度、巴基斯坦、孟加拉和非洲一些国家等属此类型。膳食构成以植物性食物为主，动物性食物为辅。其膳食特点是：谷物食品消费量大，年人均为 200kg；动物性食品消费量小，年人均仅 10～20kg，动物性蛋白质一般占蛋白质总量的 10%～20%，低者不足 10%；植物性食物提供的能量占总能量近 90%。该类型的膳食能量基本可满足人体需要，但蛋白质、脂肪摄入量均低，来自于动物性食物的营养素如铁、钙、维生素 A 摄入不足。营养缺乏病是这些国家人群的主要营养问题，人的体质较弱、健康状况不良、劳动生产率较低。但从另一方面看，以植物性食物为主的膳食结构，膳食纤维充足，动物性脂肪较低，有利于冠心病和高脂血症的预防。

3. 以动物性食物为主的膳食结构

是多数欧美发达国家如美国、西欧、北欧诸国的典型膳食结构。其膳食构成以动物性食物为主，属于营养过剩型的膳食。以提供高能量、高脂肪、高蛋白质、低纤维为主要特点，人均日摄入蛋白质 100g 以上，脂肪 130～150g，能量高达 3300～3500kcal。食物摄入特点是：粮谷类食物消费量小，人均每年 60～75kg；动物性食物及食糖的消费量大，人均每年消费肉类 100kg 左右，奶和奶制品 100～150kg，蛋类 15kg，食糖 40～60kg。

与植物性为主的膳食结构相比，营养过剩是此类膳食结构国家人群所面临的主要健康问题。心脏病、脑血管病和恶性肿瘤已成为西方人的三大死亡原因，尤其是心脏病死亡率明显高于发展中国家。

4. 地中海膳食结构

该膳食结构以地中海命名是因为该膳食结构的特点是居住在地中海地区的居民所特有的，意大利、希腊可作为该种膳食结构的代表。膳食结构的主要特点是：①膳食富含植物性食物，包括水果、蔬菜、土豆、谷类、豆类、果仁等；②食物的加工程度低，新鲜度较高，该地区居民以食用当季、当地产的食物为主；③橄榄油是主要的食用油；④脂肪提供能量占膳食总能量比值在 25%～35%，饱和脂肪所占比例较低，在 7%～8%；⑤每天食用少量适量奶酪和酸奶；⑥每周食用少量/适量鱼、禽，少量蛋；⑦以新鲜水果作为典型的每日餐后食品，甜食每周只食用几次；⑧每月食用几次红肉（猪、牛和羊肉及其产品）；⑨大部分成年人有饮用葡萄酒的习惯。

此膳食结构的突出特点是饱和脂肪摄入量低，膳食含大量复合碳水化合物，蔬菜、水果摄入量较高。地中海地区居民心脑血管疾病发生率很低，已引起了西方国家的注意，并纷纷参照这种膳食模式改进自己国家的膳食结构。

三、中国居民的膳食结构

1. 中国居民传统的膳食结构特点

中国居民的传统膳食以植物性食物为主，谷类、薯类和蔬菜的摄入量较高，肉类的摄入量比较低，豆制品总量不高且随地区而不同，奶类消费在大多地区不多。此种膳食的特点如下。

（1）高碳水化合物　我国南方居民多以大米为主食，北方以小麦粉为主，谷类食物的供能比例占70%以上。

（2）高膳食纤维　谷类食物和蔬菜中所含的膳食纤维丰富，因此我国居民膳食纤维的摄入量也很高。这是我国传统膳食最具备优势之一。

（3）低动物脂肪　我国居民传统的膳食中动物性食物的摄入量很少，动物脂肪的供能比例一般在10%以下。

2. 中国居民的膳食结构现状及变化趋势

当前中国城乡居民的膳食仍然以植物性食物为主，动物性食品为辅。但中国幅员辽阔，各地区、各民族以及城乡之间的膳食构成存在很大差别，富裕地区与贫困地区差别较大。而且随着社会经济发展，我国居民膳食结构向"富裕型"膳食结构的方向转变。

2002年第四次全国营养调查资料表明，我国居民膳食质量明显提高，城乡居民能量及蛋白质摄入得到基本满足，肉、禽、蛋等动物性食物消费量明显增加，优质蛋白比例上升。城乡居民动物性食物分别由1992年的人均每日消费210g和69g上升到248g和126g。与1992年相比，农村居民膳食结构趋向合理，优质蛋白质占蛋白质总量的比例从17%增加到31%，脂肪供能比由19%增加到28%，碳水化合物供能比由70%下降到61%。

3. 中国居民膳食结构存在的主要问题

中国地域广阔，人口众多，各地区生产力发展水平和经济情况极不均衡，城市与农村居民的膳食结构相比存在较大的差异，因此存在的弊端也各不相同，需要针对不同的特点进行合理的调整与改善。

随着中国经济的快速发展，人民的膳食结构也发生了较大变化。大多数城市脂肪供能比例已超过30%，且动物性食物来源脂肪所占的比例偏高。中国城市居民的疾病模式由以急性传染病和寄生虫病居首位转化为以肿瘤和心血管疾病为主，膳食结构变化是影响疾病谱的因素之一。研究表明谷类食物的消费量与癌症和心血管疾病死亡率之间呈明显的负相关，而动物性食物和油脂的消费量与这些疾病的死亡率呈明显的正相关。因此，城市居民主要是调整消费比例，减少动物性食物和油脂过量消费，主要应减少猪肉的消费量，脂肪供热比控制在20%～25%为宜。农村居民的膳食结构已渐趋于合理，但动物性食物、蔬菜、水果的消费量还偏低，应注意多吃一些上述食物。对于奶类食物的摄入量偏低，应正确引导，充分利用当地资源，使其膳食结构合理化。钙、铁、维生素A等微量营养素摄入不足是当前膳食的主要缺陷，也是在建议食物消费时应当重点改善的方面。

综上所述，中国人民的膳食结构应保持以植物性食物为主的传统结构，增加蔬菜水果、奶类和大豆及其制品的消费。在贫困地区还应努力提高肉、禽、蛋等动物性食品的消费。此外，中国人民的食盐摄入量普遍偏高，食盐的摄入量要降低到每人每日6g以下。对于特定人群如老年人、孕妇、儿童及特殊职业人群应进行广泛的营养教育年和分类指导，参照《中国居民膳食指南》所提供的膳食模式进行调整。

膳食指南是根据营养学原则，结合国情，教育人民群众采用平衡膳食，以达到合理营养促进健康目的的指导性意见。中国居民膳食指南的核心是提倡平衡膳食与合理营养以达到促进健康的目的，也就是在现代生活中提倡均衡营养的概念。

中国营养学会于1989年制定了我国第一个膳食指南，1997年4月由中国营养学会常务理事会通过并发布了新的《中国居民膳食指南》。随着国民经济的不断发展，社会产品极大丰富，中国居民的生活习惯与食物结构发生了极大的变化，为了给居民提供最基本、科学的健康膳食信息，卫生部委托中国营养学会组织专家，修订了原本1997年版本的《中国居民膳食指南》，制订了2007年版本的《中国居民膳食指南》。

修订后的《中国居民膳食指南》以先进的科学证据为基础，密切联系我国居民膳食营养的实际，对各年龄段的居民摄取合理营养，避免由不合理的膳食带来疾病具有普遍的指导意义。今后 10～20 年，是中国改善国民营养健康的关键战略时期。希望全社会的广泛参与，大力推广和运用《中国居民膳食指南》，科学改善国民营养健康素质，为全面建设小康社会奠定坚实的人口素质基础。

● 核心内容

一、一般人群膳食指南

一般人群膳食指南适用于 6 岁以上人群，共有 10 个条目。为便于理解，在每条指南下面增设"提要"和"说明"，其中"提要"是该指条目的核心内容；"说明"则阐述与该条目相关的知识或消费者关心的问题。

1. 食物多样，谷类为主，粗细搭配

提要：人类的食物是多种多样的。各种食物所含的营养成分不完全相同，每种食物都至少可提供一种营养物质。平衡膳食必须由多种食物组成，才能满足人体各种营养需求，达到合理营养、促进健康的目的。

谷类食物是中国传统膳食的主体，是人体能量的主要来源。谷类包括米、面、杂粮，主要提供碳水化合物、蛋白质、膳食纤维及 B 族维生素。坚持谷类为主是为了保持我国膳食的良好传统，避免高能量、高脂肪和低碳水化合物膳食的弊端。人们应保持每天适量的谷类食物摄入，一般成年人每天摄入 250～400g 为宜。另外要注意粗细搭配，经常吃一些粗粮、杂粮和全谷类食物。稻米、小麦不要研磨得太精，以免所含维生素、矿物质和膳食纤维流失。

说明：重点论述了谷类为主是平衡膳食的基本保证；粗细搭配有利于合理摄取营养素；没有不好的食物，只有不合理的膳食，关键在于平衡；人体必需的营养素和食物成分有哪些？食物多样化才能摄入更多有益的植物化学物质以及怎样正确理解血糖生成指数等。同时还分析了人们对于谷类食物营养的认识误区，如：大米、面粉越白越好；主食吃得越少越好及吃碳水化合物容易发胖等。

2. 多吃蔬菜水果和薯类

提要：新鲜蔬菜水果是人类平衡膳食的重要组成部分，也是我国传统膳食重要特点之一。蔬菜水果能量低，是维生素、矿物质、膳食纤维和植物化学物质的重要来源。薯类含有丰富的淀粉、膳食纤维以及多种维生素和矿物质。富含蔬菜、水果和薯类的膳食对保持身体健康，保持肠道正常功能，提高免疫力，降低患肥胖、糖尿病、高血压等慢性疾病风险具有重要作用。推荐我国成年人每天吃蔬菜 300～500g，水果 200～400g，并注意增加薯类的摄入。

说明：分别论述了蔬菜的营养特点、水果的营养特点和薯类的营养特点；介绍了深色蔬菜的概念，怎样选择蔬菜，怎样合理烹调蔬菜和如何吃薯类；说明了膳食纤维是人体必需的膳食成分以及蔬菜与水果不能相互替换的道理。

3. 每天吃乳类、大豆或其制品

提要：乳类营养成分齐全，组成比例适宜，容易消化吸收。乳类除含丰富的优质蛋白质和维生素外，含钙量较高，且利用率也很高，是膳食钙质的极好来源。各年龄人群适当多饮乳有利于骨健康，建议每人每天平均饮乳 300mL，饮乳量多或有高血脂和超重肥胖倾向者应选择低脂、脱脂乳。

大豆含丰富的优质蛋白质、必需脂肪酸、多种维生素和膳食纤维，且含有磷脂、低聚糖，以及异黄酮、植物固醇等多种植物化学物质。应适当多吃大豆及其制品，建议每人每天摄入 30～50g 大豆或相当量的豆制品。

说明：阐述了乳及乳制品的营养价值和为什么我国居民要增加饮乳量；介绍了乳及乳制品的常见品种，提醒消费者含乳饮料不等同于乳以及脱脂乳或低脂乳适用于哪些人；说明了饮乳可促进儿童生长发育、饮乳有利于预防骨质疏松及每日喝多少乳合适的道理；大豆及其制品的营养特点和鼓励国人增加大豆及其制品消费的根据。

4. 常吃适量的鱼、禽、蛋和瘦肉

提要：鱼、禽、蛋和瘦肉均属于动物性食物，是人类优质蛋白、脂类、脂溶性维生素、B族维生素和矿物质的良好来源，是平衡膳食的重要组成部分。瘦畜肉铁含量高且利用率好。鱼类脂肪含量一般较低，且含有较多的多不饱和脂肪酸；禽类脂肪含量也较低，且不饱和脂肪酸含量较高；蛋类富含优质蛋白质，各种营养成分比较齐全，是很经济的优质蛋白质来源。

目前我国部分城市居民食用动物性食物较多，尤其是食入的猪肉过多。应适当多吃鱼、禽肉，减少猪肉摄入。相当一部分城市和多数农村居民平均吃动物性食物的量还不够，还应适当增加。动物性食物一般都含有一定量的饱和脂肪和胆固醇，摄入过多可能增加患心血管病的危险性。

说明：分别论述了鱼类和其他水产动物的营养价值，禽类的营养价值，蛋类及蛋制品的营养价值及畜肉类的营养价值；解释了如何选择动物性食品，怎样合理烹调鱼、禽、蛋和瘦肉以及饱和脂肪酸与人体健康的关系。

5. 减少烹调油用量，吃清淡少盐膳食

提要：脂肪是人体能量的重要来源之一，并可提供必需脂肪酸，有利于脂溶性维生素的消化吸收，但是脂肪摄入过多是引起肥胖、高血脂、动脉粥样硬化等多种慢性疾病的危险因素之一。膳食盐的摄入量过高与高血压的患病率密切相关。食用油和食盐摄入过多是我国城乡居民共同存在的营养问题。为此，建议我国居民应养成吃清淡少盐膳食的习惯，即膳食不要太油腻，不要太咸，不要摄食过多的动物性食物和油炸、烟熏、腌制食物。

说明：论述了为什么要食用烹调油和烹调油的营养特点，每天烹调油摄入量不宜超过25g 或 30g 的依据。告诫消费者要远离反式脂肪酸，油炸食品不宜多吃。还说明人们为什么要吃盐，吃盐多了对健康的危害，一天吃多少食盐合适以及在日常生活中如何减少食盐摄入量。

6. 食不过量，天天运动，保持健康体重

提要：进食量和运动是保持健康体重的两个主要因素，食物提供人体能量，运动消耗能量。如果进食量过大而运动量不足，多余的能量就会在体内以脂肪的形式积存下来，增加体重，造成超重或肥胖；相反若食量不足，可由于能量不足引起体重过低或消瘦。

正常生理状态下，食欲可以有效控制进食量，不过有些人食欲调节不敏感，满足食欲的进食量常常超过实际需要。食不过量对他们意味着少吃几口，不要每顿饭都吃到十成饱。由于生活方式的改变，人们的身体活动减少，目前我国大多数成年人体力活动不足或缺乏体育锻炼，应改变久坐少动的不良生活方式，养成天天运动的习惯，坚持每天多做一些消耗能量的活动。

与健康体重及适量活动相关的 14 个问题说明：①健康体重的判断标准是什么？②能量平衡怎样影响体重？③体重异常有什么危害？④目前我国居民体重情况和参加运动锻炼的现

状？⑤怎样理解食不过量，成年人每日大约应该吃多少？⑥胖子是一口口吃出来的？⑦什么叫身体活动？⑧运动对健康的有益作用？⑨健康成年人的适宜身体活动量是多少？⑩如何掌握适宜的运动强度？⑪坚持锻炼才能持久受益，也使运动更加安全？⑫锻炼应量力而行，循序渐进？⑬运动时应该注意的安全事项，⑭控制体重应当减少能量摄入和增加身体活动并重。

7. 三餐分配要合理，零食要适当

提要：合理安排一日三餐的时间及食量，进餐定时定量。早餐提供的能量应占全天总能量的 25%～30%，午餐应占 30%～40%，晚餐应占 30%～40%，可根据职业、劳动强度和生活习惯进行适当调整。一般情况下，早餐安排在 6:30～8:30，午餐安排在 11:30～13:30，晚餐安排在 8:00～20:00 进行为宜。要天天吃早餐并保证其营养充足，午餐要吃好，晚餐要适量。不暴饮暴食，不经常在外就餐，尽可能与家人共同进餐，并营造轻松愉快的就餐氛围。零食作为一日三餐之外的营养补充，可以合理选用，但来自零食的能量应计入全天能量摄入之中。

说明：阐述了要合理分配三餐的时间和食物量，应天天吃早餐并保证营养充足，午餐要吃好，晚餐要适量的道理；告诫人们不暴饮暴食，在外就餐的一些注意事项以及如何选择和营造愉快的就餐环境。关于零食部分，解释了怎样合理选择零食，坚果好吃但不宜过量及吃零食要注意口腔健康等问题。

8. 每天足量饮水，合理选择饮料

提要：水是膳食的重要组成部分，是一切生命必需的物质，在生命活动中发挥着重要功能。体内水的来源有饮水、食物中含的水和体内代谢产生的水。水的排出主要通过肾脏，以尿液的形式排出，其次是经肺呼出、经皮肤和随粪便排出。进入体内的水和排出来的水基本相等，处于动态平衡。饮水不足或过多都会对人体健康带来危害。饮水应少量多次，要主动，不要感到口渴时再喝水，饮水最好选择白开水。

饮料多种多样，需要合理选择，如乳饮料和纯果汁饮料含有一定量的营养素和有益膳食成分，适量饮用可以作为膳食的补充。有些饮料添加了一定的矿物质和维生素，适合热天户外活动和运动后饮用。有些饮料只含糖和香精香料，营养价值不高。有些人尤其是儿童青少年，每天喝大量含糖的饮料代替喝水，是一种不健康的习惯，应当改正。

对水的摄入要明晰 9 个相关问题说明：①水是生命之源；②饮水不足或过多的危害；③人体水的来源和排出；④建议的饮水量；⑤饮水的时间和方式；⑥饮用水的分类和要求；⑦不宜饮用生水、蒸锅水；⑧饮茶与健康；⑨合理选择饮料。

9. 如饮酒应限量

提要：在节假日、喜庆和交际的场合，人们饮酒是一种习俗。高度酒含能量高，白酒基本上是纯能量食物，不含其他营养素。无节制的饮酒，会使食欲下降，食物摄入量减少，以致发生多种营养素缺乏、急慢性酒精中毒、酒精性脂肪肝，严重时还会造成酒精性肝硬化。过量饮酒还会增加患高血压、中风等疾病的危险；并可导致事故及暴力的增加，对个人健康和社会安定都是有害的，应该严禁酗酒。另外饮酒还会增加患某些癌症的危险。若饮酒尽可能饮用低度酒，并控制在适当的限量以下，建议成年男性一天饮用酒的酒精量不超过 25g，成年女性一天饮用酒的酒精量不超过 15g，孕妇和儿童、青少年应忌酒。

与饮酒有关的 6 个问题说明：①哪些人不应饮酒；②不同酒的酒精含量；③酒精饮料可提供能量，但营养素的含量很少；④目前我国居民饮酒状况；⑤过量饮酒的危害；⑥限量饮酒，享受生活。

10. 吃新鲜卫生的食物

提要：食物放置时间过长就会引起变质，可能产生对人体有毒有害的物质。另外，食物中还可能含有或混入各种有害因素，如致病微生物、寄生虫和有毒化学物等。吃新鲜卫生的食物是防止食源性疾病、实现食品安全的根本措施。正确采购食物是保证食物新鲜卫生的第一关。烟熏食品及有些加色食品可能含有苯并芘或亚硝酸盐等有害成分，不宜多吃。食物合理储藏可以保持新鲜，避免受到污染。高温加热能杀灭食物中大部分微生物，延长保存时间；冷藏温度常为 $4\sim8℃$，只适于短期储藏；而冻藏温度低达 $-12\sim-23℃$，可保持食物新鲜，适于长期储藏。烹调加工过程是保证食物卫生安全的一个重要环节。需要注意保持良好的个人卫生以及食物加工环境和用具的洁净，避免食物烹调时的交叉污染。食物腌制要注意加足食盐，避免高温环境。有一些动物或植物性食物含有天然毒素，为了避免误食中毒，一方面需要学会鉴别这些食物，另一方面应了解对不同食物去除毒素的具体方法。

与食品卫生有关的 9 个问题说明：①为什么要求吃新鲜食物；②选择食物为什么要注意卫生；③把好第一关，采购新鲜卫生的食物；④注意鉴别食物新鲜度；⑤可以品尝但不宜多吃的食物：熏制、腌制、酱制食品；⑥怎样合理储藏食物；⑦哪些措施能降低食物污染；⑧烹调加工食物时有哪些卫生要求；⑨常见的有毒动植物食物及其中毒预防措施。

二、特定人群膳食指南

特定人群包括孕妇、乳母、婴幼儿、学龄前儿童、青少年以及老年人，根据这些人群的生理特点和营养需要特制定了相应的膳食指南，以期更好地指导孕期和哺乳期妇女的膳食，婴幼儿合理喂养和辅助食品的科学添加，学龄前儿童和青少年在身体快速增长时期的饮食，以及适应老年人生理和营养需要变化的膳食安排，达到提高健康水平和生命质量的目的。

（一）中国孕期妇女膳食指南

1. 孕前期妇女膳食指南

（1）多摄入富含叶酸的食物或补充叶酸　妊娠的头 4 周是胎儿神经管分化和形成的重要时期，此期叶酸缺乏可增加胎儿发生神经管畸形及早产的危险。育龄妇女应从计划妊娠开始尽可能早地多摄取富含叶酸的食物及从孕前 3 个月开始每日补充叶酸 $400\mu g$，并持续至整个孕期。

（2）常吃含铁丰富的食物　孕前缺铁易导致早产、孕期母体体重增长不足以及新生儿低出生体重，故孕前女性应储备足够的铁为孕期利用。建议孕前期妇女适当多摄入含铁丰富的食物，缺铁或贫血的育龄妇女可适量摄入铁强化食物或在医生指导下补充小剂量的铁剂。

（3）保证摄入加碘食盐，适当增加海产品的摄入　提要：妇女围孕期和孕早期碘缺乏均可增加新生儿将来发生克汀病的危险性。由于孕前和孕早期除摄入碘盐外，还建议至少每周摄入一次富含碘的海产食品。说明部分阐述了围孕期缺碘可导致后代智力和育障碍以及怎样预防碘缺乏。

（4）戒烟、禁酒　夫妻一方或双方经常吸烟或饮酒，不仅影响精子或卵子的发育，造成精子或卵子的畸形，而且影响受精卵在子宫的顺利着床和胚胎发育，导致流产。酒精可以通过胎盘进入胎儿血液，造成胎儿宫内发育不良、中枢神经系统发育异常、智力低下等。

2. 孕早期妇女膳食指南

（1）膳食清淡、适口　清淡、适口的膳食有利于降低怀孕早期的妊娠反应，使孕妇尽可能多地摄取食物，满足其对营养的需要。

（2）少食多餐　怀孕早期反应较重的孕妇，不必像常人那样强调饮食的规律性，应根据孕妇的食欲和反应的轻重及时进行调整，采取少食多餐的办法，保证进食量。

（3）保证摄入足量富含碳水化合物的食物　怀孕早期应尽量多摄入富含碳水化合物的谷类或水果，保证每天至少摄入 150g 碳水化合物（约合谷类 200g）。

（4）多摄入富含叶酸的食物并补充叶酸　怀孕早期叶酸缺乏可增加胎儿发生神经管畸形及早产的危险。妇女应从计划妊娠开始尽可能早地多摄取富含叶酸的食物。受孕后每日应继续补充叶酸 400μg，至整个孕期。

（5）戒烟、禁酒　孕妇吸烟或经常被动吸烟可能导致胎儿缺氧和营养不良、发育迟缓。孕妇饮酒，酒精可以通过胎盘进入胎儿血液，造成胎儿宫内发育不良、中枢神经系统发育异常、智力低下等，称为酒精中毒综合征。

3. 孕中、末期妇女膳食指南

（1）适当增加鱼、禽、蛋、瘦肉、海产品的摄入量　鱼、禽、蛋、瘦肉是优质蛋白质的良好来源，其中鱼类还可提供 $n-3$ 多不饱和脂肪酸，蛋类尤其是蛋黄是卵磷脂、维生素 A 和维生素 B_2 的良好来源。

（2）适当增加乳类的摄入　乳或乳制品富含蛋白质，对孕期蛋白质的补充具有重要意义，同时也是钙的良好来源。

（3）常吃含铁丰富的食物　从孕中期开始孕妇血容量和血红蛋白的增加，同时胎儿需要铁储备，宜从孕中期开始增加铁的摄入量，必要时可在医生指导下补充小剂量的铁剂。

（4）适量身体活动，维持体重的适宜增长　孕妇应适时监测自身的体重，并根据体重增长的速率适当调节食物摄入量。也应根据自身的体能每天进行不少于 30min 的低强度身体活动，最好是 1～2h 的户外活动，如散步、做体操等。

（5）禁烟戒酒，少吃刺激性食物　烟草、酒精对胚胎发育的各个阶段都有明显的毒性作用，如容易引起早产、流产、胎儿畸形等。有吸烟、饮酒习惯的妇女，孕期必须禁烟戒酒，并要远离吸烟环境。

（二）中国哺乳期妇女膳食指南

1. 增加鱼、禽、蛋、瘦肉及海产品摄入

动物性食品如鱼、禽、蛋、瘦肉等可提供丰富的优质蛋白质，乳母每天应增加总量 100～150g 的鱼、禽、蛋、瘦肉，其提供的蛋白质应占总蛋白质的 1/3 以上。

2. 适当增饮乳类，多喝汤水

乳类含钙量高，易于吸收利用，是钙的最好食物来源。乳母每日若能饮用牛乳 500mL，则可从中得到约 600mg 优质钙。必要时可在保健医生的指导下适当补充钙制剂。

3. 产褥期食物多样，不过量

产褥期的膳食同样应是多样化的平衡膳食，以满足营养需要为原则，无须特别禁忌。要注意保持产褥期食物多样充足而不过量。

4. 忌烟酒，避免喝浓茶和咖啡

乳母吸烟（包括间接吸烟）、饮酒对婴儿健康有害，哺乳期应继续忌烟酒、避免饮用浓茶和咖啡。

5. 科学活动和锻炼，保持健康体重

哺乳期妇女除注意合理膳食外，还应适当运动及做产后健身操，这样可促使产妇机体复原，保持健康体重。哺乳期妇女进行一定强度的、规律性的身体活动和锻炼不会影响母乳喂养的效果。

（三）0～6 月龄婴儿喂养指南

1. 纯母乳喂养

母乳是 6 个月龄之内婴儿最理想的天然食品，非常适合于身体快速生长发育、生理功能尚未完全发育成熟的婴儿。纯母乳喂养能满足 6 个月龄以内婴儿所需要的全部液体、能量和营养素。

2. 产后尽早开奶，初乳营养最好

初乳对婴儿十分珍贵，对婴儿防御感染及初级免疫系统的建立十分重要。尽早开奶可减轻婴儿生理性黄疸、生理性体重下降和低血糖的发生。产后 30min 即可喂奶。

3. 尽早抱婴儿到户外活动或适当补充维生素 D

母乳中维生素 D 含量较低，家长应尽早抱婴儿到户外活动，适宜的阳光会促进皮肤维生素 D 的合成；也可适当补充富含维生素 D 的制剂。

4. 给新生儿和 1～6 月龄婴儿及时补充适量维生素 K

由于母乳中维生素 K 含量低，为了预防维生素 K 缺乏相关的出血性疾病，应及时给新生儿和 1～6 月龄婴儿补充维生素 K。

5. 不能用纯母乳喂养时，宜首选婴儿配方食品喂养

婴儿配方食品是除解了母乳外，适合 0～6 月龄婴儿生长发育需要的食品，其营养成分及含量基本接近母乳。

6. 定期监测生长发育状况

身长和体重等生长发育指标反映了婴儿的营养状况，父母可以在家里对婴儿进行定期的测量，了解婴儿的生长发育是否正常。

（四）中国儿童青少年膳食指南

1. 三餐定时定量，保证吃好早餐，避免盲目节食

一日三餐不规律、不吃早餐的现象在儿童青少年中较为突出，影响到他们的营养摄入和健康。三餐定时定量，保证吃好早餐对于儿童青少年的生长发育、学习都非常重要。

2. 吃富含铁和维生素 C 的食物

儿童青少年由于生长迅速，铁需要量增加，女孩加之月经来潮后的生理性铁丢失，更易发生贫血。即使轻度的缺铁性贫血，也会对儿童青少年的生长发育和健康产生不良影响，为了预防贫血的发生，儿童青少年应注意经常吃含铁丰富的食物和新鲜的蔬菜水果等。

3. 每天进行充足的户外运动

儿童青少年每天进行充足的户外运动，能够增强体质和耐力；提高机体各部位的柔韧性和协调性；保持健康体重，预防和控制肥胖；对某些慢性病也有一定的预防作用。户外运动还能接受一定量的紫外线照射，有利于体内维生素 D 的合成，保证骨骼的健康发育。

4. 不抽烟、不饮酒

儿童青少年正处于迅速生长发育阶段，身体各系统、器官还未成熟，神经系统、内分泌功能、免疫机能等尚不十分稳定，对外界不利因素和刺激的抵抗能力都比较差，因而，抽烟和饮酒对儿童青少年的不利影响远远超过成年人。

（五）中国老年人膳食指南

1. 食物要粗细搭配、松软、易于消化吸收

粗粮含丰富 B 族维生素、膳食纤维、钾、钙、植物化学物质等。老年人消化器官生理功能有不同程度的减退，咀嚼功能和胃肠蠕动减弱，消化液分泌减少。因此老年人选择食物要粗细搭配，食物的烹制宜松软易于消化吸收。

2. 合理安排饮食，提高生活质量

家庭和社会应从各方面保证其饮食质量、进餐环境和进食情绪，使其得到丰富的食物，

保证其需要的各种营养素摄入充足，以促进老年人身心健康，减少疾病，延缓衰老，提高生活质量。

3. 重视预防营养不良和贫血

60岁以上的老年人由于生理、心理和社会经济情况的改变，可能使老年人摄取的食物量减少而导致营养不良。另外随着年龄增长而体力活动减少，并因牙齿、口腔问题和情绪不佳，可能致食欲减退，能量摄入降低，必需营养素摄入减少，而造成营养不良。60岁以上老年人低体重、贫血患病率也远高于中年人群。

4. 多做户外活动，维持健康体重

老年人适当多做户外活动，在增加身体活动量、维持健康体重的同时，还可接受充足紫外线照射，有利于体内维生素D合成，预防或推迟骨质疏松症的发生。

三、中国居民平衡膳食宝塔

中国居民平衡膳食宝塔（以下简称膳食宝塔，如图5-1所示）是根据《中国居民膳食指南》的核心内容，结合中国居民膳食的实际情况，把平衡膳食的原则转化成各类食物的重量，便于人们在日常生活中实行。膳食宝塔提出了一个在营养上比较理想的膳食模式，同时注重运动的重要性。它所建议的食物量，特别是奶类和豆类食物的量可能与当前的实际摄入还有一定的距离，对某些贫困地区来讲可能距离还很远，但为了改善中国居民的膳食营养状况，应把它作为一个奋斗目标，努力争取，逐步达到。

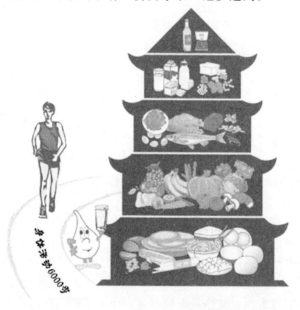

油25～30g
盐6g

乳类及乳制品300g
大豆类及坚果30～50g

畜禽肉类50～75g
鱼虾类50～100g
蛋类25～50g

蔬菜类300～500g
水果类200～400g

谷类薯类及杂豆
250～400g
水1200mL

图5-1-1　中国居民膳食宝塔（2007）

（葛可佑，中国营养学会）

（一）膳食宝塔结构

膳食结构分为五层，包含我们每天应当吃的各类主要食物。膳食宝塔各层位置和面积不同，这在一定程度上反映出各类食物在膳食中的地位和应占的比重。

谷类食物在底层：每人每天应食250～400g。蔬菜和水果在二层，每天应分别吃300～500g和200～400g。鱼、禽、肉、蛋等动物性食物在第三层，每天应吃150～225g（畜禽肉50～75g，鱼虾类75～100g，蛋类25～50g）。乳类和豆类食物在第四层，每天应吃相当于鲜乳300g的乳类及奶制品和相当于干豆30～50g的大豆类及坚果。第五层塔顶是烹调油和食盐，每天烹调油不超过 25g，食盐不超过 6g。膳食宝塔没有建议食糖的摄入量，因为我国居民平均吃糖的量还不是很多。但吃太多的糖及含糖高的食品和饮料有增加龋齿和肥胖的危险。

膳食宝塔强调足量饮水和增加身体活动的重要性。水是膳食的重要组成部分，是一切生命必需的物质，其需要量主要受年龄、环境温度、身体活动等因素的影响。在温和气候条件下生活的轻体力活动的成年人至少每日饮水 1200mL（约 6 杯）。在高温或重体力劳动的条件下，应当增加。饮水不足或过多都会对人体健康带来危害。饮水应少量多次，要主动，不要感到口渴时再喝水。目前我国大多数成年人身体活动不足或缺乏体育锻炼，应改变久坐不动的不良生活方式，养成天天运动的习惯，坚持每天多做一些身体活动。建议成年人每天累计的身体活动量要相当于步行 6000 步以上，如果身体条件允许，最好进行 30min 中等强度的运动。

（二）膳食宝塔建议的食物量

膳食宝塔建议的各类食物都是指食物可食部的生重量（可食部为市品减去废品部分）。各类食物的重量不是指某一种具体食物的重量，而是一类食物的总量，因此在选择具体食物时，实际重量可以在互换表中互换。膳食宝塔中各类食物的建议量都有一个范围，下限适合一般城市成年女性（能量摄入 1800kcal/d）。上限适合一般农村从事体力活动成年男人（能量摄入 2600kcal/d）。

1. 谷类、薯类及杂豆

谷类包括面粉、大米、玉米、高粱等及其制品，如米饭、馒头、烙饼、玉米面饼、面包、饼干、麦片等。薯类包括红薯、马铃薯等，可替代部分粮食。杂豆包括大豆以外的其他干豆类，如红小豆、绿豆、芸豆等。谷类、薯类及杂豆是膳食中能量的主要来源。建议量是以原料的生重计算，如面包、切面、馒头应折合成相当的面粉量来计算，而米饭、大米粥等应折合成相当的大米量来计算。谷类、薯类及杂豆食物的选择应多样化，粗细搭配，适量选择一些全谷类制品、杂豆及薯类。每 100g 玉米糁和全麦粉所含的膳食纤维比精面粉分别多 10g 和 6g，因此建议每周吃 5～7 次粗粮或全谷类制品，每次 75～100g。

2. 蔬菜类

蔬菜包括叶菜类、根茎类、瓜茄类、鲜豆类、葱蒜类及菌藻类等。深色蔬菜是指深绿色、深黄色、紫色、红色等颜色深的蔬菜，其所含维生素和植物化学物质比较丰富，因此在每日建议的 300～500g 新鲜蔬菜中，深色蔬菜最好占一半以上。

3. 水果类

建议每天吃新鲜水果 200～400g，在鲜果供应不足时也可选择一些含糖量低的全果汁。

4. 畜禽肉类

畜禽肉类包括猪肉、牛肉、羊肉、禽肉及动物内脏等，建议每天摄入 50～75g。目前我国居民的肉类摄入以猪肉为主，但猪肉含脂肪较高，应尽量选择瘦畜肉或禽肉。动物内脏有一定期营养价值，但其胆固醇含量较高，不宜过多食用。

5. 鱼虾类

鱼虾类包括鱼类、甲壳类和软体类动物性食物，其特点是脂肪含量低，蛋白质丰富且易于消化，是优质蛋白质的良好来源。建议每天摄入量为 75～100g，有条件可以多食一些。

6. 蛋类

蛋类包括鸡蛋、鸭蛋、鹅蛋、鹌鹑蛋、鸽蛋及其加工制成的咸蛋、松花蛋等，蛋类的营养价值较高，建议每日摄入量为 25～50g，相当于半个到一个鸡蛋。

7. 乳类及乳制品

乳类有牛乳、羊乳和马乳等，最常见的为牛乳。乳制品包括液态乳、乳粉、酸乳、乳酪等。建议摄入量相当于液态乳 300g、酸乳 360g、乳粉 45g，有条件可以多吃一些。但不建议摄入奶油、黄油。婴幼儿要尽可能选用符合国家标准的配方乳。饮乳多者、中老年人、超重者和肥胖者可以选择脱脂或低脂乳。乳糖不耐受的人群可以吃酸乳或低乳糖乳。

8. 大豆类及坚果

大豆包括黄豆、青豆、黑豆，其常见的制品包括豆腐、豆浆、豆腐干及千张等。推荐每日摄入 30～50g 大豆。按提供蛋白质的量计算，40g 干豆相当于 80g 豆腐干、120g 北豆腐、240g 南豆腐、800g 豆浆。坚果包括花生、瓜子、核桃、杏仁、榛子等，由于坚果的蛋白质与大豆相似，有条件可以吃 10g 坚果替代相应量的大豆。

9. 烹调油

烹调油分植物油和动物油。植物油包括花生油、豆油、菜子油、芝麻油、调和油等，动物油包括猪油、牛油、黄油等。建议每天烹调油的摄入量不超过 25g（低能量摄入者）或 30g（高能量摄入者）。烹调油应经常更换品种，尽量少食用动物油。

10. 食盐

健康成年人一天食盐（包括酱油和其他食物中的食盐）的建议摄入量为不超过 6g。一般 20mL 酱油中含有 3g 盐，10g 黄酱中含 1.5g 盐，如果菜肴需要有酱油和酱类，应按比例减少食盐用量。

（三）膳食宝塔的应用

1. 确定适合自己的能量水平

膳食宝塔中建议的每人每日各类食物适宜摄入量范围适用于一般健康成人，在实际应用时要根据个人年龄、性别、身高、体重、劳动强度、季节等情况适当调整。年轻人、身体活动强度大的人需要的能量高，应适当多吃些主食；年老、活动少的人需要的能量少，可少吃些主食。能量是决定食物摄入量的首要因素，一般说人们的进食量可自动调节，当一个人的食欲得到满足时，对能量的需要也就会得到满足。对于正常成人，体重是判定能量平衡的最好指标，每个人应根据自身的体重及变化适当调整食物的摄入，主要应调整的是含能量较多的食物。

中国成年人平均能量摄入水平（见表 5-1-1）是根据 2002 年中国居民营养与健康状况调查的结果进行适当修正形成的。它可以作为消费者选择能量摄入水平的参考，在实际应用时每个人要根据自己的生理状态、生活特点、身体活动程度及体重情况进行调整。

表 5-1-1　中国成年人的平均能量摄入水平（修正值）　　　　单位：kJ（kcal）

年龄组	城市		农村	
	男	女	男	女
18～59 岁	9200(2200)	7550(1800)	10900(2600)	9200(2200)
60 岁以上	8350(2000)	6700(1600)	10050(2400)	8350(2000)

注：此表适用于年龄在 18～79 岁、BMI 值在 18.5～24.9 之间，无高血压、糖尿病、血脂异常者。

2. 根据自己的能量水平确定食物需要

膳食宝塔建议的每人每日各类食物适宜摄入量范围适用于一般健康成年人，按照 7 个能量水平分别建议了 10 类食物的摄入量，应用时要根据自身的能量需要进行选择（见表 5-1-2）。建议量均为食物可食部分的生重量。

表 5-1-2　按照 7 个不同能量水平建议的食物摄入量　　　　　单位：g/d

能量水平	6700kJ (1600kcal)	7550kJ (1800kcal)	8350kJ (2000kcal)	9200kJ (2200kcal)	1005kJ (2400kcal)	10900kJ (2600kcal)	11700kJ (2800kcal)
谷类	225	250	300	300	350	400	450
大豆类	30	30	40	40	40	50	50
蔬菜	300	300	350	400	450	500	500
水果	200	200	300	300	400	400	500
肉类	50	50	50	75	75	75	75
乳类	300	300	300	300	300	300	300
蛋类	25	25	25	50	50	50	50
水产品	50	50	75	75	75	100	100
烹调油	20	25	25	25	30	30	30
食盐	6	6	6	6	6	6	6

膳食宝塔建议的各类食物摄入量是一个平均值。每日膳食中应尽量包含膳食宝塔中的各类食物。但无须每日都严格照着膳食宝塔建议的各类食物的量吃，例如烧鱼比较麻烦，就不一定每天都吃 50～100g 鱼，可以改成每周吃 2～3 次鱼、每次 150～200g 较为切实可行。实际上平日喜欢吃鱼的多吃些鱼，愿吃鸡的多吃些鸡都无妨碍，重要的是一定要经常遵循膳食宝塔各层中各类食物的大体比例。在一段时间内，比如一周，各类食物摄入量的平均值应当符合膳食宝塔的建议量。

3. 食物同类互换，调配丰富多彩的膳食

人们吃多种多样的食物不仅是为了获得均衡的营养，也是为了使饮食更加丰富多彩，以满足人们的口味享受。假如人们每天都吃同样的 50g 肉、40g 豆。难免久食生厌，那么合理营养也就无从谈起了。膳食宝塔包含的每一类食物中都有许多品种. 虽然每种食物都与另一种不完全相同，但同一类中各种食物所含营养成分往往大体上近似，在膳食中可以互相替换。

应用膳食宝塔可把营养与美味结合起来，按照同类互换、多种多样的原则调配一日三餐。同类互换就是以粮换粮、以豆换豆、以肉换肉。

例如大米可与面粉或杂粮互换，馒头可与相应量的面条、烙饼、面包等互换；大豆可与相当量的豆制品互换；瘦猪肉可与等量的鸡、鸭、牛、羊、兔肉互换；鱼可与虾、蟹等水产品互换；牛乳可与羊乳、酸乳、乳粉或乳酪等互换。

多种多样就是选用品种、形态、颜色、口感多样的食物和变换烹调方法。例如每日吃 40g 豆类及豆制品，掌握了同类互换多种多样的原则就可以变换出多种吃法，可以全量互换，即全换成相当量的豆浆或豆干，今天喝豆浆、明天吃豆干；也可以分量互换，如 1/3 换豆浆、1/3 换腐竹、1/3 换豆腐。早餐喝豆浆，中餐吃凉拌腐竹，晚餐再喝碗酸辣豆腐汤。

4. 要因地制宜充分利用当地资源

我国幅员辽阔，各地的饮食习惯及物产不尽相同，只有因地制宜充分利用当地资源才能有效地应用膳食宝塔。例如牧区奶类资源丰富，可适当提高奶类摄入量；渔区可适当提高鱼及其他水产品摄入量；农村山区则可利用山羊奶以及花生、瓜子、核桃、榛子等资源。在某些情况下，由于地域、经济或物产所限无法采用同类互换时，也可以暂用豆类代替乳类、肉类；或用蛋类代替鱼、肉；不得已时也可用花生、瓜子、榛子、核桃等坚果代替大豆或肉、鱼、奶等动物性食物。

5. 要养成习惯，长期坚持

膳食对健康的影响是长期的结果。应用于平衡膳食膳食宝塔需要自幼养成习惯，并坚持不懈，才能充分体现其对健康的重大促进作用。

内容小结

本模块内容主要围绕《中国居民膳食指南》、《中国居民膳食宝塔》进行展开，通过对膳食指南的逐条分析与介绍，重点掌握一般人群与特殊生理人群的膳食需求特点，并及时、有效地纠正日常膳食中的误区，达到合理膳食目的；对膳食宝塔的解析，重点在于掌握一般人群膳食结构组成，在明确膳食宝塔中各层食物结构对提升机体营养需求的同时，明晰运动与水对人体的特殊营养意义。

知识考核

一、判断题

（　　）1. 婴儿生长迅速，蛋白质的量按每单位体重计算大于成人，而且需要更多的优质蛋白质。

（　　）2. 叶酸的补充应该从计划怀孕或可能怀孕前开始。

（　　）3. 好动的婴儿及学龄前儿童比年龄相仿的安静孩子，需要的能量可高达 4～6 倍。

（　　）4. 蛋黄中含铁较高，是补充铁的良好来源。

（　　）5. 乳及乳制品中由于含有优质蛋白及较丰富的矿物质等，学龄前儿童为满足身体需要每天可以不限制摄入乳及乳制品。

（　　）6. 铁缺乏对儿童免疫力、行为和智力发育产生不可逆影响。

（　　）7. 新生儿喂食应当少量多次。

（　　）8. 婴儿胃内牛乳的排空时间比母乳短。

（　　）9. 合理摄取能量是成功妊娠的基础。

（　　）10. 婴儿从出生两周到一岁半之内都应该添加维生素 D。

（　　）11. 母乳中营养成分能满足 4～12 个月内婴儿的营养需要。

（　　）12. 老年人膳食中应控制肥肉和动物内脏的摄入量，主要是防止脂肪和胆固醇摄入过高。

（　　）13. 孕妇锌摄入量充足可促进胎儿的生长发育和预防先天畸形。

（　　）14. 新生儿可以用未加稀释的鲜牛奶喂养。

（　　）15. 老年人的能量需要和年轻人是一样的。

（　　）16. 学龄前期儿童单位体重的营养素和能量需要高于成人。

（　　）17. 按照中国居民平衡膳食宝塔，可将能量分为三个水平。从事轻体力劳动的成年男子如办公室职员，要参照中等能量膳食安排自己的进食量。

（　　）18. 学龄前儿童的膳食营养测定结果常用来评价一个地区的人群的营养状况。

（　　）19. 植物性食物是人类获取营养素的主要来源。

（　　）20. 能量缺乏可以从身高、体重方面反映出来。

二、不定项选择题

1. 学龄前儿童是指（　　）的儿童。
   A. 0～3 岁　　　　　B. 3～6 岁　　　　　C. 1～4 岁　　　　　D. 4～6 岁

2. 给（　　）人群补充钙质可以提高骨密度，从而降低其发生骨质丢失速度。
   A. 儿童、青少年　　　　　　　　　B. 更年期女性
   C. 四十岁以上的中年人　　　　　　D. 老年人

3. 孕妇孕期总体重增加应在（　　）kg 范围内为宜。
   A. 4～5　　　　　　B. 5　　　　　　C. 8　　　　　　D. 10～12

4. （　　）缺乏最大的危害是引发巨幼红细胞性贫血，孕妇缺乏还能造成严重的胎儿发育不良，甚至畸形。
   A. 硫胺素　　　　　B. 核黄素　　　　　C. 叶酸　　　　　D. 尼克酸

5. 孕末期的营养要点是（　　）。

    A. 补充长链多不饱和脂肪酸 　　　　　B. 增加钙的补充

    C. 保证适宜的体重增长 　　　　　　　D. 注意铁的补充

6. 老年人的营养学特点（　　）。

    A. 营养素全面均衡，充足合理

    B. 食谱结构应粗细搭配，低盐

    C. 以植物性食物为主

    D. 老年人优质蛋白质一般达到所需蛋白质总量的一半为好

7. 儿童食谱中，容易出现（　　）问题。

    A. 碳水化合物过高　　B. 蛋白质过高　　　C. 脂肪过高　　　　D. 维生素过高

8. 儿童平衡膳食的原则包括（　　）。

    A. 食物多样化 　　　　　　　　　　　B. 增加鱼、肉、蛋、乳、海产品的摄入

    C. 专门烹调、易于消化 　　　　　　　D. 培养健康饮食习惯

9. 乳母的膳食指南新增加的内容主要包括（　　　）

    A. 保证供给充足的能量 　　　　　　　B. 增加鱼、肉、蛋、乳、海产品的摄入

    C. 增加水果蔬菜的摄入 　　　　　　　D. 增加优质蛋白的摄入

10. 目前大学生膳食结构不合理主要体现在（　　　）等方面。

    A. 不吃早餐　　　　　B. 挑食　　　　　　C. 盲目减肥　　　　D. 大量饮酒

●深度链接

12 岁以前的儿童体格发育监测公式

众所周知，12 岁之前的儿童处于高速生长发育期，这一时期内儿童的体格发育情况决定了其一生的身体营养状况。体重和身高是儿童生长发育监测的主要内容，以下几个公式有助于对儿童的体格发育情况进行判定，可以判定结果为基础，及时调整其膳食结构。

小儿体重计算公式：

1～6 月：体重(kg)＝出生体重(kg)＋月龄×0.7(kg)

7～12 月：体重(kg)＝出生体重(kg)＋6×0.7(kg)＋(月龄－6)×0.4(kg)

2～12 岁：

体重(kg)＝(年龄－2)×2(kg)＋12(kg，2 岁时体重)

           ＝年龄×2(kg)＋8(kg)

以上公式可以理解为 0～6 个月婴幼儿，其每月体重增长 0.7kg，后半年即 7～12 个月每月体重增加 0.4kg，以此可判断婴幼儿的体重增长是否正常。

身高的增长与体重增长相似，也是年龄越小增长越快，也同样出现婴儿期和青春期两个高峰。新生儿出生时平均身长 50cm，第一年平均增加 25cm，上半年比下半年快，第二年增加速度慢，平均为 10cm，即 1 岁平均身高为 75cm，2 岁平均身高为 85cm。

2～12 岁身高计算公式为：

身高(cm)＝年龄×7＋70(cm)

以上身高体重为一般规律，个别孩子受遗传及营养影响可以高于上述数值，也在正常范围之内，但如果超出太多则需找医生判断是否正常。

模块二　食谱编制

知识准备

营养配餐，就是按人们身体的需要，根据食物中各种营养物质的含量，设计一天、一周或一个月的食谱，使人体摄入的蛋白质、脂肪、碳水化合物、维生素和矿物质等几大营养素比例合理，即达到平衡膳食。营养配餐是实现平衡膳食的一种措施。平衡膳食的原则通过食谱才得以表达出来，充分体现其实际意义。

"食谱"通常有两重含义，一是泛指食物调配与烹调方法的汇总。如有关烹调书籍中介绍的食物调配与烹调方法、饭馆的菜单，都可称为食谱；另一种则专指膳食调配计划，即每日每餐主食和菜肴的名称与数量。在营养配餐中多采用常用菜单和营养食谱两个术语。

常用菜单是制定营养食谱的预选内容，是营养食谱的基础。而营养食谱则是调配膳食的应用食谱。为完成膳食调配，需要先形成常用菜单。常用菜单是根据实际条件和营养要求制定出的供选用的各种饭菜，具有相对的集成性、稳定性、可行性、规范性与科学性。由于常用菜单是根据实际情况汇集筛选而成，所以是制定营养食谱，选择饭菜的依据；同时，还应根据营养与口味要求，在主料、配料、佐料的搭配、用量以及制作方法上更注重科学、合理与规范。

平衡膳食、合理营养是健康饮食的核心。平衡膳食主要从膳食的方面保证机体营养素的需要，既可以达到合理营养，又能够兼顾食物中含有营养素的种类和数量，通过选择食物合理的加工方法，减少烹饪过程中营养素的损失、提高食物的消化吸收率。合理营养则要求膳食能供给机体所需的全部营养素，并不发生缺乏或过量的情况。

食谱设计的目的是为消费者提供完善而合理的营养素供给，以保证人体正常的生理功能，促进健康和生长发育，提高机体的抵抗力和免疫力，同时有利于某些疾病的预防和治疗。

计划膳食工作可以在不同的水平上进行，可以是简单的为个体计划食物采购和餐饮配制；可以为群体编排食谱和计划食物采购；可以是更大规模的计划，如一个政府部门制定地区性营养改善计划或食物援助项目等。

核心内容

一、营养食谱的调整与确定原则

根据我国膳食指导方针，结合膳食管理的整体要求，在膳食调配过程中应遵循营养平衡、饭菜适口、食物多样、定量适宜和经济合理的原则。

（一）保证营养平衡

膳食调配首先要保证营养平衡，提供符合营养要求的平衡膳食。主要包括以下几点。

1. 满足人体能量与营养素的需求

膳食应满足人体需要的能量、蛋白质、脂肪以及各种矿物质和维生素，不仅品种要多样，而且数量要充足。要求符合或基本符合《中国居民膳食营养素参考摄入量》标准。

2. 膳食中提供能量的食物比例适当

膳食中所含的糖类、蛋白质和脂肪是提供能量的营养物质，具有不同的营养功能。在供给能量方面可以在一定程度上相互代替，但在营养功能方面却不能相互取代，尤其是蛋白质具有构成组织与调节生理机能的作用，是其他任何营养物质所不具备的。因此，膳食中所含的产能物质应有适当的比例，以符合人体营养生理的需要。

3. 蛋白质和脂肪的来源与食物构成合理

人体需要的蛋白质和脂肪，不仅在数量上，而且质量上也应符合人体需要。我国膳食以植物性食物为主，为了保证蛋白质质量，动物性食物和大豆蛋白质应占总量的 40% 以上，最低不少于 30%。否则难以满足人体对蛋白质的生理需要。

不同食物来源的脂肪，脂肪酸组成不同，有饱和脂肪酸、单不饱和脂肪酸及多不饱和脂肪酸。为了保证每日膳食能摄入足够的不饱和脂肪酸，必须保证 1/2 油脂来源于植物油。

4. 每日三餐能量分配合理

三餐食物分配的比例，一般应以午餐为主，早、晚餐的分配比例可以相似，或晚餐略高于早餐。通常午餐应占全天总能量的 40%，早、晚餐各占 30%；或者早餐占 25%～30%，晚餐占 30%～35%。

提倡每日四餐，一种是上午加餐，对上午工作时间较长的人，或青少年发育阶段，加餐可于早、中餐之间，作为课间餐；另一种是晚间加餐，对晚间继续工作或学习 3～4h 以上，或者工作后的睡眠时间距晚餐后 5～6h 者，则需增加夜宵。课间餐和夜宵的能量分配约占全日总能量的 10%～15% 为宜。

（二）注意饭菜的适口性

饭菜的适口性是膳食调配的重要原则，重要性并不低于营养。因为就餐者对食物的直接感受首先是适口性，然后才能体现营养效能，只有首先引起食欲，让就餐者喜爱富有营养的饭菜，并且能吃进足够的量，才有可能发挥预期的营养效能。

（三）强调食物的多样化

食物多样化是膳食调配的重要原则，也是实现合理营养的前提和饭菜适口的基础。中华民族传统烹饪就充分体现了食物多样性的原则，而"洋快餐"食物则较为单调，不符合食物多样性的原则。在膳食调配过程中体现食物多样化，就需要多品种地选用食物，并合理地搭配，这样才能向就餐者提供花色品种繁多、营养平衡的膳食。

（四）掌握食物定量适宜

1. 饥饱适度

在我国，温饱问题已得到基本解决，但对饮食过量、营养失调、营养过剩却缺乏应有的警惕。控制饮食不要过量，既符合合理营养、平衡膳食的原则，也是合理搭配食物，使饭菜适口的需要。多食无味，过食"倒胃"、"伤胃"，任何美味佳肴，偶一"伤食"日后望而生畏。注意控制饮食，对防止浪费，减少经济损失，降低饭菜成本也有重要意义。

2. 各类食物用量得当

通常情况下，成人每日进食量为 1.0～2.0kg 左右的食物，多数在 1.2～1.6kg。一般早餐不超过 400g，午餐约 500～800g，晚餐 400～500g 左右。若食物原料中包括流质食物，如牛乳、豆浆等，则进食量可适当超出。

在各类食物的分配方面，成人每日需进食的谷类粮食量约在 350～650g，蔬菜的进食量应达到 500g 以上；其中有 400g 以上的绿叶蔬菜。每日膳食中动物性食物量应达到 100g 以上，最好为 150g 左右（牛乳等流质动物性食物除外）。

应注意控制食油、食糖和食盐的用量。烹调使用的植物油每日 25g 左右就可以满足需要。最少应不低于 15～20g，最高不宜超过 40～50g。膳食中甜食不宜多，菜肴也不宜用过多食糖调味。每日用糖量，包括糕点、牛乳、豆浆、烹调及零食糖果在内，以 50g 为限。烹调用食盐量每日应限制在 6g 以下，而通常往往超过 10g，应注意菜肴清淡，防止口味过重。

（五）讲求经济效益

饮食消费与经济发展水平紧密相关，满足营养需求与经济投入也紧密相关，因此调配膳食需要考虑现实经济状况，追求营养与经济的较高效益。

1. 适应消费水平

饮食消费必须与生活水平相适应。饮食消费水平过低，不能满足对营养的基本需求；饮食消费过高，会超过实际经济承受能力。在膳食管理调配中，必须考虑现实经济状况，开支的承受能力。

2. 权衡食品营养价值与价格

食物的价格与营养价值之间，没有直接联系。食物的价格，主要由生产过程中投入的劳动量来决定，同时也受到资源、产量、市场供求情况的影响；而食物本身的营养价值，对价格来说往往是无足轻重的。

对食品工业来说，由于科学调制、加工和强化营养，加工产品比原料的营养价值有所提高，从而使消费付出较高的代价。但工业化的食品生产并未把营养放在第一位，而是首先考虑感官性能的改善、食用方便、产品新颖、包装考究和经济效益，并靠广告宣传来求得消费者的信赖。此外，传统观念、社会风尚、时代潮流、地区与民族习俗等，也都影响食物的价格。因此，完全可以、也应该从食物的营养价值出发，兼顾口味与习惯，做出科学、经济的选择。

二、营养食谱的制定方法

（一）计算法

1. 确定用餐对象全日能量供给量

用膳者一日三餐的能量供给量可参照膳食营养素参考摄入量（DRIs）中能量的推荐摄入量（RNI），根据用餐对象的劳动强度、年龄、性别等确定。例如办公室男性职员按轻体力劳动计，其能量供给量为 10.03MJ（2400kcal）。集体就餐对象的能量供给量标准可以以就餐人群的基本情况或平均数值为依据，包括人员的平均年龄、平均体重，以及 80% 以上就餐人员的活动强度。如就餐人员的 80% 以上为中等体力活动的男性，则每日所需能量供给量标准为 11.29MJ（2700kcal）。

能量供给量标准只是提供了一个参考的目标，实际应用中还需参照用餐人员的具体情况加以调整，如根据用餐对象的胖瘦情况制定不同的能量供给量。因此，在编制食谱前应对用餐对象的基本情况有一个全面的了解，应当清楚就餐者的人数、性别、年龄、机体条件、劳动强度、工作性质以及饮食习惯等。

2. 计算宏量营养素全日应提供的能量

　　三种产能营养素占总能量比例应适宜,一般蛋白质占 10％～15％,脂肪占 20％～30％,碳水化合物占 55％～65％,具体可根据本地生活水平,调整上述三类产能营养素占总能量的比例,由此可求得三种能量营养素的一日能量供给量。

　　如已知某人每日能量需要量为 11.29MJ (2700kcal),若三种产能营养素占总能量的比例取中等值分别为蛋白质占 15％、脂肪占 25％、碳水化合物占 60％,则三种能量营养素各应提供的能量如下:

　　蛋白质　11.29MJ (2700kcal)×15％＝1.6935MJ (405kcal)

　　脂肪　　11.29MJ (2700kcal)×25％＝2.8225MJ (675kcal)

　　碳水化合物　11.29MJ (2700kcal)×60％＝6.774MJ (1620kcal)

　　3. 计算三种能量营养素每日需要数量

　　知道了三种产能营养素的能量供给量,还需将其折算为需要量,即具体的质量,这是确定食物品种和数量的重要依据。食物中产能营养素产生能量的多少按如下关系换算:即 1g 碳水化合物产生能量为 16.7kJ (4.0kcal),1g 脂肪产生能量为 37.6kJ (9.0kcal),1g 蛋白质产生能量为 16.7kJ (4.0kcal)。根据三大产能营养素的能量供给量及其能量折算系数,可求出全日蛋白质、脂肪、碳水化合物的需要量。

　　根据上一步的计算结果,可算出三种能量营养素需要量如下:

　　蛋白质　1.6935MJ÷16.7kJ/g＝101g (405kcal÷4kcal/g＝101g)

　　脂肪　　2.8225MJ÷37.6kJ/g＝75g (675kcal÷9kcal/g＝75g)

　　碳水化合物　6.774MJ÷16.7kJ/g＝406g (1620kcal÷4kcal/g＝405g)

　　4. 计算三种能量营养素每餐需要量

　　知道了三种能量营养素全日需要量后,就可以根据三餐的能量分配比例计算出三大能量营养素的每餐需要量。

　　根据上一步的计算结果,按照 30％、40％、30％的三餐供能比例,其早、中、晚三餐各需要摄入的三种能量营养素数量如下:

　　早餐:蛋白质　101g×30％＝30g

　　脂肪　75g×30％＝23g

　　碳水化合物　406g×30％＝122g

　　中餐:蛋白质　101g×40％＝40g

　　脂肪　75g×40％＝30g

　　碳水化合物　406g×40％＝162g

　　晚餐:蛋白质　101g×30％＝30g

　　脂肪　75g×30％＝23g

　　碳水化合物　406g×30％＝122g

　　5. 主副食品种和数量的确定

　　已知三种能量营养素的需要量,根据食物成分表即可确定出主食和副食的品种与数量。

　　(1) 主食品种、数量的确定　由于粮谷类是碳水化合物的主要来源,因此主食的品种、数量主要根据各类主食原料中碳水化合物的含量确定。

　　主食的品种主要根据用餐者的饮食习惯来确定,北方习惯以面食为主,南方则以大米居多。根据上一步的计算,早餐中应含有碳水化合物 122g,若以小米粥和馒头为主食,并分别提供 20％和 80％的碳水化合物。查食物成分表得知,每 100g 小米粥含碳水化合物 8.4g,每 100g 馒头含碳水化合物 44.2g,则

所需小米粥重量＝122g×20％÷(8.4/100)＝290g

所需馒头重量＝122g×80％÷(44.2/100)＝220g

（2）副食品种、数量的确定　根据三种产能营养素的需要量，首先确定了主食的品种和数量，接下来就需要考虑蛋白质的食物来源了。蛋白质广泛存在于动植物性食物中，除了谷类食物能提供的蛋白质，各类动物性食物和豆制品是优质蛋白质的主要来源。因此副食品种和数量的确定应在已确定主食用量的基础上，依据副食应提供的蛋白质质量确定。

计算步骤如下：

① 计算主食中含有的蛋白质重量。

② 用应摄入的蛋白质重量减去主食中蛋白质重量，即为副食应提供的蛋白质重量。

③ 设定副食中蛋白质的2/3由动物性食物供给，1/3由豆制品供给，据此可求出各自的蛋白质供给量。

④ 查表并计算各类动物性食物及豆制品的供给量。

⑤ 设计蔬菜的品种和数量。

以上一步的计算结果为例，已知该用餐者午餐应含蛋白质40g、碳水化合物162g。假设以馒头（富强粉）、米饭（大米）为主食，并分别提供50％的碳水化合物，由食物成分表得知，每100g馒头和米饭含碳水化合物分别为44.2g和25.9g，按上一步的方法，可算得馒头和米饭所需重量分别为184g和313g。

由食物成分表得知，100g馒头（富强粉）含蛋白质6.2g，100g米饭含蛋白质2.6g，则：

主食中蛋白质含量＝184g×(6.2/100)＋313g×(2.6/100)＝20g

副食中蛋白质含量＝40g－20g＝20g

设定副食中蛋白质的2/3应由动物性食物供给，1/3应由豆制品供给，因此：

动物性食物应含蛋白质重量＝20g×66.7％＝13g

豆制品应含蛋白质重量＝20g×33.3％＝7g

若选择的动物性食物和豆制品分别为猪肉（脊背）和豆腐干（熏），由食物成分表可知，每100g猪肉（脊背）中蛋白质含量为20.2g，每100g豆腐干（熏）的蛋白质含量为15.8g，则：

猪肉(脊背)重量＝13g÷(20.2/100)＝64g

豆腐干(熏)重量＝7g÷(15.8/100)＝44g

确定了动物性食物和豆制品的重量，就可以保证蛋白质的摄入。最后是选择蔬菜的品种和数量。蔬菜的品种和数量可根据不同季节市场的蔬菜供应情况，以及考虑与动物性食物和豆制品配菜的需要来确定。

⑥ 确定纯能量食物的量　油脂的摄入应以植物油为主，有一定量动物脂肪摄入。因此以植物油作为纯能量食物的来源。由食物成分表可知每日摄入各类食物提供的脂肪含量，将需要的脂肪总含量减去食物提供的脂肪量即为每日植物油供应量。

6. 食谱的评价与调整

根据以上步骤设计出营养食谱后，还应该对食谱进行评价，确定编制的食谱是否科学合理。应参照食物成分表初步核算该食谱提供的能量和各种营养素的含量，与DRIs进行比较，相差在10％上下，可认为合乎要求，否则要增减或更换食品的种类或数量。值得注意的是，制定食谱时，不必严格要求每份营养餐食谱的能量和各类营养素均与DRIs保持一致。一般情况下，每天的能量、蛋白质、脂肪和碳水化合物的量出入不应该很大，其他营养素以一周为单位进行计算、评价即可。

根据食谱的制订原则，食谱的评价应该包括以下几个方面：

① 食谱中所含五大类食物是否齐全，是否做到了食物种类多样化？

② 各类食物的量是否充足？

③ 全天能量和营养素摄入是否适宜？

④ 三餐能量摄入分配是否合理，早餐是否保证了能量和蛋白质的供应？

⑤ 优质蛋白质占总蛋白质的比例是否恰当？

⑥ 三种产能营养素（蛋白质、脂肪、碳水化合物）的供能比例是否适宜？

以下是评价食谱是否科学、合理的过程：

① 首先按类别将食物归类排序，并列出每种食物的数量。

② 从食物成分表中查出每100g食物所含营养素的量，算出每种食物所含营养素的量，计算公式为：

食物中某营养素含量＝食物量（g）×可食部分比例×100g 食物中营养素含量/100

③ 将所用食物中的各种营养素分别累计相加，计算出一日食谱中三种能量营养素及其他营养素的量。

④ 将计算结果与中国营养学会制订的《中国居民膳食中营养素参考摄入量》中同年龄同性别人群的水平比较，进行评价。

⑤ 根据蛋白质、脂肪、碳水化合物的能量折算系数，分别计算出蛋白质、脂肪、碳水化合物三种营养素提供的能量及占总能量的比例。

⑥ 计算出动物性及豆类蛋白质占总蛋白质的比例。

⑦ 计算三餐提供能量的比例。

以下以 10 岁男生一日食谱（表 5-2-1）为例，对食谱进行评价。

表 5-2-1　10 岁男生一日食谱

餐次	食物名称	原料用量		
早餐	面包	面粉 150g		
	火腿	25g		
	牛乳	250g		
	苹果	100g		
午餐	青椒肉片	青椒 100g	瘦猪肉 45g	植物油 6g
	熏干芹菜	熏干 30g	芹菜 100g	植物油 5g
	馒头	面粉 150g		
晚餐	番茄炒鸡蛋	番茄 125g	鸡蛋 60g	植物油 5g
	韭菜豆腐汤	韭菜 25g	南豆腐 30g	植物油 3g
	米饭	大米 125g		

① 按类别将食物归类排序，看食物种类是否齐全。

谷类薯类	面包 150g，面粉 150g，大米 125g
禽畜肉及鱼类	火腿 25g，瘦猪肉 45g
豆类及其制品	熏干 30g，南豆腐 30g
乳类	牛乳 250g
蛋类	鸡蛋 60g
蔬菜水果	苹果 100g，青椒 100g，芹菜 100g，番茄 125g，韭菜 25g

纯热能食物 植物油 19g

② 食物所含营养素的计算 首先从食物成分表中查出各种食物每 100g 的能量及各种营养素的含量，然后计算食谱中各种食物所含能量和营养素的量。

以计算 150g 面粉中所含营养素为例，从食物成分表中查出小麦粉 100g 食部为 100%，含能量 1439kJ（344kcal），蛋白质 11.2g，脂肪 1.5g，碳水化合物 73.6g，钙 31mg，铁 3.5mg，维生素 B_1 0.28mg，维生素 B_2 0.08mg，故 150g 面粉可提供：

能量＝1439×150/100＝2158.5kJ（516kcal）

蛋白质＝11.2×150/100＝16.8g

脂肪＝1.5×150/100＝2.25g

碳水化合物＝73.6×150/100＝110.4g

钙＝31×150/100＝46.5mg

铁＝3.5×150/100＝5.25mg

维生素 B_1＝0.28×150/100＝0.42mg

维生素 B_2＝0.08×150/100＝0.12mg

其他食物计算方法和过程与此类似。计算出所有食物分别提供的营养素含量，累计相加，就得到该食谱提供的能量和营养素。如此食谱可提供：能量 8841kJ（2113kcal），蛋白质 77.5g，脂肪 57.4g，钙 602.9mg，铁 20.0mg，维生素 A 341.4μg，维生素 B_1 0.9mg，维生素 C 70mg。

参考 10 岁男生每日膳食营养素参考摄入量（DRIs）：能量 8800kJ（2100kcal），蛋白质 70g，钙 800mg，铁 12mg，维生素 A 600μg，维生素 B_1 0.9mg，维生素 C 80mg。

比较可见，除维生素 A 和维生素 C 不足之外，能量和其他营养素供给量基本符合需要。维生素 A 不足可通过 1～2 周补充一次动物肝脏来弥补，维生素 C 不足可用富含维生素 C 的蔬菜水果来补充，以弥补此食谱的不足之处。

③ 三种供能营养素的供能比例 由蛋白质、脂肪、碳水化合物三种营养素的能量折算系数可以算得：

蛋白质提供能量占总能量比例＝77.5g×16.7kJ/g÷8841kJ＝14.7%

脂肪提供能量占总能量比例＝57.4g×37.6kJ/g÷8841kJ＝24.4%

碳水化合物提供能量占总能量比例＝1－14.7%－24.4%＝60.9%

蛋白质、脂肪、碳水化合物适宜的供能比分别为 10%～15%，20%～30%，55%～65%。该例食谱的蛋白质、脂肪、碳水化合物的摄入比例还是比较合适的。

④ 动物性及豆类蛋白质占总蛋白质比例 将来自动物性食物及豆类食物的蛋白质累计相加，本例结果为 35g，食谱中总蛋白质含量为 77.5g，可以算得：

动物性及豆类蛋白质占总蛋白质比例＝35÷77.5＝45.2%

优质蛋白质占总蛋白质的比例超过 1/3，接近一半，可认为优质蛋白质的供应量比较适宜。

⑤ 三餐提供能量占全天摄入总能量比例 将早、中、晚三餐的所有食物提供的能量分别按餐次累计相加，得到每餐摄入的能量，然后除以全天摄入的总能量得到每餐提供能量占全天总能量的比例。

早餐：2980÷8841＝33.7%

午餐：3181÷8841＝36.0%

晚餐：2678÷8841＝30.3%

三餐能量分配接近比较适宜的 30％、40％、30％。

总的看来，该食谱种类齐全，能量及大部分营养素数量充足，三种产能营养素比例适宜，考虑了优质蛋白质的供应，三餐能量分配合理，是设计比较科学合理的营养食谱。需要强调的是以上的食谱制定和评价主要是根据宏量营养素的状况来进行讨论。在实际的食谱制定工作中还必须对各种微量营养素的适宜性进行评价，而且需要检测就餐人群的体重变化及其他营养状况指标，对食谱进行调整。

7. 营养餐的制作

有了营养食谱还必须根据食谱原料，运用合理的烹饪方法进行营养餐的制作。在烹饪过程中，食物中的蛋白质、脂肪、碳水化合物、维生素、矿物质、水等营养素发生着多种变化，了解这些变化，对于合理选用科学的烹调方法，严格监控烹饪过程中食物的质量，提高营养素在食物中的保存率和在人体中的利用率都有着重要作用。此外，营养餐的制作还应保证食物的色、香、味俱全，这样才能保证食物的正常摄入，达到营养配餐预期的营养素摄入量。

8. 食谱的总结、归档管理等

编制好食谱后，应该将食谱进行归档保存，并及时收集用餐者及厨师的反馈意见，总结食谱编制的经验，以便以后不断改进。

（二）食物交换份法

食物交换份法简单易行，易于被非专业人员掌握。该法是将常用食物按其所含营养素量的近似值归类，计算出每类食物每份所含的营养素值和食物质量，然后将每类食物的内容列出表格供交换使用，最后，根据不同能量需要，按蛋白质、脂肪和碳水化合物的合理分配比例，计算出各类食物的交换份数和实际重量，并按每份食物等值交换表选择食物。本法对病人和正常人都适用，此处仅介绍正常人食谱的编制。

1. 各类食物的每单位食物交换代量系列表

根据膳食指南，按常用食物所含营养素的特点划分为五大类食物，谷类及薯类、动物性食物、豆类及制品、蔬菜水果类、纯能量食物。

① 谷类、薯类　见表 5-2-2，每份谷、薯类食物大约可提供能量 756kJ（180kcal）、蛋白质 4g、碳水化合物 38g。

② 蔬菜、水果类　见表 5-2-3，每份蔬菜、水果大约可提供能量 336kJ（80kcal）、蛋白质 5g、碳水化合物 15g。

③ 动物性食物　见表 5-2-4，每份食物大约可提供能量 378kJ（90kcal）、蛋白质 10g、脂肪 5g、碳水化合物 2g。

④ 豆类　见表 5-2-5，每份豆类大约可提供能量 188kJ（45kcal）、蛋白质 5g、脂肪 1.5g、碳水化合物 3g。

⑤ 纯能量食物　见表 5-2-6，每份食物大约可提供能量 188kJ（45kcal）、脂肪 5g。

表 5-2-2　谷类和薯类食物交换代量表

食　物	质量/g	食　物	质量/g
面粉	50	大米	50
玉米面	50	小米	50
高粱米	50	挂面	50
面包	75	干粉丝（皮、条）	40
凉粉	750	土豆（食部）	250

表 5-2-3 蔬菜和水果类食物交换代量表

食物(食部)	质量/g	食物(食部)	质量/g
大白菜、油菜、圆白菜、韭菜、菠菜等	500～750	鲜豇豆	250
芹菜、莴笋、雪里蕻(鲜)、空心菜等	500～750	鲜豌豆	100
西葫芦、西红柿、茄子、苦瓜、冬瓜、南瓜等	500～750	倭瓜	350
菜花、绿豆芽、茭白、蘑菇(鲜)等	500～750	胡萝卜	200
柿子椒	350	萝卜	350
蒜苗	200	水浸海带	350
李子、葡萄、香蕉、苹果、桃、橙子、橘子等	200～250		

表 5-2-4 动物性食物交换代量表

食物(食部)	质量/g	食物(食部)	质量/g
瘦猪肉	50	瘦羊肉	50
瘦牛肉	50	鸡蛋(500g 约 8 个)	1 个
禽	50	肥瘦猪肉	25
肥瘦羊肉	25	肥瘦牛肉	25
鱼虾	50	酸乳	200
牛乳	250	牛乳粉	30

表 5-2-5 豆类食物交换代量表

食物	质量/g	食物	质量/g
豆浆	125	豆腐(南)	70
豆腐(北)	42	油豆腐	20
豆腐干	25	熏干	25
腐竹	5	千张	14
豆腐皮	10	豆腐丝	25

表 5-2-6 纯能量食物食物交换代量表

食物	质量/g
菜子油	5
豆油、花生油、棉子油、芝麻	5
牛油、羊油、猪油(未炼)	5

2. 按照中国居民平衡膳食宝塔上标出的数量(表 5-2-7)安排每日膳食

表 5-2-7 平衡膳食宝塔建议不同能量膳食的各类食物参考摄入量 单位：g/d

食物	低热量 约 7.5MJ(1800kcal)	中等热量 约 10.0MJ(2400kcal)	高热量 约 11.7MJ(2800kcal)
谷类	300	400	500
蔬菜	400	450	500
水果	100	150	200
肉、禽	50	75	100
蛋类	25	40	50
鱼虾	50	50	50
豆类及豆制品	50	50	50
乳类及乳制品	100	100	100
油脂	25	25	25

　　根据个人年龄、性别、身高、体重、劳动强度及季节等情况适当调整。从事轻体力劳动的成年男子如办公室职员等，可参照中等能量膳食来安排自己的进食量；从事中等以上强度

体力劳动者如一般农田劳动者，可参照高能量膳食进行安排；不参加劳动的老年人可参照低能量膳食来安排。女性一般比男性的食量小，因为女性体重较轻及身体构成与男性不同。女性需要的能量往往比从事同等劳动的男性低 200kcal 或更多些。一般说来，人们的进食量可自动调节，当一个人的食欲得到满足时，他对能量的需要也就会得到满足。

3. 根据不同能量的各种食物需要量，参考食物交换代量表，确定不同能量供给量的食物交换份数

如对于在办公室工作的男性职员，根据中等能量膳食各类食物的参考摄入量，需要摄入谷类 400g、蔬菜 450g、水果 150g、肉、禽类 75g、蛋类 40g、鱼虾类 50g、豆类及豆制品 50g、乳类及乳制品 100g、油脂 25g，这相当于 8（400/50）份谷薯类食物交换份、1～2 份果蔬类交换份、4 份肉蛋乳等动物性食物交换份、2 份豆类食物交换份、5 份油脂类食物交换份。值得注意的是，食物交换代量表的交换单位不同，折合的食物交换份数也不同。这些食物分配到一日三餐中可以安排如下。

早餐：牛乳 250g、白糖 20g、面包 150g、大米粥 25g

午餐：饺子 200g（瘦猪肉末 50g、白菜 300g）、小米粥 25g、炝芹菜 200g

加餐：苹果 200g

晚餐：米饭 150g、鸡蛋 2 个、炒莴笋 150g（全日烹调用油 25g）

还可以根据食物交换表，改变其中的食物种类，安排如下。

早餐：糖三角 150g、高粱米粥 25g、煎鸡蛋 2 个、咸花生米 15g

午餐：米饭 200g、瘦猪肉丝 50g、炒菠菜 250g

加餐：梨 200g

晚餐：烙饼 100g、大米粥 25g、炖大白菜 250g、北豆腐 100g（全日烹调用油 20g）

食物交换份法是一个比较粗略的方法，实际应用中，可将计算法与食物交换份法结合使用，首先用计算法确定食物的需要量，然后用食物交换份法确定食物种类及数量。通过食物的同类互换，可以以一日食谱为模本，设计出一周、一月食谱。

三、常见营养食谱的确定

（一）机关团体食堂营养食谱的确定

1. 脑力劳动者的配餐

（1）配餐原则

① 控制能量的供给量。

② 多选富含不饱和脂肪酸，具有健脑功能的食物，如坚果类（松子、葵花子、芝麻、花生仁、胡桃等）、种子类（南瓜子、西瓜子、杏仁等）、鱼类、虾类以及牡蛎等水产品。

③ 提高优质蛋白质的供给量，可多选择鸭、兔、鹌鹑、鱼、牛肉、大豆及其制品。

④ 提供以单糖类为主的碳水化合物，多选择玉米、小米、干枣、桂圆、蜂蜜等。

⑤ 注意补充 B 族维生素，多选择香菇、鲜鱼、核桃、芝麻等。

（2）营养食谱示例　见表 5-2-8。

2. 不同劳动环境下工作人员的配餐

（1）高温环境下作业人员的配餐　高温作业可分为三种类型：高温、强热辐射作业（如炼钢、炼铁等）；高温、高湿作业（如纺织、印染、造纸等）；夏季露天作业（如建筑、部队等）。

① 配餐原则

a. 为补充随汗液流失的大量矿物质，应提高钠、钾、镁、钙、磷等矿物质的供给量。

在正常人膳食基础上，每日须增加钾、钠、钙和磷以及微量元素铁和锌的供给。

表 5-2-8　脑力劳动者一周食谱

餐次	星期一	星期二	星期三	星期四	星期五	星期六	星期日
早餐	牛乳 茶蛋 面包 芝麻豆芽拌海带	牛乳 咸鸭蛋 金银卷 柿椒拌豆腐丝	豆浆 煮鸡蛋 油饼 蒜蓉豇豆	牛乳 卤鸡蛋 麻酱花卷 蒜蓉茄泥	牛乳 五香蛋 芝麻烧饼 蒜蓉黄瓜豆腐丝	牛乳 茶蛋 豆沙包 炝清笋条	牛乳 咸鸡蛋 馒头 香干炒芹菜
午餐	米饭 肉片烩鲜蘑 松仁玉米 海米冬瓜汤	米饭 清蒸武昌鱼 素三丁 虾皮紫菜青菜汤	米饭 清炖牛肉番茄土豆 蒜蓉苦瓜 虾皮小白菜汤	米饭 扒翅根 酸辣白菜 鸡蛋玉米羹	米饭 肉片炒香干柿椒 醋熘土豆丝 菠菜汤	米饭 红烧带鱼 扒香菇油菜 虾皮萝卜丝汤	米饭 余鸡丸冬瓜 粉丝香菜 蒜蓉盖菜
晚餐	米饭 煮玉米 二米粥 清炖排骨白萝卜 炒小白菜粉丝	米饭 烙酸乳饼 玉米面粥 肉片扁豆香菇 芝麻菠菜	馒头 紫米粥 肉片炒柿椒木耳 桃仁芹菜	烙饼 绿豆粥 麻婆豆腐 烧栗子冬瓜	米饭 蒸红薯 红豆粥 清炒虾仁黄瓜 素焖扁豆	馒头 八宝粥 肉丝冬笋木耳 蒜蓉西兰花	米饭 芝麻火烧 绿豆粥 鱼香肉丝 烩玉米笋黄瓜

b. 增加维生素的供给量，包括维生素 C、B 族维生素以及维生素 A 等。

c. 合理增加能量和蛋白质的供给量。

d. 合理安排进餐时间。三餐分别安排在起床后、下班后的 1～2h，以及上班前的 1 个多小时。高温往往影响食欲，因此在菜肴方面要经常变换花样，并适量选用有辛辣味的调味品。要有选择地增加动物性食品（肉、鱼、动物内脏、乳及乳制品）、豆及豆制品、深色蔬菜（菠菜、油菜、芹菜等）、海产品（海带、海蜇、虾皮、紫菜等）的量。又因大量出汗，矿物质丢失较多，故应提供盐分略高的汤类。

② 营养食谱示例　见表 5-2-9。

表 5-2-9　高温环境下作业人员一周食谱

餐次	星期一	星期二	星期三	星期四	星期五	星期六	星期日
早餐	豆沙包 二米粥 咸鸭蛋 花仁炝西芹 咸菜	金银卷 牛乳 卤蛋 麻酱黄瓜条 咸菜	馒头 豆浆 煮鸡蛋 花生米 酱豆腐	油饼 豆腐脑 五香蛋 蒜蓉豇豆 咸菜	花卷 牛乳 咸鸭蛋 炝青笋 咸菜	芝麻烧饼 二米粥 卤蛋 椒油土豆丝 小酱菜	面包 牛乳 茶蛋 炝三丝 咸菜
午餐	米饭、馒头 红烧排骨 海带 小白菜粉丝 双耳南瓜汤	米饭、馒头 红烧肉炖腐竹 素炒三丁 紫菜蛋花汤	米饭、馒头 红烩牛肉土豆 胡萝卜 素什锦 番茄蛋汤	米饭、馒头 扒鸡腿 番茄炒圆白菜 肉丝榨菜汤	米饭、馒头 红烧带鱼 香菇油菜 虾籽冬瓜汤	米饭、馒头 红烧丸子 蒜蓉盖菜 酸辣汤	米饭、馒头 元宝肉 清炒油麦菜 虾皮紫菜汤
晚餐	米饭、窝头 二米粥 木须肉 烧土豆 咸菜	馒头、烙饼 玉米面粥 肉片扁豆 醋烹豆芽 咸菜	米饭、烧饼 紫米粥 麻婆豆腐 肉丝芹菜 咸菜	米饭、葱花卷 绿豆粥 鱼香肉丝 素炒西葫芦 咸菜	米饭、发糕 玉米糁粥 酱爆鸡丁 醋熘白菜 咸菜	米饭、葱油饼 八宝粥 家常豆腐 素炒茄片 柿椒	米饭 紫米芸豆粥 肉片鲜蘑 地三鲜 咸菜

（2）低温环境下作业人员的配餐　低温作业人员包括长期于常年气温在 10℃ 以下的环境中生活、工作（如极地、高寒地区），或长期在局部低温环境中工作（如制冷业、冷库等）的人员。

① 配餐原则

a. 保证充足的能量，日能量供给量应在 16.74MJ（4000kcal）以上。产能营养素的合理来源为碳水化合物 48%～50%，脂肪 35%～37%，蛋白质 14%～15%。

b. 合理地增加脂肪的供给量对机体防寒具有积极意义，但应注意动物性脂肪不宜过多。

c. 蛋白质的供给量要充足，一般应为常温下相同劳动强度等级人员的 130%～150%。

d. 低温环境下机体抵抗力低，应激能力差，需增加维生素 A 的供给量（为常温下的 50%）。

② 营养食谱示例　见表 5-2-10。

表 5-2-10　低温环境下作业人员一周食谱

餐次	星期一	星期二	星期三	星期四	星期五	星期六	星期日
早餐	大米红小豆粥 煎鸡蛋 烧饼 花仁炝西芹 小酱菜	牛乳 茶鸡蛋 姜黄花卷 麻酱黄瓜 咸菜	豆腐脑 煮鸡蛋 油饼 豆芽炝海带 咸菜	牛乳 香肠 莲蓉包 炸花生米 圣女果	豆浆 卤鸡蛋 油条 椒油土豆丝 五香花生米	牛乳 五香蛋 果酱包 黄瓜豆腐丝	牛乳 咸鸭蛋 馒头 五香卤杏仁 粉丝海白菜
午餐	米饭、馒头 香菇炖鸡块 清炒蒿子秆	米饭、馒头 咖喱牛肉 韭菜豆芽 紫菜蛋花汤	米饭、馒头 太阳肉 小白菜粉丝 酸辣汤	米饭、馒头 红烧带鱼 清炒佛手瓜 肉丝榨菜汤	米饭、馒头 红烧栗子肉 蒜蓉木耳菜 虾皮紫菜汤	米饭、馒头 黄豆烧猪蹄 素什锦 粉丝菠菜汤	米饭、馒头 红烧排骨海带 香菇油菜 蛋花玉米羹
晚餐	猪肉扁豆馅包子 大米粥 拌金针菇黄瓜	米饭、大饼 玉米面粥 猪肉焖海带 素炒圆白菜	米饭、发糕 绿豆粥 糖醋里脊 尖椒土豆丝	米饭、葱油饼 二米粥 木须肉 酸辣白菜	羊肉饺子 糖醋萝卜	米饭、炸麻团 紫米粥 肉片焖豆角 蒜蓉苋菜	米饭、豆沙炸糕 八宝粥 番茄炒鸡蛋 炒三片

（3）高、低压环境下作业人员的配餐

① 配餐原则

a. 为提高机体对低压和高原环境的耐受力，每日应供给充足的能量。

b. 适当增加富含铁的食物，使机体动脉血氧含量增加，提高机体在低氧分压条件下呼吸的能力。

c. 增加优质蛋白质的摄入量，加强机体恢复平衡的能力。

d. 增加维生素的供给量。维生素 B_1 和维生素 C 可参与能量转化，维生素 A 和维生素 D 可提高机体对气压变化的适应能力，维生素 E 可促进脂肪吸收和防止体重减轻。

e. 适当减少食盐的摄入量，有助于预防急性高山反应。

f. 提倡多餐制（每日 4～5 餐）。

② 营养食谱示例　见表 5-2-11。

（4）噪声与振动环境下作业人员的配餐

① 配餐原则

a. 适当增加能量和蛋白质的供给量，有助于加强神经系统对外界刺激的抵御能力和适应能力。

b. 适当增加脂肪的供给量，日脂肪摄入量以每千克体重高于 1g 为宜。

c. 增加维生素 A 的供给量，可减轻噪声、振动对内耳的损伤。日摄入量最好能达到 3000 国际单位。

d. 提高维生素 E 的供给量，以预防因振动而引起的肌肉萎缩和肌肉营养不良。可选用动物内脏、花生油和葵花子油，亦可口服维生素 E 丸。

e. 提高矿物质镁的供给量。

② 营养食谱示例　见表5-2-12。

表 5-2-11　高、低压环境下作业人员一周食谱

餐次	星期一	星期二	星期三	星期四	星期五	星期六	星期日
早餐	牛乳 小面包 蒜蓉豇豆 酱豆腐	牛乳 油饼 麻酱拌茄泥	牛乳 红糖包 黄瓜豆腐丝 泥肠	牛乳 油饼 芝麻 豆芽拌海带	牛乳 面包 白干芹菜香肠	牛乳 烧饼 椒油土豆丝 泥肠	牛乳 火烧 圣女果 方火腿
午餐	米饭、馒头 清蒸黄鱼 肉片木耳尖椒 虾皮冬瓜汤	米饭、馒头 淮山药烧鸡块 海米芹菜 木耳南瓜汤	米饭、花卷 红烧带鱼 蒜炒扁豆 小白菜粉丝汤	米饭、馒头 海带炖肉 香菇油菜 红白豆腐汤	米饭、馒头 羊肉炖白萝卜 素炒豆芽 豆花汤	米饭、馒头 萝卜余丸子 素什锦 鸡蛋香菜汤	米饭、馒头 牛肉烧胡萝卜 番茄炖圆白菜 雪花豆腐羹
晚餐	花卷 玉米糁粥 肉末豆腐 蒸茄泥	韭菜肉水饺 糖拌番茄 黄瓜木耳	发糕 八宝粥 豆椒炒肉丝 番茄炒菜花	馒头 绿豆粥 木须肉 凉拌芹菜	姜黄花卷 红豆粥 熘鸡片 尖椒土豆丝	烙饼 小米粥 猪肝炒柿子椒 海米白菜	馒头 二米粥 肉片鲜蘑 蒜蓉油麦菜
加餐	肉丝青菜面	牛乳 果酱面包	番茄鸡蛋 面片汤	小馄饨	酸乳 烤面包片	青菜肉 末疙瘩汤	酸乳 蛋糕

表 5-2-12　噪声、振动环境下作业人员一周食谱

餐次	星期一	星期二	星期三	星期四	星期五	星期六	星期日
早餐	玉米面粥 馒头鸭蛋 拌苤蓝 胡萝卜丝	馄饨 油条 黄瓜条	番茄 鸡蛋面条汤 酱豆腐 炸馒头片	蛋炒米饭 牛乳 酸辣莴笋 胡萝卜条	二米粥 麻酱蒸饼 咸鸭蛋 老虎菜	大米粥 猪肉白菜馅 包子 酱菜丝	豆浆 烧饼夹肉 香菜萝卜汤
午餐	米饭馒头 鸡蛋炒番茄 肉片柿子椒 番茄豆腐汤	红豆米饭 花卷 猪肉炖海带 素炒扁豆 虾米炖白菜	米饭 肉龙(猪肉、大葱) 鸡汤鱼丸豆腐 白菜 咸菜	面条 (蘑菇、黄花、 木耳、猪肉、 鸡蛋卤) 黄瓜条卤鸡蛋	米饭发糕 红烧鸡块 番茄炒圆白菜 虾皮黄瓜汤	米饭、双色卷 八珍豆腐 鱼香三丝 玉米面粥 酱黄瓜	米饭 素焖扁豆 素炒茄子 羊肉菠菜汤
晚餐	茴香肉饺子 鲜玉米	麻酱花卷 猪肉炒豇豆 拌黄瓜 海米、冬瓜汤 白薯	米饭 鸡蛋炒黄瓜 青椒土豆丝 南瓜丸子汤	千层饼 炸藕盒 素炒圆白菜 香菜肉末粥 白薯	葱花饼 (猪肉、大葱) 素炒蒜苗 咸菜 小米粥	烙饼 大葱青椒末 摊鸡蛋 粉丝菠菜 紫菜黄瓜汤	小米粥 包子(猪肉、 小白菜馅) 花生米 咸菜

（5）接触有害物质作业人员的配餐　接触铅作业的工种有：冶金工业、印刷业、制造蓄电池及颜料工业、汽车驾驶及维修等。接触汞作业的工种有：冶金、仪表、化工、电工器材、轻工业、军火工业以及原子能工业。接触含镉化合物作业的工种有：电镀、电池、冶炼、颜料、农药、电器元件、太阳能以及核工业等。较常见的接触无机磷及磷化合物的工种有：磷矿开采与冶炼、军工生产、火柴及电石生产、农药的生产与使用等。

① 配餐原则

a. 食物中的蛋白质可与铅、汞等结合，形成不溶解性的化合物排出体外，从而降低机体对铅、汞的吸收。因此，应供给充足的蛋白质，以食用乳及乳制品，鱼、蛋类等动物性食物为宜。

b. 必须严格控制脂肪的摄入量（每日在50g以下）。

c. 碳水化合物可抑制铅在肠道内的吸收，保护肝脏并维持肝脏的解毒功能。因此，应提高碳水化合物的摄入量（以谷类为主）。

d. 增加含锌食品。动物性食品是锌的丰富来源，如牛肉、猪肉和羊肉等，豆类及小麦每千克含锌均在 $5\sim20mg$ 左右。

e. 提高水溶性维生素的供给量，可选用面粉、瘦肉、豆荚类、动物内脏（牛肝、猪肝）、蔬菜（绿色菜，特别是深绿色蔬菜）、水果等。

f. 维生素 A 可改善镉造成的对肺组织上皮细胞损害，因此应增加供给量。由于镉对磷有较强的亲和力，可使骨中的钙游离而造成骨质疏松，引起骨痛，因此也需增加维生素 D 和钙的摄入量。

② 营养食谱示例　见表 5-2-13。

表 5-2-13　接触有害物质人员一周食谱

餐次	星期一	星期二	星期三	星期四	星期五	星期六	星期日
早餐	牛乳 蛋糕 苹果	牛乳 油饼 圣女果	牛乳 汉堡包 香蕉	牛乳 豆包 果味黄瓜	牛乳 馒头 咸蛋	牛乳 糖火烧 番茄	牛乳 什锦炒饭 泡菜
午餐	米饭 鱼香两样 清炒圆白菜 五彩蛋花汤	烙饼 摊鸡蛋 炒合菜 青菜豆腐汤	饺子（猪肉、韭菜鸡蛋馅） 醋蒜汁 炝芹菜	馒头 红烧兔肉 香菇油菜 鸡蛋番茄汤	米饭 炒鸡杂 素烧茄子 冬瓜香菜汤	茴香馅包子 炒胡萝卜丝 小米粥 咸菜	蒸饼 鸡汤鲜粉白菜 大米粥 咸菜丝
晚餐	米饭 冬瓜余丸子 熏干小白菜 鲜玉米	炸酱面 猪肉炸酱 扁豆、黄瓜、萝卜丝 白薯	米饭 鸡蛋炒番茄 肉片扁豆 银耳百合羹	馅饼（鸡蛋、虾皮、韭菜馅） 小米粥 拌白菜丝 咸菜	馒头 肉粒素虾仁 酸辣圆白菜 鸡蛋黄瓜汤	米饭 木须肉 萝卜余鱼丸 拌油麦菜	烙饼 宫保鸡丁 肉炒茭白 虾皮紫菜汤

（6）粉尘环境下作业人员的配餐

① 配餐原则

a. 增加优质蛋白质，每日在 $90\sim110g$ 左右。

b. 维生素 B_6 在蛋白质代谢中起重要作用，应增加摄入量，食物中摄入量不足时，可口服维生素 B_6 片剂。

c. 为提高机体免疫力，应增加维生素 C 的供给量（每日 150mg）。

d. 增加维生素 D 的摄入量，多晒太阳，增加维生素 D 的体内合成。口服维生素 D 和钙片，可促进肺组织病灶部位的钙化愈合。

② 营养食谱示例　见表 5-2-14。

表 5-2-14　粉尘环境下作业人员一周食谱

餐次	星期一	星期二	星期三	星期四	星期五	星期六	星期日
早餐	青菜木耳鸡汤面 火腿面包	豆浆 鸡蛋灌饼 拌三丝	牛乳 面包酱肉 菜丝沙拉	南瓜面片汤 鸡蛋	豆腐脑 油饼	馄饨 炸馒头 芥末菠菜	番茄面条 汤卧鸡蛋 老虎菜
午餐	米饭馒头 红烧带鱼 木耳炒圆白菜 虾皮香菜冬瓜汤	米饭花卷 鸡蛋炒番茄 熘肉片 扁豆 白菜豆腐汤	米饭 鱼香肉丝 腐竹芹菜 木耳黄瓜汤	馅饼（猪肉、韭菜馅） 豆腐乳 拌海带胡萝卜 小米粥	米饭 千层饼 萝卜炖牛肉 炒西葫芦 海米白菜汤	米饭蒸饼 酱鸡肝 肉末豆芽 豆腐乳	麻酱花卷 红烧狮子头 炒莴笋 胡萝卜丝 虾皮紫菜汤
晚餐	麻酱花卷 肉丝豇豆 鲜粉白菜绿豆粥 咸菜	米饭 白薯 木须肉 醋熘白菜 翡翠豆腐羹	饺子（羊肉、西葫芦、韭菜馅） 花生米 饺子汤	米饭 红烧鸡块 粉丝小白菜 虾皮紫菜汤	包子（猪肉、南瓜馅） 小米粥 尖椒土豆丝	米饭 香菜 冬瓜余丸子 番茄炒菜花	发面饼 酱鸡翅 清炒油麦菜 香菜萝卜丝 疙瘩汤

（7）有害生物因素及放射性物质环境下作业人员的配餐

① 配餐的原则

a. 供给充足的优质蛋白质，可在同等劳动强度供给量标准的基础上，增加 10g 左右，可多选用乳及乳制品（脱脂乳）、瘦肉、家禽、动物内脏等。

b. 控制膳食中的脂肪供给量，并以不饱和脂肪酸比例高的脂类为主（花生油、菜子油、葵花子油等）。

c. 补充含微量元素丰富的食物，如牛肉、羊肉及水产品。

d. 增加维生素 A 和维生素 C 的供给量。每日维生素 A 的摄入量最好达到 5000 国际单位（可多吃动物肝脏，亦可口服维生素 A 丸），维生素 C 的摄入量每日达到 150mg（可多吃蔬菜和水果）。

② 营养食谱示例　一周食谱可参考接触有害物质作业人员的食谱。

（二）幼儿园食谱的确定

1. 膳食选配原则

（1）选择营养丰富的食品，多吃时令蔬菜、水果。

（2）配餐要注意粗细粮搭配、主副食搭配、荤素搭配、干稀搭配、咸甜搭配等，充分发挥各种食物营养价值上的特点及食物中营养素的互补作用，提高其营养价值。

（3）少吃油炸、油煎或多油的食品、肥肉及刺激性强的酸辣食品等。

（4）经常变换食物的种类，烹调方法多样化、艺术化。饭菜色彩协调，香气扑鼻，味道鲜美，可增进食欲，有利于消化吸收。

2. 食谱的编制

平衡膳食是编制食谱的原则，应保证幼儿得到所需要的能量和营养素。营养食谱示例见表 5-2-15。

（三）学生食堂营养食谱的确定

1. 寄宿制学校学生营养食谱的确定

寄宿制学校学生一日三餐均在学校，确定营养食谱应注意膳食营养平衡，适应学生生长发育的需要。

（1）配餐的原则

① 分配能量　能量的分配，早餐应占 30%，午餐占 35%～40%，晚餐占 30%～35%。早餐必须摄入足够的能量，才能适应上午课程集中的特点。许多学生晨起食欲不佳，早餐常常未进食足量的食物，所以应增加 1 次课间餐，以补充摄入能量的不足。10～12 岁的女生日需能量为 10.4MJ（2400kcal），男生达 11.72MJ（2800kcal），因青少年食欲旺盛，配餐应保证提供足够的能量。

② 合理的膳食组成　在能量供给充分的前提下，除保证蛋白质的摄入量外，还要注意提高蛋白质的利用率，主、副食要搭配适宜，以充分发挥蛋白质的互补作用。就一种或几种营养素而言，动物性食物营养价值较高，但没有任何一种食物完全含有人体需要的全部营养素，因此某一餐仅食稀饭、泡饭、馒头、咸菜等以淀粉为主的食物，或单吃鱼、肉、蛋等高蛋白为主的食品，都是不合理的，必须调整为每餐均有荤、有素，或豆、菜搭配的合理膳食结构。以早餐为例，既应摄入足量的主食（粗、细粮均可，100～150g），又需要一定量的动物性食品（鸡蛋 1 个或瘦肉 50g）及蔬菜。如条件不允许，则应在主食之外搭配豆类食物（如大豆、豌豆或蚕豆 25g，或豆腐干 50g）和一定量的蔬菜。

表 5-2-15　幼儿园一周食谱

年龄	餐次	星期一	星期二	星期三	星期四	星期五	星期六	星期日
1～3岁	早餐	牛乳 二米粥 炒豆腐干末	牛乳 蛋花菜粥 蜂糕	牛乳 肉末胡萝卜 香菜粥	牛乳 小米面粥 蛋黄什锦菜碎	牛乳 糖粥 花卷	牛乳 碎菜粥 蛋黄末	牛乳 玉米面粥 炒三泥
	午餐	肉末碎青菜 面片	芥菜 肉末豆腐羹 烂饭	肉末菜 碎馄饨	鸡肝烂饭 鸡汁土豆 胡萝卜泥	肉末菜饭	烂饭 肉末菜花 豌豆花	馒头 肉末碎鸡 毛菜汤
	午后加餐	牛乳 蒸苹果块	酸乳 草莓	牛乳 香蕉	酸乳 无子西瓜	牛乳 去皮番茄	牛乳 水果沙拉	牛乳 拌香蕉
	晚餐	熘鱼肉碎 碎青菜面片	烂饭 肉末蔬菜汤	番茄炒蛋 炒碎菠菜	烂饭 肉末碎青菜	烂饭 鱼松 葱末豆腐	菜包子 葱油蛋花汤	烂饭 肉末蒸蛋 番茄豆腐汤
	睡前加餐	牛乳 小饼干	牛乳 枣泥酥	牛乳 蛋糕	牛乳 水果羹	酸乳 小布丁	牛乳 苏打饼干	牛乳 绿豆糕
4～6岁	早餐	牛乳 白粥 蒜苗炒 豆腐干	牛乳 蛋花粥 松糕	银耳百合糖粥 乳酪面包片	菜粥 葱油饼 豆腐乳	牛乳糖粥 花卷 炒三泥	鸡蛋糕 蒸饼夹酱鸡肝 清炒菜碎	白粥 麻酱夹馒头 炒青菜末
	午餐	烂饭 炒鱼片配 菜花 明萝卜 （小片） 玉米面粥	烂饭 芥菜 肉末豆腐羹	烂饭 番茄炒蛋 粉丝菠菜汤	烂饭 清炖狮子头 青菜汤	肉丝菜饭 冬瓜余小鱼丸汤	烂饭 肉片菜花 小豌豆小米粥	馒头 小肉圆鸡毛菜 细粉汤
	午后加餐	牛乳 苹果	酸乳 草莓	牛乳 香蕉	酸乳 西瓜	牛乳 番茄	牛乳 水果沙拉	牛乳 番茄拌香蕉
	晚餐	浓汤肉丝 青菜面	烂饭 肉片炒莴笋 番茄鸡蛋 碎面片汤	枣泥包 菜肉馄饨	烂饭 洋葱炒胡 萝卜丝 小鸡肉丸 余白菜叶	烂饭 熘鱼片 葱油豆腐	菜肉包子 紫菜虾 皮蛋花汤	烂饭 肉末蒸蛋 番茄豆腐 香菜汤
	睡前加餐	牛乳 小饼干	牛乳 枣泥酥	牛乳 蛋糕	牛乳 水果羹	酸乳 小布丁	牛乳 苏打饼干	牛乳 绿豆糕

③ 保证含钙、铁及维生素 A、维生素 B_2 和维生素 C 的食物　我国不同地区的膳食调查显示，学龄儿童及青少年的膳食中，钙、铁及维生素 A、B_2 和 C 的摄入不足。条件许可时，均应饮用鲜牛（羊）乳，经常吃绿叶或黄红色蔬菜，以保证各种维生素和矿物质的供给。还必须注意采用合理的烹调方法，以保存食品中的营养成分。

④ 膳食多样化　应做到粗细搭配，干稀适度。要适当增加花色品种，使膳食丰富多彩，既美味可口，又营养丰富。

（2）营养食谱示例　见表 5-2-16。

2. 中小学生营养午餐食谱的确定

（1）应遵循"营养、卫生、科学、合理"的原则，体现平衡膳食，做到一周各类营养素配比合理，以满足学生生长发育的需要。

（2）主食做到粗细粮搭配。应尽量搭配五谷杂粮、豆类、薯类，提倡粗粮细作。除米饭外，每天搭配适量面食。

表 5-2-16　寄宿制学生一周食谱

餐次	星期一	星期二	星期三	星期四	星期五	星期六	星期日
早餐	豆浆 花卷 蛋糕 腌黄瓜	牛乳 面包 火腿肉 什锦菜	白菜粥 馒头 卤鸡蛋 豆腐乳	胡萝卜粥 花卷 咸鸭蛋 小黄瓜	豆腐脑 油条 小桃酥 什锦菜	牛乳 麻团 煮鸡蛋 圣女果	二米粥 肉包子 茶鸡蛋 炝三丝
加餐	牛乳 饼干	酸乳 小桃酥	牛乳 蛋糕	酸乳 豆沙面包	豆浆 果酱面包	牛乳 小比萨饼	豆浆 蔬菜包子
午餐	米饭 小馒头 酱翅中 蛋炒番茄 虾皮小白菜 海带豆腐汤	米饭 千层饼 红烧排骨 咖喱土豆 香干油菜 酸辣汤	米饭 红糖小窝头 卤鸡心肝 三鲜豆腐 醋熘白菜 番茄蛋花汤	米饭 发糕 红烧鱼块 酱爆三丁 粉丝菠菜 虾皮紫菜汤	米饭 金银卷 香辣鸡腿 洋葱炒蛋 海米冬瓜 青菜豆腐羹	扬州炒饭 麻酱花卷 炸鱼排 粉丝白菜氽丸子 苹果	饺子 卤鸡肝 素什锦 麻酱沾瓜条 饺子汤 香蕉
晚餐	炸酱面条 鸡泥肠 生蔬菜丝	二米饭 肉末豆腐 拌三丝 番茄蛋汤	米饭 番茄菜花 粉丝菠菜 氽丸子	豆沙包 拌海带丝 菜肉馄饨	米饭 葱油豆腐 清炖狮子头 白菜汤	烙饼 酱炒鸡蛋 清炒豆芽 绿豆粥 咸菜	米饭 煮玉米 炒三片 排骨青菜汤

（3）副食应做到动物性食品与豆制品、根茎菜、绿叶菜、瓜类、豆类、薯类及菌藻类合理搭配。蔬菜中绿色蔬菜占 2/3，红黄色蔬菜占 1/3。

（4）制定学生营养餐食谱应掌握以下几点：

① 每周食谱不重样。

② 目前中小学生普遍缺乏维生素 A、维生素 B_2、铁和钙，食谱应尽量选用这些营养素含量高的食物，如豆腐、鸭肝、鸡肝、海带、胡萝卜等。每周吃一次含铁丰富的动物内脏，如鸭肝、鸡肝等；为补充钙、碘，除经常提供含钙丰富的食物外，每周至少吃一次海带或其他菌藻类食物。

③ 食谱制定要注意结合季节特点。

④ 合理搭配菜肴，以利进餐，如米饭和带汁的菜搭配，肉馅食物应配青菜。

（5）考虑操作间的加工能力，保证食谱切实可行。

（6）合理烹调，减少食物中营养成分的损失。

表 5-2-17 列出了学生营养餐食谱菜点及用料品种数量；表 5-2-18 是食谱营养成分表。

（四）老年人营养食谱的确定

1. 配餐原则

（1）能量供给合理，体重控制在标准体重范围内。

（2）适当增加优质蛋白质的供应量。

（3）控制脂肪摄入量，全日不超过 40g。食用动物油要适量。

（4）不要单一食用精米、精面。每天应食用适量粗粮。

（5）控制食盐摄入量，全日应控制在 4～6g。

（6）补充钙、磷和维生素。

（7）增加膳食纤维的摄入。

（8）注意一日三餐（或四餐）的能量分配。

2. 全日食物量

牛乳 250g，鸡蛋 40g，鱼肉类 50～100g，谷类 350～400g，豆制品 50～100g，蔬菜 500g，水果 100g，糖 10g，烹调油 10g。

表 5-2-17　学生营养餐食谱菜点及食物原料种类表（12～15 岁）　　　　单位：g

星期一（1人）	菜点名称	食物原料名称及质量									
	米饭、馒头	稻米（粳）（标四）	小麦粉（富强粉）	玉米面（白）	马铃薯	鸡胸脯	虾皮	小白菜	豆腐（北）	青豆	色拉油（菜子油）
	鸡脯三丁										
	虾皮小白菜	100	45	5	50	75	5	150	80	15	15
	红烧豆腐										

星期二（1人）	菜点名称	食物原料名称及质量										
	米饭、花卷	稻米（粳）（标四）	小麦粉（富强粉）	玉米面（黄）	马铃薯	猪肉（后臀尖）	胡萝卜（红）	冬瓜	绿豆芽	茄子（紫）	番茄（红）	柿子椒（青）	色拉油（菜子油）
	冬瓜丸子											
	醋烹豆芽	10	45	5	60	90	15	25	125	30	20	15	12
	地三鲜											

星期三（1人）	菜点名称	食物原料名称及质量								
	米饭、豆包	稻米（粳）（标四）	小麦粉（富强粉）	胡萝卜（红）	菠菜	大白菜（青口）	黄瓜	豆沙	色拉油（菜子油）	粉丝
	酱爆肉丁									
	菠菜粉丝	100	40	25	125	150	50	20	15	15
	醋熘白菜									

星期四（1人）	菜点名称	食物原料名称及质量								
	米饭、金银卷	稻米（粳）（标四）	小麦粉（富强粉）	玉米面（黄）	马铃薯	鳕鱼	芹菜（茎）	柿子椒（青）	腐竹	色拉油（菜子油）
	酥炸鱼排									
	青椒土豆片	100	30	20	100	80	125	30	20	15
	腐竹芹菜									

星期五（1人）	菜点名称	食物原料名称及质量									
	米饭、咖喱卷	稻米（粳）（标四）	小麦粉（富强粉）	猪肉（里脊）	胡萝卜（红）	大白菜（酸）	油菜	玉兰片	色拉油（菜子油）	木耳（水浸）	香菇	粉条
	鱼香肉丝											
	香菇油菜	100	50	75	20	150	125	30	12	10	2	20
	酸菜粉丝											

表 5-2-18　学生营养餐食谱营养成分表（12～15 岁）

周次 （人数）	营养素	蛋白质 /g	脂肪 /g	碳水化 合物 /g	能量 /kcal	优质 蛋白质 /g	钙 /mg	铁 /mg	锌 /mg	视黄 醇当量 /μg	维生素 B_1 /mg	维生素 B_2 /mg	维生素 C /mg
	参考值	32	25	139	930	13.5	480	7.2	6	320	0.7	0.7	24
星期一 （1 人）	实际值	44.41	24.41	135.28	952.03	30.05	383.26	8.25	2.94	1221.98	0.46	0.29	39.7
	比例	139%	97%	97%	102%	223%	80%	115%	49%	382%	66%	41%	165%
星期二 （1 人）	实际值	27.99	36.41	133.63	1055.87	12.48	124.19	3.59	2.47	151.74	0.62	0.26	39.66
	比例	87%	146%	96%	108%	92%	26%	50%	41%	47%	89%	37%	165%
星期三 （1 人）	实际值	32.99	24.91	140.48	902.24	17.07	291.2	7.97	3.66	3001.86	0.67	0.3	46.56
	比例	103%	100%	101%	97%	126%	61%	111%	61%	938%	96%	43%	194%
星期四 （1 人）	实际值	32.17	22.87	137.04	878.66	17.6	304.83	8.05	2.77	46.91	0.42	0.23	37.8
	比例	101%	91%	99%	94%	130%	64%	112%	46%	15%	60%	33%	158%
星期五 （1 人）	实际值	33.11	22.39	142.77	885.92	15.97	309.55	9.16	3.31	155.37	0.74	0.24	13.01
	比例	103%	90%	103%	95%	118%	64%	127%	55%	49%	106%	34%	54%
周平均值		34	26.2	138	925	19	283	7.4	3	916	0.58	0.26	35
周平均比例		107%	105%	99%	99%	138%	59%	103%	50%	286%	83%	38%	147%

总计：蛋白质 70～80g，脂肪 39g，碳水化合物 362g，总能量 8.87MJ（2119kcal）。

3. 营养食谱示例

见表 5-2-19。

表 5-2-19　老年人一周营养食谱

餐次	星期一	星期二	星期三	星期四	星期五	星期六	星期日
早餐	山药粥 发糕 卤蛋	二米粥 芝麻烧饼 葱末、香菜末 拌豆腐	红枣粥 椒盐卷 咸鸡蛋 咸菜	红薯、玉米面粥 馒头 香肠 酱豆腐	大米粥 馒头 蒸蛋羹 咸菜	豆腐脑 豆沙包 茶蛋 咸菜	胡萝卜米粥 面包 蜂蜜 卤鸡蛋
午餐	米饭 砂锅豆腐 素炒圆白菜 桃子	米饭 滑熘里脊 扒白菜 苹果	米饭 香菇炖鸡 炒胡萝卜丝	蒸春饼 木耳烧菜心 菠菜炖豆腐汤	水饺 拌菜心	米饭 熘肝尖 炒小白菜	二米饭 香菇、鸡汤 炖豆腐 豆丝炒胡萝卜丝
加餐	牛乳 面包	牛乳 烤馒头干	牛乳 面包	牛乳 饼干	牛乳 面包	牛乳 烤面包干	牛乳 面包
晚餐	鸡蛋挂面汤 葱油花卷 胡萝卜炒肉丝 烧油菜	肉蓉米粥 馒头 芙蓉鸡丝 拌菠菜	玉米糁粥 馒头 海米、木耳 烧菜心	米饭 番茄炒鸡蛋 素炒三丝	肉丝面条汤 葱油花卷 菠菜炒鸡蛋	什锦面片汤 花卷 素烧油菜	刀削面汤 馒头 烧三样 （油菜、丸子、笋）

内容小结

本模块内容主要介绍了食谱编制的目的、意义、原则，重点是通过采用计算法和食物交换份法两种方法对机关团体、特殊工作人群、特殊生理人群的食谱进行了设计，并且将食谱的评价内容穿插到食谱编制内容中，使学生熟练掌握营养食谱设计的步骤与方法的同时，能够对所设计出来的食谱进行客观评价，促进其不断修正，以达到提升居民整体健康水平的目的。

知识考核

一、不定项选择题

1. 腰臀比作为肥胖的判断指标时，WHR 大于（　　　）时可诊断为向心性肥胖。

A. 男性 0.8，女性 0.7　　　　　　　　B. 男性 0.9，女性 0.8

C. 男性 1.8，女性 0.9　　　　　　　　D. 男性 1.1，女性 1.0

2. 通常膳食史的调查是利用（　　　）来询问和记录的。

A. 记录法　　　　　B. 食物频率法　　　　C. 记账法　　　　D. 电话调查

3. 日本的一些大学食堂宣传和实施三色食品的营养管理，三色是指红绿和（　　　）。

A. 黑　　　　　　　B. 蓝　　　　　　　　C. 黄　　　　　　　D. 紫

4. 进行食谱的营养评价主要核算该食谱（　　　）。

A. 提供的能量和各种营养素含量　　　　B. 餐次比例分析

C. 能量来源　　　　　　　　　　　　　D. 食物来源分析

5. 按照我国的饮食习惯，下列碳水化合物、脂肪、蛋白质三种营养素提供能量的比例合理的为（　　　）。

A. 60%、25%、15%　　　　　　　　　B. 55%、30%、15%

C. 50%、40%、10%　　　　　　　　　D. 70%、20%、10%

6. 成年人最常用的体格测量指标包括（　　　）。

A. 臀围　　　　　B. 腰围　　　　　　　C. 身高　　　　　　D. 皮摺厚度

7. 体重指数 BMI 的计算公式是（　　　）。

A. 体重/身高　　　　　　　　　　　　B. （体重/身高）的平方

C. 体重/身高的平方　　　　　　　　　D. （身高/体重）的平方

二、综合操作题

张女士，30 岁，轻体力劳动者。张女士某一晚餐的膳食见下表，请对她的膳食能量进行计算，并对其膳食能量结构给予评价。

张女士某一晚餐膳食

单位：g

食物名称	原料名称	原料重量	进餐时间	进餐地点
馒头 烧豆角 木须瓜片	馒头	100	晚餐	家
	猪瘦肉	20		
	四季豆	200		
	鸡蛋	60		
	黄瓜	100		
	豆油	20		

建议：餐次比 30%、40%、30%。请回答如下问题。

1. 计算

（1）查食物成分表，分别计算各类食物提供的三大产能营养素的摄入量。

（2）计算出三大产能营养素提供的能量。

（3）计算能量总和。

（4）计算动植物食物供能的百分比。

（5）计算三大产能营养素提供的能量占总能量的比例。

2. 膳食结构的评价

（1）根据中国居民膳食营养素参考摄入量表，查出张女士的参考能量摄入量；并根据题中给出的餐次比，对张女士该次晚餐的能量摄入量进行评价；

（2）根据 DRIs 推荐的膳食能量来源比例，对张女士的膳食能量结构进行评价。

深度链接

苯作业人员的膳食指导

① 苯作业人员在膳食上应首先保证合理的平衡膳食，在此基础上增加优质蛋白质的摄入。

动物实验结果表明，在吸收苯蒸气的情况下，饲喂低蛋白饲料的动物其生长发育远比高蛋白组差。其原因在于：一方面优质蛋白质有利于提高肝脏微粒体混合功能氧化酶的活性，进而提高机体对苯的解毒能力；另一方面苯可在肝脏直接与还原型谷胱甘肽结合而解毒。蛋白质中的含硫氨基酸是体内谷胱甘肽的来源，因此富含优质蛋白质的膳食对预防苯中毒有一定作用。建议动物性蛋白质占总膳食蛋白质的 50%。

② 苯作业人员膳食中脂肪含量不宜过高，因为苯属于脂溶性有机溶剂，摄入脂肪过多可促进苯的吸收，增加苯在体内的蓄积，并使机体对苯的敏感性增加。

③ 碳水化合物可以提高机体对苯的耐受性，因为碳水化合物代谢过程中可以提供重要的解毒剂葡萄糖醛酸。在肝、肾等组织内苯与葡萄糖醛酸结合，易于随胆汁排出。

④ 人体负荷试验表明苯作业人员体内维生素 C 储量较普通人低。动物实验亦观察到苯中毒时对维生素 C 的需要量增加，血和尿中维生素 C 含量均降低。故苯作业工人应摄入更多的维生素 C。

附录 常见食物的营养价值

食物名称	重量/g	水分/g	蛋白质/g	脂肪/g	糖类/g	热量/kcal
鲥鱼	100	64.7	16.9	17	0.4	222
鳓鱼(块鱼)	100	73.2	20.2	5.9	0	134
斑鲦	100	75.5	17.7	5.3	0.2	119
鳕鱼	100	82.6	16.5	0.4	0	70
鳕鱼块	100	79.7	18.7	0.5	0	79
鲨鱼	100	70.6	22.5	1.4	3.7	117
明太鱼	100	79	18	1.6	0.2	87
梭鱼	100	78.8	18.9	1.7	0	91
鲻鱼	100	78.6	18.2	2.5	0	95
鲈鱼	100	78.1	17.5	3.1	0.3	99
大黄鱼	100	81.1	17.6	0.8	0	78
大黄鱼(咸)	100	52	29	3.2	0	145
小黄鱼	100	79.2	16.7	3.6	0	99
小黄鱼(咸)	100	26.3	49.4	4.6	0.7	242
黄姑鱼	100	77.1	19.3	3.2	0	106
真鲷	100	74.9	19.3	4.1	0.5	116
带鱼	100	74.1	18.1	7.4	0	139
带鱼(咸)	100	50	24.4	11.5	0.2	202
鲐鱼	100	70.4	21.4	7.4	0	152
鲅鱼	100	77	19.1	2.5	0.2	100
银鲳	100	76	15.6	6.6	0.2	123
红娘鱼	100	79.6	17.2	1.7	0.3	85
鲬鱼	100	78.6	18.5	2	0	92
牙鲆(偏口,比目鱼)	100	77.2	19.1	1.7	0.1	92
花布鲆(花鲆鱼,比目鱼)	100	79.6	15.7	3.2	0.4	93
舌鳎	100	83.5	13.7	1.2	0.7	68
鲟鱼	100	78.7	18.1	1.9	0	90
大马哈鱼	100	76	14.9	8.7	0	138
银鱼	100	89	8.2	0.3	1.5	42
银鱼(干)	100	8.1	72.1	13	0.5	407
青鱼	100	74.5	19.5	5.2	0	125
草鱼	100	77.3	17.9	4.3	0	110
鳡鱼	100	73.5	20.8	5.4	0	132
白鲢	100	76.2	17.6	4.8	0	118

食物名称	重量/g	水分/g	蛋白质/g	脂肪/g	糖类/g	热量/kcal
黑鲢（鳙鱼）	100	83	15.3	0.9	0	69
鲤鱼	100	77.4	17.3	5.1	0	115
鲫鱼	100	85	13	1.1	0.1	62
鲌鱼	100	76.7	18.6	4.6	0	116
铜鱼	100	77	19.3	3.2	0	106
鲇鱼	100	64.1	14.4	20.6	0	243
鳜鱼	100	77.1	18.5	3.5	0	106
塘鳢鱼	100	82.2	15.9	0.5	0.2	69
乌鳢	100	77.9	19.8	1.4	0	92
泥鳅	100	73.5	22.6	2.9	0	117
黄鳝	100	79.7	18.8	0.9	0	83
云燕鱼干	100	14.6	54.2	6.6	3.4	290
鱼翅	100	14	83.5	0.3	0	337
鱼肚（干）	100	14.6	84.4	0.2	0	339
鱼唇（干）	100	14.9	61.8	0.2	5	269
鱼松（带刺、骨）	100	8.4	59.9	16.4	0	387
鱼粉	100	9.2	55.6	11	0	320
鲍鱼（干）	100	74.9	19	3.4	1.5	113
香螺	100	83.1	11.8	0.5	4.1	68
田螺	100	81	10.7	1.2	3.8	69
蚶	100	88.9	8.1	0.4	2	44
牡蛎	100	80.5	11.3	2.3	4.3	83
淡菜	100	13	59.1	7.6	13.4	358
扇贝	100	80.3	14.8	0.1	3.4	74
干贝	100	13.3	63.7	3	15	342
海蚌筋	100	10.7	57.8	1.8	25	347
蛤蜊	100	80	10.8	1.6	4.6	76
蛤蜊肉（干）	100	12.7	51.3	6.4	21.7	350
蛏	100	88	7.1	1.1	2.5	48
蛏干	100	10.5	48.2	1.3	18.7	270
鱿鱼	100	80	15.1	0.8	2.4	77
鱿鱼（干）	100	16.4	66.7	7.4	3	345
墨鱼	100	84	13	0.7	1.4	64
墨鱼（干）	100	13.1	68.4	4.2	5.5	333
海蜇	100	65	12.3	0.1	3.9	66
海蜇（干）	100	5	76.5	1.1	13.2	369
海蜇（水浸）	100	83	14.9	0.9	0.4	69

食物名称	重量/g	水分/g	蛋白质/g	脂肪/g	糖类/g	热量/kcal
龙虾	100	79.2	16.4	1.8	0.4	83
对虾	100	77	20.6	0.7	0.2	90
青虾	100	81	16.4	1.3	0.1	78
虾米	100	30	47.6	0.5	0	195
虾皮	100	20	39.3	3	8.6	219
虾子	100	17	44.9	2	24.2	294
海螃蟹	100	80	14	2.6	0.7	82
河螃蟹	100	71	14	5.9	7.4	139
蟹腿（肉干）	100	15	72.2	5.2	0	336
甲鱼	100	79.3	17.3	4	0	105
猪肉（肥瘦）	100	29.3	9.5	59.8	0.9	580
牛肉（肥瘦）	100	68.6	20.1	10.2	0	172
羊肉（肥瘦）	100	58.7	11.1	28.8	0.8	307
驴肉	100	77.4	18.6	0.7	0	81
马肉	100	75.8	19.6	0.8	0	86
兔肉	100	77.2	21.2	0.4	0.2	89
猪头	100	45.3	13.4	41.3	0	425
猪尾	10	17.4	4.8	77.1	0.4	715
猪蹄	100	55.4	15.8	26.3	1.7	307
猪蹄筋	100	19.5	75.1	1.8	2	325
猪脑	100	78.7	10.2	8.9	0.8	124
猪舌	100	68	16.5	12.7	1.8	188
猪心	100	75.1	19.1	6.3	0	133
猪肝	100	71.4	21.3	4.5	1.4	131
猪肺	100	83.3	11.9	4	0	84
猪肾	100	77.8	15.5	4.8	0.7	108
猪肚	100	80.3	14.6	2.9	1.4	90
猪小肠	100	91.2	7.2	1.1	0.3	40
猪大肠	100	76.8	6.9	15.6	0.1	168
猪皮	100	46.3	26.4	22.7	4	326
猪血	100	79.1	18.9	0.4	0.6	82
牛脑	1000	77.1	10.4	11	0.2	141
牛舌	100	71.4	18.5	9	0.1	155
牛心	100	80.2	8.7	10.8	0	132
牛肝	100	69.1	21.8	4.8	2.6	141
牛肺	100	79.7	16.4	3.2	0	94
牛肾	100	81.6	12.8	3.7	1	89

续表

食物名称	重量/g	水分/g	蛋白质/g	脂肪/g	糖类/g	热量/kcal
牛肚	100	80.5	14.8	3.7	0.5	95
牛蹄筋	100	69.3	30.2	0.3	0	124
牛血	100	80.9	17.3	0.5	0.5	76
羊脑	100	76	11	11.4	0	147
羊舌	100	71.6	12	14.5	1.2	183
羊心	100	79.3	11.5	8.6	0	123
羊肝	100	69	18.5	7.2	3.9	154
羊肺	100	75.9	20.2	2.8	0.9	110
羊肾	100	78.8	16.5	3.2	0.2	96
羊肚	100	84.3	7.1	7.2	0.9	97
羊血	100	82.2	16.4	0.5	0.1	71
猪肉松	100	17.1	54.1	12.4	7.2	357
叉烧肉	100	54.4	26.2	14.6	1.5	242
火腿	100	23.3	16.4	51.4	0	528
培根	100	39.8	16.5	38.2	0.2	416
酱牛肉	100	50.1	38.1	2.2	5.2	193
牛肉汁	100	36.9	40	1.8	2.9	188
猪肉香肠	28	15.7	3	8	—	85
猪肉午餐肉	60	33	9	15	1	175
咸牛肉罐头	85	50.2	22	10	0	185
鸡	100	74.2	21.5	2.5	0.7	111
鸡肫	100	75.2	22.2	1.3	0	101
鸡肝	100	75.1	18.2	3.4	1.9	111
鸡心	100	72.2	20.7	5.5	0.2	133
野鸡	100	69.9	24.4	4.8	0	141
火鸡	100	55.5	21.1	22.9	0	291
火鸡肫	100	62.7	20.5	14.5	1.2	217
火鸡肝	100	69.6	22.9	5.2	0.6	141
火鸡心	100	68.6	16.8	13.2	0.4	188
鸭	100	74.6	16.5	7.5	0.5	136
鸭肫	100	76.1	20.2	1.8	1	101
鸭肝	100	70	17.1	4.7	6.9	138
鸭舌	100	68.6	14.4	15.6	0.8	201
鸭掌	100	76.2	13.7	9.8	0	143
鹅	100	77.1	10.8	14.2	0	144
鹅肫	100	73.8	19.6	5.8	0	131
鹅肝	100	62.6	16.6	15.9	3.7	224

食物名称	重量/g	水分/g	蛋白质/g	脂肪/g	糖类/g	热量/kcal
人乳	100	87.6	1.5	3.7	6.9	67
牛乳	100	81	1.5	3.7	6.9	67
水牛乳	100	82.2	4.7	7.5	4.8	106
羊乳	100	86.9	3.8	4.1	4.3	69
马乳	100	90.6	2.1	1.1	5.8	42
乳酪（干酪）	100	31.6	28.8	35.9	0.3	440
淡炼乳罐头（牛乳）	100	74	7.8	7.5	9	135
甜炼乳罐头（牛乳）	100	28	8.2	9.2	52.7	326
全脂乳粉（牛乳）	100	2	26.2	30.6	35.5	522
脱脂乳粉（牛乳）	100	3	36	1	52	361
奶油	100	73	2.9	20	3.5	206
黄油	100	14	0.5	82.5	0	745
牛奶巧克力	100	0	10	38.8	41.3	554
杏仁巧克力	100	0	0.2	36.3	42.3	532
巧克力（散装）	100	0	5.5	27.4	65.9	532
冰淇淋（纸杯装）	100	0	3.7	8.7	23.9	188
冰棍（大雪糕）	100	0	4.2	4.4	25.5	158
奶油冰棍	100	0	1.3	1.4	16	82
鸡蛋	100	71	14.7	11.6	1.6	170
鸡蛋白	100	88	10	0.1	1.3	46
鸡蛋黄	100	53.5	13.6	30	1.3	330
鸭蛋	100	70	8.7	9.8	10.3	164
鹅蛋	100	69	12.3	14	3.7	190
鸽蛋	100	81.7	9.5	6.4	1.7	102
鹌鹑蛋	100	72.9	12.3	12.3	1.5	166
鸡蛋粉（全蛋粉）	100	1.9	42.2	34.5	13.4	533
鸡蛋黄粉（蛋黄粉）	100	3	31.7	53	8.8	639
咸鸭蛋	100	65.6	11.3	13.3	3.4	179
松花蛋（皮蛋）	100	71.7	13.1	10.7	2.2	158
稻米（糙）	100	13	8.3	2.5	74.2	353
稻米（粳）	100	14	7.1	2.4	74.5	384
稻米（红）	100	15.8	7.5	2.9	71.8	343
糯米	100	14.6	6.7	1.4	76.3	345
糯米（紫）	100	12.8	8.2	1.7	75.7	351
标准粉	100	12	9.9	1.8	74.6	354
富强粉	100	13	9.4	1.4	75	350
精白粉	100	13	7.2	1.3	77.8	352

续表

食物名称	重量/g	水分/g	蛋白质/g	脂肪/g	糖类/g	热量/kcal
麦麸	100	12.2	14.1	3.9	53.6	3.6
大麦米	100	11.9	10.5	2.2	66.3	327
筱麦面	100	7.6	15	8.5	64.8	396
荞麦面	100	11.6	10.6	2.5	72.2	354
小米	100	11.1	9.7	3.5	72.8	362
黄米	100	10.9	9.6	0.9	76.3	351
黄米面	100	16.9	11.3	1.1	68.4	329
糜子米	100	15.8	10.5	0.9	70.7	333
糜子面	100	16	10.5	0.9	70.5	332
玉米（黄鲜）	100	51.4	3.8	2.3	40.2	196
玉米（白、鲜）	100	73.7	2.1	1.3	21.7	107
玉米（黄）	100	12	8.5	4.3	72.2	362
玉米（白）	100	12	8.5	4.3	72.2	362
玉米糁（黄）	100	12.7	9.2	0.7	76.1	348
玉米糁（白）	100	10.1	9.5	2.6	75.6	364
玉米面（黄）	100	13.4	8.4	4.3	70.2	353
玉米面（白）	100	12.8	8.8	6.1	68.6	365
高粱糁（红）	100	15	7.9	4.5	70.7	355
高粱糁（白）	100	13.8	8.9	3.8	70.9	353
高粱面（红）	100	16.3	7.5	2.6	70.8	337
米粉	100	12.4	7.3	0.3	78.5	346
米饭（标准米，捞、蒸）	100	71.1	2.9	0.1	25.6	115
米饭（标准米，碗蒸）	100	69	2.8	0.5	27.2	124
面条（切面）	100	33	7.4	1.4	56.4	268
挂面（干切面）	100	14.1	9.6	1.7	70.7	334
面条（标准粉、煮）	100	68	3.3	0.1	27.8	125
面条（富强粉、煮）	100	70	3.1	0.1	26.3	118
馒头（标准粉）	100	44	6.3	1.2	47.5	225
馒头（富强粉）	100	44	6.1	0.2	48.8	221
烙饼（标准粉）	100	37	6.6	2.3	524	257
烙饼（富强粉）	100	40	6.2	1.8	50.8	244
火烧	100	34	7.2	2.6	54.5	270
烧饼	100	34	7.4	1.4	55.9	266
油饼	100	31.2	7.8	10.4	47.7	316
脆麻花	100	5.2	9.9	19.2	62.8	464
小米粥	100	92	0.9	0.2	6.8	33
窝窝头	100	54	7.2	3.2	33.3	191

续表

食物名称	重量/g	水分/g	蛋白质/g	脂肪/g	糖类/g	热量/kcal
面筋(水)	100	74.8	22.4	0.2	1.3	94
面筋(油)	100	28.8	29	29.5	11.6	428
蛋糕(蒸)	100	0	7.6	4.7	57	318
蛋糕(烤)	100	0	7.9	4.7	65	319
桃酥	100	0	5.9	26.5	63	513
江米条	100	0	5.6	11.1	73.8	416
糕干粉	100	7.6	5.6	5.1	79	386
饼干(强化面粉、家制)	28	7.6	2	5	13	105
饼干(强化面粉、混合)	28	8.1	2	3	15	90
面包(全麦粉、强化)	454	158.9	39	10	236	1195
面包(法国或维也纳式强化)	454	140.7	41	14	251	1315
面包(意大利式强化)	454	145.3	41	4	256	1250
葡萄干面包(强化)	454	158.9	30	13	243	1190
青豆	100	7.2	41.2	17.9	24.2	424
黄豆	100	10.2	36.3	18.4	25.3	412
黑豆	100	7.8	49.8	12.1	18.9	384
红小豆	100	9	21.7	0.8	60.7	337
绿豆	100	9.5	23.8	0.5	58.5	335
芸豆(白)	100	11.3	23.1	1.3	56.9	332
芸豆(紫)	100	12	23.1	1.7	56.1	332
扁豆(白)	100	8.9	20.4	1.1	60.5	334
扁豆(黑)	100	7.9	23	0.4	54.9	315
芸豆(黄)	100	12.3	18.6	2.6	60	338
豇豆(饭豆)	100	13	22	2	55.5	328
蚕豆(带皮)	100	13	28.2	0.8	48.6	314
蚕豆(去皮)	100	16	29.4	1.8	47.5	324
蚕豆(青、去皮)	100	9.9	31.9	1.4	52	348
蚕豆(炸、盐)	100	11	28.2	8.9	47.2	382
豌豆	100	10	24.6	1	57	335
花生(生)	100	7.3	24.6	48.7	15.3	598
花生(炒)	100	3.4	27.6	41.2	23	573
花生仁(生)	100	8	26.2	39.2	22.1	546
花生仁(炒)	100	2.7	26.5	44.8	20.2	590
西瓜子(炒)	100	3.7	31.8	39.1	19.1	556
南瓜子(炒)	100	3.1	35.1	31.8	23.3	520
葵花子(生)	100	7.8	23.1	51.1	9.6	591
葵花子(炒)	100	2.2	24.6	54.4	9.9	628

续表

食物名称	重量/g	水分/g	蛋白质/g	脂肪/g	糖类/g	热量/kcal
核桃	100	3.6	15.4	63	10.7	671
杏仁(生)	100	5.8	24.9	49.6	8.5	580
杏仁(炒)	100	2.1	25.7	51	9.6	600
栗子(生)	100	53	4	1.1	39.9	186
栗子(熟)	100	46.6	4.8	1.5	44.8	212
松子仁	100	2.7	16.7	63.5	9.8	678
榛子	100	10.2	21	49.7	12.2	580
榛子仁(炒)	100	10.3	15.9	49.6	19.9	590
榧子	100	6.4	10	44.1	29.8	556
白果(鲜)	100	53.7	6.4	2.4	35.9	191
白果(干)	100	9.1	13.4	3	71.2	365
莲子(鲜)	100	83.1	4.9	0.6	9.2	62
莲子(干)	100	13.5	16.6	2	61.8	332
菱角(青)	100	69.2	3.6	0.5	24	115
鸡头米(青)	100	63.4	4.4	0.2	31.1	144
鸡头米(干)	100	11	11.8	0.2	75.4	351
豆浆	100	91.8	4.4	1.8	1.5	40
豆浆(豆粉制)	100		5.2	2.5	3.7	58
豆腐脑(带卤)	100	91.3	5.3	1.9	0.5	40
豆腐(南)	100	90	4.7	1.3	2.8	60
豆腐(北)	100	85	7.4	3.5	2.7	72
豆腐(北,豆饼制)	100	87.7	6.8	0.8	3.4	48
油豆腐	100	45.2	24.6	20.8	7.5	316
豆腐干	100	64.9	19.2	6.7	6.7	164
豆腐干(熏干)	100	65.2	18.9	7.4	5.9	166
豆腐片	100	55.8	24	9.1	6	202
豆腐丝	100	59	21.6	7.9	6.7	184
千张	100	41.2	35.8	15.8	5.3	307
腐竹	100	7.1	50.5	23.7	15.3	477
豆腐皮(油皮)	100	16.1	44.8	21.8	12.7	426
豆豉	100	25.8	19.5	6.9	24.9	240
锅渣	100	78.8	5.6	0.7	13.3	82
臭腐乳	100	56.5	14.4	11.2	4.8	178
红腐乳	100	55.5	14.6	5.7	5.8	133
豆面丸子	100	30	21.3	15.9	28.8	344
凉粉	100	95	0.02	0.01	4.9	20
粉皮	100	80	0.02	0.02	19.7	79

续表

食物名称	重量/g	水分/g	蛋白质/g	脂肪/g	糖类/g	热量/kcal
粉皮(干)	100	10.4	0.6	0.2	87.5	354
粉条(干)	100	0.1	3.1	0.2	96	398
豆腐渣	100	87	2.6	0.3	7.6	44
麻豆腐	100	84	10.4	0.5	3.8	61
豆汁	100	96	1.9	0.4	0.8	14
苹果	100	84.6	0.4	0.5	13	58
香果	100	86.4	0.2	0.4	11.9	52
沙果	100	82.7	0.3	0.8	15.1	69
海棠	100	75	0.2	0.2	22.4	92
鸭梨	100	89.3	0.1	0.1	9	37
京白梨	100	83.6	0	0	0	0
烟台梨	100	86	0	0	0	0
桃	100	87.5	0.8	0.1	10.7	47
杏	100	85	1.2	0	11.1	49
李	100	90	0.5	0.2	8.8	39
梅	100	79.6	0.9	0	18.9	79
草莓	100	90	1	0.6	5.7	32
樱桃	100	89.2	1.2	0.3	7.9	39
毛樱桃	100	89.1	0	0	0	0
柿(盖柿)	100	82.4	0.7	0.1	10.8	47
柿(高桩)	100	80	0.5	0.1	18.6	77
石榴	100	76.8	1.5	1.6	16.8	88
枣(鲜)	100	73.4	1.2	0.2	23.2	99
枣(干)	100	19	3.3	0.4	72.8	308
黑枣(无核)	100	47.2	1.9	0.2	47.7	200
黑枣(有核)	100	37.6	1.8	0.2	56.2	234
黑枣(干、有核)	100	15	7.1	0.9	67.5	307
红果	100	74.1	0.7	0.2	22.1	93
荔枝(鲜)	100	84.8	0.7	0.6	13.3	61
荔枝(干)	100	34	4.5	0.3	56.4	246
桂圆(鲜)	100	81.4	1.2	0.1	16.2	71
桂圆(干)	100	26.9	5	0.2	65.4	283
芒果	100	82.4	0.6	0.5	15.1	71
枇杷	100	91.6	0.4	0.1	6.6	29
无花果	100	83.6	1	0.4	12.6	58
无花果干	100	18.8	4.3	0.3	74.2	317
桑椹(紫)	100	82	0	0	0	0

续表

食物名称	重量/g	水分/g	蛋白质/g	脂肪/g	糖类/g	热量/kcal
桑椹（白）	100	85	0	0	0	0
西瓜	100	94.1	1.2	0	4.2	22
白兰瓜	100	93.1	0.5	0.2	5.2	25
香蕉	100	77.1	1.2	0.6	19.5	88
菠萝	100	89.3	0.4	0.3	9.3	42
菠萝蜜子	100	57.4	5	0.3	35.1	163
椰子肉（鲜）	100	47	3.4	35.3	10.1	371
椰子水	100	94.2	0.3	0.2	4.7	22
柚	100	84.8	0.7	0.6	12.2	57
橙	100	86.1	0.6	0.1	12.2	52
柑橘	100	85.4	0.9	0.1	12.8	56
黄岩蜜橘	100	88.3	0.7	0.1	10	44
橄榄	100	79.9	1.2	1	12	62
柠檬	100	89.3	1	0.7	8.5	44
甘蔗	100	84.2	0.2	0.5	12.4	55
甘蔗汁	100	82.9	0.1	0.1	16.6	68
葡萄（圆、紫）	100	87.9	0.4	0.6	8.2	40
葡萄（白、长）	100	88.5	0.4	0.5	9.2	4.3
葡萄干	100	14.6	2.6	0.3	78.9	329
苹果脯	100	30.4	1.1	2.4	62.9	47
杏脯	100	32.6	0.9	0.1	53.3	218
盐橄榄	100	46.5	1.9	3.6	21	124
杏干	100	28.3	2.8	0.3	59.3	251
梅干	100	28.8	3.4	0.6	56.3	244
柿饼	100	22.7	2.4	0.1	71.3	291
蜜枣	100	18.6	1.3	0.1	77.2	315
金糕（山楂糕）	100	0	0.3	0.1	17	190
橘汁（瓶装）	100	71	0.1	0.3	28.5	117
大白菜（白口）	100	95.6	1.1	0.2	2.1	15
大白菜（青口）	100	95.4	1.1	0.2	2.4	16
大白菜（酸菜）	100	94.7	0.8	0.1	3.2	17
小白菜（白口）	100	94.5	1.3	0.3	2.3	17
小白菜（青口）	100	93.3	2.1	0.4	2.3	21
油菜（春）	100	93.5	2.6	0.4	2	22
油菜（秋）	100	95	1.2	0.3	2.3	17
塌棵菜（太古菜）	100	91.9	2.7	0.1	3.1	24
瓢儿菜	100	93.1	1.9	0.2	2.3	19

续表

食物名称	重量/g	水分/g	蛋白质/g	脂肪/g	糖类/g	热量/kcal
油菜心	100	95.3	1.4	0.1	2.2	15
油菜薹	100	92.8	2.2	0.8	2.2	25
紫菜薹	100	95.8	1.3	0.2	1.4	13
圆白菜(甘蓝,洋白菜)	100	94.4	1.1	0.2	3.4	20
芥蓝	100	91	2.7	0.3	3.5	28
荠菜(大叶芥菜)	100	92.5	1.9	0.1	3.4	22
芥菜(小叶芥菜)	100	90.8	1.9	0.2	4.7	28
芥菜苔	100	92.1	0	0	0	0
雪里蕻(雪里红)	100	91	2.8	0.6	2.9	28
苋菜(青)	100	90.1	1.8	0.3	5.4	32
苋菜(红)	100	92.2	1.8	0.3	3.3	23
莙荙菜(根达菜)	100	93	1.4	0.3	3.6	23
菠菜	100	91.8	2.4	0.5	3.1	27
空心菜	100	90.1	2.3	0.3	4.5	30
生菜(莴苣)	100	95.3	1.3	0.1	2.1	15
生菜(苦苣)	100	95.1	1.2	0.3	1.8	15
莴笋	100	96.4	0.6	0.1	1.9	11
莴笋叶	100	92.6	2	0.5	3.3	26
茼蒿(蒿子秆)	100	95.8	0.8	0	1.9	11
茼蒿(蒿子叶)	100	93	1.6	0.3	3.2	22
茴香菜	100	92.9	2.3	0.3	2.2	21
芫荽	100	88.3	2	0.3	6.96	38
芹菜叶	100	88.4	3.2	0.8	3.8	35
青韭	100	93.8	2	0.3	2.6	21
韭黄	100	94	1.5	0.1	3.3	20
韭菜	100	92	2.1	0.6	3.2	27
韭菜薹	100	90.1	1	0.5	5.9	32
青蒜	100	89.4	3.2	0.3	4.9	35
蒜黄	100	92.9	3.1	0.2	2	22
蒜苗	100	86.4	1.2	0.3	9.7	46
大蒜	100	69.8	4.4	0.2	23.6	113
大葱	100	91.6	1	0.3	6.3	32
小葱	100	92.5	1.4	0.3	4.1	25
葱头(洋葱)	100	88.3	1.8	0	8	39
茭白(茭瓜)	100	92.1	1.5	0.1	4.6	25
茭儿菜(茭白嫩叶)	100	93.1	1.9	0.5	2.8	23
龙须菜(芦笋,石刁柏)	100	94	1.8	0.2	2.5	19

续表

食物名称	重量/g	水分/g	蛋白质/g	脂肪/g	糖类/g	热量/kcal
荠菜	100	85.1	5.3	0.4	6	49
金花菜	100	87.5	4.2	0.4	4.2	37
马兰	100	93.2	2	0.2	2.6	20
香椿	100	83.3	5.7	0.4	7.2	55
菜花(花椰菜)	100	92.6	2.4	0.4	3	25
金针菜(黄花菜)	100	82.3	2.9	0.5	11.6	63
金针菜(干)	100	11.8	14.1	0.4	60.1	300
萝卜缨(水萝卜)	100	93.5	1.8	0.3	2	18
红萝卜(小)	100	94.5	0.9	0.2	3.8	21
红萝卜(大)	100	91.1	0.8	0.1	6.6	30
青萝卜	100	91	1.1	0.1	6.6	32
水萝卜(心里美)	100	92.1	1	0	5.7	27
水萝卜(卫青)	100	91.5	1.5	0	5.2	27
水萝卜(紫皮白肉)	100	91	1	0	6.8	31
黑萝卜	100	76.3	4.1	0.2	16.3	83
白萝卜	100	91.7	0.6	0	5.7	25
胡萝卜(红)	100	89.3	0.6	0.3	8.3	38
胡萝卜(黄)	100	89.6	0.6	0.3	7.8	35
甘薯(红薯)	100	67.1	1.8	0.2	29.5	127
甘薯片(白薯片)	100	10.9	3.9	0.8	80.3	344
甘薯粉(白薯面)	100	11.3	3.8	0.8	79	338
马铃薯(土豆)	100	79.9	2.3	0.1	16.6	77
山药	100	82.6	1.5	0	14.4	64
芋头	100	78.2	2.2	0.1	17.5	80
菊芋(洋姜)	100	79.8	0.1	0.1	16.6	68
凉薯	100	81	0.6	0.2	9.3	41
木薯	100	69.4	1	0.2	28	118
芥菜头	100	89.5	1.2	0.1	6.1	30
蔓青	100	90.5	1.4	0.1	6.3	32
苤蓝	100	93.7	1.6	0	2.7	12
紫菜头(红甜菜)	100	86.2	2.2	0.2	9.4	48
辣根	100	73.1	3.2	0.2	19.3	92
毛竹笋	100	88.1	2.6	0.2	7.5	42
春笋	100	92	2.1	0.1	4.4	27
冬笋	100	88.1	4.1	0.1	5.7	40
玉兰片(杆)	100	18	18.6	1.7	47.8	281
姜	100	87	1.4	0.7	8.5	46

续表

食物名称	重量/g	水分/g	蛋白质/g	脂肪/g	糖类/g	热量/kcal
藕	100	77.9	1	0.1	19.8	84
藕粉	100	10.2	0.8	0.5	87.5	358
荸荠（马蹄）	100	74.5	1.5	0.1	21.8	94
荸荠粉	100	12.8	0.5	0.1	86.1	347
慈菇	100	66	5.6	0.2	25.7	127
百合	100	65.1	4	0.1	28.7	132
黄豆芽	100	77	11.5	2	7.1	92
青豆芽	100	67	15.5	4.9	9.9	146
绿豆芽	100	91.9	3.2	0.1	3.7	29
毛豆	100	69.8	13.6	5.7	7.1	134
菜豆	100	92.2	1.5	0.2	4.7	27
扁豆	100	89.6	2.8	0.2	5.4	35
扁豆（白）	100	90.1	2.5	0.2	5.1	32
扁豆（青）	100	89.1	3	0.2	5.6	36
豇豆	100	90.7	2.4	0.2	4.7	30
豇豆（长）	100	90.4	2.6	0.2	4.8	31
豌豆	100	78.3	7.2	0.3	12	80
豌豆（大）	100	76.2	6.2	0.2	14.4	86
豌豆苗	100	90	4.9	0.3	2.6	33
蚕豆	100	77.1	9	0.7	11.7	89
倭瓜（南瓜）	100	91.9	0.6	0.1	5.7	26
搅瓜	100	94.7	0.8	0	3.3	16
西葫芦	100	95.5	0.7	0	2.4	12
冬瓜	100	96.5	0.4	0	2.4	11
黄瓜（温室）	100	96.2	0.8	0.2	2	13
黄瓜（露天）	100	96.2	0.6	0.2	1.6	11
菜瓜	100	95.3	0.9	0	2.9	15
酥瓜	100	96.7	0.4	0	2.5	11
瓠瓜	100	94.8	0.6	0.1	3.1	16
丝瓜	100	92.9	1.5	0.1	4.5	25
蛇瓜	100	94.8	1.1	0.1	2.9	17
苦瓜	100	94	0.9	0.2	3.2	18
香瓜（白）	100	92.4	0.4	0.1	6.2	27
香瓜（青）	100	95.2	0.5	0	3.5	16
香瓜（黄）	100	91.6	0.7	0	6.7	30
茄子（紫皮）	100	93.2	2.3	0.1	3.1	23
茄子（绿皮）	100	95.7	0.7	0.2	2.5	15

续表

食物名称	重量/g	水分/g	蛋白质/g	脂肪/g	糖类/g	热量/kcal
番茄(西红柿,红)	100	95.9	0.8	0.3	2.2	15
番茄(粉)	100	95.5	0.9	0.3	2.5	16
番茄(黄)	100	95.5	0.9	0.2	2.6	16
番茄(红,温室)	100	95.2	0.6	0.2	3.3	17
辣椒(尖、青)	100	92.4	1.6	0.2	4.5	26
辣椒(尖、红)	100	85.5	1.9	0.3	11.6	5.7
辣椒(干)	100	7.8	15	8.2	61	378
柿子椒(青)	100	93.9	0.9	0.2	3.8	21
柿子椒(红)	100	91.5	1.3	0.4	5.3	30
秋葵	100	89.7	2	0.2	6.3	35
酱芥菜头(大头菜)	100	50.3	4	0	23.5	110
腌芥菜头	100	74	2	0.1	6	33
榨菜	100	73.8	4.1	0.2	9.2	55
酱萝卜	100	79.2	4.2	0	8.3	50
腌萝卜	100	79.1	0.8	1.4	5.4	37
萝卜干(混合)	100	68.7	1.6	0.4	12.2	59
酱苤蓝丝	100	76.6	4.4	1.6	3.6	46
糖醋大蒜	100	78.8	1.4	2.1	15.2	85
腌芥菜	100	68.3	2.2	0.1	7.6	40
腌雪里蕻	100	83.9	2	0.1	303	22
腌韭菜花	100	77.9	2.1	0.2	5.1	31
酱黄瓜	100	68.5	4.9	0.1	13.5	75
腌辣椒	100	72.5	1.7	1.5	5.4	38
酱八宝菜(酱小菜)	100	75.5	4.5	1.4	5.2	51
虾油小菜	100	74	3.3	0.4	3.5	31
蘑菇(鲜)	100	93.3	2.9	0.2	2.4	23
蘑菇(干)	100	11.3	38	1.5	24.5	264
口蘑	100	16.8	35.6	1.4	23.1	247
元蘑	100	10.2	7.8	2.3	69	328
香菇	100	18.5	13.8	1.8	54	284
冬菇	100	10.8	16.2	1.8	60.2	322
羊肚菌	100	13.6	24.5	2.6	39.7	280
酵母(干)	100	4.4	47.6	1.7	37.6	356
银耳(白木耳)	100	10.4	5	0.6	78.3	339
木耳(黑木耳)	100	10.9	10.6	0.2	65.5	306
发菜	100	13.8	20.3	0	56.4	3.7
葛仙米	100	8.4	18.5	0.1	58.3	308

续表

食物名称	重量/g	水分/g	蛋白质/g	脂肪/g	糖类/g	热量/kcal
海带	100	12.8	8.2	0.1	56.2	258
昆布	100	12.6	9	0.2	57.5	268
紫菜	100	10.3	28.2	0.2	48.5	309
苔菜	100	6.9	16.1	1.1	38.9	230
海藻	100	11.3	4.2	0.8	56.9	252
琼脂	100	22.4	1	0	73.4	298
猪油(炼制)	100	1	0	99	0	891
植物油	100	0	0	100	0	900
粉芡(芡粉)	100	13	0	0	86.6	346
白砂糖	100	0	0.3	0	99	397
绵白糖	100	2.6	0.6	0	88.9	358
红糖	100	4.4	0.4	0	93.5	376
麦芽糖	100	12.8	0.2	0.2	82	331
蜂蜜	100	20	0.3	0	79.5	319
桂花(糖腌)	100	63	0.6	0.1	26.6	110
香糟	100	53	16.2	2.4	24	182
黄酱	100	63.1	10.4	3	93	106
干黄酱	100	46.7	14.2	5.2	11.2	148
甜面酱	100	50.8	7.3	2.1	27.3	157
豆瓣酱	100	52.8	10.7	9	12.9	175
豆瓣辣酱	100	59	10.5	6	10.9	140
芝麻酱	100	0	20	52.9	15	616
酱油(一般)	100	66.9	2	0	17.2	77
酱油(一级)	100	59.4	3.8	0	20.4	97
酱油(二级)	100	61.2	2.4	0	20.1	90
白酱油	100	64.7	5.8	0	7.8	54
醋	100	94.8	0	0	0.9	4
味精	100	3.4		0.9	16.9	0
辣椒酱	100	83.8	0.5	0.5	8.3	40
辣椒粉	100	12.8	13.4	15.3	25.5	293
花椒	100	12.5	25.7	7.1	35.1	307
芥末	100	5.1	26.4	36.3	22.9	524
五香面	100	6.3	5.1	11.9	43.8	304
咖喱粉	100	10.4	9.5	8	40.9	274

参 考 文 献

[1] 葛可佑. 中国营养师培训教材. 北京：人民出版社，2005

[2] 周韬珍. 营养与食品卫生学. 北京：人民卫生出版社，1987

[3] 张凤宽. 食品卫生检验学. 长春：吉林科学技术出版社，1997

[4] 中国就业培训技术指导中心. 公共营养师国家职业资格培训教程. 北京：中国劳动社会保障出版社，2007

[5] 王尔茂. 食品营养与卫生. 北京：中国轻工业出版社，1998

[6] 刘志皋. 食品营养学. 北京：中国轻工业出版社，2001

[7] 中华人民共和国国家标准. 食品卫生检验方法理化部分. 北京：中国标准出版社，1997

[8] 郑世荣. 食品卫生检验技术. 成都：四川科学技术出版社，1986

[9] ［日］加藤繁. 孕妇的饮食与营养. 张晓民等译. 长春：吉林人民出版社，1988

[10] 中国计划生育宣教中心. 生一个健康聪明的孩子. 第2版. 北京：中国人口出版社，1995

[11] 赵法伋等. 儿童饮食营养与健康. 北京：金盾出版社，1987

[12] 陈洪达等. 胎教. 长春：北方妇女儿童出版社，1984

[13] 沈小英等. 婴幼儿喂养300问. 南京：江苏科学技术出版社，1996

[14] 胡清远等. 蔬菜保鲜与加工. 吉林：农村读物出版社，1990

[15] 北京农业大学. 果品贮藏加工学. 第2版. 北京：农业出版社，1998

[16] 顾国贤. 酿造酒工艺学. 北京：中国轻工业出版社，1996

[17] 常维春等. 山野菜栽培加工与利用. 长春：吉林科学技术出版社，1996

[18] 胡小松等. 软饮料工艺学. 北京：中国农业大学出版社，2002

[19] 邵长富等. 软饮料工艺学. 北京：中国轻工业出版社，1987

[20] 陈中等. 软饮料生产工艺学. 广州：华南理工大学出版社，1998

[21] 凌关庭. 食品添加剂（上、下册）. 北京：化学工业出版社，1989

[22] 杨桂馥等. 现代饮料生产技术. 天津：天津科学技术出版社，1998

[23] 张水华等. 调味品生产工艺学. 广州：华南理工大学出版社，2000

[24] 上海市酿造科学研究所. 发酵调味品生产技术. 北京：中国轻工业出版社，1998

[25] 郑建仙. 功能性膳食纤维. 北京：化学工业出版社，2005

[26] ［美］比阿特丽斯·特鲁姆·亨特. 水与健康. 展地泽. 北京：中国环境科学出版社，2008

[27] 刘志诚，于守洋. 营养与食品卫生学. 第2版. 北京：人民卫生出版社，1990

[28] 吴谋成. 功能食品研究与应用. 北京：化学工业出版社，2004

[29] 钟耀广. 功能性食品. 北京：化学工业出版社，2004

[30] 郑建军. 功能性食品. 北京：中国轻工业出版社，2003

[31] 李里特，王海. 功能性大豆食品. 北京：中国轻工业出版社，2002

[32] 孙远明，余群力. 食品营养学. 北京：中国农业大学出版社，2002

[33] 黄昀. 矿物质：支撑人体筋骨的营养素. 沈阳：辽宁科学技术出版社，2011

[34] ［美］阿曼达·厄塞尔. 维生素与矿物质. 北京：中国友谊出版公司，2006

[35] 浙江医科大学等. 营养及食品卫生学. 杭州：浙江科学技术出版社，1986

[36] 王丽琼. 食品营养与卫生. 北京：化学工业出版社，2008